U0301219

糖尿病相关眼部病变

主　　编　张新媛　肖新华

主　　审　黎晓新　惠延年　郭立新

副 主 编　（按姓氏笔画排序）

　　　　　王　敏　文　峰　毕宇芳　周翔海　谢易庭　赖一凡　戴荣平

编　　委　（按姓氏笔画排序）

　　　　　丁　露　于　滨　马英楠　王　敏　王宏宇　王颜刚　文　峰

　　　　　邓世靖　邓红艳　卢　宁　申　眉　田　蓓　田　磊　毕宇芳

　　　　　华　瑞　刘　薇　刘茹涵　齐慧君　祁艳华　孙大卫　苏志燕

　　　　　李　莉　李玉凯　李玉祥　李华婷　李志清　杨　毅　杨晓慧

　　　　　肖　骏　肖新华　吴玲玲　何　渊　宋旭东　张　阳　张中宇

　　　　　张军燕　张新媛　陈　彬　陈韵茹　林诗群　罗文娟　周　伟

　　　　　周翔海　钱　彤　徐　丽　徐　春　徐　瑜　黄咏恒　黄荣光

　　　　　黄映湘　盛　斌　梁庆丰　蒋　博　谢易庭　赖一凡　戴荣平

编写秘书　聂　瑶　王麟雲

人民卫生出版社

·北 京·

版权所有，侵权必究！

图书在版编目（CIP）数据

糖尿病相关眼部病变/张新媛,肖新华主编.—北京：人民卫生出版社,2021.12
ISBN 978-7-117-32630-8

Ⅰ. ①糖… Ⅱ. ①张…②肖… Ⅲ. ①糖尿病－并发症－眼病－诊疗 Ⅳ. ①R587.2

中国版本图书馆 CIP 数据核字（2021）第 252836 号

人卫智网	www.ipmph.com	医学教育、学术、考试、健康，购书智慧智能综合服务平台
人卫官网	www.pmph.com	人卫官方资讯发布平台

糖尿病相关眼部病变
Tangniaobing Xiangguan Yanbubingbian

主　　编：张新媛　肖新华
出版发行：人民卫生出版社（中继线 010-59780011）
地　　址：北京市朝阳区潘家园南里 19 号
邮　　编：100021
E - mail：pmph @ pmph.com
购书热线：010-59787592　010-59787584　010-65264830
印　　刷：廊坊一二〇六印刷厂
经　　销：新华书店
开　　本：889×1194　1/16　印张：18
字　　数：544 千字
版　　次：2021 年 12 月第 1 版
印　　次：2022 年 2 月第 1 次印刷
标准书号：ISBN 978-7-117-32630-8
定　　价：198.00 元
打击盗版举报电话：010-59787491　E-mail：WQ @ pmph.com
质量问题联系电话：010-59787234　E-mail：zhiliang @ pmph.com

主编简介

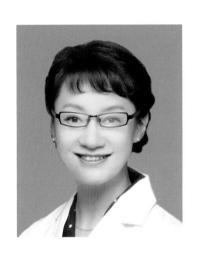

张新媛

医学博士、教授、博士研究生导师、眼底病知名专家。受教育部选派,先后留学美国及澳大利亚,历经 8 年,分别完成博士及博士后培训。20 多年来主要从事眼科临床、科研及教学工作。作为国家卫生健康委员会全球卫生高层次人才、教育部重点学科带头人及北京市卫生系统高层次人才,聚焦于糖尿病视网膜病变等视网膜、脉络膜血管性疾病的发病机制及早期干预研究。

具有出色的科研背景与实力,在糖尿病领域顶级期刊 *Diabetes* 等杂志发表 SCI 论文 70 余篇。近五年,作为第一及通信作者,12 次被知名国际 SCI 期刊特邀述评以及特邀综述,就目前糖尿病视网膜病变研究领域的热点问题进行论述。主编、副主编、参编眼底病专著 14 部。目前担任多本 SCI 杂志副主编及编委,为《中华眼科医学杂志(电子版)》《眼科》等 6 本中文眼科杂志编委。

目前担任中华医学会眼科学分会眼底病学组委员、中国医师协会眼科医师分会代谢病相关眼病学组组长、亚太玻璃体视网膜学会 LDP P&R 副主席、亚太玻璃体视网膜学会女医师学会副主席、亚太眼科影像学会常务理事、亚太眼科学会防盲学会常务委员、海峡两岸医药卫生交流协会眼科学专业委员会视网膜血管性疾病副组长、中国微循环学会眼微循环专业委员会眼科影像专业委员会及眼底病专业委员会副主任委员等国际与国内学术任职,活跃在国内以及国际学术的前沿。

主持在研国家科技部重点研发计划重大疾病防控研究、国家自然科学基金面上项目、北京市自然科学基金重点项目等国家级、省部级课题共 14 项。2015 年以第一贡献人荣获北京市科学技术进步奖并获得亚太眼科学会颁发的"APAO 成就奖"(2019 年)以及"杰出贡献奖"(2015 年)。

主编简介

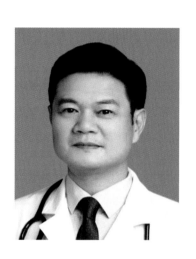

肖新华

主任医师、教授、医学博士、博士研究生和博士后导师。中国医学科学院糖尿病研究中心秘书长，中国研究型医院学会糖尿病学专业委员会主任委员，中华医学会糖尿病学分会常委兼副秘书长、糖尿病营养学组组长，中国老年保健协会糖尿病专业委员会主任委员，中国代谢病防治创新联盟副理事长，中国中西医结合学会内分泌专业委员会副主任委员，北京糖尿病防治协会副理事长，中央保健会诊专家。荣获2020年首届"人民好医生"科技创新典范奖。

参与多部学术专著的编写，《实用糖尿病治疗学》主编，以第一或通信作者发表论文及综述 300 余篇，其中发表在 *PNAS，Diabetes Care* 和 *Metabolism* 等在内的 SCI 文章 100 余篇，主持申请多项国家级科研课题。获省部级科技成果奖 5 次，现兼任《中华糖尿病杂志》副总编辑，*Diabetes Research and Clinical Practice*（中文版）副主编，*Diabetes Metabolism Research and reviewer、Chinese Medical Journal* 英文版编委以及《中华老年多器官疾病杂志》《内科急危重杂志》和《国际糖尿病》等杂志编委。同时任国家科学技术奖评审专家、国家自然科学基金评审专家、北京市科学技术奖励评审专家。

主要研究方向：糖尿病发病机制及早期防治，特殊糖代谢异常分子遗传学研究。

序　一

在辛丑牛年腊月之中，我有幸受主编邀请阅读书稿并写书序。掩卷而思，颇有感触，不禁而发。首先，祝贺 56 位眼科和内分泌科的精英专家在大疫之年同心协力完成了这部重要的专著。其次，为了说明这部专著的临床重要性和实用性，我愿意在此浓墨重彩多写几句关于糖尿病背景的文字。

糖尿病是一种古老的疾病。在中华文明史中，很早就有对糖尿病的最初察觉。在公元前 11 世纪的殷墟甲骨文中，就有糖尿病的相关记载。公元前 4 世纪，黄帝《素问》称之为"消瘅"。汉代医圣张仲景所著《金匮要略》的"消渴篇"中，对"三多症状"有全面记述。他提出"消渴症"的肾气丸方，至今仍在沿用。古埃及也是很早记载"多尿症"的国家。在两千年间，欧洲、古罗马、土耳其、印度人对此也有描述，并称之为"Diabetes"。在 18 世纪，英国人 William Cullen 等又在"Diabetes"后面加上一个形容词"mellitus"，即"糖尿病"。随后发现"甜尿"中的糖是葡萄糖。文献中对糖尿病的并发症也有详细记载。

糖尿病又是一种现代的疾病。人类进入现代社会形态，生活方式发生很大转变，糖尿病遂成为世界流行的重要疾病。其对人类健康的严重威胁，引起了全球的警觉，国际糖尿病联盟（IDF）在 1950 年应运成立。它也是世界卫生组织（WHO）负责全球糖尿病事务最高的非政府机构。IDF 以促进全球性糖尿病关护、预防和治疗为使命，已在 170 多个国家或地区发展了 230 多个组织。WHO 和 IDF 于 1991 年共同发起成立世界糖尿病日（2006 年更名为联合国糖尿病日，定为每年的 11 月 14 日，以纪念发现胰岛素的班廷的诞辰）。每年的 IDF 大会，是该联盟的一项核心活动，通过提供全球性平台，讨论最新的科学进步和前沿信息，以及各种糖尿病问题，包括相关教育、护理和宣传。据 IDF 在 2019 年的报告，全球有 4.63 亿糖尿病患者，其中有 2.319 亿，即一半患者未被诊断，而且绝大多数患者为 2 型糖尿病，年龄在 20～79 岁范围之内。

我国是世界糖尿病第一大国。据 2007 年调查、2010 年发表的数据，中国糖尿病的患病率已升至 9.7%，患者人数达到 9 240 万。而 2010 年调查、2013 年发表的这个数据是 11.6%，患者人数达 1.14 亿，其中 6 520 万未被诊断，糖尿病前期（糖耐量受损）的人占 50.1%。这个数据也是 2019 年 IDF 发布的全球糖尿病地图中的我国数据。实际上，这些数据是我国 10 年前的流行病学调查结果。

我国糖尿病患病率在过去的十年间仍呈不断增加的趋势。从 2007 年开始，我国先后进行了 4 次全国性的糖尿病流行病学调查。按照 WHO 的诊断标准，中国糖尿病总的加权患病率从 2007 年和 2010 年的 9.7%，增加到 2013 年的 10.9%，以及 2017 年的 11.2%。依照 2018 年美国糖尿病学会的诊断标准，在 2015—2017 年针对全国范围内 31 个省、自治区和直辖市 75 880 位 18 岁及以上的成年人进行调查，发现糖尿病总患病率为 12.8%。而按照 WHO 的标准（无糖化血红蛋白≥6.5% 的指标），糖尿病总患病率为 11.2%，其中新诊断的为 6.8%，糖尿病前期占 35.2%。值得强调的是，在 50 岁以上人群中，糖尿病患病率一直在 20.0% 以上，这提示在眼科就诊的中老年人中，每 5 个人就有一个糖尿病患者，这应该引起各个眼科亚专业医师对潜在糖尿病患者的警惕。

现代社会对糖尿病视网膜病变的认识也经历了历史的过程。19 世纪著名的德国眼科学家 von Graefe 曾提出，糖尿病与视网膜并发症之间并无因果关系的证据。在大约半个世纪之后，Duke-Elder 已明确指出，糖尿病视网膜病变是当代眼科的一大悲剧。我国视网膜病变的发生率约占糖尿病患者的 25% 以上，占视网膜血管性疾病的首位，是致盲的主要原因之一。经调查估计，一半以上的糖尿病患者未被告知定期眼科检查，70% 的患者未接受过规范的眼科治疗，90% 具有视网膜激光治疗指征的患者未经治疗。糖尿病不仅影响眼底的结构和功能，还对整个眼球和眼附属器产生广泛的影响和损害，摆在我国内分泌科和眼科工作者面前的防治任务极其艰巨。

据我所知，近十年来，我国中西医眼科医师根据糖尿病眼病防治的强烈需求，撰写和出版了大约十几种相关的专著。其中我也曾参与编写或参阅。相对地说，由首都医科大学附属北京同仁医院眼科张新媛教授、北京协和医院内分泌科肖新华教授领衔主编，56 位两个学科的中青年专家们撰写的《糖尿病相关眼部病变》一书，在知识更新和学科交叉的基础之上，更具有明显的特色。

首先，该书强调了糖尿病作为系统性疾病和眼部并发症之间整体与局部的辩证关系，而且是由内分泌科专家和眼科专家分别阐述疾病整体和眼的关系及防控策略。局部病变产生于整体失衡的大环境中，调整机体整体状态对眼病的防控是基础性的。该书共设置五篇，其中第一篇讲述糖尿病与糖尿病并发症，第五篇是关于糖尿病系统并发症的综合管理。这两篇都是从患者整体角度出发，全面介绍对糖尿病的现代认知。这两篇尤其需要眼科医师认真阅读，以建立或更新关于糖尿病诊疗和患者管理的知识库。实际上，眼科医师需要随时关注糖尿病患者的全身问题，不能只顾及眼部病变。例如，许多疾病会引起黄斑水肿，但起始的原因不同；而糖尿病黄斑水肿的起始原因是高血糖因素，由此造成临床表现和对干预措施反应的差异。再如，对于晚期增生性视网膜病变，手术医师也许自认为做了比较完善的玻璃体手术，但对一个同时伴有晚期糖尿病肾病的患者，结果可能出乎意料地不好。

其次，该书以三个篇章详细阐述各种糖尿病相关的眼部病变，强调糖尿病对整个眼球和眼附属器的影响和损害，这也体现了除视中枢之外的视觉系统的整体观，值得引起各个亚专科眼科医师的关注。例如，糖尿病患者的干眼、屈光波动、眼外肌麻痹、白内障和青光眼等，都是眼科临床实践中常见的问题。只有熟知这些眼病的发生机制和处理原则，才能更好地回应患者的治疗需要，避免发生延误和遗漏，提高医疗服务质量。

最后，该书体现并强调了涉及糖尿病相关眼病的各类检查、干预和管理内容的临床实用性。在第三篇，包括眼表、眼底、随访和筛查等的各种现代检查的常规技术和方法，便于各类检查技术人员学习和遵循，提高检查的规范性和可靠性，也便于医疗单位间共同采信和使用检查结果。在第四篇的糖尿病相关眼病治疗，以及低视力的康复管理，第五篇对血糖、血压、血脂等的控制和糖尿病的综合管理方面，都有对各种疗法、药物和实施办法的详细介绍，方便临床医生在临床处置中随时参照阅读，也方便各类工作人员向患者及其家属推介改善生活质量的各种管理办法。

此外，该书顺应科技发展潮流，引入了大量新知识、新技术和相关的临床指南，对人工智能的发展和应用潜力也做了较详细的介绍和评估。

近年来，我国总体的医疗技术已达到国际先进水平，但在医疗科技创新方面与发达国家还有较大差距。例如，新的医疗器械和检查技术、新的药物开发和应用、随机临床试验的开展和质量控制、疾病临床指南制定，都还需要不断地引进。反映在医学著作中，我们自己的经验总结还相对较少，引用的文献大多数是国外研究，这值得引起我们特别的重视，尤其是中青年医学科学家们要奋发图强，努力攀登医学科技高峰，获取新知识，积累适合我们中国特色的新经验，也为世界学术之林作出更大贡献。

毫无疑问，本书首先适合各级眼科和内分泌科医师阅读，适合老一辈医师的知识更新，适合中青年骨干的全面掌握和临床工作参照，也适合两个学科的研究生、进修医生和规培医生的深入学习。我国具有本科学历的人数占比有明显提升，许多患者及家属也会自行寻求相关知识，显然本书的许多章节也适合糖尿病患者及其家属们阅读和了解。糖尿病是终身疾病，这些知识对患者的生活质量和长期管护会起到很大的积极作用。

我国已进入民族复兴、科技创新的新时代。随着健康中国战略的实施，对糖尿病及其眼病的防治也将开启新的征程。我相信本书将对此项工作的开展起到巨大的推动作用。

惠延年

第四军医大学西京医院眼科

2022 年 1 月

序 二

　　伴随着生活方式的改变、人口老龄化，糖尿病的患病率逐年攀升。糖尿病及其并发症严重影响了患者的生活质量和预期寿命，给社会带来了沉重的疾病负担。加强糖尿病并发症的防治对提升糖尿病综合管理水平具有重要意义。

　　与糖尿病相关的眼部病变是常见的糖尿病并发症之一，也是导致糖尿病患者致盲的主要原因。眼睛是人类感官中最重要的器官，大脑中大约有 80% 的知识都是通过眼睛获取的。眼睛能辨到不同的颜色和光线的亮度，获取文字、图像信息并将这些信息转变成神经信号，传送给大脑，对于我们认知世界、获取知识、维持人际交往非常重要。糖尿病是一个全身性疾病，其对眼部的损害包括对眼及其附属结构。既往教科书包括相关指南中，因限于篇幅，对糖尿病所导致的眼部损害描述校少，使得很多的医护人员谈及糖尿病眼部损害时，仅仅了解糖尿病视网膜病变。由张新媛、肖新华两位教授主编的《糖尿病相关眼部病变》一书汇集了大量的基础与临床研究证据，并参考国内外相关临床指南及专家共识，结合临床实际编写而成。本书向读者详尽介绍了糖尿病视网膜病变、糖尿病相关的屈光与眼肌病变、糖尿病相关的青光眼、糖尿病玻璃体病变、糖尿病视神经病变与糖尿病脉络膜病变等内容，全面阐述了糖尿病相关眼部病变的检查与诊断方法及要点，分别从糖尿病相关眼部病变的处理和综合管理、患者康复管理、患者预后和随访、远程医疗与患者教育等诸多方面重点讨论糖尿病相关眼病的诊治，对改进糖尿病眼部并发症的综合管理具有现实意义。

　　我国有关糖尿病相关眼部病变的书籍相对较少，而由内分泌学者与眼科学者共同撰写的该类书籍鲜见。本书作者临床经脸丰富，书中内容图文并茂、深入浅出、繁简得当。本书可作为内科、全科、眼科、内分泌科医务工作者的参考书，该书的出版对糖尿病相关眼部病变的规范管理具有一定的指导意义，有助于提升糖尿病相关眼部病变的防治水平。

郭立新

北京医院国家老年医学中心

中国医学科学院老年医学研究院

2022 年 1 月

序　三

　　随着生活方式的改变和人均寿命的延长，代谢性疾病糖尿病成为严重威胁人类健康的全球性公共卫生问题。目前，糖尿病在全球的发病率与日俱增。糖尿病及其并发症可造成全身器官的广泛受累，为社会及家庭带来沉重的负担。

　　糖尿病影响全身多个系统多个器官，长期血糖升高将进一步影响脂肪、蛋白质的代谢，可引起血管系统、神经系统等多系统的代谢损伤，导致眼、肾、神经、心脏、血管等组织器官进行性病变。

　　眼科医生和内分泌医生都需关注与糖尿病相关的眼部病变。眼是人体最精细的调控感觉器官，眼的代谢与全身的代谢息息相关。未控制的糖尿病可导致许多眼部并发症的发生，如眼表、代谢性白内障、青光眼、玻璃体病变、脉络膜病变及视网膜病变、视神经病变、眼外肌麻痹和屈光不正。其中，糖尿病视网膜病变是最常见和最严重的眼部并发症，也是糖尿病患者致盲的主要原因。

　　然而糖尿病相关眼病的防治对于眼科工作者来说，仍然是一大挑战。一方面，我国医疗工作者对糖尿病患者的健康科普工作仍然欠缺，医生对于疾病的认知不足是其中的原因之一。因早期糖尿病视网膜病变无症状及患者对疾病认知水平低，患者主动就诊率不高，这使得防治工作的推进十分被动；另一方面，疾病对整个眼球和眼附属器都造成了广泛的损害，这使得临床治疗难度提高，对于医生的专业素质要求也更高。因此，提升眼科医生对于糖尿病相关眼病的整体认知和系统理解显得尤为重要。

　　本书由首都医科大学附属北京同仁医院眼科张新媛教授、北京协和医院内分泌科肖新华教授领衔主编，从不同专业角度清晰地阐明了糖尿病相关眼病与全身并发症的复杂关系，将局部与整体有机结合。本书共分为5篇，在前3篇的内容中，作者从对糖尿病的系统介绍入手，聚焦于眼科视角，全面介绍了糖尿病相关眼病的流行现状、发病机制、临床表现、诊断治疗等内容。后2篇强调了糖尿病相关眼病的治疗管理和糖尿病全身并发症综合管理的重要性，相信能给广大医生朋友带来重要参考，也方便医疗工作者以此书为参照向糖尿病患者及家属科普糖尿病相关知识，进一步提升我国的全民健康素养。

　　这本书的完成来之不易，非常感谢眼科和内分泌科专家们的辛苦付出！在疫情的大背景下，大家克服重重困难，为我国的健康事业不辞辛苦，同力完成了这本内容详尽、层次清晰的临床参考书籍，相信临床工作者们将会从这本书中受益匪浅。

黎晓新

黎晓新

北京大学人民医院

厦门大学附属厦门眼科中心

2022 年 1 月

序 四

糖尿病是一组由多种病因导致的以胰岛素分泌不足和／或利用障碍、以慢性高血糖为特征的代谢性疾病。糖尿病为常见病、多发病，由其所导致的并发症是致死、致残以及致盲的主要原因，也是严重威胁人类健康的全球公共卫生问题。我国作为发病人数第一的糖尿病大国，在近年来糖尿病患病率逐年增加的情势下，糖尿病的三级预防尤为重要。

糖尿病相关眼部并发症作为糖尿病引起的全身系统并发症之一，严重威胁糖尿病患者的视觉健康，其包括糖尿病性视网膜病变（diabetic retinopathy，DR）、与糖尿病相关的青光眼、白内障及视神经病变等。除此之外，作为糖尿病引起的微血管并发症之一，糖尿病相关眼病也与糖尿病肾病、糖尿病神经系统病变等都有着密切的关联，这些疾病之间的发生发展也相互影响，因此，不论眼科医生、内分泌科或是神经内科医生，都需要掌握基本的糖尿病相关眼部病变的相关知识。

在临床工作中，糖尿病相关眼病的防治对于眼科医生和内分泌临床医生均为迫在眉睫的任务。糖尿病眼部并发症对视力损伤严重，临床诊治复杂，大部分患者就医时病程已处于晚期，内分泌科医生与眼科医生的携手诊治贯穿于患者管理的整个过程。因此全面提升内分泌科与眼科医生对于糖尿病相关眼病的整体认知和系统理解尤为重要，出版一本全方位介绍糖尿病相关眼病的书籍已是刻不容缓。

本书依据 2021 年美国糖尿病协会的糖尿病指南、2019 年美国眼科学会 PPP 原则（*Preferred Practice Pattern*）的 DR 指南、2017 年美国糖尿病学会的糖尿病视网膜病变立场声明、2017 年国际眼科理事会以及 2014 年中华医学会眼科学分会眼底病学组等国内外最近的 DR 指南，为读者提供了糖尿病相关眼部病变，特别是 DR 最新的、规范的治疗策略与诊疗原则。本书以糖尿病与糖尿病的并发症为切入点作为开场，循序渐进地引入糖尿病相关眼部病变，并简要介绍糖尿病相关眼部病变的检查，以糖尿病相关眼病的治疗和管理、糖尿病系统并发症的综合管理收尾，层层递进且结构分明，为内分泌科、眼科及其他临床相关工作者提供了最系统、最全面的诊疗思路。在内容上，本书通过将理论形象化、具体化，为读者提供了大量的典型病例以及经典图片，多维度地保证了本书理论与临床实践相结合。

在经过两年多的艰苦抗疫与临床、研究工作兼顾的同时，这本由眼科医生与内分泌科医生通力合作的书籍终于面世了。本书包含了最科学的专业知识和最系统的阅读逻辑，是一本兼科学性、知识性、实用性为一体的书籍。不仅适合各级内分泌医师、眼科医师阅读更新临床信息，也适合普通患者、广大百姓们拓宽健康知识。本书怀纳专业知识之精华而愈加求精，汇聚众学者之智慧而更加系统，众多医学专家的心血与精神，在这里汇聚、凝结并升华。众多临床医生将从中汲取知识而成长，万千家庭将从中受益而促进健康。感谢 56 位眼科教授、内分泌科教授在这两年多里的辛苦奉献，愿本书读者由此书山拾级，会当智海扬帆！

王宁利

首都医科大学附属北京同仁医院

2022 年 1 月

前　言

　　临床工作是辛苦的，追求学术是快乐与孤独并存的。在历经一年多的抗疫与临床、研究工作兼顾的同时，这本由 56 位眼科及内分泌科教授共同参与编写的书稿终于在牛年顺利完成了。"登山则情满于山，观海则意溢于海"，2020 年是不平凡、令人深思的一年，它让我们措手不及，也让我们感受到了时间、职业特质、事业与生活的宝贵。这一年，我们在猝不及防中一路成长、一路收获、一同走过……谨以此书纪念 2020 年这足以载入史册的一年！

　　中国研究型医院学会糖尿病学专业委员会和中国医师协会眼科医师分会分别在 2019 年和 2020 年成立了由眼科医生和内分泌科医生共同组成的糖尿病眼病学组和代谢病相关眼病学组，在现代学科发展与学科分类的背景下，第一次将两个学科的知识体系在同一学术平台上进行了整合与交融，增加了学科间的交流与互动。在这一背景与前提下，我们觉得有必要针对糖尿病相关眼部病变中的热点与难点问题进行总结，因此有了以学组为平台，以学组委员为中坚进行书籍编写的想法。考虑到"相关眼部病变"涵盖的范围更广些，因此将本书取名为"糖尿病相关眼部病变"，以期对糖尿病所导致的各种眼部病变进行阐述与解读。

　　本书是由我国优秀的眼科专家和内分泌专家共同完成的一部包罗各种临床糖尿病相关眼部病变的专著。糖尿病所导致的眼部病变，不仅仅有我们熟悉的重要致盲性眼病——糖尿病视网膜病变（diabetic retinopathy，DR），还涉及眼表病变、晶状体病变、神经病变等。而对糖尿病相关眼部病变进行深入了解的前提，是对糖尿病相关知识的全面掌握。在糖尿病相关眼部病变的防治中，眼科医生与内分泌科医生的通力合作，是达到最佳临床防治效果的关键。本书共设五篇，层层深入地阐述了糖尿病与糖尿病并发症，糖尿病相关眼部病变及其诊断与检查时机，以及糖尿病全身系统并发症和相关眼部病变的治疗与管理。内容安排上力求理论与临床实践相结合，特别是在各个眼病的阐述中，引用了大量宝贵的典型病例与图片。每一篇的开篇，我们还邀请了几位在眼科以及内分泌科领域的权威专家撰写了专家导言，囊括了本篇中的阅读重点与特色，引导读者，特别是让年轻的眼科与内分泌科医生迅速领悟其中的核心内容。希望本书能成为眼科、内分泌科医生临床工作的好帮手、学术研究中的好参谋。

　　本书的一大特色是在阐述临床诊治和发病机制方面参考了最新发布的指南，分别是 2021 年美国糖尿病协会糖尿病指南、中华医学会眼科学分会眼底病学组的 2014 年 DR 指南、2019 年美国眼科学会 PPP 原则（*Preferred Practice Pattern*）的 DR 指南、美国糖尿病学会 2017 年糖尿病视网膜病变立场声明以及国际眼科理事会 2017 年糖尿病眼病指南（*ICO Guidelines for Diabetic Eye Care Updated 2017*）等，旨在为读者提供糖尿病相关眼部病变，特别是 DR 最新的、规范的治疗策略与诊疗原则。另外，书中还紧紧围绕糖尿病相关眼部病变临床诊疗中新仪器的操作规范、使用注意事项以及其在糖尿病相关眼部病变诊疗中的应用进行了阐述，包括相干光断层扫描（OCT）、OCT 血管成像技术（OCTA）、活体激光共聚焦显微镜、眼底照相机、荧光素眼底血管造影、眼底激光机等，相信会对各位的临床工作提供具体的指导。

在本书的编写过程中，特别感谢各位副主编和编委的大力支持，感谢担任主审的中华医学会眼科学分会前任主任委员黎晓新教授、德高望重的惠延年教授以及中华医学会糖尿病学分会候任主任委员郭立新教授的悉心指导，在此一并表示深深的谢意！

最后，还是让我们静下心来，追求学术的淡泊与平静、唯美与精致，在糖尿病相关眼病领域，与眼科和内分泌科专家一起，携手构建具有我们国人特色的学术丰碑。

张新媛　肖新华

2021 年 10 月

目　　录

第一篇　糖尿病与糖尿病并发症

专家导言··2

第一章　糖尿病概述··3
　第一节　糖尿病定义及流行病学···3
　　一、糖尿病的定义···3
　　二、糖尿病的流行病学···4
　第二节　糖尿病的分型及临床表现··5
　　一、1型糖尿病··5
　　二、2型糖尿病··5
　　三、其他特殊类型糖尿病···6
　　四、妊娠期糖尿病···7

第二章　糖尿病并发症概述···8
　　一、糖尿病急性并发症···8
　　二、糖尿病慢性并发症···8
　　三、糖尿病与癌症···9
　　四、糖尿病与感染···10

第二篇　糖尿病相关眼部病变

专家导言··14

第一章　糖尿病视网膜病变···16
　第一节　糖尿病视网膜病变患病率··16
　第二节　糖尿病视网膜病变的危险因素···18
　　一、糖尿病视网膜病变的全身危险因素···18
　　二、糖尿病视网膜病变进展的眼底危险因素·····································21
　第三节　糖尿病视网膜病变的临床表现及临床分期·······························25
　　一、症状···25
　　二、体征···25

三、分期 ………………………………………………………………………… 32

第四节　糖尿病性黄斑水肿 …………………………………………………… 33

　　一、流行病学 ………………………………………………………………… 34

　　二、发病机制 ………………………………………………………………… 34

　　三、临床表现及分类 ………………………………………………………… 38

　　四、糖尿病性黄斑水肿的多模式影像检查 ………………………………… 40

　　五、糖尿病性黄斑水肿的治疗 ……………………………………………… 42

第二章　糖尿病相关的其他眼部病变 ………………………………………… 44

第一节　糖尿病相关眼表病变 ………………………………………………… 44

　　一、症状 ……………………………………………………………………… 45

　　二、体征与病理改变 ………………………………………………………… 45

　　三、诊断 ……………………………………………………………………… 51

第二节　与糖尿病相关的屈光与眼肌病变 …………………………………… 52

　　一、与糖尿病相关的屈光问题 ……………………………………………… 52

　　二、糖尿病眼外肌麻痹 ……………………………………………………… 56

第三节　与糖尿病相关的青光眼 ……………………………………………… 60

　　一、糖尿病与原发性青光眼 ………………………………………………… 60

　　二、糖尿病新生血管性青光眼 ……………………………………………… 61

第四节　糖尿病并发性白内障 ………………………………………………… 67

　　一、晶状体的结构及白内障的分类 ………………………………………… 68

　　二、糖尿病性白内障的流行病学及危险因素 ……………………………… 68

　　三、糖尿病性白内障的发病机制 …………………………………………… 69

　　四、临床表现 ………………………………………………………………… 70

　　五、小结 ……………………………………………………………………… 70

第五节　糖尿病玻璃体病变 …………………………………………………… 71

　　一、正常人的玻璃体 ………………………………………………………… 71

　　二、糖尿病患者玻璃体的病理改变 ………………………………………… 72

　　三、临床表现和体征 ………………………………………………………… 75

　　四、诊断与鉴别诊断 ………………………………………………………… 77

　　五、辅助检查 ………………………………………………………………… 77

　　六、治疗 ……………………………………………………………………… 77

第六节　糖尿病视神经病变 …………………………………………………… 79

　　一、分类 ……………………………………………………………………… 79

　　二、发病率 …………………………………………………………………… 79

　　三、发病机制 ………………………………………………………………… 79

　　四、症状 ……………………………………………………………………… 80

　　五、体征 ……………………………………………………………………… 80

　　六、辅助检查 ………………………………………………………………… 81

　　七、诊断以及鉴别诊断 ……………………………………………………… 82

　　八、治疗原则 ………………………………………………………………… 82

第七节　糖尿病脉络膜病变………………………………………………………83
　　一、概述……………………………………………………………………………83
　　二、糖尿病脉络膜病变的组织病理改变…………………………………………83
　　三、糖尿病脉络膜病变的影像学特征……………………………………………86
　　四、糖尿病脉络膜病变的治疗……………………………………………………94
　　五、小结……………………………………………………………………………94

第三篇　糖尿病相关眼部病变的检查

专家导言………………………………………………………………………………98

第一章　糖尿病眼表病变的检查……………………………………………………100
　第一节　糖尿病相关的干眼检查…………………………………………………100
　　一、概述……………………………………………………………………………100
　　二、检查方法………………………………………………………………………100
　第二节　活体共聚焦显微镜检查…………………………………………………108
　　一、概述……………………………………………………………………………108
　　二、操作方法………………………………………………………………………109
　　三、影像学特征……………………………………………………………………110

第二章　糖尿病视网膜病变的检查与诊断…………………………………………116
　第一节　眼底照相…………………………………………………………………116
　　一、糖尿病视网膜病变的眼底照相数字成像方法………………………………116
　　二、不同检查方法的敏感度、特异度……………………………………………122
　　三、不同范围眼底照相方法的优缺点……………………………………………122
　　四、典型的糖尿病视网膜病变眼底表现…………………………………………123
　　五、超广角眼底照相技术在糖尿病视网膜病变诊疗中的应用…………………125
　　六、小结与展望……………………………………………………………………126
　第二节　相干光断层扫描术与相干光断层扫描血管成像术……………………127
　　一、相干光断层扫描………………………………………………………………127
　　二、相干光断层扫描血管成像……………………………………………………134
　第三节　荧光素眼底血管造影……………………………………………………145
　　一、简介……………………………………………………………………………145
　　二、正常眼底的荧光素眼底血管造影分期………………………………………145
　　三、糖尿病患者荧光素眼底血管造影的准备……………………………………146
　　四、糖尿病视网膜病变各期的荧光素眼底血管造影改变………………………146
　　五、荧光素眼底血管造影的检查时机……………………………………………150
　第四节　其他检查…………………………………………………………………150
　　一、多焦视网膜电图………………………………………………………………150
　　二、中心视野及光敏感度…………………………………………………………152

三、微视野 ·· 152

四、超声 ··· 152

第三章 糖尿病视网膜病变的检查时机与随诊频率 ·· 155

一、糖尿病患者眼科筛查的重要性 ·· 155

二、糖尿病患者眼科筛查的时机和随诊频率 ·· 155

三、糖尿病患者的筛查项目及方法 ·· 157

第四章 人工智能在糖尿病相关眼病诊断中的作用 ·· 159

一、人工智能简介 ··· 159

二、人工智能对医学的贡献 ··· 160

三、人工智能对眼科的贡献 ··· 161

四、人工智能目前存在的问题 ·· 166

五、展望 ··· 167

第四篇 糖尿病相关眼病的治疗和管理

专家导言 ·· 170

第一章 糖尿病眼部并发症的处理和综合管理 ·· 171

第一节 视网膜并发症的处理 ·· 171

一、激光光凝治疗 ··· 171

二、玻璃体切除术 ··· 178

三、眼内糖皮质激素 ·· 186

四、血管内皮生长因子抑制剂 ·· 190

第二节 糖尿病相关眼表病变的治疗 ··· 203

一、糖尿病干眼的治疗 ··· 203

二、糖尿病角膜病变的治疗 ··· 204

三、糖尿病患者眼部手术后继发角膜病变的治疗 ·· 205

第三节 糖尿病其他眼部并发症的治疗 ·· 207

第二章 与糖尿病视网膜病变相关低视力患者的管理 ··· 212

一、视力残疾与康复的定义 ··· 212

二、助视器的相关概念 ··· 212

三、低视力者日常生活方面的康复 ·· 216

四、低视力者的心理康复 ·· 216

五、低视力者的定向行走康复 ·· 217

第三章 预后和随访 ··· 218

一、糖尿病视网膜病变的危险因素概述 ··· 218

二、糖尿病视网膜病变的预后 ·· 218

三、糖尿病视网膜病变的随访 ·· 219

四、糖尿病并发视神经病变的随访建议 ··· 219

　　五、糖尿病与白内障 ……………………………………………………………………… 219
　　六、糖尿病角膜病与糖尿病周围神经病变 ………………………………………………… 220
　　七、糖尿病引起的眼相关脑神经病变 ……………………………………………………… 220

第四章　远程医疗 ……………………………………………………………………………… 225
　　一、眼科远程医疗概述 ……………………………………………………………………… 225
　　二、远程医疗对糖尿病视网膜病变筛查以及诊治的意义 ………………………………… 225
　　三、远程医疗体系的构成 …………………………………………………………………… 226
　　四、糖尿病视网膜病变远程筛查与诊断服务能力的分级 ………………………………… 227
　　五、糖尿病视网膜病变远程筛查的方法 …………………………………………………… 227
　　六、糖尿病视网膜病变与糖尿病性黄斑水肿的远程筛查诊断、分级与处理建议 ……… 228
　　七、糖尿病视网膜病变远程筛查转诊标准 ………………………………………………… 228
　　八、糖尿病视网膜病变远程诊疗的新进展 ………………………………………………… 229
　　九、我国糖尿病视网膜病变远程诊疗面临的问题 ………………………………………… 230

第五章　患者教育 ……………………………………………………………………………… 231
　　一、定义 ……………………………………………………………………………………… 231
　　二、分类及内容 ……………………………………………………………………………… 231
　　三、糖尿病及眼部并发症特点 ……………………………………………………………… 232
　　四、糖尿病相关眼病的患者教育 …………………………………………………………… 232
　　五、针对我国国情的患者教育 ……………………………………………………………… 233
　　六、健康处方 ………………………………………………………………………………… 234

第五篇　糖尿病系统并发症的综合管理

专家导言 ………………………………………………………………………………………… 236
　　一、糖尿病慢性并发症的综合管理 ………………………………………………………… 236
　　二、糖尿病并发症的综合管理 ……………………………………………………………… 238

第一章　高血糖、高血压以及高血脂的治疗 ………………………………………………… 239
　　第一节　控制血糖 …………………………………………………………………………… 239
　　　　一、控制目标 …………………………………………………………………………… 239
　　　　二、糖尿病的教育和管理 ……………………………………………………………… 240
　　　　三、血糖监测 …………………………………………………………………………… 241
　　　　四、医学营养治疗 ……………………………………………………………………… 241
　　　　五、运动治疗 …………………………………………………………………………… 242
　　　　六、戒烟 ………………………………………………………………………………… 242
　　　　七、高血糖的药物治疗 ………………………………………………………………… 242
　　　　八、代谢手术治疗 ……………………………………………………………………… 245
　　第二节　控制血压 …………………………………………………………………………… 245
　　第三节　降脂治疗 …………………………………………………………………………… 248
　　　　一、生活方式干预 ……………………………………………………………………… 248

二、控制血糖·····248

三、降脂药物的选择·····248

第四节　降低心血管疾病风险·····250

一、心血管疾病风险评估·····250

二、心血管病变风险因素的控制·····250

第二章　糖尿病的综合管理·····253

第一节　体育锻炼·····253

一、体育锻炼的目的·····253

二、体育锻炼的疗效·····253

三、体育锻炼的原则和方法·····254

第二节　体重管理·····256

一、肥胖与糖尿病视网膜病变·····256

二、糖尿病合并肥胖的治疗·····256

第三节　住院糖尿病患者围手术期血糖管理解读·····259

一、住院高血糖定义及住院患者围手术期血糖控制目标分层·····260

二、不同病情住院患者血糖控制目标·····260

三、非内分泌科(眼科)住院糖尿病或高血糖患者的血糖管理·····261

四、内分泌科住院糖尿病患者血糖管理·····263

五、特殊人群的围手术期血糖管理·····264

六、糖尿病围手术期治疗总结·····265

第一篇　糖尿病与糖尿病并发症

专家导言

肖新华

我国传统医学对糖尿病早有认识,公元前5～4世纪在《黄帝内经》中已有"甘美肥胖,易患消渴"的记载。在1812年,糖尿病开始被广泛认为是一种临床疾病。自1921年以来,国际上涌现出了许多从事糖尿病研究的科学家,在该领域做出了许多伟大的贡献并推动了糖尿病研究的发展。回首过往,我们早已告别对糖尿病一无所知、任其摆布的时代。如今,虽然糖尿病仍与预期寿命降低有关,但糖尿病患者的生活质量已经得到了很大的改善,即使在确诊后几十年,糖尿病患者们仍可享受着积极而有创造力的生活。

糖尿病是一组由多病因引起的以慢性高血糖为特征的代谢性疾病,主要由胰岛素分泌和(或)胰岛素作用缺陷所导致。糖尿病是由遗传和环境因素的复合病因引起的临床综合征,但目前其病因和发病机制仍未完全阐明。在过去的三十年中,中国的糖尿病患病率急剧上升,一跃成为全球糖尿病第一大国,糖尿病患者已达1.4亿人[1]。遗传因素已无法完全解释糖尿病患病率的急剧增加,老龄化、肥胖、不健康的生活方式等多种环境因素加速了糖尿病的流行。

糖尿病患者体内长期碳水化合物、脂肪及蛋白质代谢紊乱可引起多系统损害,导致心血管、神经、肾脏、眼、足、口腔等各组织器官的慢性损害、功能障碍甚至衰竭;病情严重或应激时可发生急性严重代谢紊乱,在缺乏及时有效治疗的情况下导致死亡[3]。在过去的三十年中,糖尿病并发症也已达到流行水平,尤其是在发展中国家。糖尿病的慢性并发症常在2型糖尿病患者治疗过程中出现,也可在1型糖尿病早期(约5年)内出现。研究显示,糖尿病患者发生心脑血管疾病的概率是非糖尿病患者的2～4倍;而糖尿病患者发生肾病、视网膜病变和周围神经病变等微血管并发症的概率更是比非糖尿病患者高出了10～20倍[2]。由于胰岛素获得困难导致的急性并发症糖尿病酮症酸中毒是儿童和青少年糖尿病患者的常见死因。而糖尿病慢性并发症已成为危害人类健康的严重常见病,研究糖尿病并发症的发生与发展,对于糖尿病并发症的防治具有重要意义。

现在,我国人民的生活水平不断提高,医疗技术能力和医疗质量水平持续提升,许多传染病、寄生虫病、地方病和营养缺乏等发病率明显下降,而糖尿病及其并发症却有上升的趋势,因此,对糖尿病及其并发症的防治研究仍是广大医务工作者和有关科技工作人员的光荣任务和不可推卸的责任。

参 考 文 献

1. International Diabetes Federation. Idf Diabetes Atlas. ninth edition,2019. Available from:https://diabetesatlas.org/en/. [2019-11-15].

2. World Health Organization. Ambient air pollution:a global assessment of exposure and burden of disease. WHO http://apps.who.int/iris/bitstream/10665/250141/1/9789241511353-eng.pdf.

3. 迟家敏. 实用糖尿病学. 4版. 北京:人民卫生出版社,2015.

第一章 糖尿病概述

第一节 糖尿病定义及流行病学

一、糖尿病的定义

糖尿病（diabetes mellitus，DM）是一组由多病因引起的以慢性高血糖为特征的代谢性疾病，主要由胰岛素分泌和（或）胰岛素作用缺陷所导致。遗传因素、环境因素、自身免疫等多种因素共同参与糖尿病的发病。由于胰岛素相对或绝对缺乏以及不同程度的胰岛素抵抗引起的长期碳水化合物、脂肪及蛋白质代谢紊乱可引起多系统损害，导致心血管、神经、肾脏、眼、足、口腔等各组织器官的慢性损害、功能障碍甚至衰竭。随着病程的延长，糖尿病患者罹患其他疾病的风险也会增加，包括白内障、勃起功能障碍、非酒精性脂肪肝和某些传染性疾病，如肺结核等[1]。

糖尿病常表现为口渴、多饮、多尿、多食、不明原因的体重减轻和视力模糊等特征性症状。病症较轻或高血糖恶化速度较慢时，症状可不明显甚至无特殊症状，在没有主动进行生化检测的情况下，高血糖可能在确诊前不受控制地引起病理生理和器官功能的改变，直至出现糖尿病并发症时才得以确诊。病情严重或应激时可发生急性严重代谢紊乱，如糖尿病酮症酸中毒和高渗高血糖综合征，可导致脱水、昏迷和休克等，在缺乏及时有效治疗的情况下甚至死亡。

目前 WHO 推荐四种糖尿病诊断测试，包括测定任意时间血浆葡萄糖（PG）、空腹血浆葡萄糖（FBG）、75g 口服葡萄糖耐量试验（OGTT）后 2 小时血浆葡萄糖（2hPG）和糖化血红蛋白（HbA1c）。糖尿病诊断标准为糖尿病典型症状加任意时间血浆葡萄糖≥11.1mmol/L（200mg/dL），或 FBG≥7.0mmol/L（126mg/dL），或 OGTT 2hPG≥11.1mmol/L（200mg/dL），或 HbA1c≥6.5%（48mmol/mol）（表 1-1-1-1）。

表 1-1-1-1 糖尿病的诊断标准

糖尿病诊断标准
1. 糖尿病症状（烦渴多饮、多尿、多食、不明原因的体重下降）加
（1）任意时间血浆葡萄糖≥11.1mmol/L（200mg/dL），或
（2）FBG≥7.0mmol/L（126mg/dL），或
（3）OGTT 中 2 小时 PG≥11.1mmol/L（200mg/dL），或
（4）HbA1c≥6.5%（48mmol/L）
2. 如无糖尿病症状，则需另日重复测定予以证实后方能诊断

糖尿病患者有发生一系列严重和危及生命的并发症的风险，这些并发症导致对医疗保健需求增加，生活质量下降，并给家庭带来不必要的压力。糖尿病及其并发症如果处理不当，可能导致频繁住院和过早死亡。此外，因糖尿病需要长期服药控制血糖、随身携带胰岛素等对个人生活和人际交往产生了不利的影响。因此，早期诊断糖尿病不仅有益于糖尿病的治疗，也对改善患者的个人生活有重要的意义。

糖尿病综合管理包括：糖尿病教育、医学营养治疗、运动治疗和血糖监测。其治疗目标包括控制糖尿病症状，防止出现急性代谢并发症，预防慢性并发症，提高糖尿病患者的生活质量，建立完善的糖尿病教育管理体系，为患者提供生活方式干预和药物治疗的个体化指导。通过科学合理的管理和治疗方法，糖尿病是可以控制的，并发症是可以预防的，大多数糖尿病患者可拥有非糖尿病患者同等的生活质量和寿命。

二、糖尿病的流行病学

在全球范围内，糖尿病是严重威胁人类健康的世界性公共卫生问题，是十大死亡原因之一[2]。目前，在世界范围内，糖尿病患病率、发病率和糖尿病患者人数正在稳步上升。根据国际糖尿病联盟（IDF）2019年统计数据显示：全球有 4.63 亿人患有糖尿病，预计到 2045 年，这一数字将达到 7 亿。与高收入国家相比，低收入和中等收入国家的糖尿病发病率上升幅度更大。在所有糖尿病患者中，三分之二生活在城市地区，四分之三的糖尿病患者尚处在工作年龄。在 20~79 岁的患者中，男性患病率（9.6%）略高于女性（9.0%）。截至 2019 年，有超过 400 万的 20~79 岁之间的人死于糖尿病相关疾病；超过 100 万的儿童和青少年（19 岁以下）患有 1 型糖尿病，且这一数字每年都在增加；65 岁以上的老年人有 1.36 亿人患有糖尿病；妊娠期高血糖影响了大约六分之一的孕妇；未确诊的糖尿病（主要是 2 型糖尿病）患者比例超过 50%，这就提示我们早期诊断及采取措施的迫切性[3, 4]。

随着我国经济的高速发展、生活方式西方化和人口老龄化，肥胖率上升，我国糖尿病患病率也呈快速增长趋势：截至 2019 年，20~79 岁人群中糖尿病患者超过 1.164 亿人，65 岁以上人群中糖尿病患者超过 0.355 亿人，均居世界首位[3]。目前，糖尿病患病率随年龄增长而增加，未来 25 年，老龄化社会的糖尿病人口将继续大幅增加，这将带来不可避免的公共卫生和经济挑战。此外，我国 20~79 岁人群中未确诊人数超过 0.652 亿万人，即每 10 个糖尿病患者中，只有 3~4 人知道自己患有糖尿病，而已接受治疗者，糖尿病的控制状况也很不理想。这将产生更多负面影响，如糖尿病相关并发症的风险更高以及相关医疗保健成本的增高。另外，儿童和青少年 2 型糖尿病的患病率显著增加，目前已成为超重儿童的关键健康问题。

近年来，世界卫生组织（WHO）和联合国共同制定了全球目标以鼓励各国采取行动改善疾病管理和完善卫生保健系统[5]。"健康中国 2030"规划纲要首次将糖尿病纳入四大慢性疾病之一。"健康中国 2030"规划纲要提出，到 2030 年，我国人均预期寿命将由 2015 年的 76.34 岁提高到 79 岁，包括糖尿病在内的重大慢性病过早死亡率（定义为 30~70 岁间死亡）要比 2015 年降低 30%。针对糖尿病制定了个性化的国家糖尿病计划，并预计在 2030 年实现全民健康覆盖。这些都是为确保能为糖尿病患者提供负担得起的高质量医疗服务和避免经济负担灾难的重要步骤。遗憾的是，现有许多国家仍然缺乏国家糖尿病计划，基本卫生服务也没有做到全面覆盖。各国政府需要制定更加全面的卫生政策，以确保糖尿病患者获得尽可能好的护理和生活质量，以此改善糖尿病的预防和管理。

参 考 文 献

1. ZHENG Y，LEY SH，HU FB. Global aetiology and epidemiology of type 2 diabetes mellitus and its complications. Nat Rev Endocrinol. 2018，14：88-98.

2. ZIMMET PZ. Diabetes and its drivers: the largest epidemic in human history? Clinical Diabetes and Endocrinology. 2017，3：1.

3. IDF DIABETES ATLAS ninth edition 2019. International Diabetes Federation，2019. Available from：https://diabetesatlas.org/en/. [Last accessed on 2019 Nov 15].

4. National Center for Chronic Disease Prevention and Health Promotion，Division of Diabetes Translation. National diabetes fact sheet：national estimates and general information on diabetes and prediabetes in the United States，2011. Centers for Disease Control and Prevention https://www.cdc.gov/diabetes/pubs/pdf/methods11.pdf.

5. World Health Organization. Ambient air pollution: a global assessment of exposure and burden of disease. WHO http://apps.who.int/iris/bitstream/10665/250141/1/9789241511353-eng.pdf.

第二节　糖尿病的分型及临床表现

糖尿病的分型目前采用 WHO（1999 年）的糖尿病病因学分型体系，根据病因学证据将糖尿病主要分四大类型：1 型糖尿病、2 型糖尿病、其他特殊类型糖尿病、妊娠期糖尿病[1,2]。关于糖尿病的诊断标准详见第一章第一节。

一、1 型糖尿病

（一）1 型糖尿病（T1DM）的临床特点

1 型糖尿病患病率不到 5%，发病因素有遗传因素、环境因素。T1DM 可分为急性型、缓发型。急性型 1 型糖尿病，临床上多见于儿童、青少年，起病较急、症状较重，常因急性并发症如酮症酸中毒就诊。缓发型 T1DM 初期起病较慢，症状不明显，患病五年左右病情加重，表现为典型"三多一少"症状，患者可检测到自身免疫抗体。急性型、缓发型 T1DM，都是自身免疫性糖尿病，在患者体内、血清中能够检测到跟糖尿病相关自身免疫抗体，即胰岛素自身抗体（IAA），胰岛细胞抗体（ICA），谷氨酸脱羧酶抗体（GAD-Ab），同时标志胰岛功能的胰岛素及 C- 肽水平很低。根据检测抗体阳性结果、临床表现分型，从而指导临床治疗。由于胰岛 β 细胞破坏，造成胰岛素分泌的绝对缺乏，需依赖外源性胰岛素补充以维持生命。因此无论急性型、缓发型 T1DM，需尽快进行胰岛素治疗，避免患者出现严重急性并发症。

（二）1 型糖尿病与眼部并发症

据美国 Wisconsin 糖尿病性视网膜病变流行病学研究（Wisconcin Epidemiologic Study of Diabetic Retinopathy，WESDR）表明，T1DM 患者中（< 30 岁一经发现即用胰岛素治疗），病史在 5 年内 DR 的发生率为 13%，病史在 10～15 年者则高达 90%，其中 25% 为增殖性 DR（PDR）。针对 1 型糖尿病视网膜病变的危险因素的研究，1 型糖尿病控制和并发症试验（DCCT）表明[3]，与常规治疗相比，强化治疗减少了 T1DM 患者视网膜病变的发生和进展，糖尿病干预和并发症的流行病学（EDIC）研究观察性随访显示了其持久的益处。除了血糖外，研究人员在 DCCT/EDIC 的超过 30 年的随访中评估其他潜在的视网膜病变危险因素（可改变的和不可改变的）。视网膜病变结局是 PDR、临床显著性黄斑水肿（CSME）和眼科手术率。每 1 000 名糖尿病患者中，每年发生 PDR 的患者为 12 人（12/1 000），CSME 为 14.5 人（14.5/1 000），眼外科为 7.6 人。大约 65%、60% 和 70% 的参与者分别没有 PDR、CSME 和眼科手术[3]。也有研究显示 T1DM 患者在发生视网膜血管病变和血 - 视网膜屏障破坏之前亦可出现视网膜功能损害，视觉功能损害或早于视网膜病变，因此 1 型糖尿病发生糖尿病视网膜病变早且严重[4]。提示 1 型糖尿病患者更需要早筛查，早治疗。

二、2 型糖尿病

（一）2 型糖尿病（T2DM）的临床特点

T2DM 是临床中最多见的糖尿病，约占总数的 90% 或以上。这一类患者主要以胰岛素抵抗为主伴或不伴胰岛素分泌相对不足。关于胰岛素抵抗（insulin resistance，IR）是指胰岛素的外周靶组织（主要为骨骼肌、肝脏和脂肪组织）对内源性或外源性胰岛素的敏感性和反应性降低，导致生理剂量的胰岛素产生低于正常的生理效应。由于长期胰岛素抵抗和高胰岛素血症所引发的一系列密切相关的临床异常如糖耐量减低（impaired glucose tolerance，IGT）或 2 型糖尿病、高血压、脂代谢紊乱、微量蛋白尿、多囊卵巢综合征、高凝血症等统称为胰岛素抵抗综合征，又被称为代谢综合征（metabolic syndrome）。胰岛素抵抗的产生有着复杂的遗传因素和环境因素，特别是与生活方式有很大的关系。IR 的病因学涉及膳食因素、高血糖的毒性作用、吸烟、肥胖、运动、妊娠等。胰岛素抵抗具有较强的遗传倾向，基因在很大程度上参与了胰岛素抵抗的发生及发展。环境因素对胰岛素抵抗亦起重要作用。胰岛素抵抗和高胰岛素血症是引发糖尿病及其多种并发症如冠心病、心肌梗死、脑卒中、高血压、血脂紊乱等的主要原因,是 2 型糖尿病患者致残致死的重要原因。同时肥胖被认为是导致胰岛素抵抗最主要的因素,在 2 型糖尿病中,75% 患者伴有肥胖。生活方式亦可影响胰岛素的活性,即非遗传性的胰岛素抵抗。高糖、高脂等高热能饮食和活动量少是导致胰岛素抵抗的主要原因。对于超重者,限制热能摄入,降低体重可改善胰岛素抵抗。T2DM 患者大部分超重或肥胖,可发生于任何年龄,多见于 40 岁后成年人,也表现为起病缓慢、隐匿,临床症状不典型,病情较轻,有些是在健康检查时才发现患有糖尿病,有些病人是因动脉硬化、冠心病、肾脏疾病或眼科疾病就诊而发现糖尿病。病程较长且有各种并发症。在疾病初期大多不需要胰岛素治疗。通常无酮症酸中毒倾向,但在感染等应激情况下,也可诱发酮症酸中毒。

2 型糖尿病的遗传易感性较 1 型糖尿病强。由于高血糖发展缓慢,许多患者早期因无典型症状,未能引起足够重视,多年未诊断、未治疗,当发现糖尿病时已有大血管和微血管病变发生,这种情况在临床上比较多见。

(二)2 型糖尿病(T2DM)与眼部并发症

随着生活水平的提高,糖尿病患者也越来越多,同时发生糖尿病视网膜病变的年龄也越来越早,但 T2DM 发生视网膜病变比 T1DM 发病年龄要晚些,因为 1 型糖尿病发病年龄更小,病情更严重。30 岁以前诊断为 T2DM 的患者,DM 病程 10 年后,DR 发病率为 50%。30 年后,DR 的发病率上升至 90。25% 的糖尿病患者发生 DR,5% 的糖尿病患者发生 PDR.因此说 DR 的严重程度与 DM 病程密切相关,随着 DM 病程延长,糖尿病视网膜病的发病率逐年升高。所以 T2DM 的患者,一定要早筛查,早诊断,严格控制好血糖,定期做眼底的检查。

三、其他特殊类型糖尿病

按照 1999 年世界卫生组织(WHO)颁布的分类标准,特殊类型糖尿病患病率所占比重最小,不到 1%。按病因及发病机制分为 8 种亚型:

(一)胰岛 β 细胞功能遗传性缺陷

第 12 号染色体,肝细胞核因子 -1α(HNF-1α)基因突变(MODY3);第 7 号染色体,葡萄糖激酶(GCK)基因突变(MODY2);第 20 号染色体,肝细胞核因子 -4α(HNF-4α)基因突变(MODY1);线粒体 DNA 突变及其他。

(二)胰岛素作用遗传性缺陷

A 型胰岛素抵抗;矮妖精貌综合征(leprechaunism);Rabson-Mendenhall 综合征;脂肪萎缩性糖尿病及其他。

(三)胰腺外分泌疾病

胰腺炎、创伤 / 胰腺切除术后、胰腺肿瘤、胰腺囊性纤维化、血色病、纤维钙化性胰腺病及其他。

(四)内分泌疾病

肢端肥大症、库欣综合征、胰高糖素瘤、嗜铬细胞瘤、甲状腺功能亢进症、生长抑素瘤、醛固酮瘤及其他。

(五)药物和化学品所致糖尿病

Vacor(N-3 吡啶甲基 N-P 硝基苯尿素)、喷他脒、烟酸、糖皮质激素、甲状腺激素、二氮嗪、β- 肾上腺素能激动剂、噻嗪类利尿剂、苯妥英钠、γ- 干扰素及其他等引起。

(六)感染

先天性风疹、巨细胞病毒感染及其他。

(七)不常见的免疫介导糖尿病

僵人(stiff-man)综合征、胰岛素自身免疫综合征、胰岛素受体抗体及其他。

（八）其他与糖尿病相关的遗传综合征

Down 综合征、Klinefelter 综合征、Turner 综合征、Wolfram 综合征、Friedreich 共济失调、Huntington 舞蹈病、Laurence-Moon-Beidel 综合征、强直性肌营养不良、卟啉病、Prader-Willi 综合征及其他[5]。

四、妊娠期糖尿病

妊娠期糖尿病是指原来无糖尿病病史，在妊娠期间发生或发现的血糖受损或糖尿病，在妊娠终止后血糖又恢复正常，不包括糖尿病者合并妊娠。所有妊娠妇女都应在妊娠 24～28 周内进行口服葡萄糖耐量试验，血糖水平达到糖尿病或糖耐量减低即为妊娠糖尿病。随着糖尿病发病率呈不断上升趋势。妊娠期糖尿病也呈增高的趋势，已由原来的 3% 上升到 6%～10%。妊娠期糖尿病对母婴的危害是极其广泛的，合并妊娠期糖尿病的女性产后糖尿病遗留率很高，在妊娠期糖尿病女性中，大约 30% 的妊娠糖尿病患者由于控制不好会转变成 2 型糖尿病，并且发病率高达 60%。有数据表明：1/3 的患有妊娠糖尿病的患者在产后会转为真正的糖尿病。因此建议妊娠期糖尿病患者应在分娩后 6 周复做 OGTT，重新评估糖代谢状况并进行终身随访。同时建议注意糖尿病视网膜病变的筛查，有研究显示妊娠会加重糖尿病视网膜病变的发生和发展。

关于糖尿病的临床症状，早期可无任何症状，典型的症状为"三多一少"，即多饮、多食、多尿，及体重减轻。1 型糖尿病症状较明显，但 2 型糖尿病往往症状不典型，常使患者无法引起重视，不典型的症状，还有皮肤瘙痒，视物模糊，皮肤疖痈，外阴瘙痒等，当出现严重的心、脑、肾等重要脏器并发症时，各种相应器官组织的并发症症状如心绞痛、心衰、浮肿、肾功能不全、肾衰、腹泻、便秘、四肢麻木、间歇性跛行等症状相继出现才发现血糖较高。因此，需高度重视糖尿病的早期症状，血糖的检查除空腹血糖外，还需检测餐后两小时的血糖及各种相关的检查。

参 考 文 献

1. ALBERTI KG，ZIMMET PZ. Definition，diagnosis andclassification of diabetes mellitus and its complications. Part1：diagnosis and classification of diabetes mellitus provisionalreport of a WHO consultation. Diabet Med，1998，15（7）：539-553.

2. World Health Orgnization. Definition and diagnosis ofdiabetes mellitus and intermediate hyperglycemia：report of aWHO/IDF consultation，2006[M]. Geneva：WHO DocumentProduction Services，2006.

3. DEAN P. Hainsworth，et al. Risk Factors for Retinopathy in Type 1 Diabetes：The DCCT/EDIC Study. Diabetes Care. 2019，42（5）：875-882.

4. HAMMES，H.，P. KERNER，W. HOFER，S. et al. Diabetic Retinopathy in Type 1 Diabetes-a Contemporary Analysis of 8，784 Patients. Diabetologia，2011，54（8）：1977-1984.

5. 项坤三. 特殊类型糖尿病 [M]. 上海：上海科学技术出版社，2011.

第二章　糖尿病并发症概述

糖尿病是一组由多病因引起的以慢性高血糖为特征的终身性代谢性疾病，是本世纪全球最主要的流行病之一，其患病率在过去 10 年间增长了 50%[1]。长期血糖增高，大血管、微血管受损并危及心、脑、肾脏、眼睛、足、周围神经等，导致一系列并发症，包括急性并发症和慢性并发症。致死性高的急性并发症包括异常高血糖浓度引起的糖尿病酮症酸中毒、高血糖高渗状态导致的昏迷。慢性并发症主要集中在大血管、微血管病变，心脑血管病变、视网膜病变、肾脏病变以及神经病变等是常见的糖尿病慢性并发症。

一、糖尿病急性并发症

（一）糖尿病酮症酸中毒

糖尿病酮症酸中毒（diabetic ketoacidosis，DKA）是糖尿病常见的急性并发症之一。由于胰岛素严重缺乏与升糖激素不适当升高引起的糖、脂肪和蛋白质代谢紊乱，以致水、电解质和酸碱平衡失调，以高血糖、高血清酮体、代谢性酸中毒和脱水为主要临床表现。DKA 的发生与糖尿病类型相关，1 型糖尿病有发生 DKA 的倾向，部分 2 型亦可发生 DKA。其主要发病的诱因是感染，其次是降糖药物的不规范应用、胃肠疾病、心肌梗死、脑血管意外、创伤、手术、妊娠、分娩、饮食不当、心理障碍等。因此，DKA 防治关键点为避免及纠正诱因，其次，治疗上需大量补液纠正脱水、小剂量胰岛素静脉维持控制血糖以及纠正电解质紊乱等对症支持治疗。

（二）高血糖高渗状态

高血糖高渗状态（hyperosmolar hyperglycemic state，HHS）是糖尿病严重急性并发症之一，多发生于老年 2 型糖尿病患者，临床上多表现为严重高血糖而无明显酮症酸中毒、血浆渗透压升高、脱水和意识障碍等精神神经系统症状。HHS 预后较差，因此重在预防，建议患者平素多监测血糖，发现严重高血糖并及时调整方案，避免该病发生。一旦发生，则需大量补液纠正高渗及严重脱水状态，静脉小剂量胰岛素使用稳步降糖，同时对症支持治疗。

二、糖尿病慢性并发症

（一）糖尿病性心脑血管病

糖尿病是心、脑血管疾病（cardiovascular disease，CVD）的独立危险因素。与非糖尿病患者相比，糖尿病患者发生心、脑血管疾病的风险增加 2～4 倍，且预后更差。心、脑血管疾病是糖尿病患者死亡和致残的主要原因，特别是在 2 型糖尿病患者中，其发病通常比未患病患者早 14.6 年 [2]。此外，约有三分之二的糖尿病患者死亡与心、脑血管疾病有关，其中最主要的死亡原因是缺血性心脏病，其次是充血性心力衰竭以及脑卒中。多种细胞和分子病理生理因素参与了心、脑血管的动脉粥样硬化过程，与未患糖尿病的人相比，患有 2 型糖尿病的患者有更大的动脉粥样硬化斑块负担，更小的冠状动脉管腔直径和更大的动脉瘤体积 [3，4]。糖尿病心、脑血管疾病的危险因素包括高血糖、高血压、高血脂、年龄、性别、吸烟、家族史等，另外高胰岛素血症、胰岛素抵抗、载脂蛋白 B 和小而密的低密度脂蛋白增高，白蛋白尿、血小板异常聚集等亦与糖尿病心、脑血管病变的发生有关。糖尿病性心脑血管病的预防主要包括危险因素的控制：

血糖、血压、血脂的控制,戒烟戒酒、避免久坐等生活方式的改变等。治疗上,以对症治疗为主,如抗血小板聚集、调脂固斑。

（二）糖尿病神经病变

糖尿病神经病变(diabetic neuropathy)是糖尿病的主要慢性并发症之一,病变可累及中枢神经系统和外周神经系统,以外周神经系统最为多见,其中最常见的类型为慢性远端对称性多发性神经病变和自主神经病变,常表现为双侧肢体的麻木、疼痛、感觉异常等。糖尿病神经病变的发生与糖尿病的病程、血糖控制水平、吸烟等因素相关。有研究发现,病程达 10 年以上者,易出现明显的神经病变临床表现[5]。该病无法逆转,因此,严格控制血糖是最好的预防方式,一旦出现神经病变的临床表现,可予以营养神经及改善微循环的药物进行对症治疗。

（三）糖尿病视网膜病变

糖尿病视网膜病变(diabetic retinopathy,DR)属于糖尿病最常见的微血管并发症,也是 30～60 岁人群失明的主要原因[6]。青光眼,白内障和其他眼部疾病在糖尿病患者中更早、更频繁地发生。糖尿病性视网膜病变是由视网膜微血管损伤引起的,可导致糖尿病性视网膜缺血,血管通透性增加,视网膜新生血管形成和糖尿病性黄斑水肿。糖尿病性视网膜病变可以分为非增殖性(non-proliferative diabetic retinopathy,NPDR)和增殖性(proliferative diabetic retinopathy,PDR),其中 PDR 是糖尿病特有的并发症,罕见于其他疾病[7]。DR 的发生除与糖尿病病程密切相关外,与视网膜病变风险增加相关的因素包括慢性高血糖症,肾病,高血压和高血脂[8, 9]。预防上以血糖管理为主,避免血糖波动,同时血压及血脂控制也必须重视。《中国 2 型糖尿病防治指南(2017 版)》以及 2017 年中国《糖尿病微循环障碍临床用药专家共识》中,均提及羟苯磺酸钙是糖尿病微血管病病变的保护剂。

（四）糖尿病肾病

慢性肾脏疾病(chronic kidney disease,CKD)是各种原因引起的肾脏结构和功能障碍的疾病,通过尿白蛋白排泄(白蛋白尿)升高,肾小球滤过率降低或肾脏损害的其他表现来诊断。糖尿病肾病(diabetic nephropathy,DN)是归因于糖尿病的慢性肾脏病,发生在 20%～40% 的糖尿病患者中,是终末期肾病(end stage renal disease,ESRD)的主要原因[10]。肾小球滤过率的下降与糖尿病视网膜病变显著相关,同时微量白蛋白尿和肾小球滤过率降低与心血管疾病和死亡的风险显著增加有关[11]。与非糖尿病肾病患者相比,糖尿病肾病患者年龄更大,糖尿病病程更长,其主要危险因素包括糖尿病病程、高龄、收缩压、腹型肥胖、血脂、尿酸等[12~14],以上危险因素的控制对于该病的预防至关重要。DN 的治疗还是对症治疗为主,包括血糖、血压控制,减少尿蛋白,纠正脂代谢紊乱,出现了严重的肾功能不全则需进行透析治疗。

（五）糖尿病足

糖尿病足(diabetic foot,DF)是由于糖尿病患者因合并下肢神经病变及不同程度的血管病变而导致下肢感染、溃疡形成和(或)深层组织的损伤,是糖尿病治疗费用最高的慢性并发症之一。糖尿病血管病变引起缺血,在外伤、鞋袜不合适等诱因的作用下发生糖尿病足,严重者可以导致截肢或死亡。据我国 2010 年的调查显示,我国三甲医院中,由于糖尿病导致截肢的患者占总截肢患者的 27.3%,占非创伤性截肢患者的 56.5%[15]。平日积极的代谢管理、避免足部感染、减少足部受压、加强足部皮肤温度监测都是该病的预防要点。治疗上,对于疾病较轻者主要包括控制血糖、对症的药物治疗;对于缺血严重者、全身药物治疗效果不理想者,可采用手术方式重建血流;当感染扩散时,可采取截肢的方式挽救患者生命。

三、糖尿病与癌症

糖尿病和癌症都是全球发病率不断上升的慢性非传染性流行性疾病,它们常同时发生在同一人。总体而言,8%～18% 的癌症患者也患有糖尿病。同时在 1 型糖尿病和 2 型糖尿病患者中,肿瘤的患病率都有所增加。糖尿病和癌症之间可能的生物学联系包括高胰岛素血症,高血糖症和脂肪诱发的慢性炎症[16, 17]。尽管最紧密的联系是胰腺和肝脏,但糖尿病患者的癌变还涉及许多其他器官,包括乳腺、子宫内膜、膀胱和肾脏。年龄、肥胖、缺乏运动和吸烟等常见风险因素可能导致糖尿病患者罹患癌症的风险增加[18, 19]。另外，有证据表明糖尿病与总体癌症死亡风险升高显著相关[20]。应在糖尿病患者中实施适当的癌症筛查，尽早发现病变，及早治疗。治疗上同癌症的治疗，根据各组织病理类型不同，可选择手术、放疗、化疗等方式。

四、糖尿病与感染

糖尿病与感染是两种交互影响的疾病，糖尿病患者更容易并发感染，感染又可影响并加重糖尿病本身及引发并发症。两者之间的关联包括高血糖环境导致的免疫反应受损，以及与糖尿病相关的其他异常，如脂质代谢改变等[21]。与非糖尿病患者相比，糖尿病患者伴发感染预后更为复杂和严重，其危险因素包括年龄、糖尿病病程、血糖控制水平、手术及侵入性操作、糖尿病并发症等。常见的感染类型包括肺部感染、尿路感染、皮肤及软组织感染等[22]。2019年底至2020年初暴发的新型冠状病毒肺炎流行病学调查发现，糖尿病患者对新型冠状病毒易感，尤其是在危重症患者中约20%的患者合并有糖尿病[23]。同时对重症新型冠状肺炎病例分析发现，重症及危重症患者的死亡率显著高于非重症患者，糖尿病是导致死亡结局的重要危险因素之一[24]。严格的血糖控制是预防感染发生、同时又是促进感染好转的最为关键的因素。治疗方面，临床上可根据病原体不同，予以抗生素、抗病毒药物、抗真菌药物等对因治疗，血糖控制及其他对症支持治疗也贯穿于整个疾病治疗过程中。

参 考 文 献

1. DANAEI G, FINUCANE MM, LU Y, et al. National, regional, and global trends in fasting plasma glucose and diabetes prevalence since 1980: systematic analysis of health examination surveys and epidemiological studies with 370 country-years and 2.7 million participants. Lancet, 2011, 378(9785): 31-40.

2. BOOTH GL, KAPRAL MK, FUNG K, et al. Relation between age and cardiovascular disease in men and women with diabetes compared with non-diabetic people: a population-based retrospective cohort study. Lancet, 2006, 368(9529): 29-36.

3. TABAS I, GARCIA-CARDENA G, OWENS GK. Recent insights into the cellular biology of atherosclerosis. J Cell Biol, 2015, 209(1): 13-22.

4. NICHOLLS SJ, TUZCU EM, KALIDINDI S, et al. Effect of diabetes on progression of coronary atherosclerosis and arterial remodeling: a pooled analysis of 5 intravascular ultrasound trials. J Am Coll Cardiol, 2008, 52(4): 255-262.

5. POP-BUSUI R, BOULTON AJ, FELDMAN EL, et al. Diabetic Neuropathy: A Position Statement by the American Diabetes Association. Diabetes Care, 2017, 40(1): 136-154.

6. BEULENS JW, PATEL A, VINGERLING JR, et al. Effects of blood pressure lowering and intensive glucose control on the incidence and progression of retinopathy in patients with type 2 diabetes mellitus: a randomised controlled trial. Diabetologia, 2009, 52(10): 2027-2036.

7. American Diabetes A: 10. Microvascular Complications and Foot Care. Diabetes Care 2017, 40(Suppl 1): S88-S98.

8. CHEW EY, DAVIS MD, DANIS RP, et al. The effects of medical management on the progression of diabetic retinopathy in persons with type 2 diabetes: the Action to Control Cardiovascular Risk in Diabetes(ACCORD)Eye Study. Ophthalmology, 2014, 121(12): 2443-2451.

9. LESKE MC, WU SY, HENNIS A, et al. Barbados Eye Study G: Hyperglycemia, blood pressure, and the 9-year incidence of diabetic retinopathy: the Barbados Eye Studies. Ophthalmology, 2005, 112(5): 799-805.

10. TUTTLE KR, BAKRIS GL, BILOUS RW, et al. Diabetic kidney disease: a report from an ADA Consensus Conference. Diabetes Care, 2014, 37(10): 2864-2883.

11. DE BOER IH, RUE TC, HALL YN, et al. Temporal trends in the prevalence of diabetic kidney disease in the United States. JAMA, 2011, 305(24): 2532-2539.

12. HU J, YANG S, ZHANG A, et al. Abdominal Obesity Is More Closely Associated With Diabetic Kidney Disease Than General Obesity. Diabetes Care, 2016, 39（10）: e179-180.

13. SACKS FM, HERMANS MP, FIORETTO P, et al. Association between plasma triglycerides and high-density lipoprotein cholesterol and microvascular kidney disease and retinopathy in type 2 diabetes mellitus: a global case-control study in 13 countries. Circulation, 2014, 129（9）: 999-1008.

14. YAN D, WANG J, JIANG F, et al. Association between serum uric acid related genetic loci and diabetic kidney disease in the Chinese type 2 diabetes patients. J Diabetes Complications, 2016, 30（5）: 798-802.

15. WANG A, XU Z, MU Y, et al. Clinical characteristics and medical costs in patients with diabetic amputation and nondiabetic patients with nonacute amputation in central urban hospitals in China. Int J Low Extrem Wounds, 2014, 13（1）: 17-21.

16. NOTO H. Unfolding link between diabetes and cancer. J Diabetes Investig. 2017.

17. KANG YM, KIM F, LEE WJ. Role of NO/VASP Signaling Pathway against Obesity-Related Inflammation and Insulin Resistance. Diabetes Metab J. 2017, 41（2）: 89-95.

18. GIOVANNUCCI E, HARLAN DM, ARCHER MC, et al. Diabetes and cancer: a consensus report. Diabetes Care. 2010, 33（7）: 1674-1685.

19. PEARSON-STUTTARD J, ZHOU B, KONTIS V, et al. Worldwide burden of cancer attributable to diabetes and high body-mass index: a comparative risk assessment. Lancet Diabetes Endocrinol. 2018, 6（6）: e6-e15.

20. CHEN Y, WU F, SAITO E, et al. Association between type 2 diabetes and risk of cancer mortality: a pooled analysis of over 771,000 individuals in the Asia Cohort Consortium. Diabetologia. 2017, 60（6）: 1022-1032.

21. CASQUEIRO J, CASQUEIRO J, ALVES C. Infections in patients with diabetes mellitus: A review of pathogenesis. Indian J Endocrinol Metab. 2012, 16 Suppl 1: S27-36.

22. PELEG AY, WEERARATHNA T, MCCARTHY JS, et al. Common infections in diabetes: pathogenesis, management and relationship to glycaemic control. Diabetes Metab Res Rev. 2007, 23（1）: 3-13.

23. WANG D, HU B, HU C, et al. Clinical Characteristics of 138 Hospitalized Patients With 2019 Novel Coronavirus-Infected Pneumonia in Wuhan, China. JAMA. 2020, 17; 323（11）: 1061-1069.

24. DENG SQ, PENG HJ. Characteristics of and Public Health Responses to the Coronavirus Disease 2019 Outbreak in China. J Clin Med. 2020, 9（2）: 575.

第二篇 糖尿病相关眼部病变

专家导言

张新媛

糖尿病可引起大血管、微血管，糖尿病足等100多种并发症，是糖尿病致残、致死以及造成社会沉重经济负担的根本原因，因此在糖尿病的三级预防中，并发症的防治至关重要。根据糖尿病并发症发病缓急以及病理学差异，分为急性和慢性两大类，而在慢性并发症中，眼是高血糖损害的重要靶器官。眼球是人类最重要的感觉器官，在人体器官所传递的信息中，视觉器官——眼睛所传递的信息占85%以上。人眼像一架精密的照相机，由角膜、虹膜、晶状体及视网膜等组织构成，也是屈光系统的重要组成部分。慢性高血糖可引致眼部前后节一系列并发症，如糖尿病眼表病变、糖尿病性白内障，如糖尿病视网膜病变、糖尿病所导致的新生血管性青光眼等，是糖尿病导致视力残障的主要原因。

糖尿病性视网膜病变（diabetic retinopathy，DR）是糖尿病所致最严重的眼部并发症，是由糖代谢异常导致视网膜微血管及神经元损伤所引起的一系列典型病变，为工作人群（20～74 岁）的首位致盲眼病。基于全球 35 个研究中心的流行病学研究的 Meta 分析表明，约 1/3 的糖尿病患者发生 DR[1]，在我国糖尿病中 DR 的患病率高达 43.1%[2]，明显高于白种及黑种人，与发达国家患病率接近。除糖尿病病程以外，DR 发生发展的全身危险因素还包括慢性高血糖、周围神经病变、高血压、血脂异常、吸烟史、妊娠、阻塞性睡眠呼吸暂停低通气综合征等。与 DR 进展的眼部的局部因素包括广泛的视网膜内出血、视网膜内微血管异常、视网膜静脉串珠样改变、微血管瘤等。

糖尿病可导致角膜神经病变，活体共聚焦显微镜（in vivo confocal microscopy，IVCM）应用于临床，可以活体观察并对角膜基底膜下神经纤维成进行定量，也是糖尿病周围神经病变的窗口，与糖尿病视网膜病变在预测糖尿病微血管病变方面具有同样的重要意义。此外糖尿病还可导致角膜内皮细胞功能失代偿、角膜上皮病变与再生延迟、由于泪膜厚度增加而导致的干眼、结膜病变等。

慢性高血糖也是白内障发病的重要危险因素，在糖尿病患者中白内障的发病率高出非糖尿病患者的 15 至 25 倍[3]，女性患糖尿病患者发生白内障的比例明显高于男性，而白内障手术的围手术期管理也至关重要。在白内障手术中需要注意避免囊膜皱缩，尽量缩短手术时间，可以在术中考虑使用虹膜钩、线环，或其他虹膜扩张器。此外，还需要注意因虹膜红变而导致的术中前房积血等并发症。在人工晶状体的选择以及防止术后后发障等方面仍值得进一步探讨。

与糖尿病关系最为密切的青光眼是继发性青光眼——新生血管性青光眼（neovascular glaucoma，NVG），其发病率与患者的血糖控制情况密切相关。VEGFA，VEGFB，VEGFC 以及 PIGF 的高表达是 NVG 发生发展的重要病理学原因。NVG 在临床可分为三期：①青光眼前期（虹膜红变期）；②开角型青光眼期；③闭角型青光眼期。治疗原则以消除和减少虹膜新生血管以及针对青光眼的降低眼压治疗（抗青光眼药物和 / 或联合抗青光眼手术）。实施广泛视网膜光凝以减轻视网膜缺血所致的 VEGF 水平提高。糖尿病也是原发性开角型青光眼发生的危险因素。对于糖尿病与原发性闭角型青光眼的相关性，目前尚无定论。

另外慢性高血糖也可通过屈光系统中各个组织的影响，对屈光以及视觉质量产生影响。可产生短暂波动、远视、近视以及调节麻痹。另外可对屈光治疗如框架眼镜的验配、角膜接触镜的应用、屈光以及白内障手术产生影响，因此相关亚专业的医生在处理相关的病人时，需关注糖尿病患者的全身情况，特别是围手术期的管理。糖尿病性眼外肌麻痹的患者中男性多于女性。糖尿病性眼外肌麻痹中最重要的风险因素为年龄（≥45 岁）、糖尿病性视网膜病变（包括 NPDR、PDR 及 ME）以及糖尿病病程。

在本篇中还会讨论糖尿病导致的视神经病变。如缺血性视盘病变，糖尿病缺血性视神经病变、糖尿病视盘病变、糖尿病急性视神经炎样改变、糖尿病视盘新生血管、糖尿病视神经萎缩等，以及糖尿病脉络膜病变和玻璃体病变，这两大目前临床和基础研究均为关注的领域。

总之，由慢性高血糖所导致的眼部并发症涉及眼部前节到后节每一个眼部组织，重视眼部并发症的防治，做到早发现、早诊断、早治疗，可以最大限度地防止患者视力下降，减少致盲率。

参 考 文 献

1. YAU JW，ROGERS SL，KAWASAKI R et al. Global prevalence and major risk factors of diabetic retinopathy. Diabetes Care，2012，35（3）：556-564.
2. WANG FH，LIANG YB，PENG XY et al. Handan Eye Study Group. Risk factors for diabetic retinopathy in a rural Chinese population with type 2 diabetes：the Handan Eye Study. Acta Ophthalmol，2011，89（4）：336-343.
3. BERNTH-PETERSEN P，BACH E. Epidemiologic aspects of cataract surgery. Ⅲ：Frequencies of diabetes and glaucoma in a cataract population. Acta Ophthalmologica，1983，61（3）：406-416.

第一章 糖尿病视网膜病变

第一节 糖尿病视网膜病变患病率

本部分所有循证资料来源以"diabetic retinopathy""prevalence""Chinese"等为英文关键词检索Pubmed，MEDLINE，Springer Link，the Cochrane Library，Google schoolar，EMbase数据库，以及以"糖尿病""糖尿病视网膜病变""流行病学""患病率""发病率"为关键词检索中文数据库：万方数据库、中国知网、中国期刊全文数据库、中国生物学数据库，文献发表时间为1991年1月1日至2019年9月30日。检索后排除所有以医院为基础的研究，并使用国际通用横断面研究NOS评价标准，评分在7分以上者入选。共选入英文文献19篇，中文文献15篇。

糖尿病视网膜病变（diabetic retinopathy，DR）为糖尿病（diabetic retinopathy，DM）特征性微血管并发症，是工作人群致盲的首位原因[1~3]，已成为我国严重的公共卫生问题。

以自然人群为基础的横断面以及队列研究结果表明，在DM中我国的DR患病率波动于8.1%~43.1%[4~6]，明显高于白种人（15.3%~21.9%）[7]及黑种人（27.7%~36.7%）[8, 9]，与发达国家的患病率接近（WESDR研究：17%[10, 11]，DCCT研究：54.2%[12]，UKPDS研究35%~39%[12]）。糖尿病黄斑水肿（diabetic macular edema）与临床有意义的黄斑水肿（clinical significant macular edema，CSME）在DM罹患人群中的患病率分别为5.2%（3.1%~7.9%）和3.5%（1.9%~6.0%）[4]。

以地理位置的整体角度，我国DR患病率农村高于城市，北方高于南方和东部[13~15]。横向比较，大陆华人DR患病率高于新加坡华人（20.1%）[16]以及香港地区（18.2%）[17]，与美国华人（35.8%）[18]及台湾省的患病率接近（35%）[19]。以国家六大行政区域（中华人民共和国地理区化）进行比较，1990—2017年我国DR流行病学数据的Meta分析表明：西北地区的患病率最高（19.39%，CI 13.30~26.35）其次按顺序分别为：东北地区（18.93%，CI 12.94~25.81）、西南区18.73%（CI 12.76~25.59）、华北区18.54%（CI 12.66~25.28）、中南区17.97%（CI 12.19~24.63）、华东区17.67%（CI 11.97~24.24）[20]。

根据我国第二次全国残疾人抽样调查主要数据公报（第一号，2006年12月1日）各类残疾人中视力残疾1233万人，占残疾人总人数的14.86%。在我国，由糖尿病所致的盲及低视力已成为严重的社会公共卫生问题，根据WHO关于低视力、盲及视力损伤标准，DR是我国低视力及致盲的主要原因之一。一项1348例2型糖尿病患者的队列研究中，低视力占2.9%，盲为0.7%。盲及低视力随年龄的增加而增加。DR为继白内障、年龄相关性黄斑病变的第三位导致视力损伤的疾病（6.4%）[21]。在一项横断面研究中，在8952名农村大于40岁人群中，低视力与盲占2.9%。双侧低视力及盲分别为2.9%及0.7%，单眼为4.7%及2.8%，60岁以上低视力13.4%。DR为继白内障及老年黄斑变性之后的第三大双眼致盲性眼病[22]。在以邯郸眼病研究为代表的农村地区的队列研究中，共纳入30岁以上受试对象7577人，其中双眼盲占0.5%，低视力为1.0%。以视力较好的眼为研究对象，DR为致盲的第六位（致盲率为2.4%，低视力为0.8%，视力损伤为1.0%），以视力差的眼为研究对象分别为1.0%，1.1%，1.0%。视力矫正后（BCVA），DR仍位于第六位（以视力好的一眼为研究对象：0%致盲，低视力4.7%，视力损伤3.4%）。如以视力差的眼为研究对象，DR

为致盲及低视力原因的第 11 位（0.9%，1.5%，1.3%）[4]。2018 年发表的一项横断面研究，受试人群共 5 825 人，DR 总患病率为 8.19%，威胁视力的 DR 患病率为 5.25%。在 DM 患者中，中度、重度视力损伤以及盲的比例分别为 3.66%，1.28%，2.39%，其中白内障、青光眼以及屈光不正在 DM 所导致的视力损伤中占前三位，DR 位于三位之后 [23]。

根据美国糖尿病学会 2017 年发布的最新 DR 指南，国际通用的临床分期标准主要采用 2002 年由美国眼科学会发布的《糖尿病性视网膜病变的国际临床分级标准》，即 DR 主要分为非增殖型糖尿病视网膜病变（NPDR，轻、中及重度 NPDR）以及增殖性糖尿病视网膜病变（PDR）[24]。

对于糖尿病及糖尿病前期的患者，应加强定期随访以及早期及时治疗，早期筛查可以降低 94% 糖尿病患者的致盲率。对于威胁视力 DR 的及时治疗，可以控制 98% 的视力丧失。发现患者患有 DR 应推荐到眼科医生进行详细的检查，包括裂隙灯检查、90D/78D 前置镜、间接检眼镜检查，必要时进行眼相干光断层扫描（OCT），以及荧光素眼底血管造影（FFA）检查。

高质量 DR 流行病学研究的开展，有助于全面了解我国总体以及各个地区 DR 的患病率、危险因素、患病的发展趋势以及提供科学的防治措施，提高各界对 DR 这一严重不可逆致盲眼病的认识和重视。但目前我国 DR 流行病学资料尚少，循证证据等级相对较低，特别是缺少全国整体的流行病学资料。

参 考 文 献

1. Microvascular Complications and Foot Care. Diabetes Care，2015. 38（Supplement 1）：p. S58.
2. 周智广，中国 1 型糖尿病诊治指南. 北京：人民卫生出版社，2012.
3. 中华医学会糖尿病学分会，中国 2 型糖尿病防治指南（2017 年版）. 中国实用内科杂志，2018，v.38：34-86.
4. WANG F H，LIANG Y B，ZHANG F，et al. Prevalence of Diabetic Retinopathy in Rural China：The Handan Eye Study. Ophthalmology，2009，116：461-467.
5. XIE X W，XU L，WANG Y X，et al. Prevalence and associated factors of diabetic retinopathy. The Beijing Eye Study 2006. Graefe's Archive for Clinical and Experimental Ophthalmology，2008，246：1519.
6. XU Y，WANG L，H E，et al. Prevalence and Control of Diabetes in Chinese Adults. JAMA，2013，310：948-959.
7. TAPP R J，SHAW J E，HARPER C，et al. The prevalence of and factors associated with diabetic retinopathy in the Australian population. Diabetes Care，2003，26：1731-7.
8. RABB M F，D A. Gagliano，and H.E. Sweeney，Diabetic retinopathy in blacks. Diabetes care，1990，13：1202-1206.
9. WONG T Y，KLEIN R，ISLAM F M，et al. Diabetic retinopathy in a multi-ethnic cohort in the United States. American journal of ophthalmology，2006，141：446-455.
10. KLEIN R，KLEIN B E，MOSS S E，et al.，The Wisconsin epidemiologic study of diabetic retinopathy. Ⅱ. Prevalence and risk of diabetic retinopathy when age at diagnosis is less than 30 years. Arch Ophthalmol，1984，102：520-6.
11. KLEIN R，KLEIN B E，MOSS S E，et al. The Wisconsin epidemiologic study of diabetic retinopathy. Ⅲ. Prevalence and risk of diabetic retinopathy when age at diagnosis is 30 or more years. Arch Ophthalmol，1984，102：527-32.
12. MALONE J I，MORRISON A D，PAVAN P R，et al. Prevalence and Significance of Retinopathy in Subjects With Type 1 Diabetes of Less Than 5 Years' Duration Screened for the Diabetes Control and Complications Trial. Diabetes Care，2001，24：522.
13. LIU L，WU X，LIU L，et al. Prevalence of Diabetic Retinopathy in Mainland China：A Meta-Analysis. PLOS ONE，2012，7：e45264.
14. PAN C W，WANG S，QIAN D，et al. Prevalence，Awareness，and Risk Factors of Diabetic Retinopathy among Adults with Known Type 2 Diabetes Mellitus in an Urban Community in China. Ophthalmic Epidemiol，2017，24：188-194.
15. 中华医学会糖尿病学分会视网膜病变学组，糖尿病性视网膜病变防治专家共识. 中华糖尿病杂志，2018，10：241-247.
16. CHIANG P P C，LAMOUREUX E L，CHEUNG C Y，et al. Racial Differences in the Prevalence of Diabetes but Not Diabetic Retinopathy in a Multi-ethnic Asian Population. Investigative Ophthalmology & Visual Science，2011，52：7586-7592.

17. LEE K M C，SUM W M. Prevalence of diabetic retinopathy in patients with recently diagnosed diabetes mellitus. Clinical and Experimental Optometry，2011，94：371-375.

18. VARMA R，HSU C，WANG D，et al. The chinese american eye study：design and methods. Ophthalmic Epidemiol，2013，20：335-47.

19. CHANG C J，LU F，YANG YC，et al. Epidemiologic study of type 2 diabetes in Taiwan. Diabetes Research and Clinical Practice，2000，50：S49-S59.

20. SONG P，YU J，CHAN KY，et al. Prevalence，risk factors and burden of diabetic retinopathy in China：A systematic review and meta-analysis. Journal of Global Health，2018，8.

21. Microvascular complications and foot care. Diabetes Care，2015，38：S58-66.

22. CUI Y，ZHANG M，ZHANG L，et al. Prevalence and risk factors for diabetic retinopathy in a cross-sectional population-based study from rural southern China：Dongguan Eye Study. BMJ Open，2019，9：e023586.

23. JIN G，XIAO W，DING X，et al. Prevalence of and Risk Factors for Diabetic Retinopathy in a Rural Chinese Population：The Yangxi Eye Study. Invest Ophthalmol Vis Sci，2018，59：5067-5073.

24. SOLOMON S D，CHEW E，DUH E J，et al. Diabetic Retinopathy：A Position Statement by the American Diabetes Association. Diabetes Care，2017，40：412.

第二节　糖尿病视网膜病变的危险因素

糖尿病视网膜病变是糖尿病主要的全身微血管并发症之一。DR 的发生与发展是多因素综合作用的结果，其确切机制尚不明确。基于既往大量的流行病学研究表明，通过对血糖、血压等全身危险因素的综合管理，可有效降低 DR 的发生和发展风险。同时，在 DR 患者的监控和管理中，利用检眼镜检查和 FFA 及时发现 DR 发展中的一些标志性微血管损害征象，可协助医生及时采取有效的治疗措施，延缓或阻止 DR 给患者带来的不可逆视力损伤。

一、糖尿病视网膜病变的全身危险因素

糖尿病患者中约有 1/3 的患者发展为 DR，其中 10% 可发展为视力威胁性视网膜病变（vision-threatening levels of DR，VTDR），包括重度 NPDR 和 PDR 及 DME，这是工作年龄段成年人最常见的可预防性失明原因。在一系列以人群为基础的 DR 流行病学研究中，如经典的 Wisconsin 糖尿病视网膜病变流行病学研究（WESDR），糖尿病病程的持续、高血糖和高血压是 DR 最一致的全身危险因素[1]。然而，在血糖和 / 或血压控制不佳的患者中，有一部分并没有发展成 DR，而有一部分控制得当的患者却发展成 DR 的严重阶段，表明存在其他全身危险因素的作用[2]。最大程度地发现 DR 的全身危险因素，并进行综合干预管理，可有效降低 DR 损伤视力的风险，是 DR 防治的关键措施[3]。近些年来对 DR 相关易感基因、表观遗传学和预警生物学标记物的研究发现有望对 DR 的防治提供新的方向。

（一）病程

糖尿病病程已被证实是 DR 的重要独立危险因素。WESDR 的研究数据显示，1 型糖尿病（T1DM）患者中，病程 5 年以上者，出现 DR 约 25%，病程 10 年以上者，出现 DR 约 60%；病程 15 年以上者，出现 DR 约 80%；病程 25 年以上者，出现 DR 高达 97%。在 2 型糖尿病（T2DM）患者中，病程 5 年以上者，40% 的胰岛素治疗患者和 24% 的不需要胰岛素治疗患者出现 DR；病程 19 年以上者，这一比例分别增加到 84% 和 53%[4, 5]。

（二）血糖

糖尿病控制和并发症试验（DCCT）和英国糖尿病前瞻性研究（UKPDS）是国际上关于 DR 诊治的两

个里程碑式的临床试验，其结果一致表明糖化血红蛋白（glycated hemoglobin，HbA1c）是 DR 的独立危险因素。HbA1c 是监测血糖控制的常用指标，两项实验均表明严格的血糖控制（HbA1c 值不超过 7%）可以分别降低 T1DM 和 T2DM 患者的 DR 风险，强化治疗（HbA1c 中位数为 7.2%）与常规治疗（HbA1c 中位数为 9.1%）相比，DR 发生率和进展率分别降低了 76% 和 54%。UKPDS 是随访 15 年的一项人群研究，在随访 12 年时，如果 HbA1c 严格控制在 7.0%~7.9%，DR 的患病率降低 21%。同时显示强化血糖控制可使糖尿病性黄斑水肿（diabetic macular edema，DME）4 年发病率降低 58%。强化血糖控制的效果因"代谢记忆"（也称为"遗留效应"）而持续时间较长，"代谢记忆"表明早期良好的血糖控制具有持久的有益效果 [6~10]。

噻唑烷二酮（TZDs）是一类口服降糖药，通过提高胰岛素敏感性和降低胰岛素抵抗来改善血糖水平，之前的一些病例报告和回顾性队列研究提示 TZDs 的使用可能与 DME 的发生和发展有关。最近，一项基于糖尿病心血管风险控制措施（ACCORD）研究数据的分析结果表示 TZDs 的使用与（T2DM）DME 的进展及患者的视力无关，也没有证据表明其与 DR 的进展相关 [11]。

（三）血压

已有多项随机对照试验（RCT）研究证明高血压是 DR 发病和进展的主要危险因素。UKPDS 中对高血压 T2DM 患者随机分为强化血压控制组（目标收缩压/舒张压：<150/85mmHg）和常规对照组（目标血压：<180/105mmHg），随访 9 年后，强化血压控制组患者 DR 进展风险降低 34%，视力下降的风险降低 47%。研究表明，收缩压每升高 10mmHg，早期 DR 风险增加 10%，增殖性糖尿病视网膜病变（proliferative diabetic retinopathy，PDR）或 DME 风险增加 15%。

另一方面，在对抗肾素-血管紧张素系统类抗高血压药物研究中，依那普利和氯沙坦在 T1DM 中分别能将 DR 进展的风险降低 65% 和 70%，且与它们的降压特性无关，显示该类降压药物在减缓 DR 进展方面具有额外的益处 [12]。

（四）血脂

血脂是血浆中一组脂类的总称，有确切的研究证据表明血清胆固醇和血脂水平升高是全身心血管事件的重要危险因素，人类细胞培养研究已证明修饰的低密度脂蛋白对视网膜毛细血管内皮细胞、周细胞、视网膜色素上皮细胞和 Müller 胶质细胞具有细胞毒性。此外，修饰的低密度脂蛋白可能具有免疫原性并且有人认为氧化低密度脂蛋白免疫复合物存在于糖尿病患者视网膜中。然而在各种对 DR 的流行病学研究中，血脂异常与 DR 的发生和发展关系不明确。这可能是由于传统的脂质测量（血浆中总胆固醇和甘油三酯水平）不能很好地体现其与 DR 的关系，因而更推崇非传统的脂质测量（例如载脂蛋白 A 和 B）作为 DR 的风险标记 [10]。尽管如此，在 DR 患者中降低血脂的治疗仍有价值。非诺贝特是一种过氧化物酶体增殖物激活受体 α（PPARα）激动剂，用于治疗高胆固醇血症。在两个大型独立临床试验 ACCORD 和非诺贝特干预和降低糖尿病事件的现场研究（FIELD）中表明，非诺贝特的应用显著降低了 T2DM 患者 4 年内 DR 的进展，与安慰剂组相比，分别为 6.5% 和 10.2%，非诺贝特组对所有视网膜病变的首次激光治疗需求显著低于安慰剂组（3.5% 对 4.9%）。同时，非诺贝特的效果独立于血脂的降低，表明其可能通过其他途径如抗炎、抗氧化、抗凋亡和抗血管生成作用，来发挥其对 DR 患者视网膜的保护作用 [13, 14]。

（五）体重指数

体重指数（body mass index，BMI）和腰臀比（waist-to-hip ratio，WHR）是国际上衡量人体肥胖程度的重要标准，最近一些报告显示，BMI 和 WHR 的增加与 WESDR 中 DR 风险增加呈正相关；瑞典的糖尿病发病率研究报告了在 10 年的随访后，基线高 BMI 与严重 NPDR 和 PDR 之间的显著相关性；欧洲糖尿病前瞻性并发症研究显示 WHR 增加与 T1DM 的 DR 严重程度和进展相关。尽管 BMI 和 DR 之间的证据仍然模棱两可，肥胖作为代谢综合征的一个组成部分，对于糖尿病患者来说，保持最佳的 BMI 和 WHR 对于预防 DR 的发生和发展仍然至关重要 [12]。

（六）吸烟

吸烟是心脑血管和呼吸系统疾病以及恶性肿瘤的重要危险因素，是世界上最严重的公共卫生问题之一[15]。之前有研究显示由于尼古丁的血管收缩作用,吸烟降低了视网膜血流量,同时吸烟过程产生的超氧阴离子参与了一氧化氮介导的血管内皮功能损害[16],提示吸烟可能是 DR 进展的危险因素。然而,许多对吸烟与 DR 关系的大样本量流行病学研究却无一致结论。尤其是在 T1DM 和 T2DM 中,吸烟对于 DR 的影响可能不同,在最近的一篇吸烟与 DR 关系的 META 分析中显示,在 T1DM 患者中,吸烟增加了 DR 发生和进展的风险,而在 T2DM 患者中,吸烟则降低了 DR 发生的风险。这与之前 UKPDS 亚组的一项分析结论一致[17]。然而尚不能得出吸烟在 T2DM 患者 DR 中有保护作用,吸烟降低 DR 发生发展风险的机制不明,而且在统计学分析中吸烟这一因素掺杂了许多可能会影响结果准确性的社会因素。对于公众健康,戒烟的重要性仍然应该得到重视。

(七)妊娠

妊娠是 T1DM 患者 DR 进展的确定危险因素。与妊娠相关的 DR 风险可能由血糖水平波动介导,但其他全身因素(如高血压、子痫前期、高动力循环状态)也参与其中。在以 WESDR 为代表的一系列研究表明,妊娠期 DR 进展风险增加 2.3 倍,包括妊娠期 VTDR 的发展。有 NPDR 的妊娠患者,47% 进展到更严重的阶段,50% 需要激光治疗。这些研究结果提示对于那些患有 DR 的孕妇,需要更早期实施全视网膜光凝治疗,并在妊娠期和产后进行密切的复查,可更加有效地降低 DR 对视力的损害[18]。

(八)阻塞性睡眠呼吸暂停低通气综合征

阻塞性睡眠呼吸暂停低通气综合征(OSAHS)的特征是反复的上呼吸道阻塞导致血氧饱和度降低和睡眠中断。它与肥胖症高度相关,是一个越来越被公认的发病源。在一项研究中,86% 的肥胖糖尿病患者在夜间血氧监测中符合 OSAHS 的诊断标准。与 OSAHS 相关的间歇性缺氧可导致血管内皮细胞水平的氧化应激,导致血管功能障碍和新生血管。已有一些研究显示 OSAHS 与 DR 的发生和发展相关。严重的 OSAHS 与 DR 患者的房角新生血管发生率较高有关。虽然还未有研究显示 OSAHS 与 DME 的关系,但它与抗 VEGF 类药物的不良反应有关[18]。

(九)遗传因素

已有不少研究证据支持 DR 发生的遗传背景。以 DCCT 为代表的家族聚集性研究和临床试验显示,DR 的遗传倾向独立于共同危险因素,这些遗传力并不能被生活方式或环境因素完全解释。在有 PDR 的 T1DM 患者中,估计有 25%~50% 的遗传力。在 DR 相关的候选基因和全基因组分析研究中,发现了一些与 DR 有关联的基因,这些基因主要涉及炎症、代谢和血管形成等过程,如醛糖还原酶(ALR2)基因、糖基化终产物受体(RAGE)基因、转化生长因子 β1(TGF-beta1)基因、血管内皮生长因子(VEGF)基因、内皮型一氧化氮合酶(eNOS)基因和胰岛素样生长因子 1(IGF-I)基因等。尽管这些关联在不同人群中是微弱的,缺乏 DR 表型标准化,但相关研究可为显示明确遗传特征的患者提供新的治疗方法[10, 19, 20]。

环境因素导致的表观遗传变化可能与糖尿病并发症之间存在风险关联。各种表观遗传修饰可发生在组蛋白中,不同启动子区域的组蛋白甲基化可显著改变已定义启动子的转录调控,导致基因表达异常,从而影响正常细胞功能。一项研究表明,高葡萄糖暴露的视网膜血管内皮细胞可发生组蛋白甲基化,暴露于高糖环境中仅 16 小时,就会留下一个"表观遗传标记",在 6 天内恢复正常血糖水平后,这个标记仍然很明显。此研究具有深远影响,证明相对短期的高糖暴露会导致有害的染色质重塑和表观遗传学改变。这一假设也得到了临床试验观察的支持,先前接受持续强化血糖治疗的 T1DM 或 T2DM 患者的 DR 风险较低,这与持续的有益作用("代谢记忆")有关。这可能为新的治疗方法提供了空间,例如在适当的视网膜细胞中使用调节组蛋白脱乙酰酶和甲基化酶的药物[10, 19, 20]。

(十)炎症和血管内皮功能障碍生物学标记物

慢性炎症和血管内皮细胞功能障碍是 DR 发病机制中的重要环节。生物标记物是正常或病理过程中可测量的客观指标,可用于检测早期疾病,识别疾病恶化风险。许多研究测量了 DR 患者的血清、玻璃体和房水中不同炎症因子的浓度。DCCT 的研究结果显示,基线 hsCRP 水平可能与 DME 和黄斑硬性渗出的风险相关,ICAM-1 水平的升高与视网膜硬性渗出物的发生有关。Von Willebrand 因子、组织型纤溶酶原激活剂和可溶性 E- 选择素可作为血管内皮功能的标记物。在一项基于人群的研究中显示 E- 选择素与 DR 进展相关。此类生物标记物在血清和眼内液的出现及升高有望作为 DR 的风险因素，可提前于 DR 的微血管损害出现，指导 DR 的防治[12]。

二、糖尿病视网膜病变进展的眼底危险因素

尽管在 DR 的发展中炎症和结构性神经退行性改变常出现在微血管改变的早期甚至更前，但因其尚缺乏精确的识别技术和标准，用来监测 DR 发生和严重程度的主要指标仍然是视网膜微血管改变。现常使用基于糖尿病视网膜病变的早期治疗研究（ETDRS）的"4-2-1"规则来识别重度 NPDR，作为预测 PDR 的高危微血管损伤征象，该规则建立在标准 7 视野眼底彩照基础上，眼底 FFA 的使用可增加病灶辨认的准确性。近些年来对视网膜微血管损害的辨识向着更精微和动态化方向发展，如微血管几何分析、微血管瘤翻转（microaneurysm turnover）等，同时随着眼底超广角成像（ultra-wide field，UWF）设备的发展，对传统的 DR 分级方法提出了挑战，需要建立更为敏感和准确的标准，以期更为精准识别 NPDR 患者进展为 VTDR 的高风险微血管损伤征象，确定 DR 快速进展的危险标志，从而采取适当措施防止视力损害[21]。

（一）广泛视网膜内出血

视网膜内出血的形状因其层次不同而体现出不同的形态（图 2-1-2-1）[22]，点状或斑点状出血，源自视网膜深部毛细血管丛，在 DR 中最为常见，视网膜浅层毛细血管出血呈线状、条状及火焰状，常可能意味着 DR 患者同时存在高血压，微血管损害更为严重[23]。大型多中心 ETDRS 研究显示，4 个象限每个象限内超过 20 个视网膜内出血点为严重 NPDR 的征象，是 NPDR 进展为 PDR 的高危因素[24]（图 2-1-2-2）。

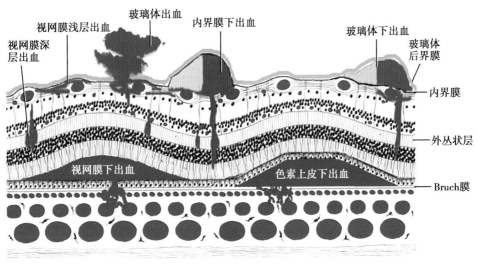

图 2-1-2-1　视网膜出血的分类示意图[22]

（二）视网膜内微血管异常

视网膜内微血管异常（intraretinal microvascular abnormalities，IRMA）通常发生在未灌注毛细血管或棉絮斑附近，是视网膜内跨越毛细血管床的从小动脉流向小静脉的不规则节段状迂曲扩张的异常微血管（图 2-1-2-3），被认为是视网膜新生血管的前兆，在 FFA 上表现为无灌注区边缘的迂曲扩张的微小血管，无伴明显染料渗漏（图 2-1-2-4）。NPDR 中一个象限出现 IRMA 即可作为 PDR 发生的高危预兆[24]。

（三）视网膜静脉串珠样改变

视网膜静脉的扩张反映了视网膜缺血的增加，由邻近非灌注区血管平滑肌的调节反应引起。视网膜的静脉串珠样改变（图 2-1-2-5）传统上被认为预示着 NPDR 向 PDR 的进展[24]。然而我们最近的一项基于临床的回顾性横断面研究显示，重度 NPDR 中视网膜静脉串珠并不多见，2 个及以上象限出现静脉串珠者多数已进展为 PDR，其可能不是中国 T2DM 患者严重 NPDR 的敏感分级标准[25]。

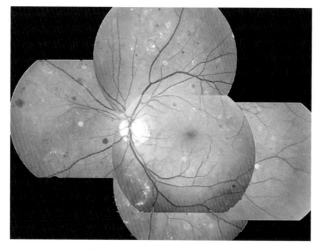

图 2-1-2-2 NPDR 患者 4 个象限每个多达 20 个视网膜内出血(深、浅层)

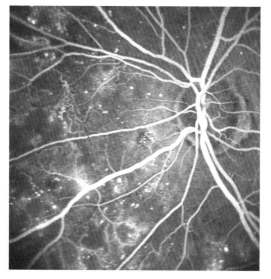

图 2-1-2-3 重度 NPDR 患者 FFA 图像,箭头所指区域为一典型的 IRMA

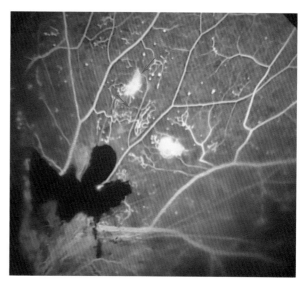

图 2-1-2-4 PDR 患者 FFA 图像,箭头所指区域为一典型的 IRMA(下方箭头)和视网膜新生血管(上方箭头)

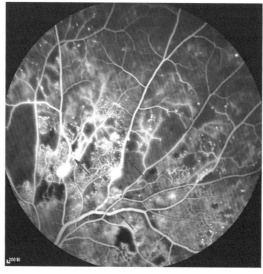

图 2-1-2-5 PDR 患者 FFA 图像,箭头所指为呈串珠样改变的视网膜静脉和视网膜新生血管芽性团状染料渗漏

（四）微血管瘤翻转

微血管瘤（microaneurysm，MA）是 DR 的早期病变之一，MA 总数已被证明是 DR 进展的指标，然而 MA 总数是动态的：新的 MA 不断形成，代表微血管疾病的活动性；现有的 MA 消失，是毛细血管闭合（非灌注）的标志。MA 翻转（MA turnover）是微血管瘤形成率和消失率的综合，是一种对微血管瘤动态变化的自动化分析，更能体现 DR 的发展。已有多项关于 MA 翻转的临床研究显示高周转率（新的 MA 净增加）与 PDR 和临床显著性黄斑水肿（CSME）的发生相关。这提示我们，对微动脉瘤演变特征的详细研究可能有助于预测 NPDR 患者迅速发展为 VTDR，促进早期和有针对性的干预[26-28]。

（五）周边视网膜病变

UWF 成像技术可在一张图片上同时显示 200° 视野大约 82% 的视网膜范围（对比 45° 显示 15%），为 DR 病变评估开辟了新的时代。一些评价 UWF 成像在 DR 中应用的研究显示，大约 19% 的图像在 UWF 下的 DR 严重程度高于 ETDRS 7 视野[29]。并且 ETDRS 7 视野之外的主要周围视网膜病变的存在和增加程度与 4 年内 DR 进展的风险增加（即进展为 PDR 的风险增加 4.7 倍）相关，与基线 DR 严重程度和 HbA1c 水平无关。并且有多篇研究报道，DME 与周边视网膜缺血之间显著相关，但至今对外周视网膜缺血在 DME 发病机制中的作用仍存在争议[30]。最近，一项基于两项临床研究数据的回顾性横断面研究，显示了 UWF 下 NPDR 向 PDR 转化的无灌注区阈值及其分布特征，结果表明，118.3 个视盘面积的无灌注区为 NPDR 发展为 PDR 的阈值，对增殖性改变的特异性为 84.9%，周边无灌注是 PDR 发展的关键，而视盘新生血管的出现是由后极部无灌注区决定的[31]。在未来，仍需多中心大样本量的临床研究来评估 UWF 图像显示的周边视网膜病变与 DR 进展的关系。

参 考 文 献

1. YAU JW，ROGERS SL，KAWASAKI R，et al. Meta-Analysis for Eye Disease（META-EYE）Study Group. Global prevalence and major risk factors of diabetic retinopathy. Diabetes Care，2012，35：556-64.

2. ZHANG L，KRZENTOWSKI G，ALBERT A，et al. Risk of Developing Retinopathy in Diabetes Control and Complications Trial Type 1 Diabetic Patients With Good or Poor Metabolic Control. Diabetes Care，2001，24：1275-1279.

3. TIEN YIN WONG，CHARUMATHI SABANAYAGAM. Strategies to Tackle the Global Burden of Diabetic Retinopathy：From Epidemiology to Artificial Intelligence. Ophthalmologica，2019，243：1-12.

4. The Wisconsin epidemiologic study of diabetic retinopathy. Ⅱ. Prevalence and risk of diabetic retinopathy when age at diagnosis is less than 30 years. Arch. Ophthalmol，1984，102：520-526.

5. The Wisconsin epidemiologic study of diabetic retinopathy. Ⅲ. Prevalence and risk of diabetic retinopathy when age at diagnosis is 30 or more years. Arch. Ophthalmol，1984，102：527-532.

6. Diabetes Control and Complications Trial Research Group. Progression of retinopathy with intensive versus conventional treatment in the Diabetes Control and Complications Trial. Ophthalmology，1995，102：647-61.

7. The Diabetes Control and Complications Trial Research Group. The effect of intensive treatment of diabetes on the development and progression of long-term complications in insulin-dependent diabetes mellitus. The New England journal of medicine，1993，329：977-86.

8. The Diabetes Control and Complications Trial/Epidemiology of Diabetes Interventions and Complications Research Group. Retinopathy and nephropathy in patients with type 1 diabetes four years after a trial of intensive therapy. The New England journal of medicine，2000，342：381-9.

9. UK Prospective Diabetes Study（UKPDS）Group. Intensive blood-glucose control with sulphonylureas or insulin compared with conventional treatment and risk of complications in patients with type 2 diabetes（UKPDS 33）. Lancet，1998，352：837-53.

10. PROF ALAN W. STITT，TIM M. Curtis，Mei Chen，et al. The progress in understanding and treatment of diabetic retinopathy. Progress in Retinal & Eye Research，2016，51：156-186.

11. GOWER EW, LOVATO JF, AMBROSIUS WT, et al. Lack of Longitudinal Association Between Thiazolidinediones and Incidence and Progression of Diabetic Eye Disease: The ACCORD Eye Study. Am J Ophthalmol, 2018, 187: 138-147.

12. TING D S W, CHEUNG G C M, WONG T Y. Diabetic retinopathy: global prevalence, major risk factors, screening practices and public health challenges: a review. Clinical & Experimental Ophthalmology, 2016, 44: 260-277.

13. GROUP AS, GROUP AES, CHEW EY, et al. Effects of medical therapies on retinopathy progression in type 2 diabetes. The New England journal of medicine, 2010, 363: 233-244.

14. Effect of fenofibrate on the need for laser treatment for diabetic retinopathy (FIELD study): a randomized controlled trial. Lancet, 2007, 370: 1687-1697.

15. GBD 2015 Risk Factors Collaborators. Global, regional, and national comparative risk assessment of 79 behavioural, environmental and occupational, and metabolic risks or clusters of risks, 1990-2015: a systematic analysis for the global burden of disease study 2015. Lancet, 2016, 388: 1659-1724.

16. AGGARWAL S, KHANDELWAL D, DUTTA D. Diabetes and smoking: the burden of evidence. In: Rodriguez- Saldana J, ed. The diabetes textbook. Cham: Springer, 2019.

17. XIAOLING C, YIFEI C, WENJIA Y, et al. The association of smoking and risk of diabetic retinopathy in patients with type 1 and type 2 diabetes: a meta-analysis. Endocrine, 2018.

18. ATCHISON E, BARKMEIER A. The Role of Systemic Risk Factors in Diabetic Retinopathy. Current Ophthalmology Reports, 2016, 4: 84-89.

19. CHEUNG N, MITCHELL P, WONG T Y. Diabetic retinopathy. Lancet, 2010, 376: 124-136.

20. WONG TY, CHEUNG CM, LARSEN M, et al. Diabetic retinopathy. Nat Rev Dis Primers, 2016; 2: 16012.

21. SIVAPRASAD S, PEARCE E. The unmet need for better risk stratification of non-proliferative diabetic retinopathy. Diabet Med, 2019, 36: 424-433.22.

22. 文峰, 张雄泽. 提高对视网膜出血的分类及临床意义的认识. 眼科, 2009(4): 221-224.

23. INFELD DA, O'SHEA JG. Diabetic retinopathy. Postgrad Med J, 1998, 74: 129-133.

24. Fundus photographic risk factors for progression of diabetic retinopathy. ETDRS report number 12. Early Treatment Diabetic Retinopathy Study Research Group. Ophthalmology, 1991, 98: 823-833.

25. CHEN L, ZHANG X, WEN F. Venous beading in two or more quadrants might not be a sensitive grading criterion for severe nonproliferative diabetic retinopathy. Graefes Arch Clin Exp Ophthalmol, 2018, 256: 1059-1065.

26. CUNHA-VAZ J, RIBEIRO L, COSTA M, et al. Diabetic retinopathy phenotypes of progression to macular edema: pooled analysis from independent longitudinal studies of up to 2 years' duration. Invest Ophthalmol Vis Sci, 2017, 58: BIO206-BIO210.

27. LEICHT SF, KERNT M, NEUBAUER A, et al. Microaneurysm turnover in diabetic retinopathy assessed by automated Retmarker DR image analysis-potential role as biomarker of response to ranibizumab treatment. Ophthalmologica, 2014, 231: 198-203.

28. PAPPURU R, RIBEIRO L, LOBO C, et al. Microaneurysm turnover is a predictor of diabetic retinopathy progression. Br J Ophthalmol, 2018, bjophthalmol-2018-311887.

29. GHASEMI FALAVARJANI K, WANG K, KHADAMY J, et al. Ultra-wide-field imaging in diabetic retinopathy: an overview. J Curr Ophthalmol, 2016, 28: 57-60.

30. NICHOLSON L, RAMU J, CHAN EW, et al. Retinal Nonperfusion Characteristics on Ultra-Widefield Angiography in Eyes With Severe Nonproliferative Diabetic Retinopathy and Proliferative Diabetic Retinopathy. JAMA Ophthalmol, 2019, 137: 626-631.

31. FAN W, NITTALA M G, VELAGA S B, et al. Distribution of Non-perfusion and Neovascularization on Ultra-Wide Field Fluorescein Angiography in Proliferative Diabetic Retinopathy (RECOVERY Study): Report 1. American Journal of Ophthalmology, 2019, 206: 154-160.

第三节　糖尿病视网膜病变的临床表现及临床分期

糖尿病视网膜病变为致盲的第一大视网膜血管性疾病，在眼底有其特殊改变，如微血管瘤、出血、渗出、新生血管形成等。

一、症状

糖尿病患者最常见的主诉为视力减退及闪光感。非增殖性（non-proliferative diabetic retinopathy，NPDR）常因黄斑水肿、缺血导致视力减退，因视网膜水肿引起光散射导致闪光感。增殖性（proliferative diabetic retinopathy，PDR）除黄斑水肿、缺血外还有玻璃体积血、视网膜增殖膜及牵拉性视网膜脱离。

二、体征

糖尿病性视网膜病变重要体征包括微血管瘤、出血斑、硬性渗出、棉絮斑、视网膜血管病变、黄斑病变、玻璃体及视神经病变等。重要的临床病理过程为微血管瘤的形成、视网膜毛细血管和小动脉闭锁、新生血管和纤维组织增生、玻璃体内纤维血管组织收缩及并发性视网膜脱离。

（一）微血管瘤

英文名 microaneurysm，是由 micro 与 aneurysm 两词组成。微血管瘤因管壁局部膨出不限于动脉，亦可发生在小静脉，主要在微血管水平，故称为微血管瘤。

检眼镜下微血管瘤是最早可见的糖尿病视网膜病变，表现为边界清楚的红或暗红的斑点，有的位于棉絮斑的边缘，有的位于末梢小动脉或小静脉上，有的位于出血斑中心。其大小不等，多呈圆形，边界清楚，一般直径小于 125μm，区别于出血点。视网膜微血管瘤一般长期存在，但也可因管壁增厚、玻璃样变性，囊腔自然阻塞，逐渐变成粉色，最后形成小圆白点。荧光素眼底血管造影出现微血管瘤常比检眼镜下的数目多。血流成像 OCT（OCT angiography，OCTA）可清晰显示微血管瘤，显示的数目较 FFA 为少，但 OCTA 可以区分微血管瘤在视网膜中的位置[1, 2]。FFA 中微血管瘤多在静脉早期出现，以后陆续增多，沿动静脉均有。由于瘤壁的内皮细胞有的增生，有的已有退行变性，甚至囊腔阻塞，故荧光素眼底血管造影表现不一，有的渗漏明显，有的轻微，亦有不渗漏者[3]（图 2-1-3-1，图 2-1-3-2）。

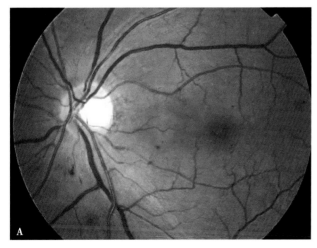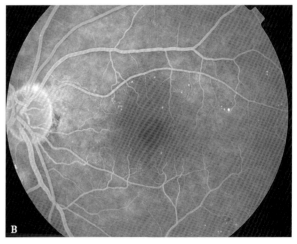

图 2-1-3-1　轻度 NPDR 眼底彩像及 FFA

患者男，56 岁，轻度 NPDR，A. 后极部视网膜微血管瘤及小出血点；B. FFA 可见微血管瘤呈点状强荧光，小出血点遮挡荧光

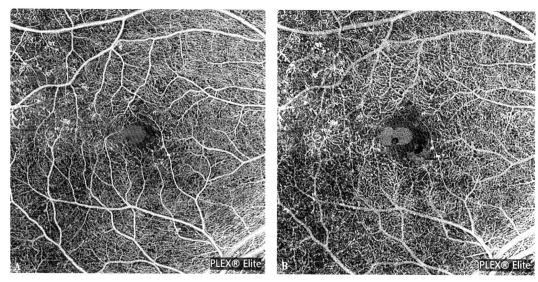

图 2-1-3-2 轻度 NPDR 眼底 OCTA 像

A. 糖尿病性视网膜病变 OCTA 浅层视网膜可见拱环不规则破坏，点状微血管瘤呈高反射信号；B. OCTA 深层视网膜可见较多的微血管瘤高反射信号及扩张的毛细血管

（二）出血

在病程早期，出血多位于视网膜深层，呈圆形或小点状，可逐渐吸收，附近可再出现新出血。当病情发展，可有浅层条状或火焰状出血。小出血点与微血管瘤形态与颜色相似，在检眼镜下不易鉴别，但出血通常较大，在 125μm 以上，边界不如微血管瘤清晰，荧光素眼底血管造影时遮蔽荧光（图 2-1-3-3）。

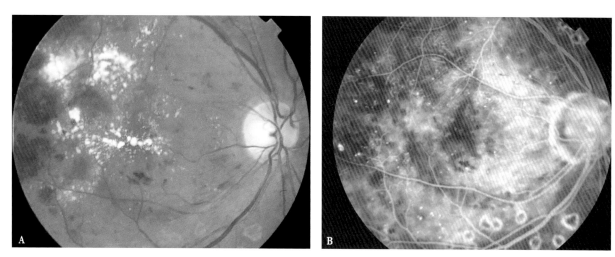

图 2-1-3-3 NPDR 视网膜出血

患者男，49 岁，NPDR，A. 后极部黄斑上方线状出血，下方点状出血，颞侧视网膜层间片状出血。黄斑区还可见大量黄白色硬性渗出；B. FFA 可见出血遮挡荧光，硬性渗出无荧光表现，另可见较多微血管瘤强荧光

（三）硬性渗出

硬性渗出（hard exudate）为境界清晰的蜡样黄色斑点或斑块，可数个或成堆出现（图 2-1-3-3）。有时围绕一个或数个微血管瘤呈环形排列，还可互相融合呈大斑片状。病情好转后，经过较长时间才逐渐吸收。硬性渗出位于视网膜外丛状层，可能是水肿后视网膜神经组织分解产生的脂类或血浆渗到视网膜外丛状层后，水及小分子物质由周围毛细血管吸收，而脂类和蛋白等大分子物质残留形成硬性渗出。硬性渗出本身不显示荧光，大片硬性渗出于造影前可呈现假荧光，造影晚期无着染。在硬性渗出环的内部，由于毛细血管扩张或微血管瘤的渗漏可出现强荧光（图 2-1-3-4）。

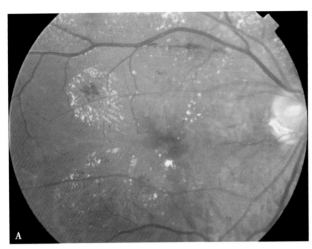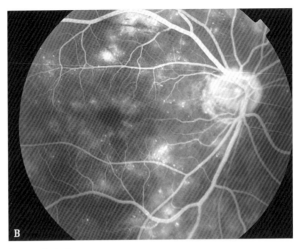

图 2-1-3-4　NPDR 硬性渗出眼底彩像及 FFA

患者男，57 岁，NPDR，A. 可见黄斑区大量黄白色硬性渗出，颞上方硬渗呈环状，中央可见数个微血管瘤；B. FFA 中硬性渗出无荧光表现，环形硬渗中央对应处可将数个微血管瘤强荧光，FFA 中见到的微血管瘤较眼底多

（四）棉絮斑

棉絮斑（cotton-wool spot）常发生在非增殖性糖尿病性视网膜病变的早期，血管闭锁、组织缺血、神经纤维轴浆流阻滞及细胞内水肿，是棉絮斑发生的病理基础。棉絮斑眼底表现为边界不清的灰白色斑，早期多在动脉附近，大小约 1/4～1/2DD。棉絮斑的边缘可见出血斑、微血管瘤，偶见迂曲扩张的毛细血管。FFA 显示棉絮斑处视网膜毛细血管无灌注（图 2-1-3-5）。OCT 显示视网膜表面隆起均匀一致的高反射信号。棉絮斑一般持续存在，消退缓慢，常常几个月才能消退，后显出轻度色素紊乱[4]。视野中可有局部小暗点，视神经束状暗点。消退后的棉絮斑在 OCT 上显示视网膜浅层变薄。

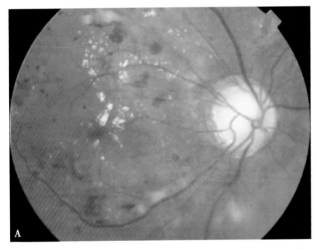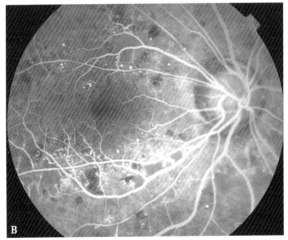

图 2-1-3-5　NPDR 棉絮斑眼底彩像及 FFA

患者男，54 岁，NPDR，A. 黄斑区上下血管弓处较多棉絮斑；B. FFA 可见下方对应棉絮斑处无灌注区

（五）视网膜血管病变

1. 视网膜动脉病变　糖尿病患者的视网膜动脉有两种常见的改变：即小动脉闭塞和小动脉硬化。

（1）小动脉硬化：在病程较长的糖尿病患者，视网膜动脉呈现类似高血压视网膜动脉硬化改变，有动静脉交叉征，动脉管壁光反射增宽甚至如铜丝状（图 2-1-3-6）。

（2）小动脉闭塞：糖尿病患者视网膜动脉小分支细窄，病情重者，较大支动脉也可呈白线状（图 2-1-3-7），视网膜也因此缺血缺氧水肿。荧光素眼底血管造影可见动脉管径不规则，小分支的近端局部狭窄，有的甚至完全闭塞，管壁着染并有渗漏，伴有大片无灌注区。

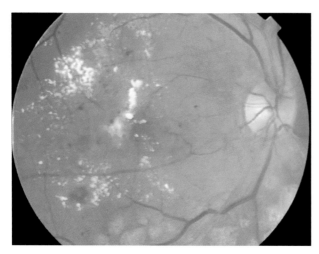

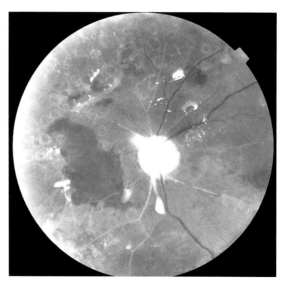

图 2-1-3-6 长病程 DR 眼底小动脉硬化
患者女,53 岁,眼底像可见视网膜动脉细窄,反光增强,下方动脉交叉压迫征(糖尿病 14 年,血糖控制欠佳)

图 2-1-3-7 PDR 小动脉闭塞
患者女,54 岁,PDR 玻璃体切除硅油填充术后,可见全部视网膜动脉白线(发现糖尿病 8 年,血糖控制欠佳)

2. 视网膜静脉 在糖尿病视网膜病变的早期,常见静脉充盈扩张,颜色暗红,以颞侧静脉明显。晚期病例静脉可发生一系列特殊改变,即管径不匀,呈梭形、串珠状或球状扩张、纽襻状,局部狭窄甚至闭塞。视网膜静脉串珠是糖尿病视网膜病变静脉病变的特征性表现之一,可以用来判断糖尿病视网膜病变的严重程度,更多见于增殖性糖尿病视网膜病变[5](图 2-1-3-8、图 2-1-3-9)。

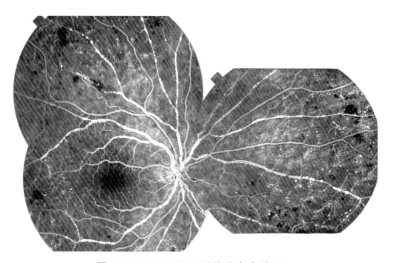

图 2-1-3-8 DR 视网膜静脉串珠样改变
患者男,58 岁,FFA 可见 4 个象限静脉均呈串珠样改变

3. 视网膜毛细血管 早期毛细血管可有基底膜增厚的病理改变,以后毛细血管壁的周细胞逐渐消失,内皮细胞增生,管腔逐渐闭塞,其附近的毛细血管代偿性扩张。荧光素眼底血管造影可清楚显示毛细血管闭塞、扩张,以及视网膜内微血管异常(intraretinal microvascular abnormalities,IRMA)。IRMA 可表现为视网膜毛细血管床不规则迂曲、扩张的节段,或视网膜内新生血管,或视网膜动静脉"短路血管"(图 2-1-3-10)。IRMA 的出现是视网膜严重缺血的后果。

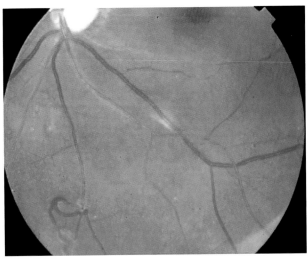

图 2-1-3-9　DR 视网膜静脉纽襻状改变

患者男，50 岁，可见动脉细窄，反光增强，呈动脉硬化表现，下方静脉分支纽襻状改变

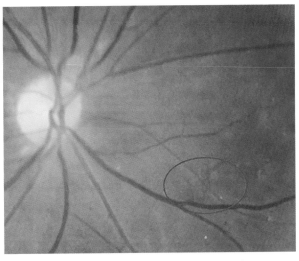

图 2-1-3-10　PDR 视网膜内微血管异常

患者男，40 岁，可见鼻下象限视网膜内微血管异常（IRMA）

（六）视网膜和视盘新生血管

当视网膜毛细血管闭锁，组织严重缺血缺氧后，新生血管在视网膜内生长。它们常出现在毛细血管无灌注区附近，或直接从视网膜小静脉上萌芽。早期新生血管位于视网膜平面内，以后可穿过内界膜，位于视网膜和玻璃体后界膜之间。当视网膜缺血严重，新生血管在视盘上生长。在视盘包括其附近 1DD 范围的视网膜上出现的新生血管，称视盘新生血管（neovessels on the disc，NVD），其他位置任何部位的新生血管称为视网膜新生血管（neovessels elsewhere，NVE）（图 2-1-3-11、图 2-1-3-12）。FFA 于静脉早期出现新生血管的荧光形态，有如线、芽状、鸡爪状或花瓣状，超出视网膜平面的新生血管多呈扇贝状，或不规则团状，晚期荧光渗漏明显，新生血管易破裂出血。有时早期 NVE 不易与 IRMA 区分，FFA 有助于鉴别。毛细血管闭塞是发生新生血管的主要因素，患者年轻、玻璃体牵拉及生长激素分泌异常，新生血管生长可更为旺盛，而在老年患者，或有视网膜动脉明显硬化，或患青光眼、视网膜中央动脉阻塞或高度近视等情况下，则新生血管生长较少[6]。

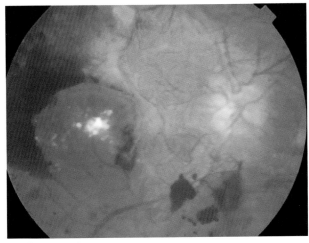

图 2-1-3-11　PDR 视盘新生血管

患者男，41 岁，可见视盘上方大量新生血管，黄斑颞侧及下方视网膜前出血

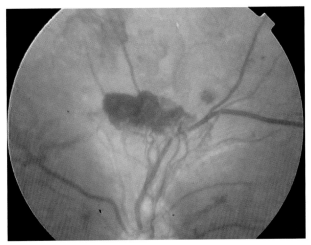

图 2-1-3-12　PDR 视网膜新生血管

患者女，55 岁，视盘上方视网膜新生血管团

（七）增生性纤维膜（proliferative fibrotic membranes）

在新生血管发生的同时，伴发纤维组织增生。通常，新生血管开始生长时较细，只有很少的纤维组织，以后新生血管与纤维组织逐渐增多，形成纤维血管膜，最后血管成分退缩，使纤维组织更加明显，新生血管膜也慢慢变成白色（图2-1-3-13、图2-1-3-14）。

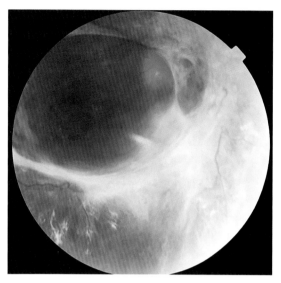

图2-1-3-13　PDR新生血管增殖膜

患者女，54岁，可见视盘及上下血管弓处大片黄白色新生血管增殖膜

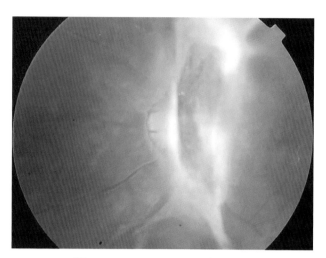

图2-1-3-14　PDR新生血管增殖膜

患者女，47岁，视盘及周围黄白色增殖膜

（八）玻璃体后脱离

玻璃体后脱离（detachment of vitreous）通常在纤维血管增生的情况下发生，进行较缓慢，多不引起明显症状。糖尿病患者的玻璃体后脱离，为新生血管长入提供了间隙，OCTA可以清晰看到新生血管沿着玻璃体后界膜生长，也可以突破后界膜进入玻璃体腔生长[7]（图2-1-3-15）。玻璃体脱离的同时可有玻璃体液化与收缩，这些可加重增殖性糖尿病性视网膜病变的发展。

（九）视网膜及玻璃体积血

新生血管常黏附于玻璃体皮质层，如发生玻璃体后脱离，可牵拉破裂出血。出血位于视网膜内界膜下或视网膜与玻璃体后皮质之间，常呈半圆形或舟形，其上缘呈水平状（图2-1-3-16）。小的出血可于几周内吸收，大者常需数月，甚至进入玻璃体内，导致玻璃体积血混浊。玻璃体内增生的新生血管破裂出血时，也形成玻璃体积血（图2-1-3-17）。眼底因玻璃体积血量不等表现为眼底稍模糊甚至呈黑色，陈旧出血可呈灰白色混浊。

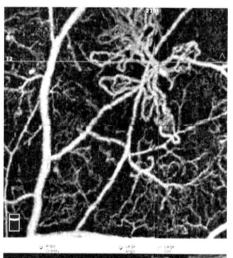

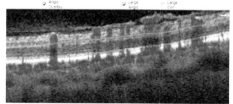

图2-1-3-15　PDR之OCTA像

男，37岁，OCTA示视网膜颞上方新生血管，B扫描可见新生血管沿着玻璃体后界膜生长

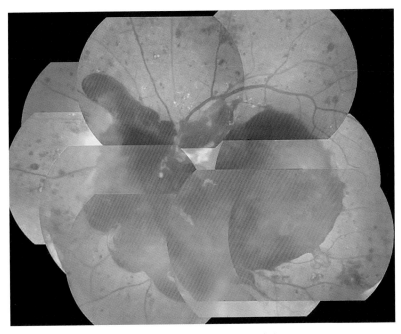

图 2-1-3-16 PDR 之视网膜前出血

患者男,63 岁,左眼视网膜前大片出血,遮挡黄斑区,该患者后行玻璃体切除手术

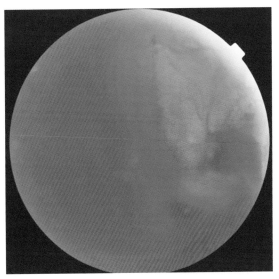

图 2-1-3-17 PDR 之玻璃体积血

患者女,48 岁,右眼玻璃体积血,隐约见视盘

(十)牵拉性视网膜脱离

玻璃体视网膜增殖膜收缩可导致黄斑移位、扭曲和牵拉性视网膜脱离。患者视力减退,视物发暗、视物变形。有时牵拉处出现视网膜裂孔,则可合并孔源性视网膜脱离(图 2-1-3-18、图 2-1-3-19)。牵拉性视网膜脱离开始范围局限,常离黄斑有一定距离,以后黄斑累及,视力即急骤减退。

(十一)虹膜红变与新生血管性青光眼

在广泛的视网膜毛细血管闭锁的基础上,虹膜与房角也可出现新生血管,使房水排出受阻,眼压升高,形成新生血管性青光眼(neovascular glaucoma)(图 2-1-3-20)。

糖尿病黄斑病变和视神经病变将另章介绍。

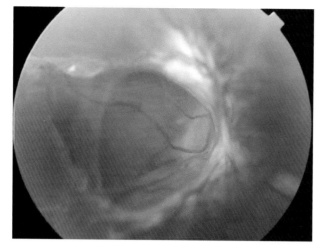

图 2-1-3-18 PDR 之牵拉性视网膜脱离

患者男,39 岁,右眼视网膜增殖膜牵拉视网膜脱离

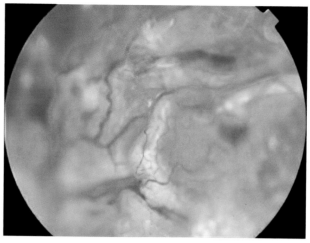

图 2-1-3-19 PDR 之牵拉性视网膜脱离

患者男,43 岁,左眼增殖牵拉性视网膜脱离,少许玻璃体积血

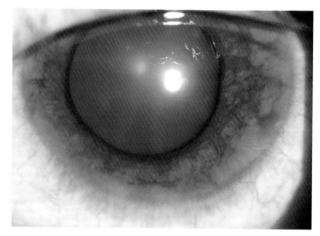

图 2-1-3-20 DR 之虹膜红变

患者男,44 岁,右眼糖尿病视网膜病变,虹膜大量新生血管

三、分 期

根据美国糖尿病学会于 2017 年 3 月发表的 DR 立场声明,DR 分期仍采用 2002 年在悉尼由美国眼科学会(AAO)发起的多国内分泌及眼科医师共同参与制定并建议施行的 5 期国际分期标准(表 2-1-3-1)。

表 2-1-3-1 糖尿病视网膜病变国际分期标准

疾病分期	临床表现/眼底异常
无视网膜病变期	视网膜未发现病变
轻度 NPDR	只可见微血管瘤
中度 NPDR	病变介于轻度与中度之间
重度 NPDR	发现以下任何病变但无 PDR 表现
	4 个象限内均出现>20 处的视网膜出血
	2 个象限内静脉呈 VB(串珠样改变)
	1 个象限内出现显著的 IRMA(视网膜内微血管异常)
PDR	出现一个或均出现
	新生血管(NVD/NVE)、玻璃体、视网膜前出血

2014 年中华医学会眼科学分会眼底病学组发布了《我国糖尿病视网膜病变临床诊疗指南（2014 年）》[8]。该指南中采用的新的分期方法，延续了 1985 年中华医学会眼科学分会眼底病学组的分期方法，但在内容中与国际分类相衔接。

我国糖尿病视网膜病变临床诊疗指南 DR 分期方法

非增殖性糖尿病视网膜病变（NPDR）	
Ⅰ期（轻度非增生性）	仅有毛细血管瘤样膨出
Ⅱ期（中度非增生性）	介于轻度与重度之间的视网膜病变，可合并出血、硬渗和 /（或）棉絮斑
Ⅲ期（重度非增生性）	每象限视网膜出血点≥20 个出血点，或者至少两个象限有明确的静脉串珠样改变，或者至少一个象限视网膜内微血管异常，无明显特征的增生性 DR
增殖性糖尿病视网膜病变（PDR）	
Ⅳ期（增生早期）	出现视网膜新生血管（NVE）或视盘新生血管（NVD），当 NVD≥1/4～1/3 视盘面积（DA）或 NVE＞1/2DA，或伴视网膜前出血或玻璃体积血时，称"高危增生型"
Ⅴ期（纤维增生期）	出现纤维膜，可伴视网膜前出血或玻璃体积血
Ⅵ期（增生晚期）	牵拉性视网膜脱离，合并纤维膜，可合并或不合并玻璃体积血，也包括虹膜和房角的新生血管

参 考 文 献

1. HWANGTS，JIA Y，GAO SS，et al. Optical coherence tomography angiography features of diabetic retinopathy. Retina，2015，35：2371-6.

2. MIWA Y，MURAKAMI T，SUZUMA K，et al. Relationship between Functional and Structural Changes in Diabetic Vessels in Optical Coherence Tomography Angiography. Sci Rep，2016，28：29064.

3. 张承芬. 眼底病学. 2 版. 北京：人民卫生出版社，2010.

4. ZAHAROVA E，SHERMAN J. The use of SD-OCT in the differential diagnosis of dots，spots and other white retinal lesions. Eye Brain，2011，25：69-80.

5. CHEN L，ZHANG X，WEN F. Venous beading in two or more quadrants might not be a sensitive grading criterion for severe nonproliferative diabetic retinopathy. Graefes Arch Clin Exp Ophthalmol，2018，256：1059-1065.

6. BAZZAZI N1，AKBARZADEH S，YAVARIKIA M，et al. HIGH MYOPIA AND DIABETIC RETINOPATHY：A Contralateral Eye Study in Diabetic Patients With High Myopic Anisometropia. Retina，2017，37：1270-1276.

7. HE F，YU W. Longitudinal neovascular changes on optical coherence tomography angiography in proliferative diabetic retinopathy treated with panretinal photocoagulation alone versus with intravitreal conbercept plus panretinal photocoagulation：a pilot study. Eye（Lond），2020，34（8）：1413-1418.

第四节　糖尿病性黄斑水肿

糖尿病性黄斑水肿（diabetic macular edema，DME）是 1 型和 2 型糖尿病（DM）患者视力丧失的最常见原因，也是全球视力丧失的主要原因之一。T1DM 的 DME 患病率高于 T2DM。其病理生理改变始于视网膜氧张力降低，表现为血管内皮生长因子（VEGF）表达上调和视网膜血管的自身调节稳态失衡、血管内压力升高从而导致血管渗透性增加。相干光断层扫描（OCT）是 DME 的重要诊断及监测手段。严格控制血糖、血压以及血脂是治疗 DME 的基础。眼科治疗包括玻璃体内抗 VEGF 药物、糖皮质激素注射，局部激光光凝和玻璃体切除术，但仍有一些患者对这些治疗方式反应不佳，因此仍不能完全阻止患者的视力丧失。OCT 以及 OCT 血管成像术在 DR 以及 DME 的诊疗中的作用越来越大。通过对视网膜血管稳态相关的信号途径的研究,可能为这些治疗效果不佳的患者提供新的治疗途径。

一、流行病学

(一)患病率

糖尿病性黄斑水肿为糖尿病威胁视力的糖尿病视网膜病变,为高血糖导致视力下降的主要原因。根据全球 35 个研究中心共纳入 22 896 名 DM 患者的 Meta 分析显示,矫正年龄后,全球威胁视力的 DR 的患病率为 11.7%(11.6%～11.8%),DME 为 7.48%(7.39%～7.57%),华人的患病率高于平均水平,为 8.12%(6.88%～9.36%)[1]。

DME 的患病率与 DM 的分型以及 DM 病程密切相关。1 型糖尿病患者,DME 在 DM 诊断的前 5 年内发生,在 30 年内患病率逐渐上升到 40%。糖尿病控制和并发症研究(DCCT)发现,具有 9 年糖尿病病史的 1 型糖尿病患者 DME 的发生率为 27%[2]。而对于初次诊断的 2 型 DM 患者,DME 的患病率为 5%,并在 25～30 年内逐渐增加至 30%。一项基于中国人群的流行病学研究报告说,DME 在 Ⅱ 型糖尿病中的患病率为 5.89%[3],而在北京城市地区为 4.3%[4],农村地区为 5.2%[5]。糖尿病病程 10 年的患者,1 型 DM 和 2 型 DM 并发 DME 的患病率分别为 11% 和 14%,20 或 20 年以上的 DM 患者近 30% 发生 DME。DME 的发生与 DR 严重程度也存在相关性性:轻度非增殖性糖尿病视网膜病变(non-proliferative diabetic retinopathy,NPDR)患者的 DME 患病率为 3%,而在中重度 NPDR 患者中上升到 38%,在增殖性糖尿病视网膜病变(proliferative diabetic retinopathy,PDR)患者中达到 71%。在美国,约有 500 000 人患有具有临床意义的 DME,每年发病人数为 75 000 人,而大约 700 000 的人患有增殖性 DR,每年的发病人数为 65 000 人[6]。在我国,DME 的总患病率与临床有意义的黄斑水肿(clinically significant macular edema,CSME)在糖尿病患者人群中的患病率分别为 5.2%(3.1%～7.9%)和 3.5%(1.9%～6.0%)。

(二)危险因素

糖尿病病程、血糖控制情况、高血压和血脂异常是 DME 发生与发展的重要危险因素。此外,肾病,贫血,睡眠呼吸暂停,使用格列酮以及受孕也是重要的危险因素。对于不同亚专业的医师而言,了解 DME 发病的危险因素可以更好地指导临床,防止盲的发生。

1. 糖尿病病程　糖尿病控制与并发症研究流行病学小组(WESDR)证实,病程 4～14 年的 T1DM 患者,DME 的患病率分别为 8.2% 及 26.1%。

2. 血糖控制　是 DR 和 DME 发生和发展最强的可控危险因素。著名的糖尿病并发症控制研究(Diabetes Control and Complications Trial research group,DCCT)以及英国前瞻性糖尿病控制研究(United Kingdom Prospective Diabetes Study,UKPDS)均证实,当糖化血红蛋白控制于≤7%,可显著降低 T1DM 与 T2DM 发生糖尿病视网膜病变、DME、玻璃体积血以及失明的风险。

3. 高血压　高血压是发生 DME 的一个易感因素,也是 DME 发生与发展过程中一个可控的危险因素,UKPDS 研究证实 T2DM 患者血压每升高 10mmHg,DME 的风险增加 15%。

4. 血脂异常　血脂代谢异常以及降脂治疗对 DR 以及 DME 的相关性已经在 FIELD(非诺贝特干预降低糖尿病事件研究)等研究中得到证实。纳入 9 795 位 50～75 岁的 T2DM 患者,使用非诺贝特每天 200mg 严格降脂 5 年后,DME 的发病风险较对照组显著降低(HR 0.69,95%CI 0.56～0.84,$P = 0.000\ 2$)。其他的临床研究中也证实严格的降脂治疗有利于控制 DME 的发生与发展[7,8]。

5. 其他危险因素　包括青春期、怀孕、遗传因素、肾病、肥胖和吸烟、睡眠及呼吸暂停综合征,格列酮类药物使用等。

二、发病机制

慢性血糖升高、高胆固醇、氧自由基累积以及晚期糖基化终产物(AGE)/AGE 受体,蛋白激酶 C(PKC)

激活等因素均与 DME 的发病相关[4]，这些因素最终导致 VEGF-A 表达增加，导致 DME 的发生与发展。

1. 高血糖与四大代谢途径　高血糖是导致 DME 发生和发展的最重要危险因素，其确切作用机制尚不清楚。目前主要有 4 种主要作用途径：

（1）多元醇途径（Sorbitol pathway）：山梨糖醇途径的激活与 DR 的发生发展密切相关。在人的糖尿病尸体眼和 STZ- 大鼠视网膜的视网膜毛细血管周细胞中发现醛糖还原酶活化和山梨糖醇的累积。研究已证实山梨糖醇和果糖的过量积累与糖尿病微血管功能障碍、神经元凋亡、神经胶质反应性和补体沉积密切相关。选择性醛糖还原酶抑制剂非达司他和醛糖还原酶抑制剂 -809 可通过抑制 STZ 诱导的糖尿病大鼠视网膜中的氧化亚硝基应激和神经胶质细胞活化来显著抑制视网膜神经元的凋亡。

（2）晚期糖基化终产物途径：细胞内升高的葡萄糖与蛋白质，脂质和核酸的氨基发生非酶促反应，形成可逆的席夫碱，该席夫碱随后转化为稳定的 Amadori 产物（糖基化产物）并进一步代谢为 AGEs[9]。AGE 调节通过其特异性受体分子的结合介导的细胞功能，鉴定出 AGE（RAGE）受体，其特征是在内皮细胞上表达的一种 35kDa 的乳铁蛋白样 AGE 结合受体。AGEs 对视网膜神经元具有神经毒性。在体外，已显示由 AGEs 和高血糖引起的视网膜神经细胞死亡以时间和剂量依赖性方式发生，并通过 ROS 的激活介导，这表明氧化应激是 AGEs/RAGE 相互作用的结果。已证实 AGEs 和 ROS 均可诱导视网膜神经节细胞变性，可能是由 PI3 激酶依赖性途径介导的[10]。

（3）蛋白激酶C（protein kinase C，PKC）途径：PKC 为丝氨酸 / 苏氨酸蛋白激酶家族一员，目前至少有 12 种已知同工型，并通过多种机制参与高血糖所导致的 BRB 破坏，其作用通过 VEGF-A 介导的。研究表明，在转基因小鼠模型中，PKC-β 受 VEGF-A 基因表达的调控并呈现表达增强[11]。VEGF-A 的促有丝分裂作用也可通过体外 PKC-β 的活化来介导。其次，高血糖或 AGEs 产生的 ROS 可以通过氧化应激激活 PKC。PKC 也可导致紧密连接相关蛋白的磷酸化，从而诱导 BRB 破坏。PKC 还参与高血糖诱导的视网膜神经元凋亡，可能与抑制 PKC-δ 从而激活 Akt 介导的信号通路[12]。还发现凋亡调节因子 p38MAPK 的磷酸化 / 激活是通过 PKC 的激活介导的[13]。

（4）己糖胺途径：所有这些途径都导致氧化应激、炎症和血管功能障碍的增加。氧化应激和炎症导致生长因子和细胞因子如血管内皮生长因子（vascular endothelial growth factor，*VEGF*）、血管生成素、肿瘤坏死因子、白细胞介素和基质金属蛋白酶的上调，从而导致血 - 视网膜屏障（blood-retina barrier，BRB）破坏和 DME 发生。

2. 血视网膜屏障破坏　血视网膜内屏障（blood retinal barrier，BRB）的概念源自血脑屏障，是 Ashton 在 1965 年基于对组胺引起的眼部血管渗漏研究的基础上首次提出的。随后，Shakib 和 Cunha-Vaz 使用电子显微镜证实了视网膜血管内皮细胞之间的上皮细胞样结构"紧密连接"。BRB 由两个主要部分组成：血 - 视网膜外屏障和血 - 视网膜内屏障。内屏障主要由视网膜血管内皮细胞及其之间的连接蛋白构成；外屏障由视网膜色素上皮及其之间的紧密连接蛋白构成。在糖尿病患者中，内外屏障均会产生破坏并出现通透性增加，内外屏障的破坏导致异常的液体流入神经源性视网膜，导致黄斑部视网膜内各层液体残留积聚。

在视网膜血管性疾病的发病中，视网膜内屏障破坏（inner BRB，iBRB）是其发病的共同基础。iBRB 破坏与以下细胞因子的异常表达有关：BRB 内屏障是在神经元和胶质细胞（星形胶质细胞及 Müller 细胞）形成的精密分化网络中由毛细血管内皮细胞及细胞间紧密连接构成。

（1）胶质细胞：星形胶质细胞在胎儿期引导视网膜血管迁移，并与 Müller 细胞共同诱导视网膜血管内屏障特性和紧密连接蛋白的形成。星形胶质细胞足突紧密地包围视网膜血管内皮细胞，形成 BRB 的微环境。在糖尿病早期，视网膜的神经元和胶质组织结构的病理变化早于视网膜血管变化。在高血糖条件下，糖基化终末产物（advanced glycation end products，AGEs）的形成引起胶质细胞的表型改变。这些改变导致 VEGF 的表达上升和血管通透性的增加。AGEs 导致胶质细胞中胶质细胞源性神经营养因子（glial cell line derived neurotrophic factor，GDNF）的表达减少。GDNF 在调节 BRB 血管通透性中起重要作用，

GDNF 的下调导致血管通透性增加。

（2）周细胞：周细胞附着于视网膜微血管外壁，在维持 BRB 内屏障的稳态中起重要作用。糖尿病早期可见周细胞的形态改变，随着周细胞突起数量的减少，细胞形态发生改变，受损的周细胞与基质发生黏附。在 DR 早期视网膜毛细血管的周细胞发生凋亡。

（3）血管内皮细胞：视网膜血管内皮细胞凋亡是 DR 发生的重要病理性改变，血管内皮细胞与其之间细胞连接蛋白表达的异常是 iBRB 破坏的基础。

3. 紧密连接（tight junction，TJ）蛋白　细胞连接蛋白，在 BRB 结构和功能中起着重要作用。其中包括可能参与调节血管通透性的 8 种结构蛋白及至少 10 种调节蛋白。

（1）封闭小带：封闭小带（zonula occludens，ZO）蛋白是膜相关鸟苷酸酶蛋白家族成员。Occludin 和 Claudin 通过 ZO 同细胞骨架相连维持 TJ 蛋白特有的栅栏功能和屏蔽功能，在 ZO 家族中与 TJ 蛋白关系最密切的是 ZO-1，它在 TJ 蛋白和机动蛋白连接中起桥梁作用。DR 视网膜缺血缺氧的过程，使 ZO-1 表达降低，其桥梁作用损坏造成 BRB 的瓦解。

（2）闭锁蛋白：闭锁蛋白（Occludin）是一种跨膜蛋白，构成 TJ 链的骨干蛋白。在 DR 病变的早期就有明显减少，Occludin 在维持 TJ 的功能上具有重要作用，其受多种因素调节，认为与 PKC、VEGF、AⅡ、抗利尿激素等均相关。

（3）封闭蛋白：封闭蛋白（Claudin）是另一种跨膜蛋白，构成紧密连接链的骨干。它形成均聚物和杂多聚物，并连接相邻膜上的细胞，形成膜内的横向连接，从而形成紧密连接链。Claudin 结构的变化与屏障功能的变化有关。Claudin 主要调节带电小分子和离子通透性，Claudin-5 在 Claudin 家族中具有内皮特异性，广泛存在于 BRB，Claudin 在 DME 发病机制中的确切作用有待进一步探讨。

现已证实，iBRB 的破坏与以下细胞因子的表达有关：

（1）血管内皮生长因子 -A（VEGF-A）：VEGF-A 被认为是诱导血管生成的最重要细胞因子之一。目前发现 VEGF-A 存在六个亚型：VEGF-A121、VEGF-A145、VEGF-A165、VEGF-A183、VEGF-A189 和 VEGF-A206。VEGF-A 是两种酪氨酸激酶受体（VEGFR-1 和 VEGFR-2）的配体，通过下游信号转导途径发挥作用。VEGF-A 的 VEGF-A165 亚型，已经成为 DME 形成的重要因素。

（2）蛋白激酶 C（PKC）：PKC 是一个被生长激素激活的丝氨酸苏氨酸激酶家族。PKC 至少有 12 种同工酶，其分类如下：传统的 PKC-α、PKC-β1、PKC-β2、PKC-γ 需要在 Ca^{2+} 和二酰甘油或佛波酯作用下被激活；新的 PKC-δ、PKC-ε、PKC-η、PKC-θ 不需要 Ca^{2+}，在 DAG 或佛波酯作用下可被激活；非典型 PKC-ζ 和 PKC-λ 对 Ca^{2+} 和二酰甘油均不敏感，但可被磷脂酰丝氨酸激活。由佛波酯激活的 PKC 与上皮细胞和内皮细胞血管通透性增加相关。

（3）组胺：视网膜血管内皮细胞对组胺非常敏感。组胺可降低封闭小带 -1（zonula occludens-1，ZO-1）蛋白表达，这与血管通透性增加有关。组胺还通过对 H1 和 H2 受体的作用分别激活蛋白激酶 A（protein kinase A，PKA）和 PKC。PKC 的激活与视网膜血管通透性的增加有关。

（4）血管紧张素Ⅱ：血管紧张素Ⅱ（angiotensinⅡ，AⅡ）与 VEGF 之间的关系密切，糖尿病患者玻璃体腔中 AⅡ 和 VEGF 的浓度均显著高于非糖尿病患者，而且 AⅡ 的玻璃体浓度与 VEGF 浓度有显著相关性。

（5）基质金属蛋白酶：基质金属蛋白酶（matrix metalloproteinases，MMPs）是一类在细胞外基质重塑中起作用的酶。MMPs 与部分性玻璃体后脱离、PDR 和增殖性玻璃体视网膜病变的发病相关。

（6）色素上皮衍生因子：色素上皮衍生因子（pigment epithelium derived factor，PEDF）是一种具有抗血管生成活性的糖蛋白丝氨酸蛋白酶抑制剂。视网膜缺氧会导致 PEDF 产生减少。PDR 患者的玻璃体 PEDF 水平低于非糖尿病患者。然而，PEDF 对血管通透性的影响尚不清楚。

（7）血小板衍生生长因子：血小板衍生生长因子（platelet-derived growth factor，PDGF）可能是微血管 BRB 维持的重要因素。在体外，PDGF 通过 PKC 激活自分泌 PDGF-B 促进培养视网膜周细胞的生长，PDGF 可能对周细胞的活性及生长起到关键作用。

（8）成纤维细胞生长因子：成纤维细胞生长因子（basic fibroblast growth factor，b-FGF）通路在糖尿病患者中被激活，b-FGF 在视网膜血管生成中起重要作用。B-FGF 能刺激内皮细胞的产生，促进管样毛细血管的形成。

4. 视网膜神经血管单元　视网膜神经血管单元（NVU）是由卒中进展评估小组（Stroke Progress Review Group）提出的一个较新的概念。NVU 由调节脑血流量和血脑屏障功能的神经细胞和细胞外基质成分（细胞和血管）组成[14]。NVU 是一个复杂的结构和功能单元，可调节局部脑血流量（CBF）和营养物质的输送[15]。NVU 的功能障碍与多种疾病有关，例如中风和阿尔茨海默病。基于大脑 NVU 的概念以及视网膜与大脑在功能和解剖学各个方面的紧密联系，我们提出了视网膜神经元血管单位（RNVU）的概念（图 2-1-4-1）[16]。神经元和内皮细胞是 RNVU 的关键组成部分。近年来，DR 中神经元与微脉管系统之间的相互作用越来越受到关注。

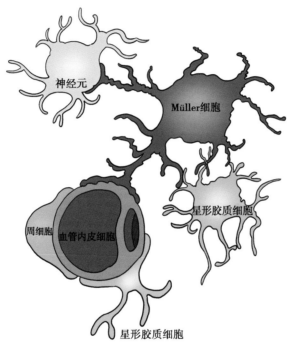

图 2-1-4-1　视网膜神经血管单元的构成
（引自 Xinyuan Zhang et al. Cell & Biosceicen，2003）

与脑神经血管单元相同，RNVU 由血管内皮细胞及血脑屏障（BBB）及其之间的紧密连接组成，其外周覆盖周细胞的基底层以及平滑肌、神经细胞（包括星形胶质细胞，神经元，神经元，中间神经元）和细胞外基质。在 RNVU 中，神经元和神经胶质介导的神经血管耦合是 RNVU 稳态维持的前提。Müller 细胞（神经胶质细胞）位于视网膜神经元之间，在微循环中和神经元细胞之间起交换桥梁的作用。解剖学上，Müller 细胞突触围绕视网膜血管壁，因此是 BRB 的重要组成部分。Müller 细胞的细胞基质肿胀是黄斑水肿的早期组织病理学改变，由此导致液体在细胞内及细胞外积聚。RNVU 功能的失代偿与细胞连接蛋白的表达异常密切相关。

大量研究已证实，高血糖可导致 RNVU 中每一个组成单位功能的失代偿。慢性高血糖可造成视网膜基底膜增厚，作为 RNVU 中的重要组成之一，增厚的基底膜可加速血管渗漏的病理过程。高血糖也可造成周细胞、血管内皮细胞、神经元细胞的凋亡。传统观念中，DR 一直被认为是仅仅累及视网膜血管的、由慢性高血糖造成的视网膜微血管并发症，近年来越来越多的临床前以及临床研究表明，神经元以及 RNVU 其他细胞的凋亡在 DR 临床体征出现即已发生，如糖尿病患者在尚未发生眼底病变之前中心视野视网膜光敏感度下降、ERG b 波下降、pattern ERG 异常、多焦 ERG 第一序列 P1 波潜伏期明显延长，SD-OCT 发现神经纤维层薄变等神经元早期受累的表现。

三、临床表现及分类

（一）症状

DME 的临床主要症状表现为视力下降、视物模糊。黄斑水肿后光投影在黄斑区会出现扭曲，临床表现为视物变形。当双眼黄斑水肿程度不同，患者出现双眼得到的影像不同，视物有重影表现。值得注意的是，糖尿病患者在视力降低及眼底微血管病变征象没有出现时，也可以观察到 DME 的存在。

（二）临床表现

DME 是由于眼部 BRB 的破坏导致黄斑区域内的液体容积非正常增多。可由细胞外液渗透到视网膜层，局限积聚在视网膜中通常被称为"囊肿"；积聚在视网膜下腔，称为视网膜下液；也可能发生细胞内液体积增加（细胞肿胀）。

（三）DME 分类

DME 可单独发生，DME 既可以发生在糖尿病视网膜病变的任何阶段，也可以早于糖尿病视网膜病变发生之前。自从 1985 年糖尿病视网膜病变的早期治疗研究（Early Treatment Diabetic Retinopathy Study，ETDRS）开始，即对 DME 进行分类。对于非临床意义的黄斑水肿（non-clinically significant macular edema，NCSME）和临床意义的黄斑水肿（clinically significant macular edema，CSME）的临床分类描述见表 2-1-4-1。

表 2-1-4-1　1985 年 ETDRS 对于 DME 分类

DME 类型	临床特征	位置
NCSME	视网膜增厚 硬性渗出 视网膜出血	病灶位于黄斑中心凹 >1 个视盘直径和 ≤2 个视盘直径（或 500μm）范围
CSME	视网膜增厚 硬性渗出 视网膜出血 印迹样视网膜出血	病灶位于距黄斑中心凹半径 ≤1 个视盘直径（或 500μm）范围

自 2017 年起，美国眼科学会发布的 *Preferred Practice Pattern* 的 DR 指南中，均建议由于 OCT 广泛应用于临床，DME 诊断以及治疗方案选择的依据应从是否存在 CSME（ETDRS 标准），转变为由 OCT 判断水肿是否累及中心凹（CIDME）以此作为诊断以及治疗的依据。

在 2018 年 ICO（International Council of Ophthalmology，ICO）指南提出新的 DME 临床分类。DME 的定义和分类根据 OCT 提供的信息进行分类：无 DME、非中心性糖尿病黄斑水肿（noncentral-involved diabetic macular edema，NCIDME）及中心性糖尿病黄斑水肿（center-involved diabetic macular edema，CIDME）（表 2-1-4-2）。

表 2-1-4-2　ICO 的 DME 分类

DME	散瞳后眼底检查
无 DME	黄斑区域没有视网膜增厚或硬性渗出物
NCIDME	黄斑区域有视网膜增厚，但不累及中央直径为 1mm 的区域
CIDME	黄斑区域有视网膜增厚，并且累及中央直径 1mm 的区域

此外，还可根据荧光素眼底血管造影将 DME 定义为弥漫性黄斑水肿、局灶性黄斑水肿以及缺血性黄斑水肿（图 2-1-4-2～图 2-1-4-4）。

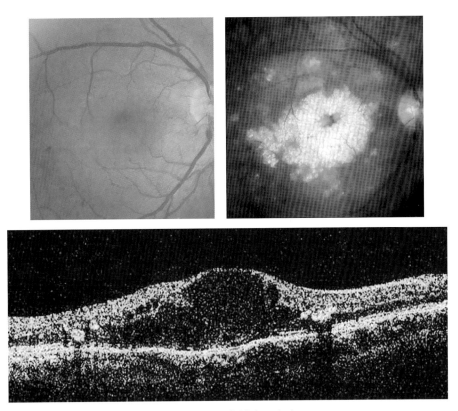

图 2-1-4-2　囊样黄斑水肿

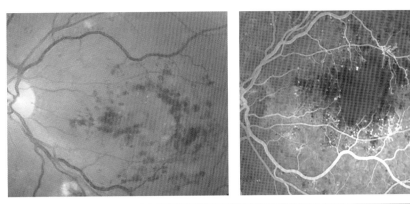

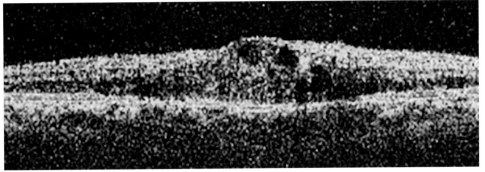

图 2-1-4-3　弥漫性黄斑水肿

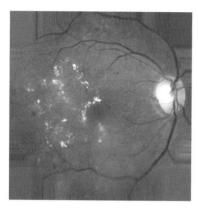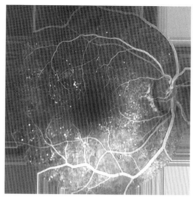

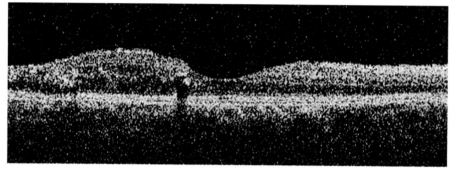

图 2-1-4-4 缺血性黄斑水肿

四、糖尿病性黄斑水肿的多模式影像检查

（一）彩色眼底照相

彩色眼底照相（color fundus photography，CFP）为快捷、无创、可重复的成像方法，广泛应用于 DR 的评估。7 视野视网膜 CFP 是 ETDRS DR 分期的传统金标准。经过培训的经验丰富的临床医师通过解读 CFP 判定 DR 分级是 DR 筛查的有效途径。随着目前人工智能逐步应用于 DR 筛查，CFP 作为 DR 筛查的一级证据被广泛认可。目前新型超宽视野 CFP 可以在一幅图像中捕捉高达 200° 的眼底视野，而标准的 CFP 仅能够捕捉到 30°～55°。

（二）共焦扫描激光检眼镜

共焦扫描激光检眼镜（confocal scanning laser ophthalmoscope，cSLO）采用单色激光精确聚焦于视网膜，记录眼底信息。蓝色激光可对视网膜前膜等浅层结构成像，绿色激光聚焦于视网膜内的血管和渗出物等病变，近红外激光适合脉络膜和视网膜色素上皮（RPE）的深层结构成像。

（三）荧光素眼底血管造影

荧光素眼底血管造影（fluorescence angiography，FFA）是利用荧光染料注入血管内进行视网膜血管显像的技术。FFA 可对视网膜微血管的功能进行动态观察。FFA 的微动脉瘤和非灌注区等，有助于 DR 分期和病变随诊。FFA 上的染料渗漏可识别血管破裂或新生血管的来源，用于靶向激光治疗。随着超大广角 FFA（wFFA）在临床的逐步推广，对视网膜周边无灌注的评估会越加便捷。但 FFA 为有创检查，结合相干光断层扫描血管成像术（OCTA）的使用可相互弥补不足。

（四）OCT 及 OCTA 在 DME 中的应用

相干光断层扫描（OCT）为快速、无创、非侵入性的成像方法，可迅速获取获得高分辨率的视网膜图像，采用低相干干涉技术，通过测量进入眼睛及视网膜反射回来光束的时间延迟和幅度变化，使用光而不是声波来创建图像。OCT 的发展是近几十年 DR 成像技术中最重要的进展。

OCT 的临床应用使黄斑增厚的客观量化和黄斑解剖的高分辨率横断面成像更准确更清晰，DME 是任何可检测到的、由于液体积聚引起的视网膜增厚。OCT 检测到 DME 水肿可以只涉及黄斑区局部的局限性水肿，也可为对称的弥漫性黄斑水肿。通常认为 DME 开始于局灶性水肿，逐步向弥漫性发展。持续性 DME 将导致 Müller 细胞坏死，形成的视网膜囊腔主要位于外层视网膜（Henle 纤维层和外丛状层）或内丛状层。OCT 形态学影像进行 DME 分类：弥漫性增厚型（海绵样弥漫性视网膜增厚）、黄斑囊样水肿型（黄斑中心凹增厚、视网膜内的囊样改变）、浆液性视网膜脱离型（黄斑中心凹增厚、视网膜下积液）和玻璃体视网膜界面异常（图 2-1-4-5）。OCT 具有清晰的玻璃体视网膜界面的可视化能力，有部分 DME 是由于玻璃体视网膜界面牵拉引发的，这种牵拉可能是由玻璃体视网膜面间异常引起如不完全性 PVD 或视网膜前膜（epiretinal membrane，ERM）。不完全 PVD 及 ERM 的牵拉很隐匿，仅与黄斑表面轻微分离，当牵拉没有引起视网膜的变形，很难用检眼镜观察到，但在 OCT 很容易被发现。临床上有意义的黄斑牵引将指导 DME 的治疗，采用玻璃体切除术解除牵引可能是这类患者的最佳治疗选择。

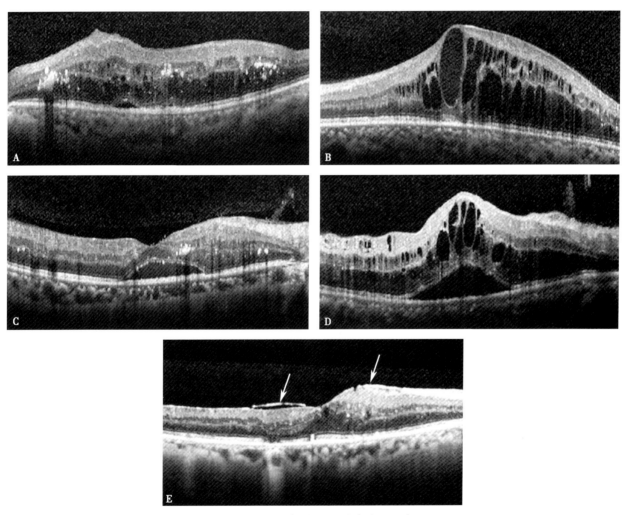

图 2-1-4-5 不同类型 DME 的典型 OCT 表现

A. 弥漫性视网膜增厚；B. 黄斑囊样水肿；C. 浆液性视网膜脱离；D. 混合型；E. 视网膜增厚伴有视网膜前膜（箭头指示黄斑表面高反射组织）

近年来 DME 的生物标志物在 DME 的视力预后以及临床转归方面的研究引起更多学者的关注：①视网膜外层的完整程度与 DME 视力相关性，视网膜外界膜（external limiting membrane，ELM）和椭圆体带（ellipsoid zone，EZ）的完整性与 DME 视力呈正相关。OCT 中光感受器细胞层（photoreceptor layer，PRL）的完整性及形态与 DME 的视力预后相关；②OCT 视网膜内层结构紊乱（disorganization of the retinal inner layers，DRIL）是视网膜神经节细胞、内丛状层和外丛状层之间的边界丢失。DRIL 不仅与 DME 视力相关,而且可以预测 DME 患者治疗后的视力改善情况;③ DME 患者 OCT 显示的神经上皮层弥散的高反射点(hyperreflective spots,HRS)最先被提出认为是渗出性脂蛋白,随后的研究认为是活化的小胶质细胞,HRS 并非仅表现于 DME,在湿性年龄相关性黄斑变性(wet age-related macular degeneration,wAMD)及视网膜静脉阻塞(retinal vein occlusion,RVO)均可观察到,其确切原因尚需进一步研究。

OCT 对于 DEM 的治疗及随诊提供客观评判工具。尽管视力与黄斑增厚之间存在中度相关性,但目前应用药物治疗 DME 的方案主要以黄斑厚度 OCT 结果为判定。尤其是纵向评估可明确显示药物的治疗效果。

相干光断层扫描血管成像(optical coherence tomography angiography,OCTA)是一种新的成像技术,能够快速、无创地显示视网膜血流(图 2-1-4-6)。详见第三篇第二章第二节。

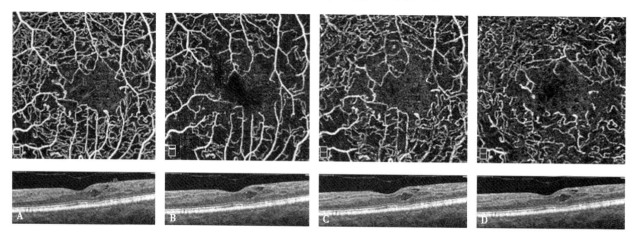

图 2-1-4-6 DME 的 OCTA 表现

A. 全视网膜图像;B. 浅层视网膜毛细血管图像;C. 中层视网膜毛细血管图像;D. 深层视网膜毛细血管图像
糖尿病视网膜病变的 OCTA 特征:a. 无灌注区;b. 微动脉瘤;c. FAZ;d. 血管环异常;e. 视网膜内水肿

OCTA 要求患者具有保持长时间良好固视的能力,以获得高质量的图像。晚期糖尿病视网膜病变的患者泪膜功能较差且因黄斑病变而无法保持长时间固视,常导致成像质量下降。OCTA 目前只能在视网膜后极部获得高质量图像,周边视网膜成像还处于研究阶段。OCTA 的另一个局限性是它无法识别血视网膜屏障破坏的确切区域,FFA 在这方面具有优势。

OCT 及 OCTA 的非侵入性、可重复性、直观性及可量化的优点,受到广泛临床眼科医生的认可。随着 OCT 及 OCTA 技术的快速发展及日臻完善,值得期望其能在未来的眼科临床工作中发挥更大的作用。

五、糖尿病性黄斑水肿的治疗

详见第四篇。

参 考 文 献

1. YAU JW,ROGERS SL,KAWASAKI R,et al. Meta-Analysis for Eye Disease(META-EYE)Study Group. Global prevalence and major risk factors of diabetic retinopathy. Diabetes Care,2012,35:556-564.

2. WHITE NH,SUN W,CLEARY PA,et al. DCCT-EDIC Research Group. Effect of prior intensive therapy in type 1 diabetes on 10-year progression of retinopathy in the DCCT/EDIC:comparison of adults and adolescents. Diabetes,2010,59:1244-53.

3. WANG N,XU X,ZOU H,et al. The status of diabetic retinopathy and diabetic macular edema in patients with type 2 diabetes:a survey from Beixinjing District of Shanghai city in China. Ophthalmologica,2008,222:32-6.

4. XIE XW,XU L,WANG YX,et al. Prevalence and associated factors of diabetic retinopathy. The Beijing Eye Study 2006. Graefes Arch Clin Exp Ophthalmol,2008,246:1519-26.

5. WANG FH，LIANG YB，ZHANG F，et al. Prevalence of diabetic retinopathy in rural China: the Handan Eye Study. Ophthalmology，2009，116：461-7.

6. COHEN SR，GARDNER TW. Diabetic Retinopathy and Diabetic Macular Edema. Dev Ophthalmol，2016，55：137-46.

7. SRINIVASAN S，RAMAN R，KULOTHUNGAN V，et al. Influence of serum lipids on the incidence and progression of diabetic retinopathy and macular oedema: Sankara Nethralaya Diabetic Retinopathy Epidemiology And Molecular genetics Study-Ⅱ. Clin Exp Ophthalmol，2017，45：894-900.

8. CHOWDHURY TA，HOPKINS D，DODSON PM，et al. The role of serum lipids in exudative diabetic maculopathy: is there a place for lipid lowering therapy? Eye（Lond），2002，16：689-693.

9. MELPOMENI PEPPA，JAIME URIBARRI，HELEN VLASSARA. Glucose，Advanced Glycation End Products，and Diabetes Complications: What Is New and What Works Clinical Diabetes，2003，21：186-187.

10. KOBAYASHI T，OKU H，KOMORI A，et al. Advanced glycation end products induce death of retinal neurons via activation of nitric oxide synthase. Exp Eye Res，2005，81：647-654.

11. SUZUMA K，TAKAHARA N，SUZUMA I，et al. Characterization of protein kinase C beta isoform's action on retinoblastoma protein phosphorylation，vascular endothelial growth factor-induced endothelial cell proliferation，and retinal neovascularization. Proc Natl Acad Sci U S A，2002，99：721-726.

12. NONAKA A，KIRYU J，TSUJIKAWA A，et al. PKC-beta inhibitor（LY333531）attenuates leukocyte entrapment in retinal microcirculation of diabetic rats. Invest Ophthalmol Vis Sci，2000，41：2702-2706.

13. HARHAJ NS，FELINSKI EA，WOLPERT EB，et al. VEGF activation of protein kinase C stimulates occludin phosphorylation and contributes to endothelial permeability. Invest Ophthalmol Vis Sci，2006，47：5106-5115.

14. STAMATOVIC SM，KEEP RF，ANDJELKOVIC AV. Brain endothelial cell-cell junctions: how to "open" the blood brain barrier. Curr Neuropharmacol，2008，6：179-192.

15. CAI W，ZHANG K，LI P，et al. Dysfunction of the neurovascular unit in ischemic stroke and neurodegenerative diseases: An aging effect. Ageing Res Rev，2017，34：77-87.

16. ZHANG X，ZENG H，BAO S，et al. Diabetic macular edema: new concepts in patho-physiology and treatment. Cell Biosci，2014，4：27.

第二章 糖尿病相关的其他眼部病变

第一节 糖尿病相关眼表病变

眼表的解剖学含义指起始于上下眼睑缘灰线之间的眼球表面全部黏膜上皮,主要包括角膜上皮与结膜上皮。眼表是一功能整体,具有临床意义的眼表包括角膜、结膜、泪膜、眼睑、泪器及泪道(图2-2-1-1)。

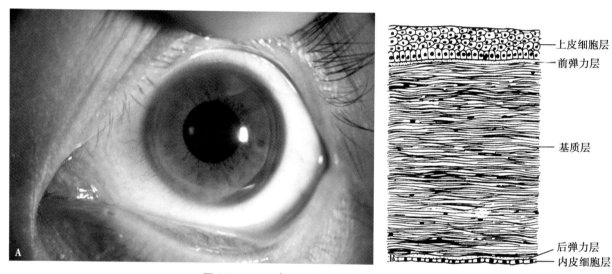

图 2-2-1-1 眼表的组成和角膜的组织结构

A. 正常人眼表的组成(角膜、结膜、泪膜、眼睑、泪器及泪道);B. 角膜组织学分五层(上皮细胞层、前弹力层、基质层、后弹力层和内皮细胞层)

角膜位于眼球壁前端 1/6,为无血管的透明纤维膜。正常情况下角膜高度透明,表面光滑,边缘与巩膜似表壳相接。角膜分为角膜本部和角膜缘部。组织学上由前向后分五层:上皮细胞层、前弹力层、基质层、后弹力层和内皮细胞层(见图 2-2-1-1)。覆盖于角膜表面的泪膜对角膜上皮细胞具有重要的保护作用,泪膜是由 3 层物质组成:最外层的脂质层、中间的水液层及内层的黏液层(表 2-2-1-1)。

表 2-2-1-1 泪膜组成及来源

类型	来源	泪液减少原因
脂质层	睑板腺分泌	86% 的干眼患者合并睑板腺功能障碍[8]
水液层	基础泪液由结膜腺体产生;眼部刺激或情绪引起的反射性泪液分泌由泪腺产生,反射性泪液分泌的传入神经是第V脑神经,传出神经是第VII脑神经	分泌量随年龄增加而减少,尤其是绝经妇女、类风湿性关节炎、红斑狼疮等自身免疫性疾病、LASIK 术后、多种滴眼液均可引起泪液分泌减少
黏液层	结膜杯状细胞	Stevens-Johnson 综合征、眼类天疱疮、维生素 A 缺乏等破坏结膜结构的疾病

泪膜的任一层成分发生改变都可能引起眼干燥、异物感、眼痛等症状。泪膜破裂时间（TBUT）可用于检测泪膜稳定性（图 2-2-1-2）。长期持续的高血糖可导致眼表结构和功能受到损害，出现糖尿病眼表并发症，包括糖尿病性干眼、角膜炎、眼表敏感度降低、泪液量减少、角膜上皮延迟修复、睑板腺功能障碍等一系列并发症[1-6]。严重并发症患者出现角膜溃疡、角膜穿孔，最后导致视力障碍[3]。

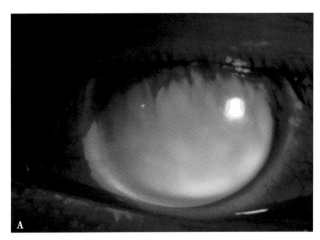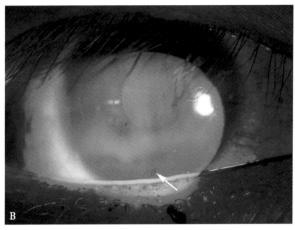

图 2-2-1-2　泪膜破裂时间（TBUT）检查
A. 荧光素涂于正常角膜并以钴蓝光观察，显示为均匀一致的结果；B. 维持睁眼，泪膜在 4 秒时左眼颞上方及下方出现破裂（箭头所示处）

一、症状

糖尿病眼表病变患者常以自觉症状来眼科门诊就诊，干眼为最常见症状，表现为干涩感、异物感、烧灼感、畏光、红痒及易疲劳等；因神经病变进展缓慢、角膜敏感性降低以及角膜神经支配减弱，患者常无自觉眼表症状，因此角膜神经病变患者通常多在角膜病变的晚期以角膜并发症出现在眼科门诊，表现为干眼、点状角膜炎、角膜上皮缺损、角膜上皮再生迟缓和复发性角膜糜烂等，角膜水肿时会有明显的眼痛、畏光、流泪、眼睑痉挛等角膜刺激症状；部分患者因睑缘炎、结膜炎及球结膜下出血而就诊[7]。

二、体征与病理改变

（一）糖尿病角膜病变（diabetic keratopathy，DK）

1. 角膜神经病变　角膜神经绝大部分来源于三叉神经的眼支，经鼻睫神经和睫状长神经，延伸出大约 70～80 根有髓神经分支从角膜缘内 1～2mm 处脱去髓鞘进入角膜。这些神经分支由周边角膜向中央区角膜伸展，由深层向角膜浅层发出分支穿透前弹力层，顺时针方向分布于上皮基底细胞和前弹力层之间，形成角膜基底膜下神经丛（subbasal nerve plexus，SNP），对角膜上皮细胞正常功能的维持具有重要作用。糖尿病患者角膜敏感性阈值的增加和神经分布的异常被认为是角膜上皮伤口愈合延迟和复发性角膜糜烂的重要原因之一[9]。目前已知的糖尿病周围神经病变的发病机制包括了氧化应激反应（reactive oxidative stress，ROS）、晚期糖基化终产物（advanced glycation end-products，AGEs）形成、山梨醇 - 醛糖还原酶途径和蛋白激酶 C 激活等途径使神经纤维细胞受损[10]。

活体共聚焦显微镜（in vivo confocal microscopy，IVCM）下可见部分糖尿病患者与正常人相比[11, 12]，角膜基底膜下神经纤维密度、长度和分支密度明显降低、神经弯曲度增加（图 2-2-1-3）。2000 年 Rosenberg 等人使用 IVCM 观察糖尿病患者角膜的基底膜下神经密度，发现于正常人相比，神经密度降低，分支减少，伴随着角膜的感觉降低，这可能与糖尿病外周神经病变有关[10]。神经的形态学改变包括基底膜下神经弯曲度增加、出现串珠等。研究发现，这些改变均早于糖尿病全身的神经病变、视网膜神经病变、微量蛋白尿,以及角膜敏感性损害[1-3, 9]。同时还发现,一旦糖尿病确诊,即使血糖控制到正常水平,糖尿病角膜神经病变也是不可逆,因此早期随诊糖尿病患者角膜基底膜下神经密度,对糖尿病随诊及预后评估具有重要指导价值[12]。

角膜神经的病变使得糖尿病患者角膜敏感性减低。IVCM下观察到的糖尿病角膜神经病变是糖尿病周围神经病变的窗口,与糖尿病视网膜病变在预测糖尿病微血管病变方面具有同样的重要意义。常用的IVCM下角膜基底膜下神经评价参数包括:角膜神经纤维长度(corneal nerve fiber length,CNFL)、角膜神经纤维密度(corneal nerve fiber density,CNFD)、角膜神经分支纤维长度(corneal nerve branch length,CNBL)、角膜神经分支纤维密度(corneal nerve branch density,CNBD)、角膜神经纤维弯曲度(nerve tortuosity,NT)及下方涡区域神经长度(inferior whorl length,IWL)。其中,CNFL可能与神经病变关系最大,该参数近年被作为诊断糖尿病角膜神经病变的关键因素[10, 12]。

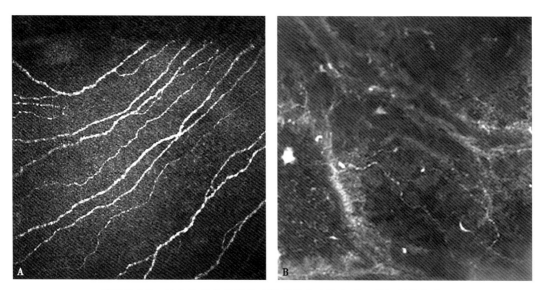

图2-2-1-3 活体共聚焦显微镜观察到的角膜基底膜下神经纤维分布
A. 正常人基底膜下神经密度正常,平行排列,未见明显串珠及炎症细胞浸润;B. 糖尿病患者基底膜下神经密度减低、变细、弯曲度增加、呈串珠样分布,其周围可见炎症细胞浸润

2. 角膜上皮病变与再生延迟 角膜上皮病变包括上皮再生迟缓、浅层点状角膜炎、反复的上皮糜烂、无菌性溃疡、上皮通透性增加等。糖尿病可引起角膜上皮基底细胞与基底膜的改变,可见基底膜增厚、基底膜脆性增加、成分改变,导致角膜上皮病变与黏附障碍,角膜上皮易脱落,眼前节相干光断层扫描(AS-OCT)检查提示角膜上皮层缺失,角膜荧光素染色实验(fluorescein staining test,FL)阳性;角膜上皮细胞出现糖原颗粒积聚、细胞间隙变大、细胞变性、基底膜增厚、局部不连续,基底膜屏障作用被破坏,可使角膜上皮受损、细胞修复减缓、再生能力受损,明显影响角膜的抗感染能力,形成角膜炎;角膜神经的减少导致角膜上皮细胞营养支持减少,角膜上皮细胞加速损失与减少,最终导致角膜上皮脱落、角膜上皮水肿、角膜溃疡等不同形式,称之为神经营养性角膜病变[10, 12](图2-2-1-4)。

3. 角膜内皮细胞功能失代偿 糖尿病患者角膜内皮细胞病变主要表现为细胞密度与形态学的改变。角膜内皮镜下见六角形细胞比例下降、细胞肿胀、细胞间隙增大、细胞间连接疏松断裂,最终可能导致大泡性角膜病变(图2-2-1-5)。可通过角膜内皮镜进行评估。

4. 角膜中央厚度增加 角膜生物力学特性受角膜结构、水化程度、细胞外基质(胶原蛋白、弹性蛋白、蛋白聚糖)决定,高血糖使得胶原糖基化,角膜硬度与厚度增加[10]。角膜增厚、硬度增加的糖尿病患者使得眼压测量出现误差,影响青光眼的治疗。

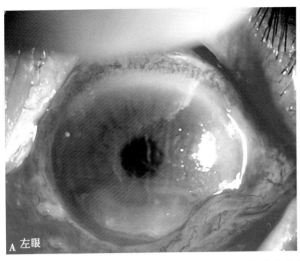
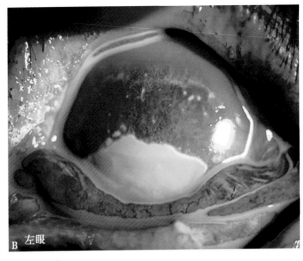

图 2-2-1-4　糖尿病患者的神经营养性角膜病变

A. 弥散光显示糖尿病患者下方角膜溃疡，角膜基质水肿，后弹力层皱褶，溃疡边界清晰、底部清洁；B. 角膜荧光素染色钴蓝光照相显示角膜下方溃疡表浅，边界清晰

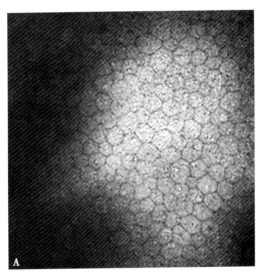
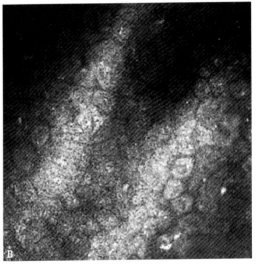

图 2-2-1-5　糖尿病患者内皮细胞功能失代偿

A. 正常人角膜内皮细胞呈六边形，排列紧密，边界清晰大小基本一致；B. 糖尿病患者角膜内皮镜下见六角形细胞比例下降、细胞肿胀、细胞间隙增大

（二）泪膜病变

DM 患者的泪膜病变以泪液的质和量的失调、结膜鳞状上皮化生、杯状细胞减少为特征。泪液分泌试验（Schirmer I test，S I t）、泪膜破裂时间（tear break-up time，BUT）分别用于检测泪液分泌功能和泪膜稳定性。DM 患者泪液分泌减少，BUT 缩短。DM 患者三叉神经对角膜的营养作用减弱，可导致泪膜的稳定性、分泌和脂质层质量降低。糖尿病致角膜神经敏感性降低、患者瞬目减少、泪膜破裂、角膜长时间暴露可出现明显的角膜上皮点状染色[13,14]（图 2-2-1-6）。

活体结膜印迹细胞学检查（conjunctival impression cytology，CIC）可以客观反映眼表上皮细胞的病理改变，糖尿病患者多表现为结膜上皮细胞鳞状化生和杯状细胞数量减少，杯状细胞是泪膜黏蛋白层的主要来源，杯状细胞减少将使泪膜的稳定性下降（图 2-2-1-7）。

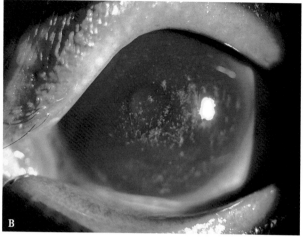

图 2-2-1-6　糖尿病患者泪膜异常
角膜上皮糜烂,角膜上皮弥漫点染(角膜荧光素染色钴蓝光照相)

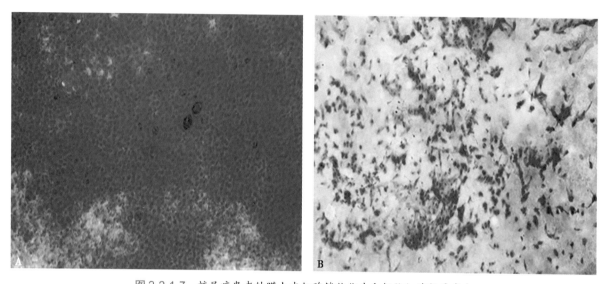

图 2-2-1-7　糖尿病患者结膜上皮细胞鳞状化生和杯状细胞数量减少
A. 正常人结膜上皮印迹细胞学检查,PAS 染色可见大量深染的杯状细胞存在；B. 糖尿病患者结膜上皮细胞鳞状化生和杯状细胞数量减少

　　泪液渗透压(tear film osmolarity,TFO)较 SⅠt、BUT 具有敏感性高、特异性高、低变异性等优点,血糖控制不佳的糖尿病患者的 TFO 受损,与血糖控制和干眼症状的相关性更好。糖尿病患者泪液渗透压显著升高,当泪液渗透压大于 316mOms/L,可诊断干眼[13]。

　　泪膜中含胰岛素且眼表具有胰岛素受体,胰岛素可能有稳定泪膜的作用,泪膜中胰岛素缺乏为泪膜不稳定的机制之一。糖尿病患者胰岛素缺乏或抵抗而使泪液中葡萄糖水平的升高,导致泪液中 AGEs 的表达增多,AGEs 与糖基化终产物受体(receptor of advanced glycation endproducts,RAGEs)的结合,将诱发角膜上皮细胞的氧化应激反应,造成角膜敏感性下降,从而导致干眼的发生。P 物质是广泛分布于细神经纤维内的一种神经肽,具有营养神经,促进角膜上皮细胞增殖和转移的作用。泪膜中 P 物质的浓度与角膜神经密度密切相关,角膜感觉的减退与 P 物质的减退密切相关。神经递质 P 物质和胰岛素样生长因子 1(IGF-1)联合应用对体外角膜上皮细胞迁移和体内角膜伤口愈合具有协同促进作用[8, 14]。

　　(三)结膜病变

　　1. 糖尿病结膜松弛症　裂隙灯下发现在眼球下方中央部、内外侧出现球结膜松弛,松弛过多的球结膜不能紧贴着眼球移动，形成结膜皱褶，夹在眼球与下睑缘之间（图 2-2-1-8）。结膜印迹细胞学检查（conjunctival impression cytology，CIC）多表现为结膜上皮细胞鳞状化生和杯状细胞数量减少。

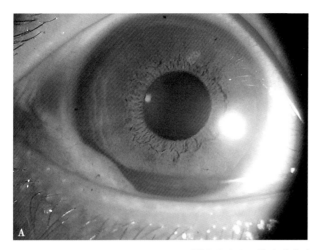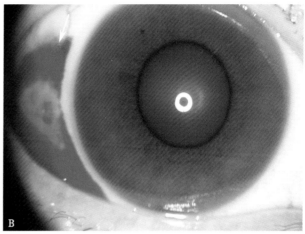

图 2-2-1-8 糖尿病患者结膜松弛症及结膜下出血
A. 糖尿病患者结膜松弛，夹在眼球与下睑缘之间形成结膜皱褶；B. 糖尿病患者球结膜自发出血（箭头处）

2. 结膜微血管瘤 常无自觉症状，在近角膜缘或接近穹窿部结膜的浅层或深层，可见呈囊状或不规则形状的结膜血管，境界清晰，表面光滑，颜色鲜红或紫红。

3. 结膜下出血 糖尿病患者容易诱发球结膜的自发出血（见图 2-2-1-8），常表现为无痛性球结膜发红，结膜呈平坦、境界清晰的点或片状的鲜红色，出血较多时呈黑红色。

（四）眼附属器病变

1. 睑板腺 糖尿病患者更容易感染，更容易患睑缘炎和睑腺炎，接受检查的糖尿病患者睑缘大多都能分离出表皮葡萄球菌，FL 可见睑板腺开口荧光素聚集着染。睑缘炎患者睑缘分泌物增多，结痂后附着于睫毛根部，病程较长者会有睑缘充血、糜烂，此外，糖尿病患者的睑板腺开口处脂质栓子明显增多，易反复发作睑缘炎及睑腺炎，导致睑缘过度角化、睑缘肥厚、眼睑轻度外翻等异常，致使睑脂排出进一步受阻[8]。睑腺炎患者在睫毛根部或睑板内可触及明显压痛的硬结，感染可影响局部循环而引起眼睑、球结膜水肿和耳前淋巴结肿痛（图 2-2-1-9 为睑板腺堵塞图）。

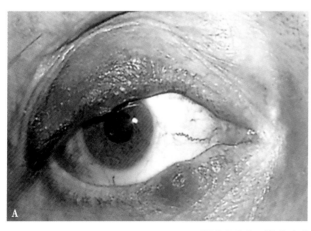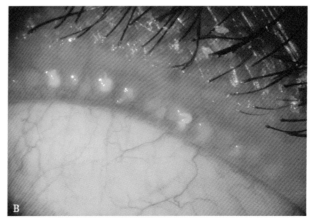

图 2-2-1-9 糖尿病患者睑缘炎及睑板腺堵塞
A. 糖尿病患者睑缘炎，睑缘充血、糜烂及多发睑腺炎；B. 糖尿病患者睑板腺阻塞，睑板腺开口可见黄白色、黏稠牙膏状分泌物

2. 泪腺 过量的葡萄糖导致进行性细胞丢失，使得泪腺受损，泪液分泌减少；角膜周围神经发生病变，角膜知觉减退，流泪反射的传入受阻，导致反射性泪液分泌减少，SⅠt 泪液基础分泌明显减少[7, 15]。

（五）与眼科操作或配戴接触镜相关病变

1. LASIK角膜屈光手术　导致角膜基底神经的破坏和重建，糖尿病则可损害角膜上皮伤口愈合过程，接受LASIK手术的糖尿病患者上皮内生的发生率增加。糖尿病患者较非糖尿病患者行LASIK术后角膜并发症发生率更高，包括角膜糜烂、持续上皮缺损和角膜感染（图2-2-1-10），严重影响术后视力的恢复。对于严格控制血糖的糖尿病患者，LASIK术后未显示明显的上皮并发症[7, 9, 11]。

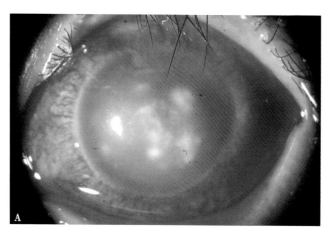
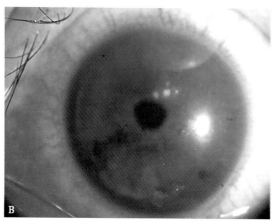

图2-2-1-10　糖尿病患者LASIK术后出现角膜感染

A. 糖尿病患者LASIK术后2周出现角膜放线菌感染，可见角膜瓣下及浅基质层多量灶性黄白致密浸润病灶；B. 糖尿病患者LASIK术后5天出现角膜非结核分枝杆菌感染，可见瞳孔区上方角膜浅基质层3处点状致密浸润病灶，边界较清

2. 内眼手术　白内障超声乳化、玻璃体切除术及小梁切除术等内眼手术后的糖尿病患者持续性角膜水肿、角膜上皮缺损、角膜上皮细胞延迟愈合等角膜并发症发生率更高（图2-2-1-11）。在接受激光及内眼手术等治疗后角膜周围神经出现缺失[3, 16, 17]。

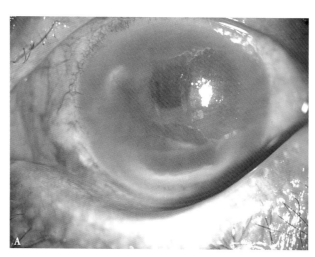
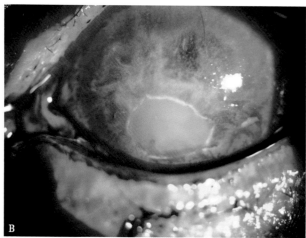

图2-2-1-11　糖尿病患者白内障超声乳化术后角膜上皮缺损、上皮细胞延迟愈合

患者男，56岁，既往糖尿病史，左眼白内障术后眼红、眼痛、视物模糊3个月。A. 左眼角膜水肿，下方角膜上皮缺损，基质水肿，角膜后弹力层皱褶明显；B. 角膜荧光素染色钴蓝光照相显示角膜下方上皮缺损，边界清晰

3. 角膜接触镜（contact lenses，CL）　糖尿病会增加与CL相关的细菌性角膜炎的风险，特别是在长时间配戴CL的人群中；配戴CL诱发的角膜水肿患者中，糖尿病患者较非糖尿病患者更难恢复。CL引起角膜病变的原因可能为：①角膜上皮脆性使角膜损伤风险增加。②泪膜不稳定性使干眼恶化。③角膜水化控制障碍可导致角膜水肿。另有研究证实，糖尿病患者因高血糖影响角膜水化作用，使得配戴CL缺氧

诱发的角膜水肿比控制血糖的患者水肿更轻[1, 5, 7]。④ CL 诱导的内皮细胞聚合可导致眼内手术后角膜内皮失代偿。

三、诊断

（一）病史询问及眼表评估（详见本章检查部分）

1. 详细询问全身病（尤其是糖尿病）、眼外伤、眼部屈光手术或其他手术史。

2. 荧光素染色后裂隙灯显微镜检查　泪液弯月面、泪膜破裂时间以及角膜和结膜染色情况，细微的病变也可用虎红或丽丝胺绿染色进行角膜和结膜检查。

3. Schirmer 试验　吸去眼部多余的泪液后，将 Schirmer 滤纸条放于双眼下睑中外 1/3 交界处 5 分钟。

（1）不麻醉：测定基础和反射泪液分泌，正常 5 分钟滤纸湿润≥10mm。

（2）麻醉：表面麻醉后，吸除多余的泪液，放置滤纸，测定基础泪液分泌。正常 5 分钟滤纸湿润≥10mm，建议最好用麻醉方法测定基础泪液分泌。

4. 用消毒棉丝或角膜知觉计检查双眼角膜知觉。

5. 检查皮肤有无疱疹病毒感染的病灶，或既往带状疱疹感染遗留的瘢痕等。

6. 眼部检查　有无闭眼困难、面神经麻痹，Bell 征有无消失等。

7. 如果怀疑中枢神经系统的损害，可进行脑部 CT 或磁共振扫描，并请神经内科会诊。

（二）角膜病变评估

1. 裂隙灯检查　荧光素染色确定浸润浅层上皮缺损，判断角膜浸润的大小、深度、部位，有无前房反应及瞳孔情况。

2. 如果角膜浸润考虑为感染性角膜溃疡，应行角膜刮片做涂片检查或微生物培养；结果未回报时，可按经验给予常规剂量的广谱抗生素先行治疗，待微生物结果后可调整用药种类及剂量。

3. 接触镜配戴者怀疑为感染性溃疡时，如果可能，接触镜和镜盒均应作培养。向患者解释不能再戴培养的接触镜等注意事项。

参 考 文 献

1. MISRA S L, BRAATVEDT G D, PATEL D V. Impact of diabetes mellitus on the ocular surface: a review. Clinical & experimental ophthalmology, 2016, 44: 278-288.

2. NIHAT S, NECIP K, GOKHAN P. Ocular complications of diabetes mellitus. World Journal of Diabetes, 2015, 6: 92-108.

3. HAN S B, YANG H K, HYON J Y. Influence of diabetes mellitus on anterior segment of the eye. Clin Interv Aging, 2019, 14: 53-63.

4. 蔡茂欢, 冉文婧. 2 型糖尿病患者眼表改变的研究进展. 第二军医大学学报, 2020, 41: 81-84.

5. MARIA M, JUDITH F, SHYAM S T, et al. The impact of diabetes on corneal nerve morphology and ocular surface integrity. The Ocular Surface, 2018, 16: 45-57.

6. ZHENG Y, LEY S H, HU F B. Global aetiology and epidemiology of type 2 diabetes mellitus and its complications. Nature reviews. Endocrinology, 2018, 14: 88-98.

7. SHIH K C, LAM K S-L, TONG L. A systematic review on the impact of diabetes mellitus on the ocular surface. Nutrition & diabetes, 2017, 7: e251.

8. JI Y K, KYU R C, KYUNG E H, et al. Dry eye syndrome and morphological changes of meibomian glands in type 2 diabetic patients. J Korean Ophthalmol Soc, 2019, 60: 1037-1042.

9. LJUBIMOV A V. Diabetic complications in the cornea. Vision Res, 2017, 139: 138-152.

10. NAVASUJA K, RODICA P-B, DAVID C M, et al. Central corneal thickness increase due to stromal thickening with diabetic peripheral neuropathy severity. Cornea, 2018, 37: 1138-1142.

11. JUAN A S, LUIS A, MOHAMMED R, et al. Corneal thickness differences between type 2 diabetes and non-diabetes subjects during preoperative laser surgery examination. J Diabetes Complications, 2017, 31: 209-212.

12. YANAI R, NISHIDA T, CHIKAMA T-I, et al. Potential new modes of treatment of neurotrophic keratopathy. Cornea, 2015, 34: 121-127.

13. GEORGI G, PETAR E, NORIHIKO Y. Structure-function relationship of tear film lipid layer: a contemporary perspective. Exp Eye Res, 2017, 163: 17-28.

14. AKBAR D, MAJID A, MOHAMAD K, et al. Comparison between tear film osmolar cocentration and other tear film function parameters in patients with diabetes mellitus. Korean J Ophthalmol, 2019, 33: 326-332.

15. CAROLINE MARIA OLIVEIRA VOLPE, PEDRO HENRIQUE VILLAR-DELFINO, PAULA MARTINS FERREIRA DOS ANJOS, et al. Cellular death, Reactive oxygen species(ROS) and diabetic complications. Cell Death & Disease, 2018, 9: 119.

16. ANDREA C, YUREEDA Q, PEDRAM H. In vivo confocal microscopy of corneal nerves in health and disease. The Ocular Surface, 2017, 15: 15-47.

17. J ING C, STIMPSON S E, GABRIEL A F-B. Mitochondrial reactive oxygen species and type 1 diabetes. Antioxid Redox Signal, 2018, 29: 1361-1372.

第二节 与糖尿病相关的屈光与眼肌病变

一、与糖尿病相关的屈光问题

(一)人眼的屈光系统

人眼的屈光系统从前至后包括角膜、房水、晶状体和玻璃体,即光线从外界进入眼球后经过的各界面(图 2-2-2-1)。角膜直径约 11~12mm,中央区厚度 0.5~0.6mm,其表面为非球面,前后表面曲率半径约为 7.7mm 和 6.8mm。角膜折射率为 1.376,与之接触的房水(其中 98% 以上为水)折射率为 1.336。角膜的整体屈光力大约为 +43D,占眼球屈光系统总屈光力的 2/3 以上。

晶状体呈双凸状,其实质部分包裹在晶状体囊袋内。晶状体悬韧带支撑晶状体位于正常位置,并通过睫状肌的作用产生睫状小带的张力变化,使晶状体因自身弹性而发生曲率改变。成人晶状体直径为 9~10mm,中央厚度 4~5mm,前后表面曲率半径分别为 10mm 和 6mm。调节状态下,晶状体前后表面,特别是前表面变凸,中央厚度随之增加,晶状体前顶点向前移动,前房深度减少。晶状体的折射率是不均匀的,中央晶体核的折射率达最大值(1.40~1.41),包绕核周围的皮质折射率减小,前后约 1.375[1]。正常眼无调节状态下的晶状体屈光力约为 +20D,是最主要的眼屈光介质之一。

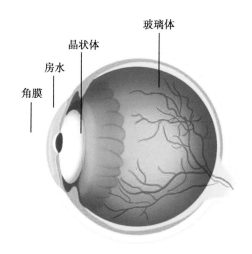

图 2-2-2-1 人眼的屈光系统各部分

玻璃体为无色透明的胶体,位于晶状体后面的玻璃体腔内,由 98% 的水与 2% 的胶原和透明质酸组成,折射率为 1.336。

当眼调节静止时,外界的平行光线经眼的屈光系统后恰好在视网膜黄斑中心凹聚焦,称为正视(图 2-2-2-2)。在调节放松状态下,平行光线经屈光系统后聚焦在视网膜之后为远视(图 2-2-2-3A),聚焦在视网膜之前为近视(图 2-2-2-3B)。

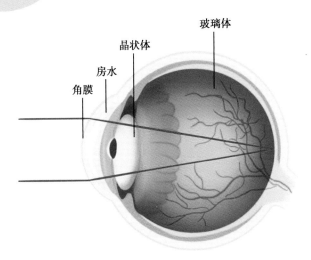

图 2-2-2-2　正视眼

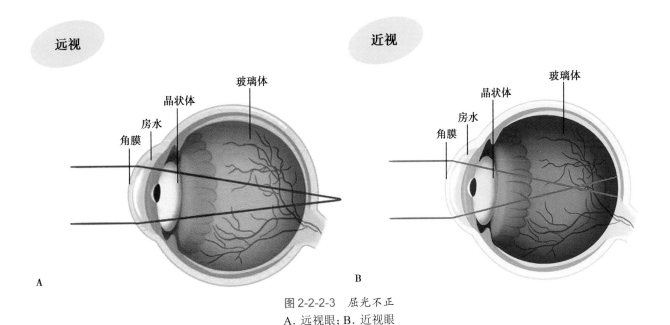

图 2-2-2-3　屈光不正
A. 远视眼；B. 近视眼

（二）糖尿病屈光间质的变化

糖尿病患者最受关注的眼部并发症是糖尿病视网膜病变，但除了视网膜以外，糖尿病患者的泪膜、角膜、晶状体及玻璃体都会发生形态、结构和生理上的改变[2]，对屈光及视觉质量产生影响。参见相关章节。

（三）糖尿病屈光变化的类型

血糖波动会引起屈光状态的改变，但目前尚缺乏大型临床研究证据[3]。

1. 短暂波动　目前研究者公认糖尿病患者的屈光状态会发生短暂的变化，但是其变化的类型和原因还存在争议。最初有学者报告，在高血糖或低血糖／血糖降低的情况下，屈光状态会分别趋向近视化或远视化[4]；这一发现得到了其他研究的支持[5~7]。糖尿病患者的屈光改变大多是可逆的，无论最初发生近视或远视，屈光状态往往在糖尿病治疗开始后几周内恢复正常。在未得到诊断或合理控制的糖尿病患者中，血糖水平的波动往往伴随着屈光度的改变。因此突然发生的屈光改变，对糖尿病的诊断及治疗效果的判定具有一定提示意义。

2．远视 据更近的一些研究报道,糖尿病患者的屈光状态更趋于远视化,尤在治疗刚开始时。Okamoto的一项前瞻性研究显示[8],血糖控制较差的糖尿病患者在得到严格的血糖控制后,所有患者都发生了远视化,并且远视化最大值与第一周每日血糖下降率呈正相关,证实远视化的程度高度依赖于血糖水平;大多数患者的远视改变在治疗开始4周内逐渐回到了基线水平;除此以外,该研究还报告了角膜和晶状体的曲率、晶状体厚度、前房深度以及眼轴长度没有发生改变,从而得出结论:晶状体折射率的改变可能是造成糖尿病屈光改变的原因。另一项研究评估了糖尿病患者在急性高血糖状态下屈光状态和眼生物参数(前房深度、晶状体厚度、眼轴长度、平均角膜曲率、最小角膜厚度)的改变,发现1/3(8/24)的患者发生了最大2D的远视,而眼的生物学参数无变化[9]。这项研究表明一过性高血糖会导致远视,其原因可能是晶状体屈光参数的改变。

3．近视 在糖尿病引起的慢性屈光改变中,近视的发生率增加,主要是发生在成人中的小度数变化。丹麦一项研究显示相比健康人,糖尿病人群中近视的发生率显著增高[10];这项研究和另一篇Jacobsen的报告[11]都显示,1型糖尿病人群中近视的发生率高于2型糖尿病,反映出血糖控制差是发生近视的危险因素。有人推断晶状体厚度或表面曲率的增加是糖尿病人群中晚发性近视发生率增加的原因。曾有研究者分别向有晶状体眼和无晶状体眼的糖尿病患者静脉注射50%的葡萄糖溶液后测量屈光状态改变,发现有晶状体眼的近视度增加或远视度降低,而无晶状体眼有轻度的远视化改变;这也证实有晶状体眼发生的近视化是由于晶状体的原因[5]。

4．调节麻痹 除了屈光的变化之外,新近发病的糖尿病患者还会出现调节上的变化。据文献报道,21%的糖尿病患者会出现一过性调节麻痹,这在20～50岁的患者中更为常见[2]。虽然有些病例报告中未得到控制的糖尿病患者会严重丧失调节力[5],但更多数人的调节力为一过性下降并随着适当的糖尿病控制得到改善[12]。行全视网膜氩激光光凝的患者也会出现调节力降低[13]。调节幅度随着年龄降低,在糖尿病中降低得更明显,其原因是多因素造成的,包括晶状体和睫状肌的形状、空间位置和结构上的变化,以及晶状体悬韧带的紧张。

(四)糖尿病屈光变化的机制

对于糖尿病患者屈光变化的生理学基础,以及血糖浓度与屈光改变之间关系的机制,目前尚未阐明和确定。眼的屈光力取决于角膜及晶状体前后表面的曲率、角膜厚度、前房深度、晶状体厚度、眼轴长度以及角膜的折射率,因此在分析糖尿病性屈光改变时,理应将以上参数纳入考虑范围。然而,根据以往的研究和文献报道,这些特定生物学参数与屈光变化之间的关系还缺乏证据。

糖尿病患者屈光状态发生一过性改变的机制目前的假说均涉及晶状体的变化。有研究发现降糖治疗后出现的远视性屈光改变幅度与糖化血红蛋白水平及治疗第一周的降糖速度呈正相关,其发生机制可能与晶状体水合化导致的屈光力降低有关,而非晶状体形态的改变[8]。曾有一篇研究报告糖尿病对角膜后表面的屈光力有影响,但其变化不足以影响角膜总的屈光力。因此,最有可能引起糖尿病患者屈光变化的原因还是晶状体的变化[14]。

目前的观点认为,伴随着跨血眼屏障和晶状体囊膜的一过性渗透压差异,渗透性改变导致了晶状体水合的变化,进而引起屈光改变[15]。这种观点假定葡萄糖通过易化扩散的方式从房水进入晶状体。试验研究表明高血糖导致晶状体细胞和纤维对葡萄糖过多摄取,继而激活了葡萄糖代谢的其他通路——如醛糖还原酶通路。醛糖还原酶是一种将过量的细胞内葡萄糖转化为山梨醇的酶。可使山梨醇在晶状体细胞内积聚,以及房水内的水进入细胞;随之出现晶状体膨胀,晶状体曲率增加,最终诱发近视。反之,房水内血糖浓度降低则会引起房水、晶状体和玻璃体液渗透压的改变,继而降低晶状体的折光率,导致远视化的屈光改变。一项研究报告,糖尿病患者眼部光学结构的生物测量参数没有变化;研究者认为,由于糖尿病患者血糖的快速降低改变了晶状体的成分,晶状体折射率的降低可能是引起屈光状态变化的原因[9]。而一项试验研究显示,晶状体折射率从1.42降低到1.40就会产生3.2D的远视,表明折射率的微小变化就可以产生屈光力的显著改变[16]。

关于糖尿病晶状体的生化改变已有研究证据支持。Jacob 和 Duncan[17] 使用蛙的晶状体来研究在不同浓度的葡萄糖溶液中，晶状体在高渗透压和正常渗透压下受到的影响和对其反应。当溶液中葡萄糖的浓度高于晶状体内的浓度时，晶状体处于一个高渗透压的环境。在高渗透压下，蛙晶状体的起始反应为体积减小，但随后由于房水葡萄糖浓度高，葡萄糖和水分进入晶状体内造成晶状体膨胀。当渗透压达到平衡后，已经膨胀的晶状体会发生低渗透压性休克，随着钾离子渗透性的增加而继续膨胀。目前的观点支持渗透压的变化引起了晶状体水合性的改变[18]。血眼屏障和晶状体囊袋之间可能会发生渗透压的一过性差异。晶状体膜能透过葡萄糖，但对山梨醇的通透性较差。由于高血糖刺激了晶状体内山梨醇的产生，其可能的原因：房水内葡萄糖浓度的亚急性升高可以引起晶状体内山梨醇的产生增加，最终导致晶状体本身的过度水合。而在体外试验中，外部环境中葡萄糖浓度的急性升高会引发晶状体脱水[18, 19]。因此，由于跨晶状体膜的渗透压改变可能造成晶体内葡萄糖浓度或糖醇水平的改变，晶状体发生膨胀还是脱水是不确定的。而高血糖为什么既能造成远视化又能引起近视化的原因目前也不清楚。

一种理论认为，在大多数病例中，慢性高血糖引起晶状体膨胀，表面曲率增加，进而造成近视。而另一种理论对血糖波动期间屈光随之变化的解释是，折射率梯度发生了改变。晶状体各个部分的折射率不同，正常的生理性折射率梯度是从表面到中心逐渐增加。在高血糖患者中，葡萄糖进入晶状体的浅层致使其折光率增加，这会增加晶状体的表面屈光力从而引起近视化。另一方面，远视化最有可能是由晶状体中央折射率（晶体核折射率梯度）的降低引起[20, 21]。

综上所述，在糖尿病患者中，屈光的最终改变可能是上述机制共同作用（协同或拮抗）的结果。如果最终引起晶状体膨胀，晶状体曲率增加起主导作用，屈光状态会向近视化改变；反之，如果晶状体折射率的变化更明显，最终会形成远视化。

（五）糖尿病对屈光治疗的影响

1. 框架眼镜的验配　由于血糖水平波动会引起屈光不正的变化，在血糖不稳定时应暂缓眼镜的验配。糖化血红蛋白代表血糖长期调节的稳定程度，对眼镜验配的时机有较好的参考价值。对于血糖控制不佳的患者，应考虑到：在规范的降糖治疗开始后，患者常常由于屈光状态的改变感到视力下降，视物模糊，从而需要配新眼镜；但由于这种远视改变大多是一过性的，新眼镜在一段时间后可能又变得不合适。因此，对于血糖不稳定而必须配镜的患者，应当在配镜前将这些情况向患者说明。

2. 角膜接触镜的应用　鉴于糖尿病会对角膜产生的不良影响，糖尿病患者更易于发生角膜接触镜相关的并发症。配戴角膜接触镜的风险包括[22]：加重角膜上皮损伤的风险，降低角膜上皮的防御作用；泪膜不稳定使干眼加重；角膜水合作用调节的损伤可能导致角膜水肿；内眼手术后角膜接触镜诱发的角膜内皮细胞巨多形改变可以造成角膜内皮失代偿[23]。这些风险因素联合糖尿病患者的角膜敏感性下降，以及对感染的易感性增加（泪液中葡萄糖浓度增加），可能造成配戴接触镜的糖尿病患者发生感染性角膜炎的概率增加，尤其是配戴接触镜时间长的糖尿病患者更易发生。根据既往研究报告显示，与非糖尿病患者相比，糖尿病患者在发生接触镜诱发的角膜水肿后不容易恢复，与其角膜内皮功能异常有关。此外，泪液中糖浓度的增加可能容易导致接触镜本身的毁损[2]。

但是前瞻性研究显示，糖尿病并不是戴角膜接触镜的绝对禁忌症。O'Donnell 发现，与非糖尿病患者相比，糖尿病患者在配戴角膜接触镜 1 年后，其结膜充血、角膜染色评分、角膜厚度及敏感性没有统计学差异。另一项研究报告，糖尿病对角膜的水合及恢复无显著影响，表明糖尿病患者可以戴接触镜[24, 25]。但是，配戴角膜接触镜的糖尿病患者必须更加注意卫生护理，一旦出现眼的刺激或不适症状应及早就医，防治感染性角膜炎。

3. 角膜屈光手术和白内障手术　角膜屈光手术中涉及角膜内神经的切断和重建，而糖尿病必然会损害角膜上皮伤口的修复过程；因此，2000 年美国 FDA 将糖尿病定为准分子激光原位磨镶术（LASIK）的相对禁忌症。相较于非糖尿病者，糖尿病患者在 LASIK 术后发生角膜并发症，如角膜糜烂、顽固性角膜上皮缺损及视力预后差的风险大大增加,高达 47%(对照组 6.9%)[26]。还有研究报告,糖尿病患者 LASIK 术后上皮细胞植入的发生率增加。

然而,也有研究显示,LASIK 手术在血糖控制良好的糖尿病患者中并不增加角膜并发症的风险,而糖尿病患者的角膜结构和视力预后与非糖尿病患者相比也没有显著性差异[27, 28]。因此,美国眼科学会在 2005 年提出,LASIK 手术在特定的糖尿病患者中是安全的,虽然有角膜伤口愈合延迟的风险,但是知情同意和密切的术后随访是必需的。符合以下条件的糖尿病患者可行 LASIK 手术:血糖必须得到平稳良好的控制,糖化血红蛋白 <9%,并且没有肾病及周围神经病变在内的糖尿病系统性并发症[23]。

白内障手术:详见晶状体和白内障相关章节。

二、糖尿病眼外肌麻痹

糖尿病神经病变囊括了发病部位、临床表现及病因不同的一系列临床和亚临床综合征,一般可以分为弥漫性和局灶性神经病变,前者包括远端对称性多神经病变和糖尿病自主神经病变,比较常见,通常呈慢性进行性发展[29, 30]。糖尿病的局灶性神经病变相对罕见,常常急性起病,但具有自限性,多见于病程长的老年患者。脑神经病变是局灶性神经病变的一种,而在糖尿病引起的脑神经病变中,眼球的运动神经是最常受累的,尤其是动眼神经或展神经,引起糖尿病性眼外肌麻痹。另外,面神经麻痹在糖尿病患者中也较常见。

(一)流行病学

据文献报道,糖尿病患者中脑神经麻痹的发病率约为 0.32%~1%[31~33],约为正常人中眼肌麻痹发病率的 10 倍。一项研究显示,病程在 25 年以上的糖尿病患者中脑神经麻痹的发生率为 1%,是非糖尿病人群发生的 7.5 倍[33]。45 岁及以上发生急性眼外肌麻痹的患者中,有 25%~30% 是由糖尿病造成的。糖尿病引起的脑神经麻痹中,动眼神经和展神经最常受累;研究者推测,展神经最常受累可能是由于展神经较长,因此最易受到血管病变继发缺血的影响。滑车神经麻痹的发生率最低,在一些大样本研究中只占到糖尿病脑神经麻痹的 2.0%~6.7%[34~36],这可能与缺乏滑车神经麻痹的检查方法有关。

糖尿病性眼外肌麻痹多见于 2 型糖尿病[34],1 型糖尿病中眼肌麻痹的发生率低于 1% 且多为展神经麻痹。偶见个别糖耐量降低患者出现眼肌麻痹的报道。

(二)发病机制和风险因素

糖尿病眼外肌麻痹的发病机制尚不完全清楚,目前大多学者认为是糖尿病病程中发生的微循环缺血性病变造成。糖尿病患者展神经麻痹的发病常与患者微血管缺血的病史有关;同样的,不伴有瞳孔异常的动眼神经麻痹也在很大程度上与糖尿病性微血管病变相关[37]。还有一些研究在支配眼球运动的神经传导通路中的不同位置发现了微梗死病灶。除了微循环障碍以外,轴突变性是发病的另一个重要机制。一项研究发现,相比于非糖尿病患者,糖尿病患者中退行性轴突改变及异常的髓鞘肿胀更为多见[38],并且这些神经改变与糖尿病的病程长短、严重程度、治疗方式以及糖尿病视网膜病变(DR)的发生没有相关性[38, 39],其他可能的发病机制包括糖尿病病程中组织内自由基的累积等。也有研究者认为糖尿病性眼外肌麻痹的发生是多种机制共同作用的结果。

发生糖尿病眼外肌麻痹的患者中男性多于女性。有文献报道,糖尿病性眼外肌麻痹中最重要的风险因素为年龄(≥45 岁)、糖尿病视网膜病变(包括 NPDR、PDR 及 ME),两者都是独立风险因素;糖尿病病程在 10 年及以上也是重要的独立风险因素[31]。糖尿病眼外肌麻痹患者常伴发 DR 的原因可能是,两者都是由糖尿病相关的微血管病变及其合并因素所引起[40]。但也有研究显示,DR 的严重程度与眼肌麻痹的发生没有直接关联;甚至有研究显示,脑神经麻痹的糖尿病患者较少发生 DR,这与我们常规的认知不符。然而研究者也发现,糖尿病患者中,未发生 DR 组的眼肌麻痹发病时间晚于 DR 组。无 DR 的糖尿病患者发生眼肌麻痹的可能性相对较低,除非随着年龄增长出现其他缺血病变。另一个可能的解释是,发生中重度 PDR 或 DME 的患者由于视力差而不能发现复视,因而不能就医并发现眼肌麻痹。

糖尿病肾病、肥胖、血糖控制差及高血压不是增加糖尿病眼外肌麻痹的独立风险因素[31]。然而，高血压可能会加重糖尿病对缺血性神经麻痹的影响：合并糖尿病及高血压的患者展神经麻痹的发生率增加了8倍。令人惊讶的是，研究者发现高血脂是糖尿病患者发生眼肌麻痹的保护因素，推测可能是因为降脂药的作用。

（三）临床表现

1. 症状　糖尿病眼外肌麻痹常突然起病，特点包括一过性疼痛，大多数病例为单支脑神经受累并能在3～6个月内自行恢复。临床表现取决于受累的脑神经，包括单侧头痛、双眼复视、眼位偏斜、眼球运动障碍及上睑下垂，然而动眼神经麻痹并不总是累及瞳孔。糖尿病脑神经病变也可累及面神经。相比面肌麻痹的糖尿病患者，糖尿病眼外肌麻痹的患者发生其他慢性糖尿病相关并发症（视网膜病变、肾病、神经病变）的情况更为多见。虽然糖尿病神经病变及视网膜病变的发生率和严重程度与糖尿病的病程及严重程度一致，但眼肌麻痹可以出现在糖尿病的亚临床阶段或是糖尿病的首发症状[41~43]。

动眼神经麻痹的症状包括双眼复视，伴头晕、恶心，受累侧上睑下垂。滑车神经麻痹在糖尿病眼肌病变中最少见，患者有严重的垂直复视，视物倾斜。展神经麻痹时，患者出现双眼水平同向复视，复视像距离看远大于看近，向麻痹侧注视时复视像距离加大。

2. 体征　动眼神经支配的全眼外肌麻痹患者受累侧出现外斜并轻度下斜，除外展不受限，内、上、下转运动均受限；企图下转时有内旋运动证明上斜肌未受累。动眼神经上支麻痹引起外下斜视，内转、外上转受限；下支麻痹则引起外上斜视，内转、内下、外下转受限，但无上睑下垂。患者可能出现面转向健侧、下颌上举的代偿头位。少部分患者眼内肌受累，可以出现瞳孔异常[44]。

糖尿病患者的瞳孔往往缩小，超乳手术诱发的瞳孔缩小在糖尿病患者中更为明显，糖尿病患者对散瞳药的反应较差——这是一种由糖尿病神经病变导致瞳孔括约肌神经支配功能减弱的表现。糖尿病患者的瞳孔虽然变小，但其对光反射不受损害，这表明虹膜的交感神经支配在糖尿病中最易受累。从糖尿病性白内障患者身上获得的虹膜组织的病理研究发现，瞳孔括约肌的神经末梢丧失更多，从而证实了上述观点。动眼神经麻痹中瞳孔受累者占20%～30%[45, 46]。一项前瞻性研究发现，26例糖尿病动眼神经麻痹的患者中有10位出现病理性瞳孔不等大，典型病例双眼瞳孔直径差别小于1mm，且对光反射存在[45]。瞳孔大小和对光反应的灵敏度有助于鉴别动眼神经病变的原因，动脉瘤压迫动眼神经会造成瞳孔散大及对光反应弱。鉴于瞳孔受累是动脉瘤性麻痹的典型表现，有人建议在后天性动眼神经麻痹患者出现2mm以上的瞳孔不等大时，应当行导管血管造影。

滑车神经麻痹时，患眼上斜视，内转时上转，内上转过强，内下转受限；同时伴有外旋斜，向下注视时外旋斜增加，毕肖征阳性。代偿头位为头向健侧倾斜，面转向健侧，下颌内收[44]。

展神经麻痹的表现为：患眼内斜视，外转受限；代偿头位面向患侧转，双眼向健侧注视[44]。

3. 诊断及鉴别诊断　眼科医师对于门诊或会诊中遇到的眼肌麻痹患者应进行详细的眼科检查：除常规的视力、裂隙灯显微镜及散瞳眼底检查外，应特别注意患者的眼睑（睑裂大小、提上睑肌肌力）、瞳孔（大小、对光反射、对称性）及眼球运动情况；通过以上检查及复视像和/或Hess屏检查判定受累的脑神经。被动牵拉试验可帮助鉴别限制性原因引起的眼球运动障碍和复视。对于初诊于眼科门诊的眼肌麻痹患者，必须仔细询问病史，指导患者进行全身检查及内科诊疗。

除糖尿病以外，后天性脑神经麻痹的病因还包括：Tolosa-Hunt综合征（痛性眼肌麻痹）、Fisher综合征（急性多发性神经炎）、重症肌无力、甲状腺相关眼病、面神经麻痹（或贝尔麻痹）、动脉硬化性血管神经病和其他一些系统性疾病（肿瘤、外伤、血管性疾病、多发性硬化等）。因此对出现眼肌麻痹的糖尿病患者，需仔细询问病史，并在完成相关检查排除其他病因的基础上，做出糖尿病眼外肌麻痹的诊断。详细的全身检查还可以帮助医师了解患者的血糖控制水平和其他糖尿病相关并发症的情况，从而指导后续的治疗。另外，由于眼肌麻痹可以是糖尿病的首发症状，对没有糖尿病病史的患者，也应予血糖检测或糖耐量试验以除外糖尿病。

常见的需鉴别诊断的疾病包括[44]：

1）甲状腺相关性眼病：又称 Graves 眼病，患者有单眼或双眼眼球突出，上睑退缩和迟落。患者常有复视、眼位偏斜和眼球转动受限。CT 和 B 超显示眼外肌增粗，各条眼外肌均可受累，最常受累的是下直肌和内直肌。有或无甲状腺功能亢进病史，T3、T4、TSH 可异常。

2）重症肌无力：可累及提上睑肌和所有眼外肌，出现单眼或双眼上睑下垂和（或）复视，不同方向眼球运动受限。具有晨轻暮重、疲劳时加重、休息后可减轻的特点。新斯的明试验阳性。

3）眼眶疾病：肿瘤或炎性假瘤引起眼球突出和眼球运动受限。眶内炎性假瘤可有疼痛、眼球突出。影像学及血常规检查有阳性表现。眼眶骨折造成内直肌和（或）下直肌嵌顿时出现眼球向外和（或）向上运动受限及眼位偏斜，患者有外伤史，被动牵拉试验阳性，眼眶 CT 可显示眶壁骨折部位及嵌顿组织。

4）核间性眼肌麻痹：内侧纵束病变引起一眼或双眼内转障碍，而集合正常。对侧眼外展时有水平眼球震颤。发病急，向麻痹眼内转方向注视时，复视明显。看近时复视消失。眼位为正位，亦有合并垂直偏斜者。不伴上睑下垂。

5）Tolosa-Hunt 综合征：海绵窦前、中部、眶上裂、眶尖局部炎症或肉芽肿性损害，导致第Ⅱ、Ⅲ、Ⅳ、Ⅴ（1、2 支）及Ⅵ脑神经受累。造成全眼外肌麻痹及三叉神经痛。患者有持续性眼球后疼痛。患眼眼睑下垂，眼球固定，瞳孔散大或缩小，角膜知觉降低。如视神经损伤则视力下降，甚至失明。

6）Fisher 综合征：多支脑神经麻痹。患者出现双侧进行性、无痛性眼内、外肌麻痹，提上睑肌功能正常或轻度受损。共济失调，深反射消失。脑脊液检查有蛋白细胞分离现象。

单眼的多支运动神经受累或双眼运动神经受累在糖尿病眼外肌麻痹患者中相对少见，一般双眼先后发病，必须在排除其他的病因后方可诊断。但是，单支脑神经麻痹复发或多支脑神经受累的情况在糖尿病患者中并不罕见，且并不表示预后不良。据文献报道，糖尿病眼外肌麻痹的复发率在 20%～30%[41, 43, 47]。

4．治疗　糖尿病眼外肌麻痹一般在发病 3～6 个月内自行恢复，目前临床上采取的治疗方法包括：积极控制血糖、改善微循环血供及营养神经的药物、中医治疗等。有文献报道，硫辛酸能够显著促进糖尿病性眼外肌麻痹的恢复，硫辛酸是一种存在于线粒体的辅酶，能消除致病的自由基。

5．预后　糖尿病眼外肌麻痹的预后良好，一般在 3～6 个月内逐渐自行恢复。眼肌麻痹的恢复时间与病情的严重程度有关，完全性麻痹的恢复时间比不完全麻痹要长（3.4 个月 v.s. 1.8 个月）[48]。让患者了解该病的预后情况可以安抚患者因复视和外观引起的焦虑心理。但同时，医师和患者都应知晓，糖尿病性眼外肌麻痹可以复发，复发时病变可累及与前次病变相同的或其他的脑神经。

参 考 文 献

1. 瞿佳，刘奕志. 眼科学. 北京：人民军医出版社，2015.

2. SKARBEZ K，PRIESTLEY Y，HOEPF M，et al. Comprehensive Review of the Effects of Diabetes on Ocular Health. Expert Rev Ophthalmol，2010，5：557-577.

3. KASTELAN S，GVEROVIC-ANTUNICA A，PELCIC G，et al. Refractive Changes Associated with Diabetes Mellitus. Semin Ophthalmol，2018，33：838-845.

4. DUKE-ELDER WS. CHANGES IN REFRACTION IN DIABETES MELLITUS. Br J Ophthalmol，1925，9：167-187.

5. GWINUP G，VILLARREAL A. Relationship of serum glucose concentration to changes in refraction. Diabetes，1976，25：29-31

6. SONG E，QIAN D J，WANG S，et al. Refractive error in Chinese with type 2 diabetes and its association with glycaemic control. Clin Exp Optom，2018，101：213-219.

7. Y ARBAG A，YAZAR H，AKDOGAN M，et al. Refractive errors in patients with newly diagnosed diabetes mellitus. Pak J Med Sci，2015，31：1481-1484.

8. OKAMOTO F，SONE H，NONOYAMA T，et al. Refractive changes in diabetic patients during intensive glycaemic control.

Br J Ophthalmol，2000，84：1097-1102.

9. TAI MC，LIN SY，CHEN JT，et al. Sweet hyperopia：refractive changes in acute hyperglycemia. Eur J Ophthalmol，2006，16：663-666.

10. FLEDELIUS H C. Is myopia getting more frequent? A cross-sectional study of 1416 Danes aged 16 years+. Acta Ophthalmol（Copenh），1983，61：545-559.

11. JACOBSEN N，JENSEN H，LUND-ANDERSEN H，et al. Is poor glycaemic control in diabetic patients a risk factor of myopia? Acta Ophthalmol（Copenh），2008，86：510-514.

12. MOSS S E，KLEIN R，KLEIN B E. Accommodative ability in younger-onset diabetes. Arch Ophthalmol，1987，105：508-512.

13. ROGELL G D. Internal ophthalmoplegia after argon laser panretinal photocoagulation. Arch Ophthalmol，1979，97：904-905.

14. WIEMER N G M，DUBBELMAN M，KOSTENSE P J，et al. The influence of chronic diabetes mellitus on the thickness and the shape of the anterior and posterior surface of the cornea. Cornea，2007，26：1165-1170.

15. CHARMAN W N，ADNAN，ATCHISON D A. Gradients of refractive index in the crystalline lens and transient changes in refraction among patients with diabetes. Biomed Opt Express，2012，3：3033-3042.

16. PLANTEN J T. Changes of refraction in the adult eye due to changing refractive indices of the layers of the lens. Ophthalmologica，1981，183：86-90.

17. JACOB T J，DUNCAN G. Glucose-induced membrane permeability changes in the lens. Exp Eye Res，1982，34：445-453.

18. ROXBURGH S. The conundrum of sweet hyperopia. Br J Ophthalmol，2000，84：1088-1089.

19. BEEBE D C，PARMELEE J T，BELCHER K S. Volume regulation in lens epithelial cells and differentiating lens fiber cells. J Cell Physiol，1990，143：455-459.

20. CHARMAN W N. Optical modelling of the possible origins of transient refractive changes in diabetic patients. Ophthalmic Physiol Opt，2012，32：485-491.

21. JONES C E，ATCHISON D A，MEDER R，et al. Refractive index distribution and optical properties of the isolated human lens measured using magnetic resonance imaging（MRI）. Vision research，2005，45：2352-2366.

22. O'DONNELL C，EFRON N. Diabetes and contact lens wear. Clinical & experimental optometry，2012，95：328-337.

23. HAN S B，YANG H K，HYON J Y. Influence of diabetes mellitus on anterior segment of the eye. Clin Interv Aging，2019，14：53-63.

24. O'DONNELL C，EFRON N. Corneal hydration control in contact lens wearers with diabetes mellitus. Optom Vis Sci，2006，83：22-26.

25. O'DONNELL C，EFRON N，BOULTON A J. A prospective study of contact lens wear in diabetes mellitus. Ophthalmic Physiol Opt，2001，21：127-138.

26. FRAUNFELDER F W，RICH L F. Laser-assisted in situ keratomileusis complications in diabetes mellitus. Cornea，2002，21：246-248.

27. HALKIADAKIS I，BELFAIR N，GIMBEL H V. Laser in situ keratomileusis in patients with diabetes. J Cataract Refract Surg，2005，31：1895-1898.

28. COBO-SORIANO R，BELTRÁN J，BAVIERA J. LASIK outcomes in patients with underlying systemic contraindications：a preliminary study. Ophthalmology，2006，113：1118.e1111-1118.e11188.

29. THOMAS P K. Classification，differential diagnosis，and staging of diabetic peripheral neuropathy. Diabetes，1997，46 Suppl 2：S54-S57.

30. BOULTON A J M，VINIK A I，AREZZO J C，et al. Diabetic neuropathies：a statement by the American Diabetes Association. Diabetes care，2005，28：956-962.

31. AL KAHTANI E S，KHANDEKAR R，AL-RUBEAAN K，et al. Assessment of the prevalence and risk factors of ophthalmoplegia among diabetic patients in a large national diabetes registry cohort. BMC Ophthalmol，2016，16：118.

32. GRECO D，GAMBINA F，MAGGIO F. Ophthalmoplegia in diabetes mellitus：a retrospective study. Acta Diabetol，2009，46：23-26.

33. WATANABE K，HAGURA R，AKANUMA Y，et al. Characteristics of cranial nerve palsies in diabetic patients. Diabetes Res Clin Pract，1990，10：19-27.

34. LAZZARONI F，LAFFI GL，GALUPPI V，et al. Paralysis of oculomotor nerves in diabetes mellitus. A retrospective study of 44 cases. Rev Neurol（Paris），1993，149：571-573.

35. AL SALEH M，BOSLEY T M. Microvascular cranial nerve palsies in an Arabic population. J Neuroophthalmol，1999，19：252-256.

36. TRIGLER L，SIATKOWSKI R M，OSTER A S，et al. Retinopathy in patients with diabetic ophthalmoplegia. Ophthalmology，2003，110：1545-1550.

37. RICHARDS B W，JONES F R，JR.，YOUNGE B R. Causes and prognosis in 4，278 cases of paralysis of the oculomotor，trochlear，and abducens cranial nerves. Am J Ophthalmol. 1992；113：489-496.

38. ZRŮSTOVÁ M，VRABEC F，ROSTLAPIL J. Diabetic changes of the extra-ocular muscles in man. Acta Diabetol Lat，1979，16：55-62.

39. SCHWINGSHANDL J，SIMPSON J M，DONAGHUE K，et al. Pupillary abnormalities in type Ⅰ diabetes occurring during adolescence. Comparisons with cardiovascular reflexes. Diabetes care，1993，16：630-633.

40. CHEBEL S，BOUATAY A B，AMMAR M，et al. Diabetes mellitus-associated ocular motor nerve palsies. Neurosciences （Riyadh），2009，14：386-388.

41. GOLDSTEIN J E，COGAN D G. Diabetic ophthalmoplegia with special reference to the pupil. Arch Ophthalmol，1960，64：592-600.

42. ESHBAUGH CG，SIATKOWSKI R M，SMITH J L，et al. Simultaneous，multiple cranial neuropathies in diabetes mellitus. J Neuroophthalmol，1995，15：219-224.

43. GREEN W R，HACKETT E R，SCHLEZINGER N S. NEURO-OPHTHALMOLOGIC EVALUATION OF OCULOMOTOR NERVE PARALYSIS. Arch Ophthalmol，1964，72：154-167.

44. 徐亮，吴晓，魏文斌. 同仁眼科手册. 2版. 北京：科学出版社，2011.

45. JACOBSON DM. Pupil involvement in patients with diabetes-associated oculomotor nerve palsy. Arch Ophthalmol，1998，116：723-727.

46. DHUME K U，Paul K E. Incidence of pupillary involvement，course of anisocoria and ophthalmoplegia in diabetic oculomotor nerve palsy. Indian J Ophthalmol，2013，61：13-17.

47. ZORRILLA E，KOZAK G P. Ophthalmoplegia in diabetes mellitus. Ann Intern Med，1967，67：968-976.

48. SHIH M H，HUANG F C，TSAI R K. Ischemic ophthalmoplegia in diabetic mellitus. Neuro-Ophthalmology，2009，26：181-191.

第三节 与糖尿病相关的青光眼

一、糖尿病与原发性青光眼

与糖尿病相关的青光眼包括原发性青光眼和继发性青光眼。原发性开角型青光眼（primary open angle glaucoma，POAG）与糖尿病的关系备受关注，两者均是致盲的主要病因。

流行病学研究显示，糖尿病患者中 POAG 的发生率高于一般人群[1]。尽管存在不同意见，目前比较倾向的观点认为糖尿病是 POAG 发生的危险因素[2]，原因之一是持续高血糖和高血脂会降低视神经对眼压的耐受性；其次，糖尿病和青光眼存在某些相似的视网膜神经节细胞损害机制通路；再者，两者也存在视网膜缺血以及神经血管调节功能障碍等异常[3]；不容忽视的是流行病调查显示，糖尿病患者的眼压高于一般人群[4]。因此临床上对于 POAG 合并糖尿病的患者，必须更加关注患者的青光眼视神经损害进展情况以及血糖控制状态。

糖尿病和青光眼存在相似的视网膜内层结构改变，病理学研究显示糖尿病患者视网膜神经节细胞减少（黄斑旁）[5]，OCT 显示视网膜神经纤维层变薄 [6]；由于糖尿病和青光眼都影响视网膜神经节细胞，所以具有一些类似的功能改变，有些改变在糖尿病早期发现视网膜病变之前就可能出现，相关临床检查可能会发现异常，如视觉诱发电位图（VEP）[7]，明视负反应（the photopic negative response，PhNR）[8]，图形视网膜电流图（pERG）[7]，倍频视野计 [9] 等，眼科医生在青光眼的诊治过程中，需要注意糖尿病对于原发性青光眼发生发展的影响。也有研究显示糖尿病会使患者的中央角膜厚度变厚，从而使眼压测量值可能高于实际测量值 [10]，在青光眼的临床诊疗中需要加以注意。

对于糖尿病与原发性闭角型青光眼的相关性，目前尚无定论。糖尿病患者需要定期检查眼底，常需要散瞳，对于周边前房浅、房角狭窄的患眼需要警惕诱发房角关闭以及原发性闭角型青光眼的可能，因此在散瞳之前评估周边前房深度显得非常重要，尽管有研究显示在普通人群中进行常规散瞳筛查糖尿病眼底病变，诱发闭角型青光眼急性发作的概率不大 [11, 12]。本节将重点讨论糖尿病导致的，对患者视功能危害大的新生血管性青光眼。

二、糖尿病新生血管性青光眼

（一）概述

与糖尿病关系最为密切的青光眼是继发性青光眼——新生血管性青光眼（neovascular glaucoma，NVG），其发病率与患者的血糖控制情况密切相关。国外"糖尿病控制与并发症研究（Diabetes Control and Complications Trial，DCCT）"显示：追踪 9 年观察，血糖控制不良者，NVG 发生率为 24%，明显高于血糖控制良好患者的 8%[13]。20 世纪 90 年代初 Oshitari 等完成了一项为期 6 年的重要研究，纳入 100 例没有接受过眼底激光治疗的糖尿病患者，其中 31 例单眼或者双眼的眼压高于 21mmHg；30 例在房角镜检查后发现存在房角新生血管（30/100，30%），其中新生血管仅仅局限在房角的患者占了 20%；而行房角血管造影却发现有 56 例存在新生血管（56/100，56%）[14]。

（二）发病机制

虹膜形成新生血管的机制复杂，其中最重要的因素是局部促新生血管生成因子如血管内皮生长因子（vascular endothelial growth factor，VEGF）和抑制因子如色素上皮衍生因子（pigment epithelium-derived factor，PEDF）表达失衡。VEGF 家族主要包括 VEGFA，VEGFB，VEGFC，VEGFD，胎盘生长因子（placental growth factor，PIGF）及两个重要的受体（VRGF 受体 1 和 VRGF 受体 2），在新生血管生成中的初始阶段和存活阶段起重要作用 [15]。糖尿病（特别是胰岛素依赖的 I 型糖尿病）在长期高血糖以及氧化应激的作用下，视网膜缺血缺氧，造成促进新生血管生成因子（如 VEGF）的高表达，最终导致视网膜广泛的毛细血管闭塞 [16]，随着缺血缺氧进一步加重，会导致异常新生血管大量增殖，从而进展为增殖性视网膜病变。新生血管可以产生在视网膜表面和层间，形成血管网（NVE），也可产生于视盘（NVD），甚至进入玻璃体，造成反复的玻璃体出血；同时促新生血管生成因子也会向前移动，透过玻璃体晶状体悬韧带屏障和瞳孔，或无晶体眼直接通过瞳孔进入眼前房，在虹膜表面和房角诱发新生血管 [17]。研究发现 NVG 前房水中 VEGF 的浓度比正常人高 40～100 倍 [18]；玻璃体内存在的 VEGF 也有可能与虹膜的新生血管形成有关。有人将高浓度的 VEGF 注入哺乳动物眼的玻璃体内，发现确实诱发了虹膜 NV 和 NVG[19]。以上机制也解释了为何新生血管最先发生在瞳孔缘，以及为何 DR 患者白内障手术后囊破裂眼，或者玻璃体手术后发生 NVG 的比例较高。近年来抗 VEGF 药物注入玻璃体内，成功使糖尿病患者虹膜新生血管消退，是对该理论的最强大的支持。全视网膜光凝改善视网膜缺氧后，玻璃体 VEGF 浓度也明显下降 [20]。

VEGF 家族的其他成员，如 VEGFB、PIGF 都在虹膜新生血管的发生发展中起到重要的作用，如 VEGFB 是病理性新生血管的存活因子，PIGF 是病理性新生血管的增强因子；另外其他虹膜新生血管形成促进因子还包括碱性成纤维生长因子 [basic fibroblast growth factor（bFGF）][21]、转化生长因子 β1-β2[22][15]、一氧化氮 [23]、内皮素 -1[24]，以及自由基 [25]。NVG 还存在其他发病机制，如眼内手术后炎症，也是加速 NV 形成的诱因之一，这有可能与白介素 6（inflammatory cytokine-6，IL-6）有关 [26]。

（三）临床表现和分期

NVG 的临床症状依据眼压升高的程度、速度的快慢，以及持续时间的长短有所不同。眼压急剧升高者，常出现视物模糊加重、眼胀痛、头痛，甚至恶心呕吐等症状。询问病史会发现在这些糖尿病患者在以上症状出现之前，已有一些异常临床表现，如血糖控制不良、持续视力下降，另外患者多有近期白内障手术、玻璃体手术史等。

眼部体征在早期可仅在虹膜或者房角发现新生血管，伴有糖尿病视网膜病变；眼压明显升高者，会出现眼部充血、角膜水肿、前房混浊、虹膜粗大的新生血管，以及瞳孔缘色素外翻（虹膜表面新生血管膜收缩导致）等，严重者可继发前房积血、玻璃体积血甚至视网膜脱离等。

典型的 NVG 可分为以下三个临床分期：①青光眼前期（虹膜红变期）；②开角型青光眼期；③闭角型青光眼期[27]。

1. 青光眼前期（虹膜红变期） 为 NVG 的最早阶段，裂隙灯显微镜检查发现患眼的虹膜表面出现新生血管（图 2-1-3-20），最早一般出现在瞳孔缘，有时需要放大裂隙灯显微镜的倍率，仔细观察才能发现纤细的条状或者网状的新生血管；新生血管也可以最早发生在前房角，只有通过房角镜检查才会发现，而这时普通裂隙灯显微镜检查可能显示虹膜表面正常、没有新生血管，这种仅有房角新生血管的占了虹膜新生血管患眼的 20%[14]，因此及时的房角镜检查尤为重要。如果有条件进行虹膜血管造影，可以在更早期发现虹膜新生血管，诊断也更准确。在青光眼前期，患者通常无自觉症状，眼压通常在正常范围；如果之前合并原发性青光眼，眼压可能高于正常。诊治糖尿病视网膜病变患者时需要注意检查虹膜，特别是当存在视网膜静脉阻塞、继发黄斑水肿、玻璃体积血甚至视网膜脱离等并发症时尤其需要随防虹膜，需要特别注意有无虹膜以及房角新生血管，及时发现和及时治疗，能够有效预防 NVG 恶化。

2. 开角型青光眼期 患眼此期眼压升高，如果眼压升高明显，可能会引起相应的症状和体征，虹膜表面和房角的新生血管明显增加，但是房角镜下小梁网仍然暴露，房角尚处在开放阶段，说明虽然房角开放，但是新生血管膜已经覆盖小梁网表面并造成房水排出的明显减少，导致眼压升高。新生血管比较脆弱破裂，易导致前房出血，加之前房炎症较重，均可加速 NVG 恶化的进程（图 2-2-3-1）。

3. 闭角型青光眼期 虹膜和房角新生血管膜收缩继而引起周边虹膜前粘连，范围逐渐扩大导致大部分乃至全周房角粘连关闭，眼压升高更为加剧。患者往往出现畏光流泪，视力进一步恶化，眼球剧疼，出现头痛伴恶性呕吐等症状。眼部体征常非常突出，包括结膜混合性充血、角膜严重水肿、前房炎症加重，常伴有前房积血。眼压常在 50mmHg 以上，眼压如未及时控制，则逐步出现杯盘比扩大、视神经萎缩，最后视功能丧失殆尽，光感消失。

（四）诊断与鉴别诊断

对于糖尿病患者，特别是伴有糖尿病视网膜病变者，需要警惕虹膜以及 NVG 的产生，除了常规眼压测量以外，仔细的高倍率的裂隙灯显微镜检查有助于发现早期的虹膜新生血管，特别是瞳孔区。对于可疑患者，及时的房角镜检查能发现房角新生血管而确诊。虹膜荧光血管造影能更早更准确发现虹膜 NV。有时临床上碰到原因不明的虹膜新生血管以及 NVG，需要详细询问病史，及时进行糖尿病的排查至关重要，因 NVG 在眼科首诊而被发现患有糖尿病的情况并不少见。

需进行鉴别诊断的疾病如下：

1. 急性闭角型青光眼 眼压高时症状和体征有时和 NVG 相似，在慢性期也可能因为长期高眼压导致虹膜缺血产生虹膜新生血管，但前者具有原发性闭角型青光眼的眼前节结构特点，除了发作眼以外，对侧未发作眼也具有浅前房窄房角的特点，有时房角镜检查还能发现对侧眼存在虹膜周边前粘连等原发性青光眼表现。另外，糖尿病 NVG 发生之前往往先有糖尿病视网膜病变引起的视力下降，而急性闭角型青光眼发作前的前驱症状是一过性眼胀、虹视和视物模糊。

2. 原发性开角型青光眼 需要与 NVG 的开角型青光眼期相鉴别，最重要的鉴别要点是后者存在虹膜和房角的新生血管；对于糖尿病患者，特别是合并视网膜病变者，如果单眼眼压升高明显，而对侧眼正

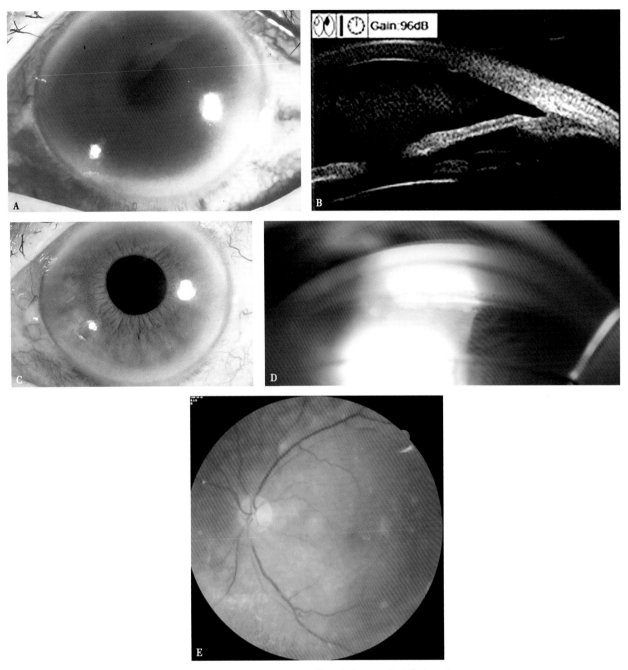

图 2-2-3-1 糖尿病新生血管性青光眼开角型青光眼期

男，71 岁，糖尿病 30 年。左眼眼压 46mmHg。A．左眼角膜水肿、虹膜新生血管，以及前房积血；B．超声生物显微镜（UBM）图像，显示房角开放；C．玻璃体和前房注射抗 VEGF 药物后 21 天，前房出血吸收、虹膜新生血管消退；D．房角新生血管消退；E．眼压 16mmHg（2 种降眼压眼药使用后），进一步完善 PRP

常，即使前房不浅、房角开放、未能发现虹膜 / 房角新生血管，仍需特别警惕 NVG，虹膜荧光血管造影有时能帮助诊断。另外原发性开角型青光眼往往双眼杯盘比大等青光眼视神经病变更明显。

3. Fuchs 虹膜异色性葡萄膜炎 此病存在眼压升高、房角开放以及房角异常血管新生血管，需要与 NVG 相鉴别。但是前者的虹膜和瞳孔缘不会出现新生血管，瞳孔缘没有色素外翻，也不会出现房角粘连，但是具有双眼虹膜异色，特征性 KP，晶状体后囊下浑浊等特征性表现，结合病史不难鉴别。

4. 虹膜角膜内皮综合征 虽然具有角膜水肿、有时眼压高的情况，但是即使角膜病变已经明显，一般也没有虹膜新生血管，除非晚期，结合病史也不难鉴别。

（五）治疗和预防

糖尿病 NVG 的治疗根据不同病情阶段以及屈光介质是否透明选择不同的治疗策略，基本的治疗原则是：①减少视网膜缺氧，减少和消除虹膜以及房角的新生血管；②青光眼的降眼压治疗，通过减少房水产生，或者重建房水流出通道再通或房水排出通道，以最大限度保护患者视功能。

1. 消除和减少虹膜新生血管的治疗 一旦发现虹膜和房角出现新生血管，治疗目标首先是减少视网膜缺氧，消除和减少虹膜以及房角的新生血管。

如果屈光介质透明，发现视网膜存在无灌注区、NVD 或者 NVE，需要尽早施行眼底激光或者 PRP，消除视网膜缺氧，减少视网膜对氧气的需求，从而减少 VEGF 的释放。PRP 能够有效减少和消除虹膜以及房角的新生血管。PRP 的实施需要严格布阵足够的激光斑点，防止遗漏，特别是针对周边视网膜无灌注区的封闭是消除虹膜和房角新生血管的首要治疗。一项研究表明，如果单眼激光斑点达到 1 200～1 600 个，就能控制糖尿病患者约 71% 的虹膜新生血管，而如果只有 400～650 个的激光斑，那么只能控制 36% 的虹膜新生血管[28]。

如果玻璃体积血导致屈光介质混浊，出血轻时因已发现虹膜新生血管，可先进行眼内注射抗 VEGF 治疗，口服促进出血吸收的药物，并联合内分泌积极控制全身情况，待出血吸收后及时施行 PRP。如果出血重，无法观察视网膜，在超声辅助下发现合并有视网膜脱离，需要在围手术期先行玻璃体抗 VEGF 治疗，之后进行玻璃体视网膜手术联合眼内视网膜光凝，必要时进行玻璃体硅油填充术，后者有屏障作用，起到预防虹膜新生血管加重的作用[29]。

如患者同时发现白内障，屈光间质混浊无法观察眼底，需要白内障摘除手术后尽快 PRP，或者白内障术中联合抗 VEGF 或者 PRP。

其它治疗方法还有：对于屈光介质不清的患眼，可以施行经巩膜的周边视网膜冷凝，如果合并眼压升高，可以术中同时联合经巩膜的睫状体激光光凝术，但是术后有发生眼球萎缩的风险。

在青光眼前期的虹膜红变阶段，虽然虹膜和房角出现新生血管，但是眼压通常正常，房角是开放，通过上述治疗能够有效控制病情发展，预防眼压升高。

2. 青光眼的降眼压治疗 一旦患者在虹膜红变的基础上发展为高眼压，表明已发展为开角型青光眼，甚至闭角型青光眼期。治疗除上述消除和减少虹膜新生血管的治疗外，还必须增加针对青光眼的降低眼压治疗。

当 NVG 眼压急剧升高，首先需要采取降眼压措施来保护视功能，为之后的治疗争取时间。使用各种降眼药物眼药水，如果全身情况允许，联合全身降眼压药物的使用，甚至可以缓慢前房穿刺释放房水，当然需要警惕虹膜出血。

在这同时，需要辨别 NVG 是尚处于开角型还是闭角型青光眼阶段，辨别的方法首先是通过房角镜检查，如果房角虽然可见新生血管，但是大部分房角结构可见，小梁网暴露，那么说明还处在开角型青光眼期；如果大部分房角结构已经被虹膜前粘连覆盖，说明已经发展至闭角型青光眼期。实际上 NVG 患眼因为角膜水肿、前房出血等原因，常无法进行满意的房角镜检查，这就需要结合 UBM，或者前节 OCT 是否显示房角关闭来进行判断。另外根据病程长短对判断也有帮助。

对于 NVG 开角型青光眼阶段，通过抗 VEGF 疗法联合 PRP，经常就能有效减轻甚至消除虹膜和房角的新生血管，使得小梁网重新恢复排出房水的功能，结合降眼压的药物治疗，常可以避免抗青光眼手术（见图 2-2-3-1）。

NVG 发展至闭角型青光眼阶段，单纯抗 VEGF 疗法结合 PRP 降眼压的效果差，这是因为尽管新生血管可以减少甚至消退，但是房角的粘连却无法改变，即使配合局部抗青光眼药物，眼压常难以控制，需要进一步的抗青光眼手术。尽管如此，如果实施了抗 VEGF 疗法和 PRP，在一定时间窗内，青光眼手术的成功率可以明显提高[30]。

抗青光眼药物治疗主要为抑制房水产生的药物，包括碳酸酐酶抑制剂（如醋甲唑胺片和布林佐胺滴眼液)、肾上腺素能 β 受体阻滞剂滴眼液(如马来酸噻吗洛尔、盐酸卡替洛尔,以及盐酸左布诺尔等)以及肾上腺素能 α$_2$ 受体兴奋剂滴眼液(如酒石酸溴莫尼定)。如果单药降眼压效果不够,可以联合使用多种不同作用机制的药物。对于糖尿病患者使用肾上腺素能 β 受体阻滞剂滴眼液需要慎重,一方面它可能会掩盖低血糖症状,对于脆性糖尿病患者存在危险;另外糖尿病患者多合并心血管疾病,用该类药物容易出现严重全身并发症。一般不建议使用前列腺素类衍生物滴眼液(如拉坦前列素、曲伏前列素、贝美前列素、以及他氟前列素等),一方面因为它本身属于炎症介质,可能会加重眼前节炎症,另一方面它是通过促进葡萄膜巩膜途径的房水排出来降低眼压,对于房角完全关闭眼,理论上难以起效;如果确实需要使用,建议严密随访眼压情况以及前房炎症。另外避免使用缩瞳药物,因为它会加重血房水屏障的破坏而加重眼前节的炎症,相反,适当使用散瞳剂如阿托品眼药水能够减轻炎症,缓解疼痛症状。使用糖皮质激素眼药水能帮助控制眼前节炎症。

抗青光眼手术可以选择滤过手术、房水引流物植入术,以及睫状体破坏手术。以小梁切除术为代表的滤过手术治疗 NVG 手术成功率较低,这是因为 NVG 患眼存在眼前节炎症、虹膜容易出血,因此术后球结膜更容易发生瘢痕化。需要术中联合抗代谢药物丝裂霉素 C(mitomycine C,MMC),即使如此,手术效果也不理想,研究显示术后 13 个月,手术成功率只有 53%[31]。但是如果患眼术前能够接受眼内注射抗 VEGF 联合 PRP,滤过术后球结膜瘢痕形成的概率就会明显降低,手术成功率能够明显提高,当然术后需要继续监测视网膜缺血、虹膜新生血管情况,必要时追加抗 VEGF 注射等。

房水引流物植入术目前国内主要包括 Ahmed 引流阀门和 Ex-press 引流器植入。Ahmed 引流阀门植入术是将房水引流至患眼赤道部附近,此处组织相对疏松,相对不易形成瘢痕,可以作为 NVG 抗青光眼手术的首选术式,也可作为滤过手术失败后的选择。对于需要玻璃体手术或者白内障手术者,根据病情可以联合 Ahmed 引流阀门术,引流管内端的位置可以选择在前房,也可以是后房以及玻璃体腔内。当然,Ahmed 引流阀门植入术存在相关术后并发症,术后赤道部滤过泡也容易形成纤维包裹而导致眼压复又升高,一项研究显示,Ahmed 引流阀门植入术术后 1 年的成功率为 63.2%,但是术后 5 年的成功率只有 25.2%[32]。同滤过手术一样,减少滤过泡的瘢痕形成,可以术前眼内注射抗 VEGF 联合 PRP,术中联合结膜下 MMC 使用等[33]。Ex-press 引流器植入术对 NVG 也有一定的效果[34]。

睫状体破坏手术是通过一些物理手段破坏睫状体上皮细胞,减少房水形成来降低眼压,适合其他抗青光眼手术失败,或者难以成功的患者,特别是视功能较差者。目前常用的是激光睫状体光凝术,可经巩膜间接光凝,研究显示 1 年和 6 年的成功率为 65% 和 34.8%[35];或者通过眼内手术直接睫状体光凝。睫状体冷冻术也能有效控制 NVG 的眼压。需要警惕的是睫状体破坏手术后患眼的视力预后较差,对 500 例 NVG 患者的长期观察显示,术后视力丧失者达 50%[36]。

如果高眼压同时合并严重眼后节并发症需要玻璃体视网膜手术的,可以根据个体情况决定手术的先后顺序,也可选择在玻璃体手术的同时联合引流阀门植入或者睫状体破坏手术。

糖尿病 NVG 患者常血糖控制不良,合并心脑肾并发症较多,使用降眼压药物需要注意全身副作用;在青光眼围手术期需要控制血糖保持稳定,警惕全身并发症恶化。

3. 糖尿病 NVG 的预防　尽管目前治疗手段已经有很大的进步,但是糖尿病 NVG 的视功能预后仍然不容乐观。糖尿病 NVG 的预防显得非常重要。

(1)加强健康教育,糖尿病患者除了需控制血糖等全身治疗外,还需定期进行眼科检查,特别是定期的眼底检查,尽早发现和及时规范的 PRP 治疗视网膜病变是预防 NVG 发生的最重要环节。

(2)眼科医生需要意识到糖尿病患者发生 NVG 的危险性,对于严重的非增殖期 DR 以及 PDR 患者应加强随访,在随访中,眼底科医生需要关注虹膜、前房角以及眼压的观察。

(3)对于尚未出现眼前节新生血管的 PDR,PRP 能够有效预防 NVG 的产生。

(4)白内障摘除手术和玻璃体手术由于破坏了眼前后节之间的屏障,加上手术导致的眼内炎症,术后容易加速 NVG 的形成,应该在术前有所警惕,术中或者术后需要及时对 PDR 眼进行 PRP,预防 NVG 的发生。

（5）因血糖控制不稳为 NVG 发生的危险因素，PDR 等高危患者特别需要关注血糖控制情况，并且同时由内分泌医生进行随访。

参 考 文 献

1. TIELSCH J M，KATZ J，QUIGLEY H A，et al. Diabetes，intraocular pressure，and primary open-angle glaucoma in the Baltimore Eye. Survey Ophthalmology，1995，102：48-53.

2. MITCHELL P，SMITH W，CHEY T，et al. Open angle glaucoma and diabetes: the Blue Mountains eye study，Australia. Ophthalmology，1997，104：712-718.

3. WONG V H，BUI B V，VINGRYS A J，et al. Clinical and experimental links between diabetes and glaucoma. Clin Exp Optom，2011，94：4-23.

4. OSHITARI T，FUJIMOTO N，HANAWA K，et al. Effect of chronic hyperglycemia on intraocular pressure in patients with diabetes. Am J Ophthalmol，2007，143：363-365.

5. VAN DIJK H W，KOK P H，GARVIN M，et al. Selective loss of inner retinal layer thickness in type 1 diabetic patients with minimal diabetic retinopathy. Invest Ophthalmol Vis Sci，2009，50：3404-3409.

6. VAN DIJK H W，VERBRAAK F D，KOK P H，et al. Decreased retinal ganglion cell layer thickness in type 1 diabetic patients. Invest Ophthalmol Vis Sci，2010，51：3660-3665.

7. PARISI V，UCCIOLI L. Visual electrophysiological responses in persons with type 1 diabetes. Diabetes Metab Res Rev，2001，17：12-18.

8. VISWANATHAN S，FRISHMAN L J，ROBSON J G，et al. The photopic negative response of the macaque electroretinogram: reduction by experimental glaucoma. Invest Ophthalmol Vis Sci，1999，40：1124-1136.

9. 赵蓉；吴玲玲；刘瑜玲，等. 糖尿病对倍频视野计检查结果的影响. 中国实用眼科杂志，2008，26：310-312.

10. SU D H，WONG T Y，WONG W L，et al. Diabetes，hyperglycemia，and central corneal thickness: the Singapore Malay Eye Study. Ophthalmology，2008，115：964-968.

11. LAGAN M A，O'GALLAGHER M K，JOHNSTON S E，et al: Angle closure glaucoma in the Northern Ireland Diabetic Retinopathy Screening Programme. Eye，2016，30：1091-1093.

12. TAN G S；WONG C Y；WONG T Y，et al: Is Routine Pupil Dilation Safe among Asian Patients with Diabetes? Investigative ophthalmology & visual science，2009，50：4110-4113.

13. Diabetes control and complications trial research group. Progression of retinopathy with intensive versus conventional treatment in the Diabetes Control and Complications Trial. Ophthalmology，1995，102：647-661.

14. OHNISHI Y，et al. Fluorescein gonioangiography in diabetic neovascularization. Graefes Arch Clin Exp Ophthalmol，1994，232：199-204.

15. ZHANG F，TANG Z S，HOU X，et r al. VEGF-B is dispensable for blood vessel growth but critical for their survival，and VEGF-B targeting inhibits pathological angiogenesis. Proceedings of the National Academy of Sciences of the United States of America，2009，106：6152-6157.

16. ZHANG X，et al. Vascular endothelial growth factor-A: a multifunctional molecular player in diabetic retinopathy The International Journal of Biochemistry & Cell Biology，2009，41：2368-2371.

17. PATZ A，LUTTY G，COUGHLIN W R. Inhibitors of neovascularization in relation to diabetic and other proliferative retinopathies，Trans Am Ophthalmol Soc，1978，76：102.

18. TRIPATHI RC，et al. Increased level of vascular endothelial growth factor in aqueous humor of patients with neovascular glaucoma，Ophthalmology，1998，105：233.

19. TOLENTINO M J，et al. Vascular endothelial growth factor is suffi cient to produce iris neovascularization and neovascular glaucoma in a nonhuman primate. Arch Ophthalmol，1996，114：964.

20. AIELLO L P，et al. Vascular endothelial growth factor in ocular fluid of patients with diabetic retinopathy and other retinal

disorders. N Engl J Med，1994，331：1480.

21. TRIPATHI R C, BORISUTH N S, TRIPATHI B J. Detection, quantification, and significance of basic fibroblast growth factor in the aqueous humor of man, cat, dog and pig. Exp Eye Res，1992，54：447-54.

22. YU X B, et al. Increased levels of transforming growth factor-betal and-beta2 in the aqueous humor of patients with neovascular glaucoma. Ophthalmic Surg Lasers Imaging，2007，38：6-14.

23. CHIOU S H, et al. Increased nitric oxide levels in aqueous humor of diabetic patients with neovascular glaucoma. Diabetes Care，1999，22：861-2.

24. IWABE S, et al. Aqueous humor endothelin-1（Et-1），vascular endothelial growth factor（VEGF）and cyclooxygenase-2 （COX-2）levels in Mexican glaucomatous patients. Curr Eye Res，2010，35：287-94.

25. OSHIDA E, et al. Study of free radicals in aqueous humor in glaucoma and cataracts: differences in presence or absence of diabetes mellitus and neovascular glaucoma. Nihon Ganka Gakkai Zasshi，2014，118：759-67.

26. CHEN K H, et al. Increased interleukin-6 in aqueous humor of neovascular glaucoma. Invest Ophthalmol Vis Sci，1999，40：2627-32.

27. 中华医学会眼科学分会青光眼学组：中国新生血管性青光眼诊疗专家共识（2019）. 中华眼科杂志，2019，55：814-817.

28. HAYREH S S, KLUGMAN M R, PODHAJSKY P, et al. Argon laser panretinal photocoagulation in ischemic central retinal vein occlusion. A 10-year prospective study. Graefe's Arch Clin Exp Ophthalmol，1990，228：281-296.

29. CASTELLARIN A, GRIGORIAN R, BHAGAT N, et al. Vitrectomy with silicone oil infusion in severe diabetic retinopathy. Br J Ophthalmol，2003，87：1303-1304.

30. ALLEN R C, BELLOWS A R, HUTCHINSON B T, et al. Filtration surgery in the treatment of neovascular glaucoma. Ophthalmology，1982，89：1181-1187.

31. EUSWAS A, WARRASAK S. Long-term results of early trabeculectomy with mitomycin C and subsequent posterior segment intervention in the treatment of neovascular glaucomawith hazy ocular media. J Med Assoc Thai，2005，88：1582-1590.

32. YALVAC I S, EKSIOGLU U, SATANA B, et al. Long-term results of Ahmed glaucoma valve and Molteno implant in neovascular glaucoma. Eye，2007，21：65-70.

33. DUAN X, JIANG Y, QING G. Long-term follow-up study on Hunan aqueous drainage implantation combined with mitomycin-C for refractory glaucoma. Yan Ke Xue Bao Bian Ji Bu，2003，19：81-85.

34. KADIKOY H, HUGHES B, TANNIR T et al. Comparision of surgical outcomes of Express Shunt and Ahmed Valve in Neovascular Glaucoma. Invest Ophthalmol Vis Sci，2013，54：4490

35. DELGADO M F, DICKENS C J, IWACH A G, et al. Long-term results of noncontact neodymium: yttrium-aluminum-garnet cyclophotocoagulation in neovascular glaucoma. Ophthalmology，2003，110：895-899.

36. SHIELDS M B, SHIELDS S E. Noncontact transscleral Nd: YAG cyclophotocoagulation: a long-term follow-up of 500 patients. Trans Am Ophthalmol Soc，1994，92：271-283.

第四节　糖尿病并发性白内障

白内障是晶状体混浊导致的视觉障碍性疾病。根据全球疾病负担、伤害及危险因素研究（the Global Burden of Disease, Injuries and Risk Factors Study），白内障（其中包括糖尿病性白内障）仍然是目前主要的致盲原因，也是继屈光不正之后造成视力损害的第二大原因。世界卫生组织估计，由于人口老龄化和预期寿命延长，到2025年，白内障致盲病例将增加到4 000万例；我国现有白内障患者1 100余万例，且每年新增患者逾80万例[1]。

由于糖尿病患病率增加，糖尿病性白内障患病率也随之上升，糖尿病患者白内障的发病率比其他人群增长得更快。来自三大流行病学调查研究 Beaver Dam Eye Study（BDES）、Blue Mountains Eye Study （BMES）和 Visual Impairment Project（VIP）的数据显示糖尿病与白内障的发病率具有直接相关性。糖尿病是公认的白内障发生发展的危险因素，白内障是糖尿病患者视力损害的主要原因之一，糖尿病患者发生白内障的可能性是正常人的 2～5 倍。Bernth-Petersen 等的研究指出，对于年龄在 40 岁以下人群白内障的患病率，糖尿病患者是普通人群的 15 到 25 倍[2]。

　　虽然现代白内障手术技术同过去相比，有了很大的进步，但在糖尿病患者中可能会出现危及视力的并发症，如后囊混浊（posterior capsular opacification，PCO）、术后黄斑囊状水肿（cystoid macular edema，CME）、糖尿病黄斑水肿（diabetic macular edema，DME）和糖尿病视网膜病变（diabetic retinopathy，DR）的恶化等，因此，糖尿病性白内障的围手术期管理非常重要。

一、晶状体的结构及白内障的分类

　　晶状体为双凸面体，成年人晶状体直径约为 9～10mm，平均厚度约为 4～5mm。晶状体的前后表面交界处即为晶状体赤道部，赤道部借助晶状体悬韧带悬挂于睫状体，位于虹膜和玻璃体之间（图 2-2-4-1）。

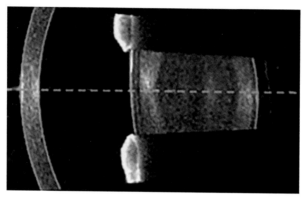

图 2-2-4-1　IOLMaster 700 的 SS-OCT 显示的人眼部晶状体位置及结构

　　目前临床上通常可以按照白内障病因、解剖部位、混浊形态及发病时间等进行分类。如按照病因学可以分为老年性白内障（又称年龄相关性白内障）、先天性和发育性白内障、外伤性白内障、眼内疾病相关性白内障、系统疾病相关性白内障及药物性白内障等；按照解剖部位可以分为皮质性白内障、核性白内障、后囊下型白内障及混合型白内障等；按照白内障发生时间可分为先天性白内障和后天获得性白内障等。

二、糖尿病性白内障的流行病学及危险因素

　　目前，由于对心血管危险因素管理的不断改善，与糖尿病相关的死亡率也在下降，这意味着出现白内障等并不危及生命的并发症的可能性就越大。由于视力受损对生活质量、跌倒风险和老年人的死亡有重大影响，提高对糖尿病并发白内障的风险因素的认识，将有助于改善对高危人群的识别和管理。

　　现有的研究报道糖尿病性白内障的发病率不统一，可能同研究人群的年龄，人种，生活环境，随访时间，医疗条件，以及白内障的诊断标准等因素相关。例如，糖尿病性视网膜病的威斯康星州流行病学研究（the Wisconsin Epidemiologic Study of Diabetic Retinopathy）报告了在 2 型糖尿病患者中白内障手术的 10 年累积发生率为 24.9%。在伊朗进行的一项研究中，平均随访 3.6 年的白内障发生率为 33.1%[3]。

　　就各种类型白内障的发病率来说，BDES、BMES、VIP 等大型的流行病学调查研究发现糖尿病与后囊下型白内障（图 2-2-4-2）、皮质型白内障和核性白内障的发病相关。

　　血糖控制一直被公认为是糖尿病并发性白内障发生发展的一个重要危险因素[4]。多项研究发现，血糖控制对任何类型的白内障结果都有显著的影响。空腹血糖比糖化血红蛋白具有更大的变异性，而后者是衡量血糖的综合指标。有研究发现空腹血糖与白内障有关联，但更多的研究表明白内障与糖化血红蛋白具有更显著的相关性[5]。还有一些危险因素，对于 1 型糖尿病患者，包括年龄、糖尿病视网膜病变的严重程度和蛋白尿；对于 2 型糖尿病患者，危险因素包括年龄和使用胰岛素。

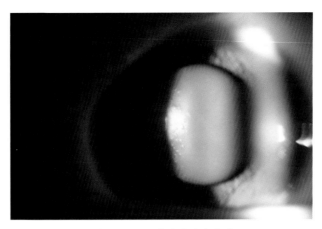

图 2-2-4-2　糖尿病性白内障

患者女，29 岁，1 型糖尿病，双眼视力下降 2 年，出现后囊下型白内障

BDES[6] 报道了糖尿病和白内障形成之间的联系。这项研究历时 5 年，包括 3 684 名年龄在 43 岁以上的参与者，显示糖尿病患者皮质和后囊下白内障的发生率和混浊程度增加了。研究还发现，随着糖化血红蛋白水平的升高，患核性白内障和皮质性白内障的风险也会增加，糖尿病持续时间越长，皮质性白内障和白内障手术的发生率也越高。但 BMES 研究显示，核性白内障与糖尿病的关系较弱。

其他一些因素，例如心率、远视、饮食补充剂、哮喘、缺血性心脏病、充血性心力衰竭、心肌梗死、糖皮质激素使用和慢性阻塞性肺病等，通过单因素分析也被确定为糖尿病患者罹患白内障的风险因素。其他的一些变量如血脂异常和吸烟的作用还没有明确结论。

三、糖尿病性白内障的发病机制

糖尿病导致白内障的发生和发展，公认的学说为"共同土壤"假说，即高血糖导致晚期糖基化终末产物（advanced-glycation end products，AGEs）的表达增加，激活氧化应激通路，增加山梨醇途径的激活，这些因素都与白内障的发生发展息息相关。目前基本得到各国学者认同的有关糖尿病性白内障发病机制的学说有以下几种：

（一）渗透压异常变化

糖尿病性白内障的发病机制多种多样。Kador 等的研究证明，晶状体中，山梨醇产生的速度比由山梨醇脱氢酶转化为果糖的速度快，这一过程在糖尿病患者中比非糖尿病患者增加[7]。山梨醇的大量堆积产生高渗透效应，从而导致液体聚集用以缓冲渗透梯度。高血糖本身也可能导致晶状体纤维中液体的渗透滞留，从而产生渗透应激，细胞内细胞因子 / 生长因子和氧化应激的增加将进一步加重这一现象。渗透压在 1 型糖尿病青年患者由于皮质晶状体纤维广泛肿胀而迅速形成白内障的作用尤为重要。

（二）晚期 AGEs 对晶状体病理生理的影响

在正常和糖尿病人群中，晶状体是在分子水平上研究 AGEs 的致病作用最充分的眼部组织[8]。高血糖在糖尿病性白内障中的致病作用已得到广泛研究，一些研究已经在动物模型中确定了血糖阈值，高于阈值糖尿病性白内障发病率将呈指数增长[9]。

蛋白质糖基化随着年龄的增长而急剧增加，与蛋白质糖基化相关的是晶状体蛋白的共价交联，导致三级结构异化和聚集，晶状体纤维细胞完整性受到损害。晶状体蛋白谱的研究表明是 αA- 晶体蛋白和 γB- 晶体蛋白被糖基化修饰后，导致聚集、溶解性下降和晶状体混浊[10]。

晶状体囊膜也是糖基化的靶点。最近发现，不同种类的 AGEs 在人晶状体囊膜中以年龄依赖的方式积聚，晶状体囊膜内 AGEs 可促进后囊混浊过程中 TGF-β_2 介导的晶状体上皮细胞纤维化。

AGEs 累积也可能是晶状体上皮受损的一个原因[11]，晶状体蛋白分解潜力在老化时受到损害，这将加速 AGEs 的积累以及相关的病理过程。

限制碳水化合物和热量的摄入，可以抑制 AGEs 的聚集，从而延缓人类和小鼠白内障的进展。饮食中的黄酮类化合物通过减少糖基化诱导的蛋白质聚集而具有抗白内障活性。阻断 AGEs 交叉结合的治疗可以干扰来自糖尿病患者晶状体的聚集物[12]。

（三）高血糖状态下抗氧化能力的下降

山梨醇和晚期 AGEs 的积累都将导致超氧自由基和过氧化氢（H_2O_2）的产生。通常，抗氧化酶有助于将超氧自由基降解为 H_2O_2 和氧。然而，晶状体抗氧化酶如超氧化物歧化酶和过氧化氢酶的功能在糖尿病中受到损害，从而无法对抗氧化应激，进而导致白内障的形成。

研究表明，早期皮质性白内障的形成与年龄有关，而氧化应激途径则倾向于导致糖尿病患者的核型和混合型白内障的后期发展。在多元醇途径的激活中，醛糖还原酶使葡萄糖还原为山梨醇。这会导致晶状体内山梨醇的积累，形成渗透梯度，从而可能导致糖尿病患者常见的后囊下型白内障的发展[13]。

四、临床表现

白内障是由于晶状体的透明性下降而出现的眼部疾病。糖尿病引起白内障，可分为真性糖尿病性白内障及糖尿病患者的年龄相关性的白内障。前者主要发生于 30 岁以下青年人，后者为糖尿病患者年龄相关性的白内障，以老年人居多，它的临床表现跟没有糖尿病的这种年龄相关性白内障是相似的，但是发生得更早，进展更快，更容易成熟。

高血糖状态下，由于渗透压等原因的存在会引起近视，是糖尿病患者屈光不正的主要原因。与高血糖状态相比，随着药物的强化治疗，相当数量的患者近视往往会减轻。血糖不稳定期间，患者的屈光状态也发生相应的变化，同晶状体的形态和功能变化有关。此外，血糖波动期间角膜地形参数的变化，是白内障手术前进行生物学测量潜在的误差来源[14]。

五、小结

糖尿病患者呈指数增长趋势，糖尿病患者中白内障的发病率较高。糖尿病患者与非糖尿病患者相比，白内障术后可能预后较差。患有糖尿病的白内障患者在手术和术后恢复过程中面临独特的挑战，其取决于 DR 的严重程度。但随着术前对 DR 的精心的预处理和微创手术技术的应用，这些患者可以获得较为理想的视力。需要特别注意全身和眼部情况。

现代超声乳化白内障术后约有 1%～4% 的患者发生 CME，术后 CME 仍是术后视力不佳的重要原因。糖尿病是白内障术后发生 CME 最重要的危险因素。除了血糖控制不良、糖化血红蛋白高、较严重的糖尿病视网膜病变、较长的糖尿病病程外，较大的累积超声能量，同时存在视网膜前膜、黄斑裂孔、RVO、葡萄膜炎或对侧眼术后 CME 的发展等被确定为额外的危险因素。

研究表明，外用非甾体抗炎药单独使用或联合局部糖皮质激素，可降低发生术后 CME 的风险。预防治疗最好在手术前几天开始，如果患者合并糖尿病，建议术后至少持续使用 3 个月。需要进一步研究确定局部非甾体抗炎药和糖皮质激素对视力、对比敏感度和患者相关生活质量的长期益处。

虽然术后 CME 在大多数患者中会自行缓解，但有研究也表明，如果术后 CME 存在较长时间，会导致最终视力下降。治疗开始的最佳时机仍有待确定。外用非甾体抗炎药，无论是否联合糖皮质激素，都能提高急性和慢性术后 CME 患者的视力。口服乙酰唑胺和玻璃体内地塞米松植入物可用于难治性病例，而玻璃体内抗 VEGF 注射的效果仍存在争议。

过去十年影像技术的进步（如相干光断层扫描技术的出现），以及眼科和非眼科文献提供了大量的循证依据，同时，现代外科和药理学治疗方面的巨大进步，可以更好地指导我们制定糖尿病患者白内障手术的治疗方案，对术后并发症进行适时监测和处理，也有助于减轻这些患者的视力下降风险，从而恢复良好的视力。

参 考 文 献

1. 姚克. 我国白内障研究发展方向及面临的问题. 中华眼科杂志, 2015, 51: 241-244.

2. BERNTH-PETERSEN P, BACH E. Epidemiologic aspects of cataract surgery. Ⅲ: Frequencies of diabetes and glaucoma in a cataract population. Acta ophthalmologica, 1983, 61: 406-416.

3. SRINIVASAN S, RAMAN R, SWAMINATHAN G, et al. Incidence, Progression, and Risk Factors for Cataract in Type 2 Diabetes. Investigative ophthalmology & visual science, 2017, 58: 5921-5929.

4. OLAFSDOTTIR E, ANDERSSON D K, STEFANSSON E. The prevalence of cataract in a population with and without type 2 diabetes mellitus. Acta Ophthalmol, 2012, 90: 334-340.

5. KLEIN B E, KLEIN R, LEE K E. Diabetes, cardiovascular disease, selected cardiovascular disease risk factors, and the 5-year incidence of age-related cataract and progression of lens opacities: the Beaver Dam Eye Study. American journal of ophthalmology, 1998, 126: 782-790.

6. KADOR P F, WYMAN M, OATES P J. Aldose reductase, ocular diabetic complications and the development of topical Kinostat（R）. Progress in retinal and eye research, 2016, 54: 1-29.

7. HASHIM Z, ZARINA S. Advanced glycation end products in diabetic and non-diabetic human subjects suffering from cataract. Age（Dordrecht, Netherlands）, 2011, 33（3）: 377-384.

8. S WAMY-MRUTHINTI S, SHAW S M, ZHAO H R, et al. Evidence of a glycemic threshold for the development of cataracts in diabetic rats. Current eye research, 1999, 18（6）: 423-429.

9. NAHOMI R B, WANG B, RAGHAVAN C T, et al. Chaperone peptides of alpha-crystallin inhibit epithelial cell apoptosis, protein insolubilization, and opacification in experimental cataracts. The Journal of biological chemistry, 2013, 288: 13022-13035.

10. KIM J, KIM O S, KIM C S, et al. Accumulation of argpyrimidine, a methylglyoxal-derived advanced glycation end product, increases apoptosis of lens epithelial cells both in vitro and in vivo. Experimental & molecular medicine, 2012, 44: 167-175.

11. PATIL K K, MESHRAM R J, DHOLE N A, et al. Role of dietary flavonoids in amelioration of sugar induced cataractogenesis. Archives of biochemistry and biophysics, 2016, 593: 1-11.

12. POLLREISZ A, SCHMIDT-ERFURTH U. Diabetic cataract-pathogenesis, epidemiology and treatment. Journal of ophthalmology, 2010, 2010: 608751.

13. SONMEZ B, BOZKURT B, ATMACA A, et al. Effect of glycemic control on refractive changes in diabetic patients with hyperglycemia. Cornea, 2005, 24531-537.

14. JANGHORBANI M, AMINI M. Cataract in type 2 diabetes mellitus in Isfahan, Iran: incidence and risk factors. Ophthalmic epidemiology, 2004, 11: 347-358.

第五节　糖尿病玻璃体病变

一、正常人的玻璃体

玻璃体（vitreous）是透明的凝胶体[1]，无血管且具有屈光作用，与晶状体、房水、角膜等一起构成了眼的屈光间质。其营养来自脉络膜和房水，代谢缓慢，无再生能力。玻璃体充满眼球后 4/5 的玻璃体腔，对晶状体、视网膜等周围组织有支持、减震和营养作用。

人出生时玻璃体主要由 98% 的水与 2% 的胶原蛋白和亲水的透明质酸组成[1]，含有少量的玻璃体细胞。其周围由视网膜内界膜构成的基底层包裹。玻璃体的前表面（前皮质）与玻璃体基底部形成环形间隙。玻璃体后皮质的节状囊腔通道连接睫状体与黄斑。玻璃体和视网膜的连接处由玻璃体皮质层和视网膜内界膜组成。睫状体平坦部后 2mm 到锯齿缘后 1~4mm（和视网膜前 2~4mm 的）玻璃体皮质致密，称为玻璃体基底部，与视网膜紧密相连。视盘前有一漏斗形的空间称为 Martegioni 空间，玻璃体在其周围与视网膜内界膜紧密粘连。玻璃体和视网膜附着最紧密的部位是玻璃体基底部,其次是视盘周围。在外伤或手术中,一旦发生玻璃体丢失,就容易造成视网膜脱离。

Cloquet 管是原始玻璃体的残余,从视盘延伸到晶状体后极的鼻下方,位于膝状凹内。若其缩聚在晶状体后,可在裂隙灯下看到称 Mittendorf 斑,另一端附着在视盘边缘的胶质上。若玻璃体动脉退化不完全,持续存在于视盘上,称 Bergmeister 视乳头(图 2-2-5-1)。黄斑前玻璃体凝胶出现明显的液化区,成为玻璃体皮质前囊袋,对玻璃体黄斑牵拉综合征(VMT)可起到缓冲作用。

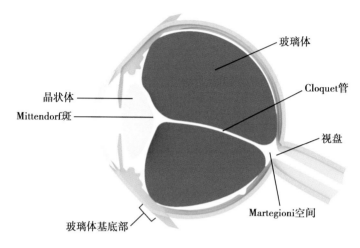

图 2-2-5-1 玻璃体的解剖标志

自 4 岁起,玻璃体内开始出现液化迹象[1],液化指凝胶状的玻璃体逐渐脱水收缩,水与胶原分离。玻璃体组织随年龄增长,透明质酸溶解、胶原网状结构塌陷,形成液化池,逐渐形成玻璃体劈裂和玻璃体后脱离。

玻璃体构成血-玻璃体屏障,又称视网膜玻璃体屏障,能阻止视网膜血管内的大分子进入玻璃体凝胶,正常的玻璃体能抑制多种细胞的增生,维持玻璃体内环境的稳定。

二、糖尿病患者玻璃体的病理改变

糖尿病视网膜病变的致病机制一直以来被聚焦于视网膜病变,但在 20 世纪 80 年代,研究发现玻璃体后脱离(posterior vitreous detachment,PVD)的完整与否和糖尿病所致视网膜新生血管的恶化概率息息相关。因此,糖尿病所引起的玻璃体变化开始被重视并出现相关名词,例如糖尿病玻璃体病变、增殖性糖尿病玻璃体视网膜病变等。

糖尿病患者全身性及视网膜组织代谢状况的异常,会造成玻璃体分子及结构的改变,改变的玻璃体又会后续引发更严重的视网膜病变,形成恶性循环,以下就玻璃体的分子及结构改变分述如下:

(一)玻璃体的分子改变(molecular alteration)

研究糖尿病患者玻璃体腔内不同细胞因子的浓度改变,有助于了解糖尿病视网膜病变进展的机制。血视网膜屏障破坏,导致某些生物标志物释放到玻璃体腔,包括氧化应激相关因子、缺氧诱导的血管生成因子、促炎细胞因子、趋化因子、细胞粘附分子和 CD200 等。检测玻璃体腔内的生物标记物可帮助我们研究其在糖尿病视网膜病变进展中的可能作用[2]。如在疾病的早期,氧化应激反应增加了黏附分子和促炎细胞因子的分泌,白细胞黏附促进糖尿病视网膜的炎症损害,氧化应激,在高血糖背景下,进一步加重视网膜病变。Klein 等研究表明,在疾病的早期,DR 的严重程度与全身血循环中内皮功能障碍和炎症标志物之间密切相关,在糖尿病发病 15 年后这种相关性就不明显了。这表明在疾病的长期发展过程中,玻璃体中生物标志物的水平并不取决于其全身水平,生物标记物受视网膜或玻璃体局部变化的影响。

1. 促血管生成因子（angiogenic mediators）

（1）血管内皮生长因子（vascular endothelial growth factor，VEGF）：VEGF 高表达在 DR 患者渗漏和新生血管形成中起重要作用。PDR 玻璃体内以及血浆中的 VEGF 浓度显著高于正常人的浓度，可作为 PDR 患者玻璃体切除术预后的重要预测因子。PDR 患者玻璃体内的 VEGF 浓度明显高于 NPDR 患者，且在眼底激光光凝术后 VEGF 水平显著下降[7]。VEGF 自玻璃体向房水梯度扩散，可能与缺血性视网膜疾病导致的前节发生的新生血管相关，玻璃体内的 VEGF 始终高于房水的浓度，可能与 VEGF 在前房中被快速清除或降解有关[7]。VEGF 活性影响内皮细胞、周细胞、神经胶质细胞和视网膜神经元的存活，VEGF 活性的降低可导致这些细胞的凋亡增加。这些细胞凋亡的增加导致微血管闭锁、视网膜缺血和早期神经变性。Reiter 等也认为，由于胰岛素缺乏或胰岛素抵抗导致细胞表面 VEGF 受体活性的紊乱，从而导致 VEGF 活性的降低[2]。VEGF 不仅促进新生血管生成，增加毛细血管通透性，也可参与炎症反应，激发视网膜血管内白细胞聚集黏附，导致血视网膜屏障破坏。

（2）胰岛素样生长因子 -1（insulin-like growth factor-1，IGF-1）：PDR 患者玻璃体内 IGF-1 浓度显著增加[14]，患者血清内 IGF-1 浓度与玻璃体内的浓度存在相关性，IGF-1 可由视网膜色素上皮细胞、周细胞和内皮细胞局部产生，促进其在玻璃体内的浓度升高[15, 16]。IGF-1 能够促进 VEGF、bFGF 分泌，发挥协同作用[17]，促进新生血管生成。

（3）基质细胞衍生因子 -1（stromal cell derived factor-1，SDF-1）：PDR 患者玻璃体内 SDF-1 浓度显著升高[22]。SDF-1 是骨髓源性细胞趋化因子，参与组织细胞修复，刺激内皮祖细胞迁移、分化和增殖[23]，缺血能够上调 SDF-1 表达[1]。SDF-1 促进 VEGF 和 bFGF 分泌，VEGF 和 bFGF 使 SDF-1 唯一的受体 CXCR4 表达增加，产生协同作用，促进新生血管生成[24]。

2. 炎性因子（inflammatory mediators）　炎症在糖尿病视网膜病变进程和进展中发挥重要作用。慢性高血糖、缺血、缺氧、高血糖导致氧化应激，诱导炎症反应，导致视网膜毛细血管通透性增加、炎细胞浸润、细胞因子和趋化因子表达增加，从而导致血视网膜屏障破坏，促进视网膜新生血管生成。在缺氧条件下，细胞因子、趋化因子和生长因子等可溶性因子由局部产生分泌到玻璃体腔内。相关的炎性因子如下：

（1）白细胞介素 -6（interleukin-6，IL-6）：DR，尤其是 PDR 患者玻璃体腔内 IL-6 水平显著高于正常人，且房水中的 IL-6 浓度与玻璃体内的 IL-6 表达存在相关性[6]，玻璃体内的 IL-6 始终高于房水的浓度，可能与 IL-6 在前房中被快速清除或降解有关[7]，但 DR 患者血清中的 IL-6 水平很低[8]。缺氧和高血糖能刺激 IL-6 分泌增加[9]。IL-6 是一种多功能细胞因子，参与免疫调节和急性炎症反应，增加血管通透性、参与新生血管生成，IL-6 不仅可以直接促进血管生成，而且可以通过诱导 VEGF 的表达促进血管生成[6]。研究表明，糖尿病性黄斑水肿患者玻璃体内 IL-6 水平显著升高，可能与视网膜血管通透性增加，血视网膜屏障破坏有关[8]。

（2）白细胞介素 -8（interleukin-8，IL-8）和单核细胞趋化蛋白 -1（monocyte chemoattractant protein-1，MCP-1）：PDR 患者玻璃体内 IL-8 与 MCP-1 的浓度显著高于正常人[10]。慢性高血糖导致 IL-8 与 MCP-1 合成增加，单核细胞与血管内皮细胞直接作用会增加 IL-8 和 MCP-1 的表达，缺氧或氧化应激会迅速上调 IL-8 的表达[11]。IL-8 是中性粒细胞和嗜酸性粒细胞的趋化因子[12]，MCP-1 是单核细胞和淋巴细胞的趋化因子[13]，参与炎症细胞的募集。这些趋化因子和炎症细胞与新生血管生成和纤维化有关，与 PDR 的发展密切相关。

（3）白细胞介素 -1β（interleukin-1β，IL-1β）与肿瘤坏死因子（Tumor necrosis factor-α，TNF-α）：DR 患者玻璃体和血清内 IL-1β、TNF-α 浓度较正常人显著增加[18]，患者玻璃体内 TNF-α 浓度高于血清和房水内浓度[4]。IL-1β、TNF-α 通过下调紧密连接蛋白，增加视网膜血管内皮细胞通透性，导致血视网膜屏障损伤[19]。TNF-α、IL-1β 参与炎症反应，刺激视网膜内皮细胞分泌 IL-6、IL-8[20]，激活炎性受体，促进白细胞黏附[21]。

炎症反应在糖尿病视网膜病变发病机制中发挥着重要作用，高血糖、缺血、缺氧会诱发炎症反应，导致糖网患者玻璃体、房水、血清中多种细胞因子上调，这些细胞因子与白细胞、免疫细胞相互作用参与炎症反应，导致视网膜血管内发生白细胞黏附迁移、紧密连接蛋白下调，多种因素共同作用破坏血视网膜屏障并促进新生血管形成。针对糖尿病视网膜病变炎症反应的新型炎症因子抑制剂或许能够成为治疗糖尿病视网膜病变新的靶向药物。

（二）玻璃体的结构改变（structural alteration）

高血糖会促进体内许多氧化路径的活化，最终，产生糖基化终产物（advanced glycation end products，AGEs），并催化后续玻璃体的生化及结构的改变。

1. 玻璃体本体（vitreous body）的变化　包括提早出现玻璃体后脱离（PVD）、玻璃体分层（vitreoschisis）等。糖基化终产物会促进玻璃体内的玻尿酸（hyaluronic acid，HA）解聚（depolymerization），导致玻璃体提早液化；同时，高血糖也会使得玻璃体内的胶原蛋白产生糖基化（glycation）作用，使得胶原纤维和其余结构蛋白的交联（cross-linking）增强，因此，可观察到在 DR 患者的玻璃体内，和健康者相比，其纤维（fibers）的颗粒较大，且呈现较大的异质性；这些玻璃体的结构改变，和后续糖尿病所造成的玻璃体提早后脱离、玻璃体分层及 synchisis 等变化都密切相关。

玻璃体后脱离（posterior vitreous detachment，PVD）是指后玻璃体与视网膜内界膜的分离，其发生率与年龄增长、眼轴增长、近视和无晶状体眼手术呈正相关[3]。

由于玻璃体是一种结缔组织，其中胶原蛋白是其重要组成部分，糖尿病患者由于非酶糖基化和年龄的增长而加速玻璃体皮层（主要是Ⅱ型胶原）和 ILM（主要是Ⅳ型胶原）之间的交联，可引起玻璃体后皮层和内界膜的改变，增加玻璃体与视网膜的粘连，从而导致玻璃体劈裂。

糖尿病患者玻璃体可能含有明显升高的血清蛋白、离子和酶。这些血清成分与玻璃体胶原蛋白和透明质酸相互作用所导致的玻璃体液化促使糖尿病患者早期出现玻璃体后脱离，而玻璃体皮质常常附着在视网膜上，因此糖尿病患者 PVD 往往不完全，发生早，引起 / 加重玻璃体积血。有文献在横断性研究中发现，不完全的 PVD 是引起威胁视力的糖尿病视网膜病变的主要因素[4]（图 2-2-5-2）。

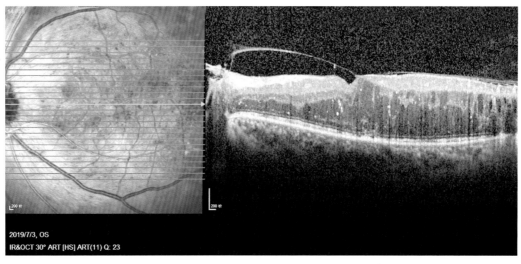

图 2-2-5-2　OCT 显示黄斑区视网膜水肿伴玻璃体牵拉

Song 等回顾了 115 例糖网手术中的 PVD 的状态，发现无 PVD 组中 97.7% 的牵拉视网膜脱离有黄斑脱离，而 68.7% 的玻璃体积血有完全的 PVD。多元回归分析表明，完全的 PVD 与术后最佳矫正视力（BCVA）>20/100 和 BCVA>20/40 的密切相关（P=0.01，P=0.02）[5]。无 DR 组的 PVD 发生率明显高于有 DR 组，但差异无统计学意义[3]。因此 PVD 在糖尿病视网膜病变进程中可能起着重要作用[6]。早期诱导完全的 PVD 将是改变早期 DR 进程的一种潜在的预防治疗方法。但有学者认为通过玻璃体切除手术，人为造成 PVD，是否能有效治疗黄斑水肿，这个问题尚存在争议。

PVD 与糖尿病黄斑水肿的关系研究中发现,完全 PVD 可明显减少糖尿病黄斑水肿的发生 [7]。Yamamoto 等报道其观察到能有效改善视力,减轻黄斑水肿,多焦 ERG 检查显示黄斑区潜伏期缩短但振幅未见明显提高 [8, 9]。大部分学者认为玻璃体手术可能通过增加玻璃体腔的氧供,解除玻璃体的牵引力以及从玻璃体腔中去除刺激黄斑水肿的细胞因子来彻底解决糖尿病黄斑水肿的问题 [10~12]。但是,玻璃体切除手术在没有玻璃体黄斑牵引的糖尿病黄斑水肿(DME)眼中的作用尚不清楚,需要进一步探讨 [12~15]。目前认为针对有玻璃体黄斑牵引的 DME,玻璃体切除手术不失为一个选择。

2. 玻璃体视网膜界面(vitreoretinal interface)的变化　玻璃体视网膜界面由内膜(internal limiting membrane)、后玻璃体皮质(posterior vitreous cortex)和夹杂其中的细胞外基质(extracellular matrix,ECM)所构成。DR 的玻璃体视网膜界面变化包括有内膜增厚、后玻璃体皮质增厚、玻璃体视网膜连接(vitreoretinal adhesion)增强、视网膜上增生膜(epiretinal membrane)形成等。随着眼科图像工具的进步,以往不易观察的透明玻璃体及玻璃体视网膜界面的变化,在新式图像工具的辅助下,都能得到更清楚的显影,因此有助于我们了解疾病过程中这些结构的改变。

利用扫频式相干光断层扫描(swept-source optical coherence tomography,SS-OCT)工具,研究发现,DR 患者相较于健康人,有较高比例产生后玻璃体劈裂(splitting of posterior vitreous,vitreoschisis)的现象,原因可能是由于玻璃体黄斑部的粘连较紧密,故当产生后玻璃体脱离时,玻璃体最外层仍粘连于黄斑部上,而较内层的玻璃体则向内皱缩形成分层现象;此玻璃体视网膜界面的特殊变化,有可能使 PDR 患者眼内的新生血管较易受拉扯产生玻璃体积血或导致视网膜剥离;另外,DR 患者也较易在脱位的后玻璃体和视网膜内层之间产生粘连(adhesion orpeg),其代表不正常的纤维血管增生组织自视网膜长入后玻璃体,这些都是玻璃体切除术手术施行前须审慎评估的特征。

三、临床表现和体征

(一)玻璃体积血

糖尿病患者最常见的主诉是突发眼前黑影遮挡/黑影飘动,视力下降。若出血量少,可自行吸收。追问病史,往往有眼前黑影消失又再次出现的病史。若出血量大,患者主诉突发视物不见,常常有生气、发怒、咳嗽、便秘和运动的诱因,也有患者无任何诱因。近期血糖和/或血压多控制不良,时有波动明显。

查体可见玻璃体腔不同程度的积血,新鲜积血多为条状、块状红色,陈旧积血可为黄色、灰白色,视网膜前/上可见纤维膜附着。积血量大者眼底窥不入(图 2-2-5-3)。

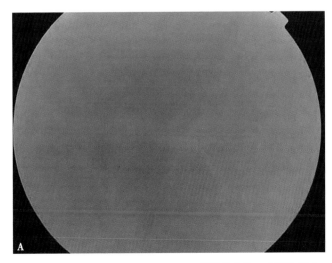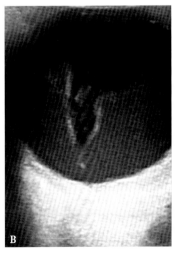

图 2-2-5-3　玻璃体积血
A. 彩色眼底图显示玻璃体积血;B. 眼 B 超显示:大量玻璃体积血

玻璃体积血可根据检眼镜可见度分级见表2-2-5-1。

表2-2-5-1 玻璃体积血分级

眼底	分级
完全可见	无
视盘或视网膜血管大部分可见	轻度
视盘或视网膜血管几乎看不见	中度
视盘和视网膜不可见	重度

（二）玻璃体纤维增殖、视网膜牵拉、牵拉视网膜脱离伴/不伴视网膜裂孔

玻璃体积血部分吸收后可见玻璃体中纤维增殖，多为纤维新生血管膜，由视网膜平面，沿后玻璃体表面生长，部分长入玻璃体内，使视网膜和玻璃体多处粘连。不完全玻璃体后脱离和纤维血管膜收缩发生过程中，加重视网膜牵拉，导致局部视网膜脱离，甚至引起视网膜裂孔，形成牵拉性孔源性复杂性视网膜脱离（图2-2-5-4，图2-2-5-5）。

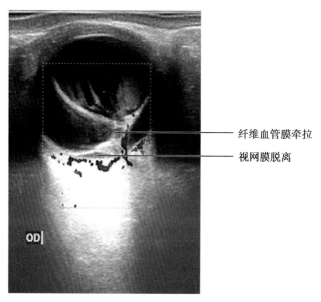

纤维血管膜牵拉

视网膜脱离

图 2-2-5-4 眼科彩色多普勒超声显示：玻璃体积血伴纤维增殖牵拉、局部视网膜脱离（红色表示动脉血流，蓝色表示静脉血流）

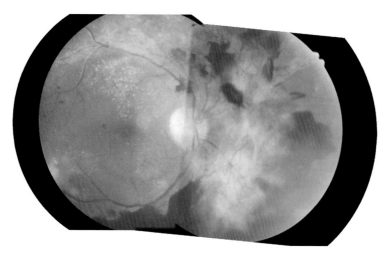

图 2-2-5-5 以视盘、黄斑为中心的2张眼底图形成的拼图显示：鼻侧和下方可见玻璃体积血和纤维增殖

（三）玻璃体后脱离

患者主诉眼前黑影飘动，前方可见环状或云雾状不透明物、闪光感明显。环形阴影表示在视盘和黄斑的玻璃体分离时在玻璃体皮层形成的一个或多个孔。单纯 PVD 对视力影响不大，若对视网膜有牵拉，患者有闪光感。若引起视网膜裂孔、玻璃体积血，症状体征同玻璃体积血。糖尿病患者玻璃体积血出现后，玻璃体劈裂、玻璃体后皮质与玻璃体纤维血管增殖膜粘连在一起，玻璃体与视网膜很难区分。不完全 PVD 的并发症包括：视网膜裂孔、玻璃体积血或视网膜出血、玻璃体黄斑牵拉和黄斑前膜，加重糖尿病视网膜病变，导致牵拉性视网膜脱离，甚至导致牵拉孔源性视网膜脱离（图 2-2-5-6）。

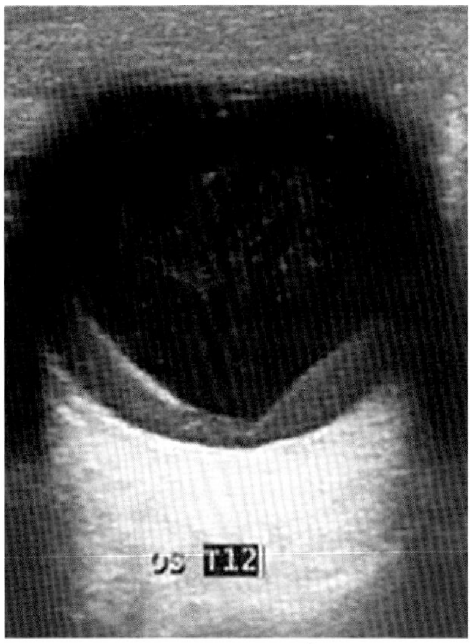

图 2-2-5-6　眼 B 超示：玻璃体积血伴玻璃体后脱离

四、诊断与鉴别诊断

（一）诊断

根据糖尿病病史、症状和眼底检查进行诊断。应详细检查双眼，特别是一眼出现玻璃体积血，应详细检查对侧眼，根据对侧眼眼底情况判定。若玻璃体积血较少，等待积血吸收后行眼底血管造影，补充诊断。糖尿病玻璃体病变的诊断多需要借助辅助检查，了解视网膜病变情况，完善诊断。

（二）鉴别诊断

玻璃体积血：需与玻璃体后脱离致视网膜裂孔引起的玻璃体积血鉴别，还需与糖尿病视网膜病变合并视网膜静脉阻塞、低灌注性视网膜病变等鉴别。

五、辅助检查

（一）眼科 B 超

玻璃体积血和玻璃体后脱离均需通过眼科 B 超了解玻璃体、纤维增生膜与视网膜的关系，观察有无周边裂孔，判定黄斑区是否有视网膜牵拉，或牵拉视网膜脱离。严重的纤维血管膜牵拉视网膜很难鉴别纤维血管膜与视网膜，借助彩色多普勒超声只有部分病例可以鉴别。

（二）视网膜电图

玻璃体积血无法检查视网膜状况，视网膜电图可帮助了解视网膜功能，预估术后视力恢复的可能性，但是浓厚的玻璃体积血有可能影响检查结果，导致预估视功能偏低。

（三）相干光断层成像

后极部无玻璃体积血遮挡的患者，可通过 OCT 检查了解黄斑区水肿程度、玻璃体与视网膜界面的关系。

（四）荧光素眼底血管造影

在轻度玻璃体积血患者，可行荧光素眼底血管造影检查，观察视网膜新生血管生长状态、缺血区的范围和黄斑水肿分型等视网膜的病理改变。

六、治疗

（一）内科控制血糖、血压、血脂，活血化瘀

同糖尿病视网膜病变治疗。

（二）糖尿病玻璃体病变的治疗目的

保持光线进入眼内到达视网膜通路的通畅，进行糖尿病视网膜病变的治疗。

（三）眼底激光治疗

轻度玻璃体积血可观察，等待积血自行吸收，根据荧光素眼底血管造影结果行眼底激光治疗，特别是对侧眼眼底的治疗。若怀疑 PVD 引起视网膜裂孔者，详查眼底，头高位，待玻璃体积血下沉、自行吸收，发现视网膜裂孔可行激光封孔。

（四）玻璃体切除手术

玻璃体积血不吸收，一般等待 1～3 个月，可行玻璃体切除手术。若 B 超显示玻璃体纤维膜牵拉黄斑和 / 或视网膜脱离可酌情玻璃体手术。术中同时行全视网膜光凝。术前 / 术后可行抗新生血管生长因子玻璃体腔注射，有效减轻术中 / 术后视网膜出血，减轻黄斑水肿。

（五）酶解的玻璃体切除手术

玻璃体皮质含有最多的胶原纤维和透明质酸。这些胶原纤维位于玻璃体皮质的外层，与 ILM 相邻，富含层粘连蛋白和纤维粘连蛋白，透明质酸酶、血纤维蛋白溶酶、微血纤维蛋白溶酶等作为玻璃体手术的辅助用药，已处于临床前期试验中。酶解的玻璃体切除术可以稀释玻璃体黏度，从而便于手术操作和缩短手术时间，也减少了手术并发症的发生，人为产生 PVD，在减轻糖尿病性黄斑水肿和去除玻璃体新生血管方面有很大的潜力。

参 考 文 献

1. 葛坚. 眼科学. 2 版. 北京：人民卫生出版社，2010.

2. YULDASHEVA N M A A，KUSHALIEVA F A，Ilyasov S. Role of Vitreous in Pathogenesis of Diabetic Retinopathy. Med Clin Rev，2018，4：12.

3. HAYREH S S，JONAS J B. Posterior vitreous detachment: clinical correlations. Ophthalmologica，2004，218：333-43.

4. GELLA L，RAMAN R，KULOTHUNGAN V，et al. Prevalence of posterior vitreous detachment in the population with type II diabetes mellitus and its effect on diabetic retinopathy: Sankara Nethralaya Diabetic Retinopathy Epidemiology and Molecular Genetic Study SN-DREAMS report no. 23. Jpn J Ophthalmol，2012，56：262-267.

5. SONG WK，KIM SS，Yi JH，et al. Axial length and intraoperative posterior vitreous detachment as predictive factors for surgical outcomes of diabetic vitrectomy. Eye（Lond），2010，24（7）：1273-1278.

6. WENG N，WEI W，ZHU X. [The morphologic structure of vitreous hemorrhage and posterior vitreous detachment]. Zhonghua Yan Ke Za Zhi 2001，37：425-427.

7. ANDERSON W，PIGGOTT K，BAO Y K，et al. Complete Posterior Vitreous Detachment Reduces the Need for Treatment of Diabetic Macular Edema. Ophthalmic Surg Lasers Imaging Retina，2019，50：e266-e273.

8. YAMAMOTO S，YAMAMOTO T，OGATA K，et al. Morphological and functional changes of the macula after vitrectomy and creation of posterior vitreous detachment in eyes with diabetic macular edema. Doc Ophthalmol，2004，109：249-253.

9. YAMAMOTO T，AKABANE N，TAKEUCHI S. Vitrectomy for diabetic macular edema: the role of posterior vitreous detachment and epimacular membrane. Am J Ophthalmol，2001，132：369-377.

10. ABUNAJMA M A，AL-DHIBI H，ABBOUD E B，et al. The outcomes and prognostic factors of vitrectomy in chronic diabetic traction macular detachment. Clin Ophthalmol，2016；10：1653-1661.

11. KIM J，KANG S W，SHIN D H，et al. Macular ischemia and outcome of vitrectomy for diabetic macular edema. Jpn J Ophthalmol，2015，59：295-304.

12. ROMANO M R，ALLEGRINI D，DELLA GUARDIA C，et al. Vitreous and intraretinal macular changes in diabetic macular edema with and without tractional components. Graefes Arch Clin Exp Ophthalmol，2019，257：1-8.

13. GHASSEMI F，BAZVAND F，ROOHIPOOR R，et al. Outcomes of vitrectomy，membrnectomy and internal limiting membrane peeling in patients with refractory diabetic macular edema and non-tractional epiretinal membrane. J Curr Ophthalmol，2016，28：199-205.

14. FLIKIER S，WU A，WU L. Revisiting pars plana vitrectomy in the primary treatment of diabetic macular edema in the era of

pharmacological treatment. Taiwan J Ophthalmol，2019，9：224-232.

15. JACKSON TL，NICOD E，ANGELIS A，et al. PARS PLANA VITRECTOMY FOR DIABETIC MACULAR EDEMA：A Systematic Review，Meta-Analysis，and Synthesis of Safety Literature. Retina 2017；37（5）：886-895.

16. KROLL P，RODRIGUES E B，HOERLE S. Pathogenesis and classification of proliferative diabetic vitreoretinopathy. Ophthalmologica，2007，221：78-94.

17. KATAGIRI M，SHOJI J，INADA N，et al. Evaluation of vitreous levels of advanced glycation end products and angiogenic factors as biomarkers for severity of diabetic retinopathy. Int. Ophthalmol，2018，38：607-615.

18. FOOS R Y，KREIGER A E，FORSYTHE A B，et al. Posterior vitreous detachment in diabetic subjects. Ophthalmology，1980，87：122-128.

19. MATSUNAGA N，OZEKI H，HIRABAYASHI Y，et al. Histopathologic evaluation of the internal limiting membrane surgically excised from eyes with diabetic maculopathy. Retina，2005，25：311-316.

20. MUQIT，MM，STANGA，PE. Swept-source optical coherence tomography imaging of the cortical vitreous and the vitreoretinal interface in proliferative diabetic retinopathy：assessment of vitreoschisis，neovascularisation and the internal limiting membrane. Br. J. Ophthalmol，2014，98：994-997.

21. ADHI M，BADARO E，LIU J J，et al. Three-dimensional enhanced imaging of vitreoretinal interface in diabetic retinopathy using swept-source optical coherence tomography. Am J Ophthalmol，2016，162：140-149.

22. KELES A，SONMEZ K，EROL YO，et al. Vitreous levels of vascular endothelial growth factor，stromal cell-derived factor-1α，and angiopoietin-like protein 2 in patients with active proliferative diabetic retinopathy. Graefes Arch Clin Exp Ophthalmol，2021，259：53-60.

23. YAMAGUCHI J，KUSANO KF，MASUO O，et al. Stromal cell-derived factor-1 effects on ex vivo expanded endothelial progenitor cell recruitment for ischemic neovascularization. Circulation，2003，107：1322-1328.

24. SALVUCCI O，YAO L，VILLALBA S，et al. Regulation of endothelial cell branching morphogenesis by endogenous chemokine stromal-derived factor-1. Blood，2002，99：2703-2711.

第六节　糖尿病视神经病变

糖尿病可以累及中枢神经、周围神经和自主神经等。在眼部糖尿病可累及视神经，引起糖尿病视神经病变（diabetic optic neuropathy，DON）。目前国内外对其研究较少，主要是因为糖尿病视神经病变临床表现多种多样，无特异性，轻者多无症状，重者又往往合并有糖尿病视网膜病变，容易被忽略。糖尿病视神经病变是影响视力预后的重要因素，应引起高度重视。

一、分类

目前根据糖尿病视神经病变的临床特征，主要分为以下五类：糖尿病缺血性视神经病变、糖尿病视盘病变、糖尿病急性视神经炎样改变、糖尿病视盘新生血管、糖尿病视神经萎缩。

二、发病率

国外文献报道发病率为 7% 到 24.3%[1]，国内发病率可高达 48.3%[2]。造成报道不一的原因可能是：①研究对象不同；②对糖尿病视神经病变认识不足，从而采用了不同的诊断标准和分类方法；③糖尿病视神经病变的症状及体征轻，不易被发现；④在合并有糖尿病视网膜病变时易被漏诊。

三、发病机制

目前尚未完全明了，多数学者认为，是糖尿病导致的代谢紊乱、异常葡萄糖代谢产物的毒性作用、血视网膜屏障破坏导致的循环障碍及血管渗漏、神经因子减少以及缺氧等多种病理因素共同作用的结果。糖尿病缺血性视神经病变主要是由于供应视盘的睫状后动脉阻塞、血管弹性下降、供血不足所致。另外血黏度增加导致的血小板聚集，也会增加缺血性视神经病变的发病风险。糖尿病视盘病变的发病机制为视盘表面和周围毛细血管通透性增高，渗漏加重，神经递质轴性传导障碍。组织缺氧是导致视盘新生血管生长的主要原因[3,4]。

四、症状

最常见的主诉为无症状性视力减退伴视物遮挡感。糖尿病缺血性视神经病变多单眼发病，起病急，视力下降明显。糖尿病视乳头病变可双眼发病，起病隐匿，一般无明显症状或仅为轻度视力下降。糖尿病急性视神经炎样改变多无症状或仅轻度视力下降，无眼球转动痛。糖尿病视盘新生血管属于增殖期改变，早期对视力影响不大，晚期视力损害明显。病变发展至糖尿病视神经萎缩，可出现黑矇。

五、体征

（一）糖尿病缺血性视神经病变

发病年龄常大于 50 岁，相对性传入性瞳孔障碍（relative afferent pupillary defect，RAPD）征阳性。可分为前部缺血性视神经病变和后部缺血性视神经病变。前部缺血性视神经病变眼底可见视盘色淡，节段性或扇形水肿。视野检查多见与生理盲点相连的扇形视野缺损，或与生理盲点相连的但不以正中线为界的水平偏盲或垂直偏盲。荧光素眼底血管造影表现为早期视盘缺血区充盈迟缓或呈弱荧光，未缺血区毛细血管扩张，荧光素渗漏，出现强荧光，晚期全视盘强荧光，但强弱不一。后部缺血性视神经病变早期无视盘水肿，2～4 周后视盘颜色逐渐变淡。晚期糖尿病缺血性视神经病变可进展为视神经萎缩。图 2-2-6-1 示为糖尿病缺血性视神经病变，患者单眼突然起病，有 RAPD，下半视野缺损，并逐渐向上方扩展，视盘颜色苍白水肿。

（二）糖尿病视盘病变

发病年龄常小于 50 岁，RAPD 征阴性。眼底检查视盘充血，轻度至中度弥漫性或象限性水肿。视野检查无异常或仅为生理盲点扩大。荧光素眼底血管造影显示，动脉早期视盘表层辐射状毛细血管扩张，随即扩张的毛细血管渗漏荧光，视盘呈强荧光，晚期视盘呈强弱均匀的弥漫性强荧光。视盘水肿可在 2～10 个月内自发缓解，患者视神经功能损害轻，视力预后较好，一般不发生视神经萎缩。如图 2-2-6-2 所示患者糖尿病史，主诉视物模糊，视盘充血明显，轻度水肿，视盘旁有出血。

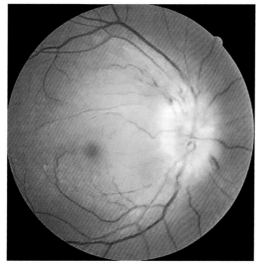

图 2-2-6-1 典型的糖尿病性视神经病变

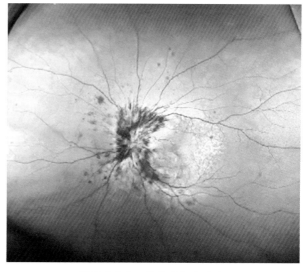

图 2-2-6-2 糖尿病视盘病变
视盘充血明显，轻度水肿，视盘旁可见出血

（三）糖尿病急性视神经炎样改变

多见于 1 型糖尿病，临床上类似急性视乳头炎改变，RAPD 征阴性。眼底检查视盘充血明显，但水肿程度较轻。视野多见中心暗点、生理盲点扩大及弓形视野缺损。荧光素眼底血管造影与糖尿病视乳头病变有类似之处。两者的区别是：糖尿病视盘病变以视盘水肿为主，荧光素眼底血管造影视盘渗漏明显；而糖尿病急性视神经炎样改变以视盘充血为主，荧光素眼底血管造影视盘渗漏较轻。

（四）糖尿病视盘新生血管

视盘及其附近 1 个视盘直径范围内有新生血管形成称为视盘新生血管（图 2-2-6-3），具体临床表现与荧光造影表现见第二篇第一章第三节。

（五）糖尿病视神经萎缩

糖尿病视神经萎缩是指糖尿病导致视网膜神经节细胞及其轴突发生的不可逆的损害。各种糖尿病视神经病变晚期均可导致视神经萎缩。眼底检查视盘色灰白，晦暗，边界模糊不清，生理凹陷消失。视网膜动脉变细，血管伴有白鞘，后极部视网膜可见硬性渗出以及未吸收的出血。局限性视神经萎缩的视野表现为相应方位视野扇形缺损，全视神经萎缩的视野表现为视野向心性缩小。荧光素眼底血管造影显示视盘自始至终呈弱荧光。

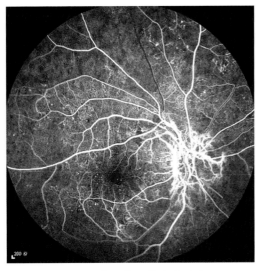

图 2-2-6-3 荧光素眼底血管造影早期即可见视盘上新生血管（如箭头所示）

Wolfram 综合征（遗传性少年型糖尿病综合征），是一种常染色体隐性遗传性疾病，发病率为十万分之一。表现为 1 型糖尿病、眼部症状、耳聋、尿崩症。1 型糖尿病常为首发疾病，多在儿童期发病。双眼视力逐渐下降，视野缩小，色觉异常。眼底检查视盘色苍白，视网膜血管普遍变细。视神经萎缩的发生率为98%，但很少出现糖尿病视网膜病变。视神经萎缩出现得最早，是此病的重要临床体征。鉴于此病的特殊性，提醒眼科医生，避免误诊以及漏诊（图 2-2-6-4）。

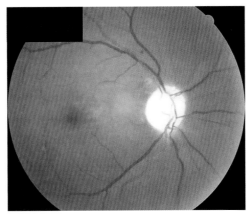
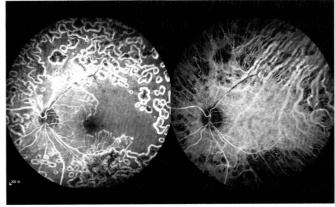

图 2-2-6-4 一例典型的 Wolfram 综合征患者

六、辅助检查

对疑诊糖尿病视神经病变的患者，即使眼底检查正常，荧光素眼底血管造影检查仍可发现检眼镜下不能发现的各种微血管损害以及损害程度。早期发现视网膜缺血状况，对糖尿病视神经病变的诊断具有重要的指导意义，也是研究该病和了解其病变进程的重要手段。不同类型的糖尿病视神经病变具有不同的视野损害，视野检查是辅助诊断的必要依据之一。视觉电生理检查可用于评价视神经的功能。视觉诱发电位可表现为 P100 波潜伏期延长，波幅低于正常。必要时行 CT、MRI 以及神经科检查，排除鼻源性视神经病变以及颅脑疾病和巨细胞动脉炎所导致的视神经病变。

七、诊断以及鉴别诊断

临床中糖尿病视神经病变的表现多种多样，需要依据患者病史、症状、体征、辅助检查综合考虑才能明确诊断。视盘杯盘比小的人易发生糖尿病视盘病变和糖尿病缺血性视神经病变，因此对于视盘杯盘比小且合并糖尿病的患者应特别注意视神经的检查。除了糖尿病视神经病变各类型之间的鉴别外，还要与其他原因引起的视神经病变相鉴别。单眼糖尿病视神经病变应鉴别于假性视乳头水肿、视神经炎、视网膜静脉阻塞、巨细胞动脉炎性缺血性视神经病变、鼻源性视神经病变等。双眼糖尿病视神经病变需与高血压视神经病变、颅内占位所致的颅内高压性视乳头水肿等相鉴别。

八、治疗原则

治疗原则与糖尿病视网膜病变相同，强调综合性治疗。一般糖尿病视盘病变患者预后良好。糖尿病缺血性视神经病变依据视神经缺血的部位和范围而定，有的可保留较好的中心视力，严重的可导致失明。视盘新生血管经全视网膜光凝或玻璃体切除治疗后，一般预后良好，少部分患者可出现视神经萎缩。糖尿病视神经病变一旦发现，应尽快治疗，尽可能减少视神经功能不可逆的损害，避免视神经萎缩的发生。

1. 首先要控制原发病及致病危险因素，如糖尿病、高血压、高血脂等。控制血糖是防止糖尿病视神经病变的主要措施。糖尿病病程越长，糖尿病视神经病变的发病风险越高。对于血糖过高的糖尿病患者，应当缓慢将血糖降至正常，避免因血糖短时间内控制过快，而导致发生糖尿病视神经病变的风险因素增加。

2. 对于各种类型急性期视盘水肿较重的糖尿病视神经病变患者，目前临床上使用最普遍的药物仍然是糖皮质激素。它可恢复血视网膜屏障，消除水肿，改善视神经血液循环。可用于全身、后 Tenon 囊下注射以及眼内注射[5,6]。因其具有的全身副作用可导致原发病加重以及血管危险因素增加，全身使用时应严格检测患者全身情况，采取短期冲击疗法，必要时及时停药。

3. 对于糖尿病缺血性视神经病变可以用血管扩张及改善微循环的药物，改善组织缺血缺氧，加快神经传导速度。

4. 神经生长因子、维生素 B_{12} 等神经营养药物可用于治疗各种类型糖尿病视神经病变，修复视神经的损伤，恢复视神经的传导功能。

5. 视盘新生血管是由于视网膜广泛缺氧所致，应行全视网膜光凝治疗，但对于反复玻璃体积血的患者应考虑行玻璃体切除术。近年来随着抗血管内皮生长因子（vascular endothelial growth factor，VEGF）药物的问世，玻璃体腔内注射抗 VEGF 药物越来越受到关注。可以有效辅助激光以及手术治疗，降低玻璃体出血的发生，提高治疗效果。

总之，糖尿病视神经病变是个涉及多个专业多个学科的疾病，一旦在临床上遇到糖尿病视神经病变的患者，在综合治疗的前提下，建议听取神经眼科医生的意见，必要时求助神经科医生，以便同时掌握该病的最新治疗进展，避免误诊以及漏诊。

参 考 文 献

1. POLIAKOVA M A，GAVRILOVA N A. The current conception about thePathogenic mechanisms of the diabetic optical neuropathy development[J]. Patol Fiziol Eksp Ter，2012，3：129-132.

2. 丁小燕，欧杰雄，马红婕，等. 糖尿病视神经病变的临床分析. 中国实用眼科杂志，2005，23：1269-1274.

3. 李筱荣，黎晓新，惠延年，等. 糖尿病眼病. 北京：人民卫生出版社，2010，317-335.

4. SLAGLE W S，MUSICK A N，ECKERMANN D R，et al. Diabetic papillopathyand its relation to optic nerve ischemia[J]. Optom Vis Sci，2009，86：395-403.

5. A 1-H ADDAD C E，JURDI F A，Bashshur Z F. Intravitreal triamcinoloneacetonide for the management of diabetic papillopathy. Am J Ophthalmol，2004，137：151-1153.

6. MANSOUR A M，EL-D AIRI M A，SHEHAB M A，et al. Periocular cortico，steroids in diabetic papillopathy. Eye（Lond），2005，19：45-51.

第七节　糖尿病脉络膜病变

一、概述

糖尿病视网膜病变是导致工作人群视力下降甚至致盲的主要原因，全球 DR 的患病率在糖尿病患者中约为 35%[1]。然而，组织病理、荧光素眼底血管造影（FFA）以及激光多谱勒等研究发现，糖尿病脉络膜病变（diabetic chorioidopathy，DC）同样会造成糖尿病患者视力损害[2]。脉络膜是眼内重要的血管组织，由外到内分别由脉络膜上腔、大血管层（Haller 层）、中血管层（Sattler 层）、毛细血管层和 Bruch 膜；靠近视网膜的脉络膜静脉管壁由许多细小的窗孔，主要负责外层视网膜，包括视网膜色素上皮层（RPE）和光感受器层的供血与供氧[3, 4]。同时，脉络膜也是中心凹无血管区代谢交换的主要媒介（图 2-2-7-1）。

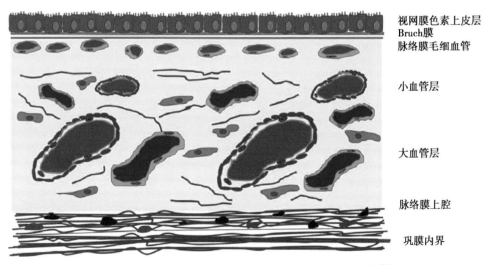

视网膜色素上皮层
Bruch膜
脉络膜毛细血管

小血管层

大血管层

脉络膜上腔

巩膜内界

图 2-2-7-1　正常脉络膜结构示意图（引自 Campos A 等[9]）

需要我们特别注意的是，即便无 DR 症状的糖尿病患者亦可发生 DC。DC 可以是不伴视网膜病变的糖尿病患者（NDR）出现视力下降的主要危险因素之一[2]。

二、糖尿病脉络膜病变的组织病理改变

糖尿病脉络膜异常主要表现为脉络膜微血管瘤；脉络膜毛细血管内皮细胞萎缩和丢失（图 2-2-7-2）；毛细血管蜿蜒迂曲，甚至伴随严重变形和挛缩，进而毛细血管出现狭窄、扩张和阻塞。脉络膜血管重构以致

出现脉络膜新生血管（CNV）[2, 5]。脉络膜毛细血管发育不全与 Bruch 膜增厚显著相关，Bruch 膜层物质沉积导致脉络膜毛细血管的物质运输障碍。此外，糖尿病脉络膜组织中会出现 4 倍于正常人的无细胞毛细血管结构。

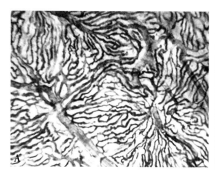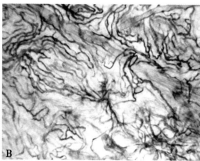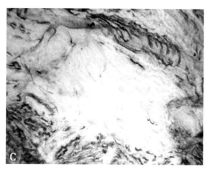

图 2-2-7-2　糖尿病脉络膜组织的碱性磷酸酶染色（引自 Lutty GA[5]）

A. 一些区域脉络膜组织大致正常，拥有排列规整的小叶结构；然而，仔细观察可见脉络膜毛细血管蜿蜒迂曲，甚至伴随一些严重变形和挛缩的毛细血管结构；B. 该区域内可见弥漫性脉络膜毛细血管丢失；C. 严重者可出现脉络膜毛细血管完全缺失和萎缩，这一改变与糖尿病患者 Bruch 膜厚重沉积物有关

脉络膜中多型核白细胞（PMNs）数量与脉络膜毛细血管发育不全范围呈正相关（图 2-2-7-3）[5]。

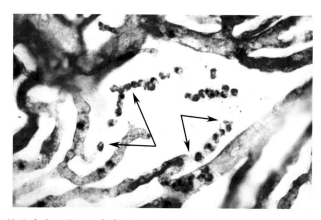

图 2-2-7-3　糖尿病脉络膜组织中多型核白细胞 PMNs（黑色箭头所示）（引自 Lutty GA[5]）
常出现在脉络膜毛细血管功能异常区域，该处碱性磷酸酶活性消失

有学者针对自发性糖尿病 Spontaneously Diabetic Torii（SDT）大鼠和正常 Sprague-Dawley（SD）大鼠的视网膜与脉络膜的病理性改变进行了对比研究。与正常 SD 大鼠相比，SDT 大鼠中视网膜和脉络膜平均厚度均显著增加（图 2-2-7-4）。两种大鼠模型中脉络膜厚度与视网膜厚度显著相关，DC 在 SDT 大鼠中可呈现脉络膜水肿改变[6]。

在严重病例中，脉络膜大血管亦会出现洋葱皮样外观并形成大动脉瘤。

糖尿病相关 CNV 分为脉络膜内新生血管（intrachoroidal neovascularization，ICNV）和脉络膜外新生血管（extrachoroidal neovascularization，ECNV）两种类型。其中 ICNV 主要由位于脉络膜和巩膜交界的脉络膜深部毛细血管网组成（图 2-2-7-5）[7]。大约 20% 糖尿病患者会出现 ICNV，临床中观察到的脉络膜微血管瘤可能是其一部分[8]；ICNV 的发生部位与脉络膜毛细血管萎缩区域不一致。目前 ICNV 的发病机制尚不明确[7]。

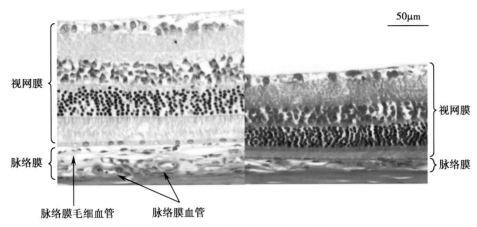

图 2-2-7-4　SDT 大鼠（左图）和正常 SD 大鼠（右图）在距离视盘 1 400μm 至 1 600μm 处视网膜和脉络膜组织结构对照（引自 Toyoda F 等[6]）

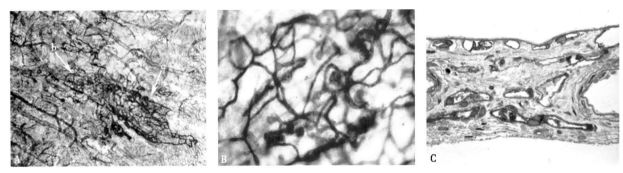

图 2-2-7-5　一例 68 岁胰岛素依赖性糖尿病患者脉络膜 ICNV 的免疫组化图像特征（引自 Lutty GA[7]）

A. ICNV 显示为深蓝色蜘蛛网状的血管系统（白色箭头所示），提示碱性磷酸酶活性最强；B. 放大图 A 中 ICNV 部分（图 A 中箭头 b 所示）可见数个球囊状微动脉瘤病灶；C. 图 A 中 c 箭头所示区域的断面图像可见 ICNV 毛细血管呈致密的蓝色，主要位于外层脉络膜的 Haller 层水平；通常情况下，该处无毛细血管结构；图 C 为 PAS 和 HE 染色

　　ECNV 则主要位于 Bruch 膜内，以及 Bruch 膜和 RPE 之间（图 2-2-7-6），主要由于糖尿病患者脉络膜毛细血管萎缩闭塞、RPE 层 VEGF 释放增加，导致 CNV 发生[7]。上述两种 CNV 大都位于眼底赤道部和周边部脉络膜。此外，ECNV 常会出现自发性栓塞[7]。

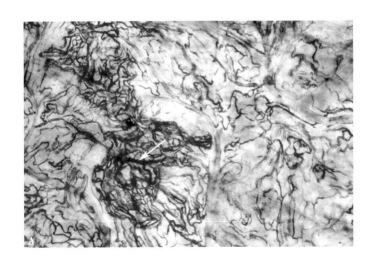

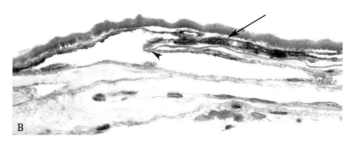

图 2-2-7-6　糖尿病脉络膜组织中的 ECNV 改变（引自 Lutty GA[7]）

A. 利用碱性磷酸酶处理一例 74 岁 2 型糖尿病患眼脉络膜可见大团 CNV 形成（白色箭头所示）；黄色物质为基底膜沉积物；CNV 周围脉络膜毛细血管严重萎缩；B. 利用 PAS 和 HE 染色图 A 中 CNV 组织可见 CNV 已突破 Bruch 膜生长（短箭头所示），CNV 上方粉红色基底膜沉积物（长箭头所示）

此外，DC 可同时发生微血管病变和糖尿病神经病变。例如，脉络膜血管周围副交感神经纤维中神经元 NO 释放也可导致糖尿病相关神经元损伤[9]。

三、糖尿病脉络膜病变的影像学特征

1. 吲哚青绿血管造影（ICGA）　糖尿病患者中，即使没有出现 DR 病变，脉络膜血流和血容量亦会进行性降低，造成中心凹下脉络膜血流阻力增加，加重视网膜组织缺氧和 VEGF 过表达，进一步造成视网膜损伤和黄斑水肿形成。随着 DR 严重程度增加，吲哚青绿血管造影（ICGA）中脉络膜血流会出现"充盈倒置"现象，即视网膜血管充盈早于脉络膜，亦提示脉络膜血流阻力增加[10]。

在轻度非增殖性 DR（NPDR）患眼中，脉络膜毛细血管因选择性充盈表现为 ICGA 中的"椒盐样"外观。2002 年，日本学者 Shiragami C 等利用 ICGA 定义了 DC 患眼脉络膜异常的部分影像学特征，即弱荧光暗点和强荧光斑点。其中脉络膜毛细血管充盈缺损或迟缓均会造成 ICGA 中脉络膜弱荧光暗点，主要为中周部多发或孤立的小叶状病灶，大小由半个视盘直径到 1 个视盘直径不等[11]。随着疾病进展，ICGA 会出现更为明显的脉络膜弱荧光斑，我们既往研究发现，增殖性 DR（PDR）患眼中脉络膜斑片状低灌注发生率为 70.83%，显著高于 NPDR 患眼（40.54%），提示伴随 DR 严重程度进展，脉络膜缺血不断加重[10]。在临床中，我们同样发现重度 NPDR 患者荧光素眼底血管造影（FFA）中背景荧光不同程度减弱或消失，亦提示脉络膜毛细血管缺血、萎缩（图 2-2-7-7）。然而目前尚无 DC 相关的典型 FFA 影像学特征分析报道。

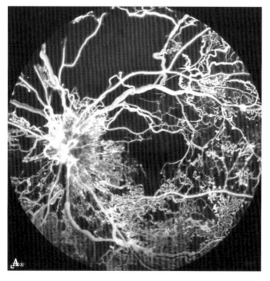
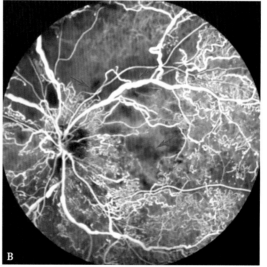

图 2-2-7-7　重度 NPDR 眼底荧光血管造影（FFA）联合吲哚青绿血管造影（ICGA）图像

A. FFA 可见左眼后极部视网膜大片无灌注区、微血管瘤、视网膜静脉呈串珠及呈襻改变、IRMA；部分区域背景荧光消失；B. ICGA 可见左眼后级部脉络膜散在斑点样弱荧光（红色箭头所示）

另一方面，ICGA 早期尚无染料渗漏的情况下，可见脉络膜强荧光斑点病灶，如果病灶直径小于视盘的 10%，则定义为小片状强荧光斑点，相反，如果直径超出上述范围则归类为大片状强荧光斑点[11]。上述眼底血管造影改变与 DR 严重程度、糖化血红蛋白水平（HbA1c）以及血糖控制情况高度相关。

此外，随着 DC 进展，脉络膜会出现新生血管，即增殖性糖尿病脉络膜病变（PDC）[12]。PDC 通常为 I 型 CNV，眼底不伴有年龄相关性黄斑变性改变，可与 DR 严重程度不一致（图 2-2-7-8）。

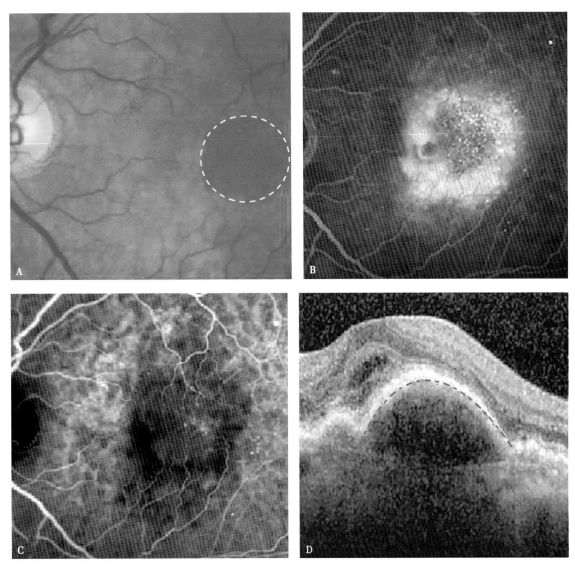

图 2-2-7-8　增殖性糖尿病脉络膜病变（PDC）的影像学特征
A. 左眼黄斑中心凹处可见视网膜下 CNV 病灶（黄色点状区域所示），未见与年龄相关性黄斑变性相关的视网膜色素上皮改变和以及玻璃膜疣；B. FFA 中晚期可见左眼黄斑无源性染料渗漏，周边散在点状高荧光；C. ICGA 可见中心凹下 CNV 充盈信号，以及散在视网膜微血管瘤点状强荧光；D. 经过中心凹水平谱域相干光断层扫描（SD-OCT）可见 RPE 纤维血管性脱离（红色点状弧线所示），周边部可见 RPE 波浪样外观，RPE 脱离上方可见视网膜下积液

2. 相干光断层扫描（optical coherence tomography，OCT）　具有增强深部成像（EDI）功能的 OCT（EDI-OCT）以及扫频源 OCT（swept source OCT，SS-OCT）使脉络膜厚度定量成为可能。在糖尿病患者中，无论 DR 严重程度如何，脉络膜厚度一般表现为鼻侧持续升高，而颞侧逐步萎缩[13]。

一种观点认为糖尿病患者脉络膜厚度降低，而且与轻度 NPDR 患眼相比，糖尿病性黄斑水肿（DME）和 PDR 患眼的脉络膜厚度显著降低，脉络膜萎缩会造成视网膜损伤加重，因此两者之间具有一致性[14]。SS-OCT 亦证实糖尿病以及伴随的 DR 病变均会显著影响脉络膜厚度，其中，糖尿病患者年龄、性别、病程以及高血压状态均与脉络膜厚度显著相关[12]。随着糖尿病病程延长，脉络膜厚度持续降低；此外，DR 严重程度增加，脉络膜厚度亦显著降低[15]。脉络膜自主神经系统激活可能调节脉络膜血管收缩，进而降低脉络膜厚度[16]。相反，亦有学者认为 DR 患者中脉络膜厚度增加，出现类似 DME 的脉络膜水肿现象。在对 DR 分级研究中发现，与正常对照组比较，轻度 NPDR 患眼中脉络膜全层厚度和外层厚度均显著降低；然而重度 NPDR 患眼中脉络膜全层厚度与外层脉络膜厚度均显著增加[17]。外层脉络膜影响整个脉络膜厚度。重度 NPDR 患眼外层脉络膜厚度增加，可能跟 DR 晚期眼内 VEGF 水平升高导致的血管病理性改变，包括脉络膜血管扩张，脉络膜血流增加以及血管通透性增强有关[17]。脉络膜中糖基化终产物沉积提示脉络膜血管和或脉络膜基质在脉络膜变厚过程中发挥至关重要作用。此外，糖尿病患者脉络膜 Haller 层血管狭窄或脉络膜血管残端亦会导致脉络膜增厚。尽管如此，目前尚不知这种脉络膜改变是原发性，还是继发于视网膜病变。

大多数研究证实脉络膜厚度增加是 DME 的危险因素之一[10]。DME 是 DR 患者危及视力的主要原因之一。DR 血视网膜内屏障（inner blood retinal barrier, iBRB）破坏会导致液体积存，进而引起 DME。糖尿病患者中脉络膜炎症和缺血会破坏血视网膜内外屏障，亦可加重 DME 程度[9]。此外，脉络膜亦与 DME 中浆液性黄斑脱离（SMD）密切相关。脉络膜厚度增加，脉络膜毛细血管通透性增强以及外血视网膜屏障破坏等均造成 SMD 发生。我们既往研究发现 DME 伴随 SMD 患眼中心凹下脉络膜厚度与脉络膜面积（图 2-2-7-9）均显著增加。

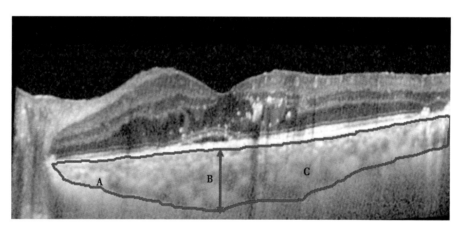

图 2-2-7-9　浆液性黄斑脱离患眼脉络膜面积范围
A. 巩膜内界；B. 中心凹下脉络膜厚度（红色箭头所示）；C. 脉络膜面积（红色曲线区域）

此外，En face OCT 可见 NPDR 患眼中光感受器受损，与 OCTA 中脉络膜毛细血管层无灌注高度相关[18]。

EDI-OCT 和 SS-OCT 均可见 Sattler 和 Haller 层脉络膜中大血管迂曲变形，部分消失，与既往组织病理学发现一致。En-face SS-OCT 可观察到部分糖尿病患者脉络膜 Sattler 层隐形血管（unvisualized vessels，图 2-2-7-10）；Haller 层脉络膜血管狭窄（图 2-2-7-11）；Haller 层脉络膜血管动脉瘤样改变（图 2-2-7-12）；终止于 Haller 层表面和中部的脉络膜血管则呈现血管桩样改变（vascular stumps 图 2-2-7-13）。中心凹下脉络膜厚度增加与脉络膜局灶血管变窄和血管桩样改变（vascular stumps）相关，Haller 层血管桩样（vascular stumps）改变与 DR 严重程度、最佳矫正视力以及中心凹处视网膜脉络膜厚度相关[19]。此外，En face SS-OCT 显示随着 DR 严重程度增加，脉络膜血管密度与容量均显著降低。

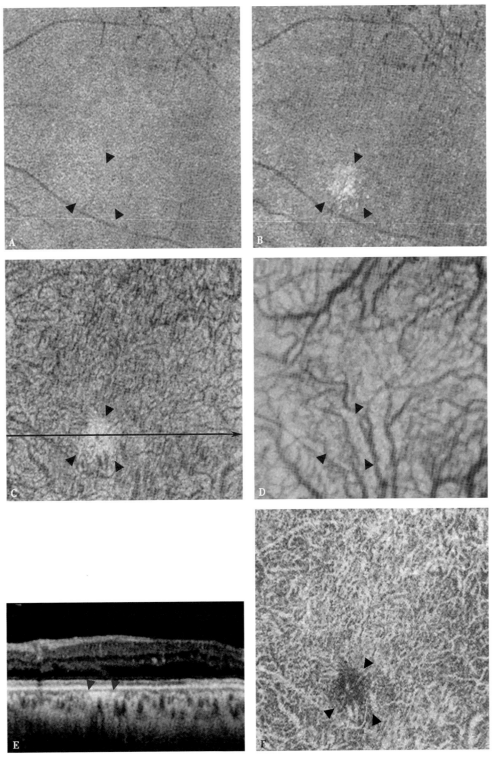

图 2-2-7-10　中度 NPDR 脉络膜 Sattler 层局灶性隐形血管改变（引自 Murakami T 等[19]）

Sattler 层 en face SS-OCT（C）与 B 扫描 SS-OCT（E）可见局灶边界不清的脉络膜血管改变（箭头所示），伴随下方血管桩样改变（vascular stump，D&F）；RPE 层 en face SS-OCT（A）在相应区域未见任何异常反光；而在相应脉络膜毛细血管层面则可见斑片样高反光（B）；F 为 Haller 层（红色）和 Sattler 层（绿色）在反转信号后的合成图像

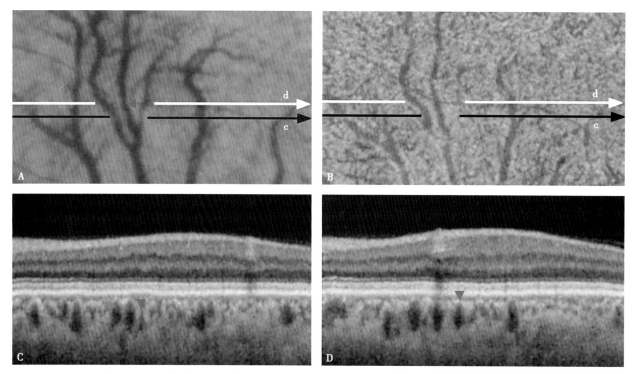

图 2-2-7-11　轻度 NPDR 脉络膜 Haller 层局灶性脉络膜血管狭窄（引自 Murakami T[19]）

En face SS-OCT 可见 Haller 层（A）局灶脉络膜大血管变窄（红色三角所示），然而在 Sattler 层未见上述改变（B）；B 扫描 SS-OCT 可见局灶性萎缩血管（C，红色三角所示），远侧一处粗大的脉络膜血管（D，红色三角所示）

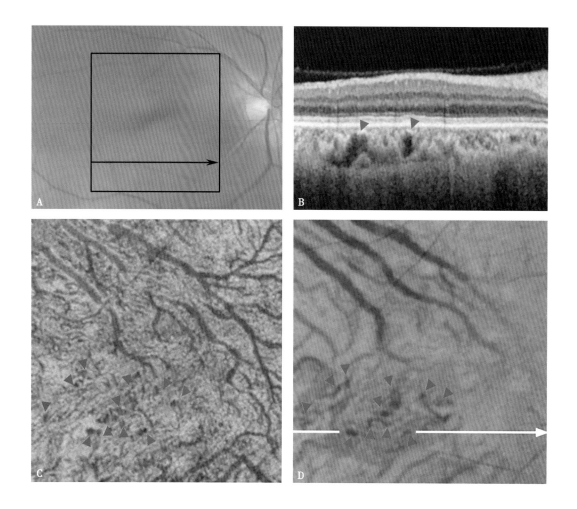

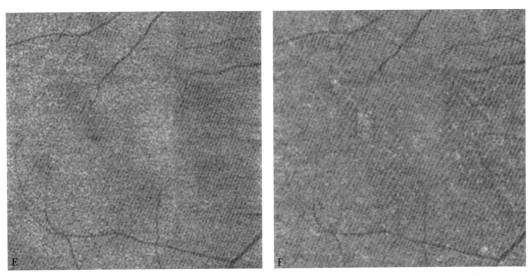

图 2-2-7-12　无明确 DR 的 Haller 层可见脉络膜血管动脉瘤样改变（引自 Murakami T[19]）

Haller 层 en face SS-OCT（D）可见脉络膜血管呈囊样动脉瘤性扩张，突破到上方 Sattler 层（C&B）；相反，在眼底彩色照相（A），以及 RPE 层（E）和脉络膜毛细血管层（F）的 en face SS-OCT 图像中未见该病灶

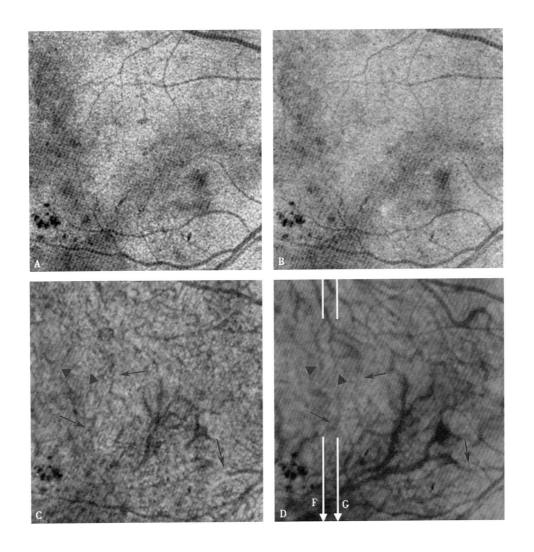

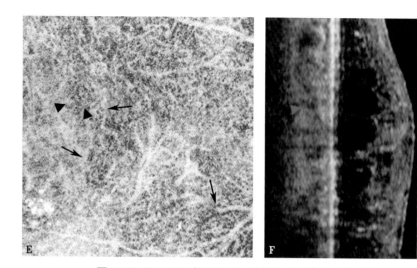
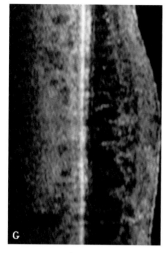

图 2-2-7-13　PDR 患眼 Haller 层脉络膜血管呈血管桩样改变（引自 Murakami T[19]）

Sattler 层（C）和 Haller 层（D）的 en face SS-OCT 图像，以及 Sattler 层（绿色）和 Haller 层（红色）经信号反转后获得的合成图像（E）均可见脉络膜血管栓样改变血管残端样改变（vascular stumps）；F、G 为 B 扫描 SS-OCT 图像，方向为图 D 中白色箭头所示；Haller 层大部分血管与 Sattler 层中小血管相连（箭头所示）；在 RPE 层（A）和脉络膜毛细血管层（B）的 en face SS-OCT 图像中未见明确脉络膜血管桩样改变（vascular stumps）

3. OCT 血流成像　笔者利用 OCT 血流成像（OCTA）发现，与正常人群相比，NPDR、PDR 和 DME 患眼脉络膜毛细血管灌注密度显著降低（图 2-2-7-14、图 2-2-7-15），PDR 患者 OCTA 扫描中脉络膜毛细血管血流密度显著低于 NPDR 患者，然而在没有 DR 的患者中未见上述改变[20, 21]。

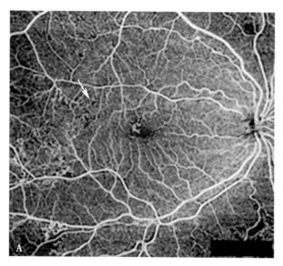
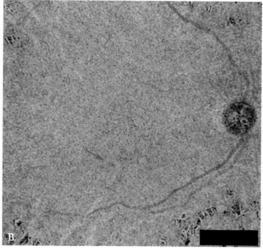

图 2-2-7-14　重度 NPDR 患眼的 SS-OCTA 成像

A. 视网膜层面 OCTA 可见右眼后极部可见大量微血管异常，IRMA（黄色箭头所示），无灌注区以及拱环结构破坏（红色箭头所示）；B. 脉络膜毛细血管层面 OCTA 可见右眼后极部散在脉络膜毛细血管血流流空现象（红色箭头所示）以及周边部激光斑

眼轴、冠状动脉系统疾病、其他部位动脉硬化、血脂异常、肾小球滤过率以及 HbA1c 增高均影响脉络膜毛细血管血流密度[22]。此外，DME 患者的脉络膜毛细血管血流密度亦显著低于同级别 DR 不伴随 DME 的患者（图 2-2-7-16，图 2-2-7-17）。

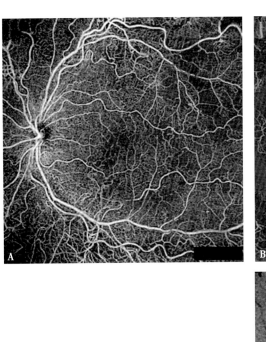
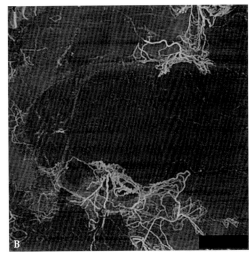
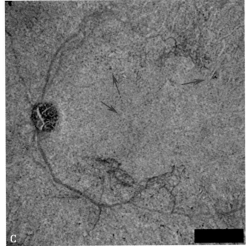

图 2-2-7-15　PDR 患眼的 SS-OCTA 成像
A．视网膜层面 OCTA 可见左眼后极部大量无灌注区、IRMA、视网膜内新生血管；B．玻璃体层面 OCTA 可见左眼后极部大量新生血管增殖膜长入玻璃体腔；C．脉络膜毛细血管层面 OCTA 可见左眼后极部散在脉络膜毛细血管血流流空现象（红色箭头所示）

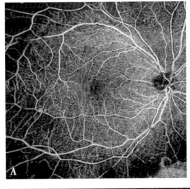
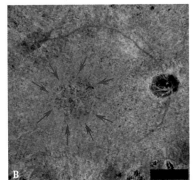
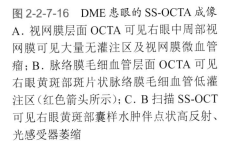
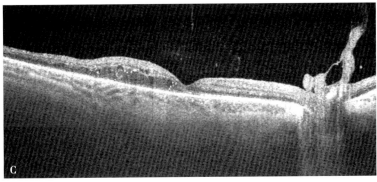

图 2-2-7-16　DME 患眼的 SS-OCTA 成像
A．视网膜层面 OCTA 可见右眼中周部视网膜可见大量无灌注区及视网膜微血管瘤；B．脉络膜毛细血管层面 OCTA 可见右眼黄斑部斑片状脉络膜毛细血管低灌注区（红色箭头所示）；C．B 扫描 SS-OCT 可见右眼黄斑部囊样水肿伴点状高反射、光感受器萎缩

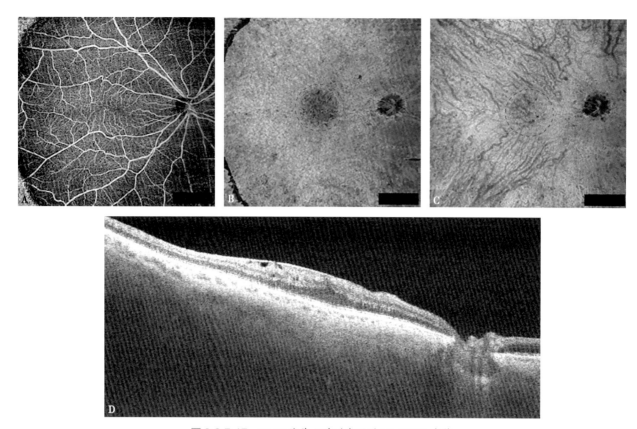

图 2-2-7-17 DME 伴黄斑前膜患眼的 SS-OCTA 成像

A. 视网膜层面 OCTA 可见右眼黄斑血管扭曲变形，周边部散在无灌注区；B. 脉络膜毛细血管层面 OCTA 可见右眼黄斑部圆盘状脉络膜毛细血管低灌注区（红色点状圆圈所示）；C. 脉络膜基质层面 OCTA 可见右眼黄斑部脉络膜中大血管密度降低（红色点状圆圈所示）；D. B 扫描 SS-OCT 可见右眼黄斑部水肿伴黄斑前膜

四、糖尿病脉络膜病变的治疗

目前对于 DC 尚无明确有效的治疗方案。玻璃体腔内注射抗 VEGF 治疗 DME 的同时会使脉络膜厚度降低[23]。VEGF 通过增加一氧化氮诱导血管扩张，增加血流，抑制 VEGF 可使脉络膜血管紧缩、毛细血管内皮细胞窗孔关闭，降低血管通透性，导致脉络膜变薄[24]。此外，有研究表明大剂量阿司匹林、依那西普（可溶性 TNFR-Fc、肿瘤坏死因子 -1 与人 FC 区相关）和大剂量美洛昔康（一种环氧合酶 2 抑制剂）均可降低糖尿病大鼠淤血并抑制 BRB 破坏，进而降低脉络膜厚度。另一种治疗方法是用血管祖细胞（vascular progenitor cells）重新填充非细胞毛细血管；然而，糖尿病血管内皮祖细胞（EPCs）缺乏归巢能力，因此限制了移植的能力。

五、小结

糖尿病脉络膜病变（DC）与视网膜病变具有相似的影像学特征，例如微动脉瘤、血管无灌注区、组织水肿、血管完全丢失、闭塞、迂曲、扩张，新生血管，甚至神经改变。然而目前对 DC 尚无有效治疗手段。

DC 是危害糖尿病患者视力的潜在危险因素之一，OCTA 等眼底血管系统无创检测设备的出现为疾病的诊断评估、治疗随访提供了一个有利的手段。DC 就像一片广阔的大海，我们对其还比较陌生。相信随着相关领域研究的不断深入开展，会有更多的新知识被我们所认知。

（本节在完稿过程中得到了美国约翰霍普金斯医院 Wilmer 眼科研究所 Gerard A. Lutty 教授，葡萄牙 Coimbra 大学生物医学成像和生命科学研究所的 António Campos 教授和日本 Jichi 医科大学 Saitama 医疗中心 Akihiro Kakehashi 教授的大力支持，同时笔者也获得了 Plos One 杂志的许可，在此一并表示衷心感谢。）

参 考 文 献

1. YAU J Y，ROGERS S L，KAWASAKI R，et al. Global prevalence and major risk factors of diabetic retinopathy. Diabetes Care，2012，35：556-564.

2. MELANCIA D，VICENTE A，CUNHA JP，et al. Diabetic choroidopathy：a review of the current literature. Graefes Arch Clin Exp Ophthalmol，2016，254：1453-1461.

3. LAVINSKY F，LAVINSKY D. Novel perspectives on swept-source optical coherence tomography. Int J Retina Vitreous，2016，2：25.

4. RYAN S J（2006）Retina，vol 1，4th ed. ElsevierMosby，Philadelphia.

5. LUTTY G A. Effects of diabetes on the eye. Invest Ophthalmol Vis Sci，2013，54：ORSF81-7.

6. TOYODA F，TANAKA Y，SHIMMURA M，et al. Kakehashi A. Diabetic Retinal and Choroidal Edema in SDT Rats. J Diabetes Res，2016，2016：2345141.

7. LUTTY G A. Diabetic choroidopathy. Vision Res，2017，139：161-167.

8. FUKUSHIMA I，MCLEOD D S，LUTTY G A. Intrachoroidal microvascular abnormality，a previously unrecognized form of choroidal neovascularization. Am J Ophthalmol，1997，124：473-487.

9. CAMPOS A，CAMPOS E J，MARTINS J，et al. Viewing the choroid：where we stand，challenges and contradictions in diabetic retinopathy and diabetic macular oedema. Acta Ophthalmol，2017，95：446-459

10. HUA R，LIU L，WANG X，et al. Imaging evidence of diabetic choroidopathy in vivo：angiographic pathoanatomy and choroidal-enhanced depth imaging. PLoS One，2013，8：e83494.

11. SHIRAGAMI C，SHIRAGA F，MATSUO T，et al. Risk factors for diabetic choroidopathy in patients with diabetic retinopathy. Graefes Arch Clin Exp Ophthalmol，2002，240：436-442.

12. HUA R，LI Q，WONG IY，et al. Choroidal microvascular proliferation secondary to diabetes mellitus. Oncotarget，2017，8：2034-2036.

13. MREJEN S，SPAIDE R F. Optical coherence tomography：imaging of the choroid and beyond. Surv Ophthalmol，2013，58：387-429.

14. WANG J C，LAÍNS I，PROVIDÊNCIA J，et al. Diabetic Choroidopathy：Choroidal Vascular Density and Volume in Diabetic Retinopathy With Swept-Source Optical Coherence Tomography. Am J Ophthalmol，2017，184：75-83.

15. HORVÁTH H，KOVÁCS I，SÁNDOR G L，et al. Choroidal thickness changes in non-treated eyes of patients with diabetes：swept-source optical coherence tomography study. Acta Diabetol，2018，55：927-934.

16. REINER A，FITZGERALD MEC，DEL MAR N，et al. Neural control of choroidal blood flow. Prog Retin Eye Res，2018，64：96-130.

17. ENDO H，KASE S，TAKAHASHI M，et al. Alteration of layer thickness in the choroid of diabetic patients. Clin Exp Ophthalmol，2018，46：926-933.

18. BORRELLI E，PALMIERI M，VIGGIANO P，et al. PHOTORECEPTOR DAMAGE IN DIABETIC CHOROIDOPATHY. Retina，2019，40：1062-1069.

19. MURAKAMI T，UJI A，SUZUMA K，et al. In Vivo Choroidal Vascular Lesions in Diabetes on Swept-Source Optical Coherence Tomography. PLoS One，2016，11：e0160317.

20. CONTI FF，QIN VL，RODRIGUES EB，et al. Choriocapillaris and retinal vascular plexus density of diabetic eyes using split-spectrum amplitude decorrelation spectral-domain optical coherence tomography angiography. Br J Ophthalmol，2019，103：452-456.

21. WANG JC，LAÍNS I，PROVIDÊNCIA J，et al. Diabetic Choroidopathy：Choroidal Vascular Density and Volume in Diabetic Retinopathy With Swept-Source Optical Coherence Tomography. Am J Ophthalmol，2017，184：75-83.

22. YANG J，WANG E，ZHAO X，et al. Optical coherence tomography angiography analysis of the choriocapillary layer in treatment-naïve diabetic eyes. Graefes Arch Clin Exp Ophthalmol，2019，257：1393-1399.

23. LAINS I，FIGUEIRA J，SANTOS A R，et al. Choroidal thickness in diabetic retinopathy：the influence of antiangiogenic therapy，Retina 2014，34：1199-1207.

24. TILTON R G，CHANG K C，LeJeune W S. Role for nitric oxide in the hyperpermeability and hemodynamic changes induced by intravenous VEGF. Invest Ophthalmol Vis Sci，1999，40：689-696.

第三篇 糖尿病相关眼部病变的检查

专家导言

文 峰

糖尿病在眼部可导致眼表、晶状体、视网膜以及脉络膜的并发症。早期诊断是在合适的窗口期进行干预、降低致盲率的前提。在本篇中，重点介绍了糖尿病眼表并发症以及糖尿病视网膜病变（diabetic retinopathy，DR）的诊断手段、随诊频率以及人工智能在糖尿病眼部并发症筛查与诊断中的应用。

眼底照相为一项检查眼底病变的传统方法。目前二甲以上医院的眼科以及大多数三甲医院的内分泌科基本配备了数码眼底照相机。数码眼底照相机具有方便快捷以及高分辨率的优势，可进行眼底细微病变的识别与定量。另外，数码眼底图片也为进一步分析、随诊病变、数字化处理以及人工智能的应用提供了重要保证，也是医院信息化、提高诊疗效率的前提。在流行病学研究中以数字化视网膜图像为基础的远程医疗模式也以高效、快捷的特点显示出现代医疗手段的优越性。眼底照相的具体操作以及所遵循的国际标准在本章节中进行了详尽介绍，可为基层眼科技术人员提供帮助。

荧光素眼底血管造影（fundus fluorescein angiography，FFA）目前仍是视网膜血管性疾病诊断的重要检查方法。OCT 技术在近几年来突飞猛进，特别是 OCTA 在临床中的广泛应用给 DR 的诊断与随访带来了新的诊疗模式。但是 OCTA 只能提供静态图像，血管的功能性改变还囿于现有技术，尚未实现突破，因此目前 OCTA 不能完全取代 FFA。在本章节中，详细介绍了荧光素钠的剂量选择、FFA 的具体操作、操作前以及检查后的注意事项、FFA 图像的具体分期以及正常人与 DR 患者图片的解读、FFA 检查的时机与适应证等。

相干光断层扫描（optical coherence tomography，OCT）是近年来眼底病领域发展最迅速的检查手段，是 21 世纪最伟大的影像学发明。OCT 的硬件以及软件不断革新，高分辨率 OCT 与 OCTA 在眼底病的诊疗中起到了不可或缺的作用。在本篇中，将展示并解读正常 OCT 图像、正常 en face OCT 图像、糖尿病视网膜病变的 OCT 特征以及相干光断层扫描血管成像的基本原理。同时也介绍了 OCTA 正常视网膜以及DR 的图像解读方法。在领略大量精美照片的同时，可使读者对 OCT 以及 OCTA 在 DR 诊疗中的作用进行领悟与掌握。

在针对糖尿病相关眼表病变的检查中，活体共聚焦显微镜（In vivo confocal microscopy，IVCM）是近年来眼表医生在识别活体角膜神经分布的一个好帮手，可对部分眼表以及角膜组织（上皮细胞、基底下神经纤维丛、基质细胞、后弹力层以及内皮细胞层）等进行影像学的定量分析。由于角膜神经是人体唯一可见的周围神经，IVCM 有助于针对糖尿病所致的眼表病变发病机制进行深入研究并指导临床诊疗策略，也可对全身周围神经病变起到预警作用。在本篇第一章的第二节中，以 HRT-3（Heidelberg retina tomography 3）为例，大量的临床图片详细介绍了操作方法，以及与糖尿病相关的角膜病变的影像学特征（角膜上皮基底细胞异常、基底膜异常、基底下神经纤维异常、基质异常、后弹力层异常以及角膜内皮异常），对临床医生具有很强的指导作用。另外本节中也详细介绍了针对干眼的检查。糖尿病已经被确认为干眼发病的主要系统危险因素之一，糖尿病患者发生干眼的概率是正常人的两倍以上。在本篇中，干眼的问卷调查表、最常用的定量检测水液性泪液分泌的方法——泪液分泌实验的原理以及具体操作、泪膜破裂时间、角膜和结膜染色、眼表综合分析等均进行了详细介绍。

另外针对多焦 ERG、微视野、超声等对 DR 的诊断与随访也进行了概括性介绍。

　　糖尿病为终身性疾病,糖尿病相关眼部病变随糖尿病病程的延长患病率增加。根据指南要求,尚未发生眼部并发症的糖尿病患者需要在内分泌以及眼科医生的指导下进行眼科的随访。对于已经发生并发症的患者是否在眼科接受治疗,都需要在眼科医生的指导下进行定期随访。在本章节中,根据各国眼科学会所制定的指南如 2019 年美国眼科学会[1](AAO)、2018 年美国糖尿病学会(ADA)[2]以及 2017 年中华医学会糖尿病学分会[3]、2016 年德国医学协会(GMA)、2014 年中华医学会眼科学分会眼底病学组[4]、2012 年加拿大眼科学会等,针对性地介绍了糖尿病最重要的致盲性眼病——DR 进行筛查、随访的时机。

　　人工智能(artificial intelligence,AI)在 DR 诊断与筛查中的作用已经成为近年来的热点话题。谷歌的 AI 研究中心已经在视觉膜扫描图像的算法上取得了重要进展,谷歌的 AI 算法可以根据 54 名眼科医生标记的 128 000 张视网膜图像分析视网膜图像在眼底病变分级上的特征,并以此识别 DR。AI 的应用可辅助 DR 的分级工作,期待在不久的将来实现 AI 算法对 DR 发生发展的预测。

　　总之,与糖尿病相关的眼部病变的检查手段随其他相关领域如工程学、计算机等的发展而不断进步。糖尿病是一个终身性疾病,需要对已发生以及尚未发生糖尿病眼部并发症的患者进行定期随访,以最大限度防止盲的发生。AI 在与糖尿病相关眼部并发症的筛查与临床诊疗中的作用不容小觑,我们期待它给眼底病的诊疗带来更多的惊喜。

参 考 文 献

1. FLAXEL C J, ADELMAN R A, BAILEY S T, et al. Diabetic Retinopathy Preferred Practice Pattern®. Ophthalmology, 2020, 127(1): 66-145.

2. SOLOMON S D, CHEW E, DUH E J, et al. Diabetic Retinopathy: A Position Statement by the American Diabetes Association. Diabetes Care, 2017, 40(3): 412-418.

3. 中华医学会糖尿病学分会. 中国 2 型糖尿病防治指南(2017 年版). 中华糖尿病杂志, 2018, 10(1): 4-64.

4. 中华医学会眼科学会眼底病学组. 我国 DR 临床诊疗指南(2014 年). 中华眼科杂志, 2014, 50(11): 851-865.

第一章　糖尿病眼表病变的检查

糖尿病相关眼表病变主要包括泪液分泌减少、泪液稳定性降低以及其周围神经病变（主要为基底下神经纤维丛及其相应改变）。涉及主要眼表检查内容，包括结构检查，如活体共聚焦显微镜（in vivo confocal microscopy，IVCM）及功能检查，包括眼表综合分析仪、Schirmer 试验、角膜知觉等。

第一节　糖尿病相关的干眼检查

一、概述

过去三十年间，全世界对干眼的关注和认知度明显增强。2017 年国际泪膜和眼表协会（the Tear Film & Ocular Surface Society Dry Eye Workshop Ⅱ，TFOS DEWS Ⅱ）定义干眼是一种由多种因素导致的眼表疾病，主要特征是泪膜稳态失衡合并眼部的多种症状，其病因包括泪膜不稳定和高渗透压、眼表炎症和损伤，以及神经感觉的异常[1]。干眼的诊断目前尚无国际公认的统一标准，结合其他国家及我国学者提出的标准，中国角膜病学组专家共识提出目前我国的干眼诊断标准：①有干燥感、异物感、烧灼感、疲劳感、不适感、视力波动等主观症状之一和 BUT≤5s 或 Schirmer Ⅰ试验（无表面麻醉）≤5mm/5min 可诊断干眼；②有干燥感、异物感、烧灼感、疲劳感、不适感、视力波动等主观症状之一和 5s＜BUT≤10s 或 5mm/5min＜Schirmer Ⅰ试验结果（无表面麻醉）≤10mm/5min 时，同时有角结膜荧光素染色阳性可诊断干眼[2]。

糖尿病已经被确认为干眼发病的主要系统危险因素之一。糖尿病患者发生干眼的概率是正常人的两倍以上。在一项以医院为基础的研究中，54% 的糖尿病患者患有干眼，且干眼与糖尿病病程之间存在显著的相关性[3]。干眼有多种致病因素，如慢性结膜炎、老年性泪腺功能降低、睑板腺功能障碍等。糖尿病可引起泪膜稳定性、泪液分泌量和泪液成分的异常改变、角膜敏感度降低以及角膜上皮再生延迟等眼表损伤。由糖尿病所致干眼在发病早期外睑及裂隙灯检查无明显体征，如果糖尿病患者主诉眼干、眼涩、眼痒、有异物感、烧灼感等，需要进行以下检查以帮助排除由糖尿病所致的干眼。

二、检查方法

1. 干眼的问卷调查表　干眼症状的有效评估对于干眼诊断、治疗和预防至关重要。目前，已经开发了许多调查问卷来评估患者干眼症状的主观感受，并用于干眼流行病学调查或临床诊断。临床中常用的干眼症状问卷包括眼表疾病指数问卷（Ocular Surface Disease Index，OSDI）、标准干眼症状评估问卷（Dry Eye Screening for Dry Eye Epidemiology Projects，DEEP）和我国刘祖国教授等研制的干眼问卷（图 3-1-1-1～图 3-1-1-3）。

2. 泪液分泌试验（Schirmer's test）　泪液分泌试验是目前最常用的定量检测水液性泪液分泌的方法，由 Schirmer 于 1903 年设计并命名。根据检查方法不同、是否眼表麻醉，Schirmer 试验主要分为 3 种：一种是使用表面麻醉剂的基础 Schirmer 试验，一种是不使用表面麻醉剂的 Schirmer Ⅰ试验；另一种是用小棉拭子刺激鼻黏膜后并按照 Schirmer Ⅰ试验步骤实施的 Schirmer Ⅱ试验。临床上常用不使用表面麻醉剂的 Schirmer Ⅰ试验间接测量泪腺的基础分泌和反射分泌功能。

请患者回答如下12个问题，并勾选出最能符合其实际情况的答案（单选）

上周开始您有如下不适吗？	一直	经常	一半时间	有时	无
1. 畏光	□4	□3	□2	□1	□0
2. 异物感	□4	□3	□2	□1	□0
3. 眼痛、眼酸	□4	□3	□2	□1	□0
4. 视物模糊	□4	□3	□2	□1	□0
5. 视力下降	□4	□3	□2	□1	□0
1~5题得分合计_____					
上周开始您在做如下事情时眼部有不适吗？	一直	经常	一半时间	有时	无
6. 阅读时	□4	□3	□2	□1	□0
7. 夜间开车时	□4	□3	□2	□1	□0
8. 电脑或ATM机前	□4	□3	□2	□1	□0
9. 看电视	□4	□3	□2	□1	□0
6~9题得分合计_____					
上周您在如下环境中眼部有不适吗？	一直	经常	一半时间	有时	无
10. 有风时	□4	□3	□2	□1	□0
11. 干燥环境	□4	□3	□2	□1	□0
12. 空调环境	□4	□3	□2	□1	□0
10~12题得分合计_____					
总分合计_____					

OSDI评分=所有得分总和×100（测评题目总数×4），得分在0~100之间
正常0~12分，轻度干眼13~22分，中度干眼23~32分，重度干眼33~100分

图 3-1-1-1　眼表疾病指数问卷（OSDI）

症状	就诊时		过去3日内		过去3个月内	
	是	否	是	否	是	否
干燥、沙砾感或刺痒感						
痛或刺激感						
流泪或烧灼感						
眼部疲劳感						

1. 请选择您眼部症状发生的频率：

症状	0	1	2	3	0=完全没有 1=有时发生 2=经常发生 3=持续存在
干燥、沙砾感或刺痒感					
痛或刺激感					
流泪或烧灼感					
眼部疲劳感					

2.请选择您眼部症状的严重度:

症状	0	1	2	3	4	0=没有任何影响
干燥、沙砾感或刺痒感						1=暂时可以容忍
痛或刺激感						2=不舒适,未影响日常生活
流泪或烧灼感						3=烦躁,刺痛和影响日常生活
眼部疲劳感						4=难以忍受,不能正常生活

主要包括:患者是否有眼部干涩感、沙砾感、刺痒感、痛或刺激感、流泪或烧灼感及眼部疲劳感4组症状。按症状发生的频率分为4级:0分:无症状;1分:有时发生;2分:经常发生;3分:持续存在。按严重程度分为5级:0级:没有任何影响;1级:暂时可以忍受;2级:不舒适,未影响日常生活;3级:烦躁,刺痛和影响日常生活;4级:难以忍受,不能正常生活。将症状发生频率得分与发生严重程度得分相加即得总分,最高分28分。

图3-1-1-2 标准干眼症状评估问卷(SPEED)

*使用说明:本问卷在白天同一时间进行,请在问题答案上打√

(一)一般信息:

姓名	年龄	性别	族别	联系方式	文化程度	居住地

(二)有关病史(在选项上打√)

题目	0分	1分	2分	3分	4分
1.您已戴隐形眼镜多长时间?(此题两问二选一)或已行角膜屈光手术多长时间?	无 无	1年以内 半年	2年以内 1年	5年以内 2年	5年以上 2年以上
2.您平均每天用眼药次数及时间?	无	≤4次/日 3个月以下	≤4次/日 3个月以上	>4次/人 3个月以下	>4次/日 3个月及以上
3.您晚上睡眠质量如何?	睡眠很好	偶尔失眠或熬夜	经常失眠或者熬夜	大部分时间睡眠质量差	每天睡眠质量都很差
4.您以下部位是否觉得干燥?a鼻子 b嘴巴 c喉咙 d皮肤 e生殖器	无	1种	2种	3种	≥4种
5.您眼睛在如下环境是否敏感?a抽烟环境 b油烟环境 c空气污染环境 d粉尘环境 e空调环境 f暖气	无	1种	2种	3种	≥4种
6.您是否长期服用以下药品?a抗过敏药 b利尿药 c降压药 d安眠药 e精神病类用药 f避孕药 g更年期治疗药物	无	1种	2种	3种	≥4种

（三）过去一周眼部症状（在分值上打√）

题目	没有	偶尔	一半时间	大部分时间	全部时间
7. 眼睛干燥感	0	1	2	3	4
8. 眼睛异物感	0	1	2	3	4
9. 眼睛痛	0	1	2	3	4
10. 眼睛畏光	0	1	2	3	4
11. 晨起睫毛上是否有分泌物，睁眼困难	0	1	2	3	4
12. 视力波动	0	1	2	3	4

总分0~48分

图 3-1-1-3　中国干眼问卷

非表麻的 Schirmer Ⅰ 试验操作方法：

（1）光线较暗的室内操作，眼表无需表面麻醉。

（2）无菌棉签将结膜囊内的泪液吸干。

（3）标准的泪液流量滤纸条，在上方缺口处折成钩状，把它挂在下结膜囊中外 1/3 交界处，其余垂于下睑外，嘱病人正常眨眼（图 3-1-1-4）。

（4）5min 后取出滤纸，测定滤纸条湿润长度，按毫米计算。

（5）正常值滤纸润湿长度＞10mm/5min，≤5mm/5min，表明水液性泪液缺乏。

3. 泪膜破裂时间（tear break-up time，TBUT）　泪膜破裂时间是检测泪膜稳定性的常用方法。该方法操作简单，但重复性稍差。重复 2~3 次取平均值可减少误差，提高检测准确性。干眼患者均有 TBUT 缩短，如果泪液分泌量正常，TBUT 缩短，提示泪膜脂质异常或黏蛋白缺乏。TBUT 测量结果，受到年龄、种族、睑裂大小、温度和湿度的影响。

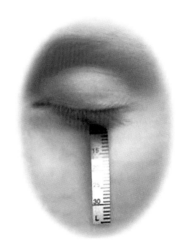

图 3-1-1-4　Schirmer 试验滤纸条检查时挂在下结膜囊中外 1/3 交界处

泪膜破裂时间操作方法：

（1）取无菌荧光素试纸条，用生理盐水或者抗生素湿润头端；

（2）用试纸条头端轻轻接触患者下睑结膜，嘱患者瞬目 3~4 次；

（3）裂隙灯下用钴蓝光滤镜观察绿色泪膜上出现黑色破裂口的开始时间，即开始出现干燥斑点，计算这个时间距离最后一次瞬目时间即为泪膜破裂时间。

（4）正常 TBUT＞10s，＜10s 为泪膜不稳定。

4. 角膜和结膜染色　角膜和结膜染色用于评估角膜和结膜表层细胞的完整性。眼表染色的方法主要包括：荧光素染色、虎红染色和丽丝胺绿染色。

（1）荧光素染色：荧光素染料可渗透至细胞间隙，受损害的角膜上皮及上皮缺损区可被 2% 荧光素染色，染色阳性提示角膜上皮细胞的完整性破坏、细胞间连接破坏。干眼患者角膜下方染色最常见，其次是鼻侧、颞侧、中央、上方，最后形成典型的睑裂区染色。

荧光素染色操作方法：

1）取无菌荧光素试纸条，用生理盐水或者抗生素湿润头端；

2）用试纸条头端轻轻接触患者下睑结膜，嘱患者瞬目 3~4 次；

3）角膜染色后尽快在裂隙灯下用钴蓝光滤镜观察；

4）荧光素染色评分采用 12 分法：将角膜分为 4 个象限，每个象限为 0~3 分，无染色为 0 分，1~30 个点状着色为 1 分，＞30 个点状着色但染色未融合为 2 分，3 分为出现角膜点状着色融合、丝状物及溃疡等。

（2）虎红染色：虎红染色是评价泪膜保护功能的染色。染色阳性反映死亡或变性的角结膜上皮细胞，或没有被正常黏蛋白层覆盖的健康上皮细胞。虎红染色刺激性大，对角结膜上皮有毒性作用。

检查方法同荧光素试纸条法，或将虎红染料滴在棉签上，再将棉签轻触结膜下穹窿，通常用 1% 虎红染料。虎红染色评分采用 9 分法，将眼表面分为鼻侧睑裂部球结膜、颞侧睑裂部球结膜及角膜 3 个区域，每一区域的染色程度分 0～3 分，0 分为无染色，1 分为少量散在点状染色，2 分为较多点状染色但未融合成片，3 分为出现片状染色。

（3）丽丝胺绿染色：丽丝胺绿是一种人造有机染料，染色阳性同虎红染色，染色评分与虎红染色相同，但是眼表刺激性小也不影响细胞活性。丽丝胺绿染色主要用于评价结膜病变。丽丝胺绿对于染色剂量要求较高，如果染料量不够可能会观察不到染色结果，最小的推荐剂量为 10～20μl。丽丝胺绿染色同虎红染色一样均为时间和浓度依赖的，应在滴入试剂后 1min 内进行检查，以免影响检查结果。

5. 眼表综合分析仪 Keratograph 5M 眼表综合分析仪（K5M）是基于 Placido 环原理和穿透摄像技术设计，用来评估眼表状态的多功能临床检测仪器，为临床干眼诊断和指导治疗提供了一种新的综合性检测方法。K5M 装配了集成广角摄像头的高分辨率彩色摄像机，同时配有白光、红外光和钴蓝光三种照明光源。在依托多种计算机智能软件分析系统的条件下，可定量测定多种与干眼诊断相关的指标，如非侵袭性泪膜破裂时间、泪河高度、泪膜脂质层观察、睑板腺照相、眼红分析，角膜荧光素染色分析、眼表拍照和视频拍摄等。检查客观、量化、非侵入，可提高门诊诊疗效率。临床建议检查流程：泪河高度、非侵入泪膜破裂时间，以及脂质层观察、眼红分析、睑板腺拍照、角膜荧光素染色观察、睑缘观察、JENVIS 干眼综合诊断报告。

1）泪河高度（tear meniscus height，TMH）：Keratograph 5M 在红外光或白光光源下拍摄下睑泪河图像，设备自带标尺功能测量工具软件，可进行非侵入式泪河高度测量，同时评估泪河的连续状态和泪液分泌量。泪河高度临界值为 0.2mm，<0.2mm 可考虑水液缺乏型干眼（图 3-1-1-5）。

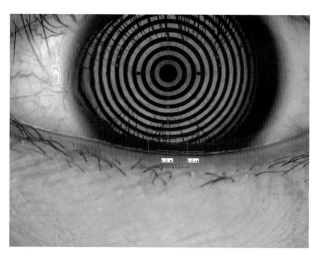

图 3-1-1-5 水液缺乏型干眼泪河高度，TMH＝0.16mm

2）非侵入性泪膜破裂时间（noninvasive keratograph break-up time，NIKBUT）：K5M 采用红外光源照射，通过高分辨率摄像机，记录 Placido 环映射在角膜表面的微小细节变化，从而获得 NIKBUT。Placido 环在角膜面的映光反射环发生扭曲被认为是该处泪膜破裂，测量开始，患者第 2 次瞬目后设备开始自动记录膜破裂时间和泪膜破裂位置，并以不同颜色绘制泪膜破裂分布特征图，红色/橘色代表泪膜破裂时间短的区域，并以数值的方式记录首次泪膜破裂时间和平均泪膜破裂时间以及泪膜稳定性分级，最终综合所记录数据绘制出泪膜破裂曲线。首次泪膜破裂时间、平均泪膜破裂时间和干眼分级，三个参数综合分析泪膜稳定性。NIKBUT 分级标准：0 级：正常，首次泪膜破裂时间≥10s，平均泪膜破裂时间≥14s，1 级：临界，首次泪膜破裂时间 6～9s，平均泪膜破裂时间 7～13s；2 级：干眼，首次泪膜破裂时间≤5s，平均泪膜破裂时间≤7s（图 3-1-1-6）。

3）脂质层观察：K5M 采用白光光源，通过图像采集和视频录制功能实时动态记录泪膜脂质层的彩色干涉图像和结构变化特征。通过泪膜脂质层的颜色和结构改变评估脂质层的厚度和稳定性（图 3-1-1-7～图 3-1-1-9）。

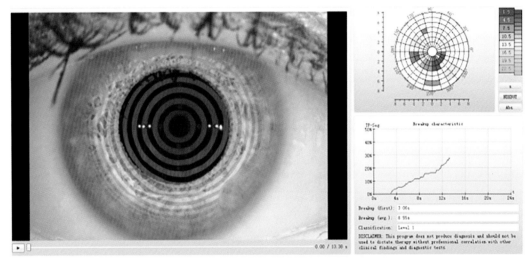

图 3-1-1-6 TF-Scan 泪膜分析程序测量泪膜稳定性示意图

右上图即泪膜破裂分布图，是把泪膜采集区分成 168 个方格型区域，并用不同色阶表示泪膜破裂的时间和位置，鼠标点击任意彩色部位即可显示该区域的泪膜破裂时间

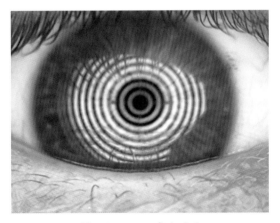

图 3-1-1-7 正常脂质层

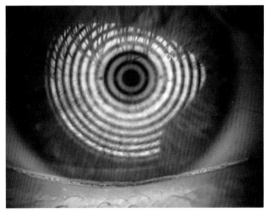

图 3-1-1-8 厚脂质层

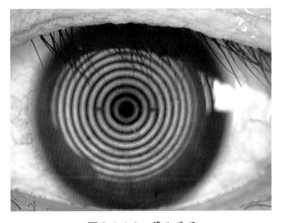

图 3-1-1-9 薄脂质层

4）眼红分析：眼表充血是眼表炎症最显著的体征之一。眼红分析评分程序，通过拍摄球结膜及角膜缘血管图像，可自动对眼表充血程度进行评分并分级，便于临床疾病诊断、用药指导和治疗随访。系统可分析鼻、颞侧球结膜和角膜缘充血情况，并提供充血程度评分结果（0~4 分）（图 3-1-1-10）。

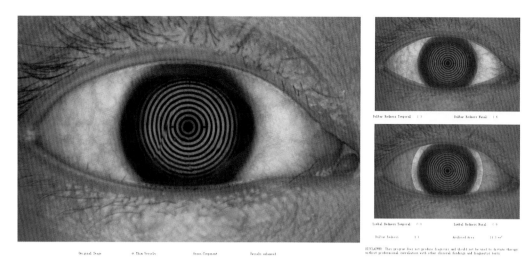

图 3-1-1-10 眼表充血示意图
右上图显示鼻、颞侧球结膜充血评分结果；右下图显示鼻、颞侧角膜缘充血评分结果

5）睑板腺拍照：睑板腺照相程序，采用红外光源拍照评估睑板腺组织结构形态的改变。通过激活 Meibo 分析系统，能够增强睑板腺图像的分辨率和对比度。通过分析睑板腺腺体丢失面积占整个睑板腺面积的百分比对睑板腺进行分级评分。1 分：腺体萎缩占整体的 1/3；2 分：腺体萎缩占整体的 1/3 到 2/3；3 分：腺体萎缩占整体的 2/3 以上（图 3-1-1-11）。

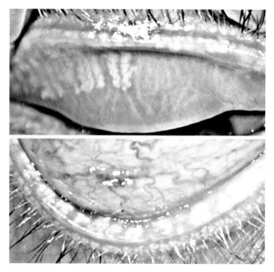

图 3-1-1-11 重度萎缩睑板腺照相，腺体萎缩占整体的
2/3 以上，上下睑评分各为 3 分

6）角膜荧光素染色观察：采用钴蓝光光源，直接拍摄角膜荧光素染色图片并存档，利用 Fluo Imaging 角膜点染观察程序，将采集图片自动分为 5 个区域，依据 JENVIS 综合分级量表，可以进行角膜染色程度的分级（图 3-1-1-12）。

7）睑缘观察：可以拍摄睑缘高清图像，观察睑缘特征，如睑缘形态不规则、扭曲，腺体开口消失、睑缘增厚、新生血管、黏膜消失，过度角化等。

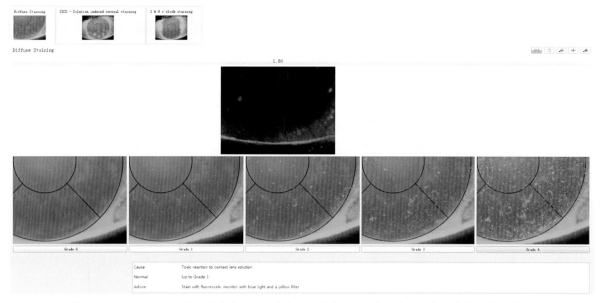

图 3-1-1-12　JENVIS 综合染色分级，角膜荧光素染色后，钴蓝光光源照射观察角膜着染情况

8）JENVIS 干眼综合诊断报告：JENVIS 干眼综合诊断报告以六边形雷达图标方式展示，能够快速直观地提示干眼的病因，使得医生能够更好地向患者解释干眼的状况，增强患者的依从性（图 3-1-1-13）。

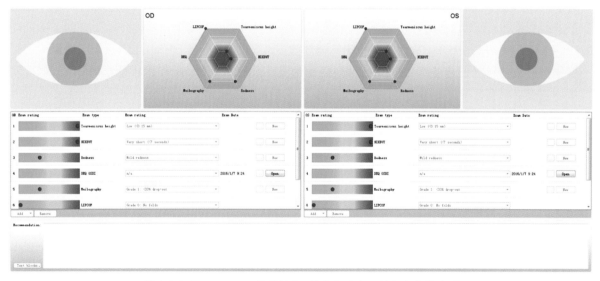

图 3-1-1-13　JENVIS 结果报告，单个色域表示并组合成雷达图

糖尿病患者的干眼症状与没有糖尿病的干眼患者的症状相似，均表现为干燥感、异物感 / 沙粒感、烧灼感、疲劳感、不适感、视力波动等。但是有报道发现糖尿病患者的干眼症状沙粒感更明显 [2]，并且糖尿病患者的干眼通常较严重。但是对于部分糖尿病病程较长的患者，干眼自觉症状却较轻，出现症状体征分离的现象 [4]。这部分患者干眼症状缺乏是由于糖尿病周围角膜神经病变引起的角膜敏感度降低导致 [5]。由于角膜敏感度下降，糖尿病患者往往忽略了干眼症状，延误了治疗干眼的治疗时机。对于糖尿病患者，尤其是伴有眼底并发症的患者，建议眼科常规检查干眼，尤其是简便易行的泪膜破裂时间、角膜荧光素染色和 Schirmer 试验。检查过程当中要特别注意动作轻柔，减少非必要动作，保护角、结膜上皮。对糖尿病患者眼部的早期检查和干预，对于避免和减少患者视力损害至关重要。

参 考 文 献

1. CRAIG J P, NICHOLS K K, AKPEK E K, et al. TFOS DEWS Ⅱ Definition and Classification Report. Ocul Surf, 2017, 15（3）: 276-283.
2. 中华医学会眼科学分会角膜病学组. 干眼临床诊疗专家共识（2013 年）. 中华眼科杂志, 2013, 49（1）: 73-75.
3. MANAVIAT M R, RASHIDI M, AFKHAMI-ARDEKANI M, et al. Prevalence of dry eye syndrome and diabetic retinopathy in type 2 diabetic patients. BMC Ophthalmol, 2008, 8（1）: 10.
4. IMAM S, ELAGIN R B, JAUME J C. Diabetes-associated dry eye syndrome in a new humanized transgenic model of type 1 diabetes. Mol Vis, 2013, 19: 1259-1267.
5. OZDEMIR M, BUYUKBESE M A, CETINKAYA A, et al. Risk factors for ocular surface disorders in patients with diabetes mellitus. Diabetes Res Clin Pract, 2003, 59（3）: 195-199.

第二节　活体共聚焦显微镜检查

一、概述

活体共聚焦显微镜（in vivo confocal microscopy, IVCM），目前其主流机型以激光作为光源，又称为活体激光共聚焦显微镜，可从活体角度、微观层面进行组织或病原体影像的识别，是眼表及角膜疾病医生的"第三只眼"。其影像可进一步指导临床疾病诊治及科学研究。

对于糖尿病相关的眼表改变，IVCM 可进行相似的影像学观察，对部分眼表及角膜组织（上皮细胞、基底下神经纤维丛，基质细胞、后弹力层、内皮细胞层等）进行定性及定量的影像学分析，有助于研究糖尿病相关的眼表改变的病理机制，从而指导诊治策略的建立。

糖尿病的周围神经及自主神经病变是糖尿病的常见并发症，早期诊断后进行适当的干预，可在发生重大组织损伤之前延迟或可能逆转该过程。然而，不幸的是，传统方法对于检测周围神经病变敏感性欠佳。电生理方法测量神经传导速度和幅度，可客观地检测神经功能障碍。同时，可与神经病变的主观症状和客观体征相结合，汇总为总体神经病变的评分[1, 2]。

其中，神经传导分析（nerve conduction studies）只能在糖尿病神经病变的晚期阶段检测到大纤维的功能障碍，难以识别远端、小神经纤维的异常，而最早发生改变的神经为小的无髓鞘的 C 类和细髓鞘的 Aδ 类神经纤维[3]。作为小神经纤维病变检测的金标准，皮肤活检评估小神经纤维病变的严重程度仅停留在神经的形态学观察，而非功能检测。

角膜，作为人体中神经最密集的组织之一[4]，其相对透明的组织特点，结合 IVCM 的问世，使在体观察角膜神经成为可能。与神经传导分析或皮肤活检相比，IVCM 可以直接对小神经纤维的微观结构进行影像学观察，同时可在细胞水平上观察细胞结构，但目前仅可相对准确地观察并分析基底下神经纤维丛。虽然 Patel 和 McGhee 观察到糖尿病患者的平均基质神经宽度和弯曲度升高[5]，但由于基质神经的深度及走向不一，目前 IVCM 依然难以准确对基质神经进行定量分析[6]。IVCM 图像的三维重建技术[7]，可能会在不久的将来使准确定量分析基质神经影像成为可能。目前，主要研究仍持续关注着基底下神经的影像特征。

近年来对于 IVCM 诊断糖尿病神经病变的研究，主要集中于影像技术的可重复性，定量分析方法，以及自动图像分析系统[16~18]。今后，非接触式检查（例如高分辨率 OCT[19]），以及全角膜基底下神经纤维丛的图像拼接技术等[20]，将会为糖尿病神经病变研究提供更多便捷性及研究空间。单张图像的研究难以掌握基底下神经丛的全局改变。例如，通过引导患者改变注视点（平板电脑或软件），完成大面积的角膜基底下神经纤维丛图像拼接[21~23]。本文中的 IVCM 影像即采用此类方法。

二、操作方法

本文介绍的 IVCM 操作以海德堡 HRT-3 为例［Heidelberg Retina Tomograph 3/Rostock Cornea Module（HRT3/RCM）］，见图 3-1-2-1。HRT3 使用 670nm 波长的二极管激光源，单张图像的拍摄范围为 400μm×400μm，横向分辨率为 1μm。拍摄前，将装有 0.2% Carbomer 940 凝胶（Vidisic Gel）的一次性无菌聚甲基丙烯酸甲酯无菌帽（Tomo Cap）放置在角膜组件的物镜上。在检查之前，需要滴入一滴局部麻醉的 0.5% 盐酸普鲁卡因后，方可进行检查。借助对侧眼睛专用的可移动目标白色固定灯，可以实现正确的对齐和定位（图 3-1-2-2）。

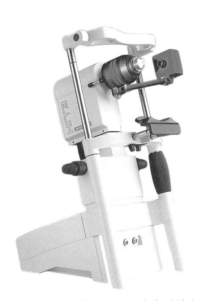

图 3-1-2-1　海德堡 HRT-3（含角膜模块）

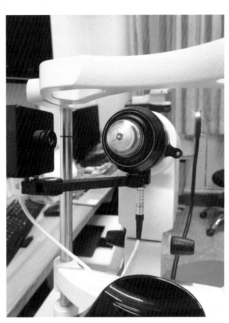

图 3-1-2-2　无菌角膜接触帽及固视灯

拍摄时可选择 section、sequence 或 volume 模式（图 3-1-2-3）。采集基底下神经纤维丛时，推荐每个位置拍摄 3 次 volume 模式，此种方法有助于选出神经纤维最清晰的图像。通常对角膜基底下神经纤维丛的中央漩涡区，以及上、下、鼻、颞四点进行拍摄（图 3-1-2-4）。

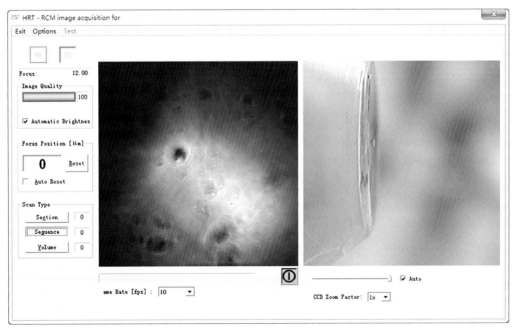

图 3-1-2-3　拍摄模式的选择

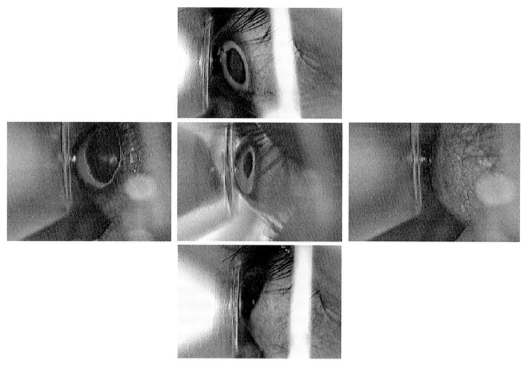

图 3-1-2-4　拍摄不同位置时 HRT-3 的监视器图像

三、影像学特征

1. 角膜上皮基底细胞异常　Qu 等发现[24]，2 型糖尿病患者的角膜上皮基底细胞密度下降，朗格汉斯细胞密度上升。Chang 等同时观察到糖尿病患者的其他角膜上皮参数的变化，如上皮细胞大小的变异性增加、细胞间隙增宽[25]。神经支配的改变可能是糖尿病患者角膜上皮基底细胞密度下降的主要原因。角膜神经纤维释放多种神经肽，从而维持角膜上皮的稳态。糖尿病患者可出现角膜上皮的延迟愈合和上皮黏附异常，如白内障术后角膜上皮功能障碍，这些可能归因于上皮基底膜的改变。

2. 基底膜异常　上皮和前部基质层之间的界面处，可检测到异常的 IVCM 高反光影像[26]。这些异常可能与晚期糖基化终产物（advanced glycation end-products，AGEs）的积累有关[27]。这些高反光影像可出现在上皮基底膜深度（图 3-1-2-5），有时也可见前弹力层的局部缺失，形成上皮栓影像（图 3-1-2-6）。

3. 基底下神经纤维异常

（1）密度降低：近些年来，IVCM 已被证明与糖尿病患者周围神经病变的其他证据有很好的关联，并且是一种重复性较好的检查手段[8~11]。其中，IVCM 研究最多的，依然是角膜基底下神经纤维丛，正常人的基底下神经纤维丛如图 3-1-2-7 所示。基底膜下神经丛的改变发生得较早，且随着神经病变的严重程度增加[10]，例如基底下神经纤维的密度降

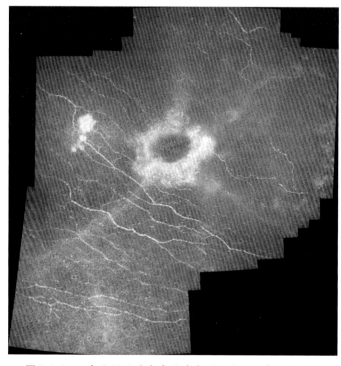

图 3-1-2-5　部分糖尿病患者的基底膜深度可见高反光影像

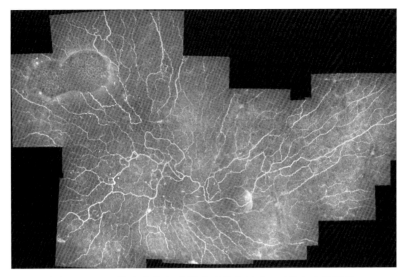

图 3-1-2-6 糖尿病患者前弹力层局部缺失,可见上皮栓影像

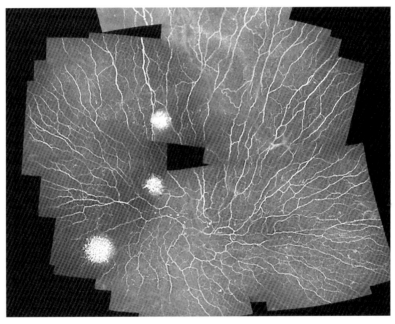

图 3-1-2-7 正常人的基底下神经纤维丛

低(图 3-1-2-8)。基底下神经纤维丛的密度与神经病变评分存在相关性,基底下神经纤维丛的改变早于其他神经病变的临床和电生理学检测异常[12]。

(2)迂曲度增加:Malik 等发现基底下神经纤维密度及分支特征的改变,均与糖尿病患者躯体神经病变存在相关性[13]。Kallinikos 等研究了神经迂曲度(nerve fiber tortuosity)参数,发现神经迂曲度增加可能提示周围神经出现了退行性病变及再生现象[14]。这种神经的形态异常与躯体神经病变的严重程度相关[14],基底下神经迂曲度增加(图 3-1-2-9)。体外实验同样表明,神经再生时其迂曲度增加[14],神经纤维的改变与糖尿病视网膜病变的发展有关。与非增殖性糖尿病视网膜病变的患者相比,增殖性糖尿病视网膜病变患者基底下神经纤维更粗,密度更低,更加弯曲[15]。结合角膜知觉检查,IVCM 可作为评估糖尿病周围神经病变和心脏自主神经病变的可靠指标[12]。

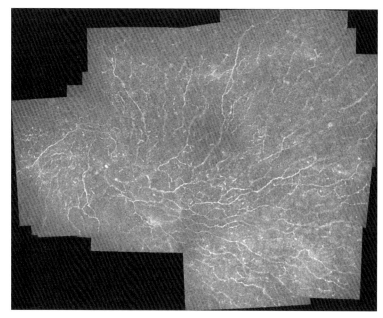

图 3-1-2-8　增殖性糖尿病视网膜病变患者的基底下神经纤维密度显著降低

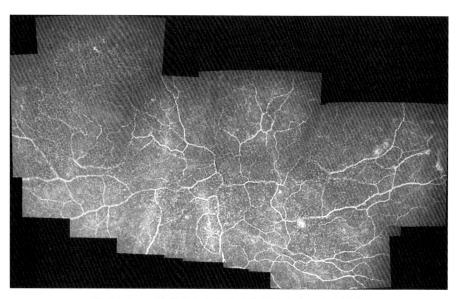

图 3-1-2-9　糖尿病患者基底下神经纤维丛迂曲度增高

4. 基质异常

（1）基质光散射指数：对于基质层的影像改变，Morishige 等提出了光散射指数（light-scattering index，LSI）的应用[28]，这是通过共聚焦显微镜的 Z 扫描功能产生的影像学参数，是组织光反射率的定量参数。糖尿病患者的 LSI 显著增加，并且与糖尿病的严重程度相关。这些结果表明，LSI 的测量可能是早期的检测标志[29]。

（2）基质细胞密度异常：年轻的 1 型糖尿病患者的后部基质层中，基质细胞密度较高。几种生长因子的积累可能诱导了基质细胞的增殖和活化[15, 30]。但 Kalteniece 发现[31]，基质细胞密度降低，并认为可能与基底下神经纤维丛的损伤有关。

（3）基质神经纤维环（stromal nerve fiber loop）：基质神经纤维环是在角膜基质神经中观察到的特殊影像之一（图 3-1-2-10）。在高血糖下，基底膜可能抑制基质神经进入上皮，从而可能导致基质神经纤维环的发生。此外，糖尿病患者角膜基质细胞外基质的改变，也可能是导致基质神经纤维环形成的原因[5]。

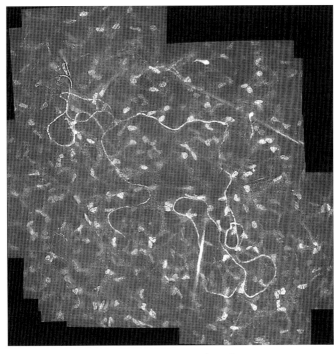

图 3-1-2-10　糖尿病患者的基质神经纤维环

5. 后弹力层异常　糖尿病患者的角膜后弹力层中，可观察到高反光的棒状 IVCM 影像。这些结构已被确定为长间距的胶原纤维，这些异常胶原的分泌，可能也与 AGEs 的沉积有关 [27]。但是，共聚焦显微镜在诊断此类后弹力层异常影像时，缺乏特异性。

6. 内皮层异常　糖尿病患者的角膜内皮层会出现细胞形态参数的变化，例如内皮细胞密度、六边形细胞比例等改变 [32]。Liaboe 等同时发现 [33]，糖尿病患者的平均角膜内皮细胞密度明显较低，细胞面积的变异系数较高。

参 考 文 献

1. DYCK P J，KARNES J L，O'BRIEN P C，et al. The Rochester Diabetic Neuropathy Study：Reassessment of tests and criteria for diagnosis and staged severity. Neurology，1992，42（6）：1164.

2. CORNBLATH D R，CHAUDHRY V，CARTER K，et al. Total neuropathy score：Validation and reliability study. Neurology，1999，53（8）：1660-1664.

3. BIKBOVA G，OSHITARI T，BABA T，et al. Diabetic corneal neuropathy：clinical perspectives. Clin Ophthalmol，2018，12：981-987.

4. MÜLLER L J，PELS L，VRENSEN G F J M. Ultrastructural organization of human corneal nerves. Invest Ophthalmol Vis Sci，1996，37（4）：476-488.

5. PATEL D V，MCGHEE C N. In vivo confocal microscopy of human corneal nerves in health，in ocular and systemic disease，and following corneal surgery：a review. Br J Ophthalmol，2009，93（7）：853-860.

6. HOSAL B M，ORNEK N，ZILELIOGLU G，et al. Morphology of corneal nerves and corneal sensation in dry eye：a preliminary study. Eye（Lond），2005，19（12）：1276-1279.

7. PETROLL W M，WEAVER M，VAIDYA S，et al. Quantitative 3-Dimensional Corneal Imaging In Vivo Using a Modified HRT-RCM Confocal Microscope. Cornea，2012，32（4）：e36-e43.

8. HE J，BAZAN H E P. Mapping the Nerve Architecture of Diabetic Human Corneas. Ophthalmology，2012，119（5）：956-964.

9. MESSMER E M, SCHMID-TANNWALD C, ZAPP D, et al. In vivo confocal microscopy of corneal small fiber damage in diabetes mellitus. Graefes Arch Clin Exp Ophthalmol, 2010, 248（9）: 1307-1312.

10. TAVAKOLI M, QUATTRINI C, ABBOTT C, et al. Corneal Confocal Microscopy: A novel noninvasive test to diagnose and stratify the severity of human diabetic neuropathy. Diabetes Care, 2010, 33（8）: 1792-1797.

11. MISRA S, AHN H N, CRAIG J P, et al. Effect of Panretinal Photocoagulation on Corneal Sensation and the Corneal Subbasal Nerve Plexus in Diabetes Mellitus. Invest Ophthalmol Vis Sci, 2013, 54（7）: 4485-4490.

12. MISRA S L, CRAIG J P, PATEL D V, et al. In Vivo Confocal Microscopy of Corneal Nerves: An Ocular Biomarker for Peripheral and Cardiac Autonomic Neuropathy in Type 1 Diabetes Mellitus. Invest Ophthalmol Vis Sci, 2015, 56（9）: 5060-5065.

13. MALIK R A, KALLINIKOS P, ABBOTT C A, et al. Corneal confocal microscopy: a non-invasive surrogate of nerve fibre damage and repair in diabetic patients. Diabetologia, 2003, 46（5）: 683-688.

14. KALLINIKOS P, BERHANU M, O'DONNELL C, et al. Corneal Nerve Tortuosity in Diabetic Patients with Neuropathy. Invest Ophthalmol Vis Sci, 2004, 45（2）: 418-422.

15. SZALAI E, DEÁK E, MÓDIS L, et al. Early Corneal Cellular and Nerve Fiber Pathology in Young Patients With Type 1 Diabetes Mellitus Identified Using Corneal Confocal Microscopy. Invest Ophthalmol Vis Sci, 2016, 57（3）: 853-858.

16. EFRON N, EDWARDS K, ROPER N, et al. Repeatability of Measuring Corneal Subbasal Nerve Fiber Length in Individuals With Type 2 Diabetes. Eye Contact Lens, 2010, 36（5）: 245-248.

17. PETROPOULOS I N, MANZOOR T, MORGAN P, et al. Repeatability of In Vivo Corneal Confocal Microscopy to Quantify Corneal Nerve Morphology. Cornea, 2013, 32（5）: e83-e89.

18. PETROPOULOS I N, UAZMAN A, HASSAN F, et al. Rapid Automated Diagnosis of Diabetic Peripheral Neuropathy With In Vivo Corneal Confocal Microscopy. Invest Ophthalmol Vis Sci, 2014, 55（4）: 2071-2078.

19. MAZLIN V, XIAO P, DALIMIER E, et al. In vivo high resolution human corneal imaging using full-field optical coherence tomography. Biomed Opt Express, 2018, 9（2）: 557-568.

20. EDWARDS K, PRITCHARD N, GOSSCHALK K, et al. Wide-Field Assessment of the Human Corneal Subbasal Nerve Plexus in Diabetic Neuropathy Using a Novel Mapping Technique. Cornea, 2012, 31（9）: 1078-1082.

21. COTTRELL P, AHMED S, JAMES C, et al. Neuron J is a Rapid and Reliable Open Source Tool for Evaluating Corneal Nerve Density in Herpes Simplex Keratitis. Invest Ophthalmol Vis Sci, 2014, 55（11）: 7312-7320.

22. DEHGHANI C, PRITCHARD N, EDWARDS K, et al. Fully Automated, Semiautomated, and Manual Morphometric Analysis of Corneal Subbasal Nerve Plexus in Individuals With and Without Diabetes. Cornea, 2014, 33（7）: 696-702.

23. PETROLL W M, ROBERTSON D M. In-Vivo Confocal Microscopy of the Cornea: New Developments in Image Acquisition, Reconstruction, and Analysis Using the HRT-Rostock-Corneal Module. Ocul Surf, 2015, 13（3）: 187-203.

24. QU J H, LI L, TIAN L, et al. Epithelial changes with corneal punctate epitheliopathy in type 2 diabetes mellitus and their correlation with time to healing. BMC Ophthalmol, 2018, 18（1）: 1-8.

25. CHANG P Y, CARREL H, HUANG J S, et al. Decreased Density of Corneal Basal Epithelium and Subbasal Corneal Nerve Bundle Changes in Patients with Diabetic Retinopathy. Am J Ophthalmol, 2006, 142（3）: 488-490.

26. ZHAO H, HE Y, REN Y R, et al. Corneal alteration and pathogenesis in diabetes mellitus. Int J Ophthalmol, 2019, 12（12）: 1939.

27. KOWALCZUK L, LATOUR G, BOURGES J L, et al. Multimodal Highlighting of Structural Abnormalities in Diabetic Rat and Human Corneas. Transl Vis Sci Technol, 2013, 2（2）: 1-15.

28. MORISHIGE N, UEMURA A, MORITA Y, et al. Promotion of Corneal Epithelial Wound Healing in Diabetic Rats by the Fibronectin-Derived Peptide PHSRN. Cornea, 2017, 36（12）: 1544-1548.

29. TAKAHASHI N, WAKUTA M, MORISHIGE N, et al. Development of an Instrument for Measurement of Light Scattering at the Corneal Epithelial Basement Membrane in Diabetic Patients. Jpn J Ophthalmol, 2007, 51（3）: 185-190.

30. PRIYADARSINI S, ROWSEY T G, MA J X, et al. Unravelling the stromal-nerve interactions in the human diabetic cornea. Exp Eye Res, 2017, 164: 22-30.

31. ALISE K，MARYAM F，SHAZLI A，et al. Keratocyte Density Is Reduced and Related to Corneal Nerve Damage in Diabetic Neuropathy. Invest Ophthalmol Vis Sci，2018，59（8）：3584-3590.

32. MISHIMA S. Clinical investigations on the corneal endothelium. Ophthalmology，1982，93（1）：1-29.

33. LIABOE C A，ALDRICH B T，CARTER P C，et al. Assessing the Impact of Diabetes Mellitus on Donor Corneal Endothelial Cell Density. Cornea，2017，36（5）：561-566.

第二章 糖尿病视网膜病变的检查与诊断

第一节 眼 底 照 相

眼底照相是内分泌科以及眼科临床的重要检查方法。首先,它可以方便快捷地采集患者的眼底图像并快速进行视网膜图像分析,协助眼科医师诊断视网膜病变与全身性疾病的相关性,便于临床医生对图像进行客观全面的分析。又因眼底照相能够对后极部微小病变持续追踪的特点,特别是应用于糖尿病视网膜病变的诊断、随访和病情监测,在一定程度上避免了医生由于主观因素以及人眼分辨力的影响所造成的漏诊和误诊,为正确诊断及监测病情变化提供参考。由于计算机技术的迅猛发展,医院信息化的需求日益增长,眼底照相是临床诊疗机构眼科信息化的一个非常重要的组成部分,可以大大提高医院的诊疗效率,减少运行成本,方便医疗诊疗流程,提高了患者的就诊体验。

此外,眼底照相在眼科疾病的筛查与流行病学调查中也发挥着重要作用。近年来,数码眼底照相已经成为 DR 临床检查和研究的重要手段,而以数字化视网膜图像为基础的远程医疗模式也以高效、快捷的特点显示出现代医疗手段突出的优越性。眼底照相的突出特点是可以在不同有计算机终端的地点进行图片的获取,图片可以永久保留并通过互联网在专家优势资源多的地方进行诊断与治疗指导[3, 4]。

在 2017 年美国糖尿病学会(American Diabetes Association, ADA)指南中也明确了眼底照相在 DR 诊断中的作用,但也同时指出,眼底照相也不能完全代替眼底的详细检查进行诊断。

一、糖尿病视网膜病变的眼底照相数字成像方法

目前眼底照相数字成像技术包含散瞳与非散瞳,可进行立体与非立体成像。糖尿病视网膜病变可进行单张视野与多视野拍摄。一般情况下糖尿病视网膜病变分级需要多视野拼图才能进行系统分级。经典的 DR 多视野检查法有七视野(改良的 ETDRS),九视野拼图拍摄(ETDRS)[2]。在 DR 的大型人群队列研究中,也有采用单张眼底像拍摄,以提高工作效率和检出率。美国眼科学会在 2004 年用 Meta 分析对非散瞳单张眼底像与 7 个视野的立体像检测中度以上非增殖性糖尿病视网膜病变(non-proliferative diabetic retinopathy, NPDR)比较显示,前者的敏感性和特异性分别为 60%~90% 和 85%~97%[1]。

（一）ETDRS 七视野拼图拍摄（图 3-2-1-1）

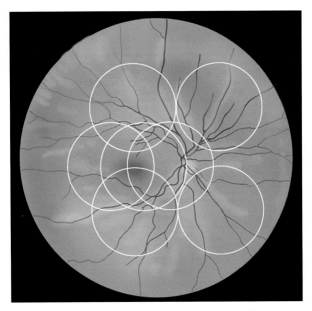

图 3-2-1-1　ETDRS 七视野彩色眼底照相

（二）九视野拼图拍摄（ETDRS 法）[5]

1. 标准眼底拼图要求　为保证图像质量，患者检查前需散瞳，方可拍照。九视野眼底像包括正常位眼底、鼻上、鼻下，上方、下方，颞上、颞下，颞侧及鼻侧视野各一张（图 3-2-1-2）。

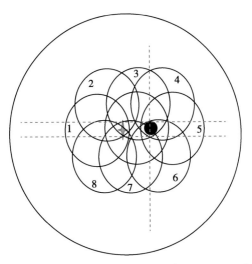

图 3-2-1-2　九视野拼图拍摄法改良于视网膜研究
（ETDRS）的眼底照相法

2. 右眼和左眼的 9 个标准眼底照相区域如下所示（图 3-2-1-3）。

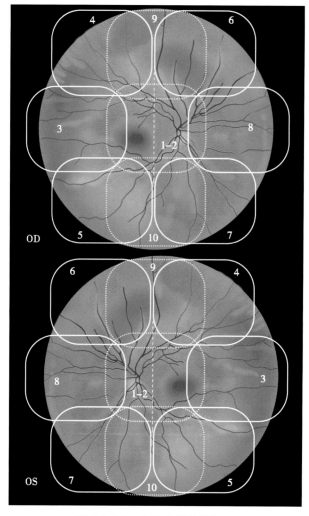

图 3-2-1-3　九视野拼图拍摄法

视野 1-2（F1-2）视盘 / 黄斑：以视盘颞侧缘和黄斑中心之间的中间位置为中心。通过瞳孔的左侧部分拍摄一张照片，横向移动操纵杆，通过瞳孔的右侧部分拍摄第二张照片，获得立体视图。该区域必须包括视盘和黄斑。此为唯一的一个立体像摄取法

视野 3（F-3）颞侧至黄斑：从 F1-2 沿相同的水平子午线在颞侧旋转或枢转相机。以鼻侧边缘应位于距黄斑中心一个视盘直径（DD）的颞侧为中心；通常刚好超出高色素区域的颞侧边缘（因此黄斑的中心不会出现在 F3 中）。在 F3 和 F1-2 之间将有大约三个视盘直径的重叠

视野 8（F-8）鼻侧 - 视盘：从 F1-2 沿相同的水平子午线在鼻侧旋转或枢转相机。F8 的颞侧边缘应该位于视盘鼻侧边缘附近（因此视盘不会出现在 F8）。在 F8 和 F1-2 之间会有大约三个视盘直径的重叠

视野 9（F-9）上方：移动相机直接位于 F1-2 上方。F9 的下边缘应与 F1-2 的上边缘重叠 1-1½ 的视盘直径（注意保持至少 1 个 DD 重叠）。在移动摄像机之前，选择位于 F1-2 上缘中心下方一个视盘直径处的视网膜标志点（如血管交叉处）将有助于 F9 的选择

视野 4（F-4）颞上：从 F9 开始，沿同一水平子午线在颞侧旋转或旋转照相机。F4 的鼻侧缘应该位于 F9 的中心，因此 F4 和 F9 之间大约有五个视盘直径的重叠。（F4 的下缘将与 F3 的上缘重叠 1～1½ 视盘直径）。在移动相机之前，选择位于 F9 中心或其附近的视网膜标志将有助 F4 视野的选择

视野 6（F-6）鼻上方：从 F9 开始，沿着同一水平子午线旋转或旋转相机。F6 的颞侧边缘应该位于 F9 的中心，F6 和 F9 之间大约有五个视盘直径的重叠（F6 的下缘将与以 1～1½ 个视盘直径与 F8 的上缘重叠）。在移动摄像机之前，在 F9 中心或其附近选择一个视网膜标志将有助于选择 F6

视野 1（F-10）下方：旋转或旋转相机于 F1-2 下方。F10 的上缘应该以 1-1½ 个视盘直径与 F1-2 的下缘重叠（注意至少保留 1 个 DD 重叠）。在移动摄像机之前，选择位于 F1-2 下边缘中心上方一个视盘直径处的视网膜标志将有助于选择 F10

视野 10（F-10）颞下方：从 F10 开始，沿同一水平子午线向颞侧方向上旋转摄像机。F5 的鼻侧缘应该位于 F10 的中心，因此 F5 和 F10 之间的视盘直径大约重叠 5 个视盘直径（F5 的上方将以 1～1½ 个视盘直径与 F3 的下缘重叠，尽管 F5 的颞侧不及 F3 颞侧范围大）。在移动相机之前，选择位于或靠近 F10 中心的视网膜标志将有助于 F5 的选择

视野 7（F-7）鼻下方：从 F10，沿着相同的水平子午线旋转或旋转摄像机。F7 的颞侧边缘应该位于 F10 的中心，F7 和 F10 之间大约有五个视盘直径的重叠（F7 的上缘将与 F8 的下缘以 1-1½ 个视盘直径重叠）。选择位于或靠近 F10 中心的视网膜标志点

（1）先拍摄一张正常位眼底照（图 3-2-1-4），再按照 8 方位，"顺时针"逐个调整固视灯位置，分别拍摄出其他 8 个位置眼底照片各一张（图 3-2-1-5～图 3-2-1-12）。

（2）通过软件"合成全景图片"功能，将 9 张照片合成一张广角眼底图像（图 3-2-1-13）。

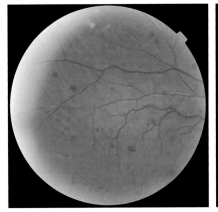
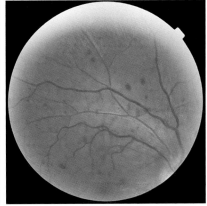
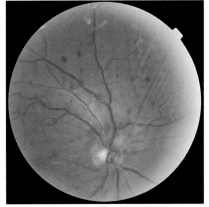

图 3-2-1-6　颞上　　　　　　　　　　图 3-2-1-7　上方　　　　　　　　　　图 3-2-1-8　鼻上
向颞上 45° 移动眼位　　　　向颞侧水平移动眼位至 1/3 处再垂直上移　　向鼻侧水平移动 1/3 眼位再垂直上移

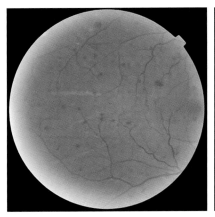
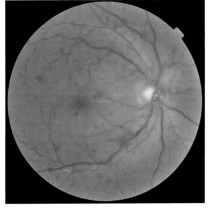
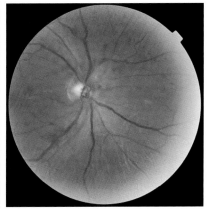

图 3-2-1-5　颞侧　　　　　　　　　　图 3-2-1-4　标准位照　　　　　　　　　图 3-2-1-9　鼻侧
向颞侧水平移动眼位　　　　　　眼底相机正常位照相　　　　　　　向鼻侧水平移位

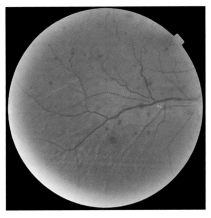
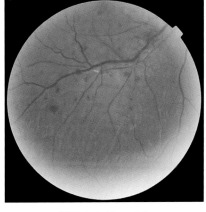
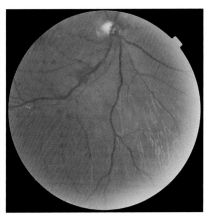

图 3-2-1-12　颞下　　　　　　　　　　图 3-2-1-11　下方　　　　　　　　　图 3-2-1-10　鼻下
水平颞侧移动 1/2 眼位再垂直下移　　在标准眼位基础上垂直下移　　　向鼻侧水平移位 1/4 再垂直下移

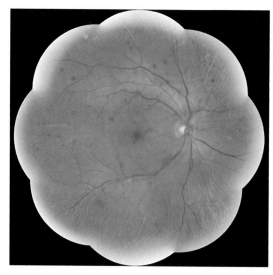

图 3-2-1-13　九视野拼图拍摄效果图

（三）七视野拼图拍摄（图 3-2-1-14，图 3-2-1-15）

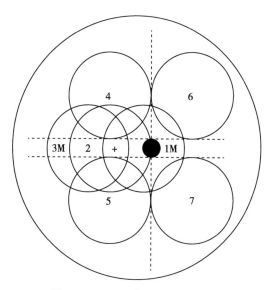

图 3-2-1-14　标准七视野电子拼图

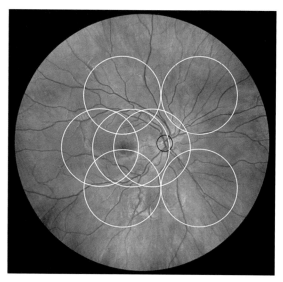

图 3-2-1-15　标准七视野彩色眼底照相范围[6]

视野 1：视盘，将眼底照相机固视点十字交叉点的中心置于视盘的颞侧；

视野 2：黄斑，固视点十字交叉点置于黄斑附近。为了防止某些相机镜头中心产生灰色伪影，通常将十字交叉点置于黄斑中心上方 1/8～1/4DD；

视野 3：黄斑颞侧，将固视十字交叉点置于黄斑中心颞侧 1.0～1.5DD；

视野 4：颞上部，视野的下边缘与穿过视盘上边缘的水平线的切线，鼻侧边界是过视盘中心的垂直切线；

视野 6：鼻上部，鼻上部的下边界是视盘上边界的切线，颞侧边界是过视盘中心的垂直切线；

视野 5：颞下部，颞下部的上边界是视盘下边界的切线，鼻侧边界是过视盘中心的垂直切线；

视野 7：鼻下部，鼻下部的上边界是视盘下边界的切线，颞侧边界是过视盘中心的垂直切线；

补充说明：改良七视野标准拍摄法无法记录到的新生血管和 / 或视网膜前或玻璃体积血，可利用一个额外视野拍摄

（四）五视野拼图拍摄（图3-2-1-16）

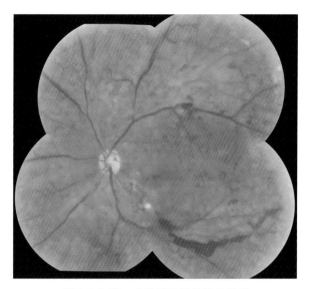

图3-2-1-16　五视野拼图拍摄效果图

五视野法是非散瞳眼底照相法，包括颞侧、鼻侧、颞上、颞下以及涵盖黄斑及视盘的45°中心拍摄法

（五）两张视野拍摄

针对单张视野眼底像不能准确评估糖尿病视网膜病变分级时，可采取两张视野拍摄。

1. 可以根据病人情况进行非散瞳或散瞳拍摄。

2. 留取以视盘为中心45°视野和以黄斑中心凹为中心45°的视野眼底照片各一张（图3-2-1-17，图3-2-1-18）。

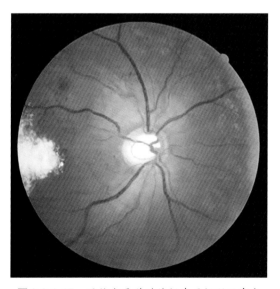

图3-2-1-17　眼位水平移动使视盘至视野正中央

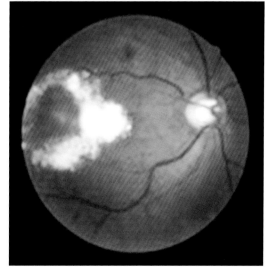

图3-2-1-18　眼位向颞侧移动一个眼位

（六）单张视野拍摄

一般情况下糖尿病视网膜病变分级需要多视野拼图才能进行系统分级。我们通过临床试验发现采用单张眼底像拍摄，可以提高工作效率和检出率，尤其是在远程医疗中的应用，使糖尿病患者能够在基层以及社区更早发现糖尿病视网膜疾病，更早得到控制和治疗。

每眼拍摄非散瞳单张视野，要求单张眼底像的中心应位于视盘与黄斑之间，黄斑中心或视盘中心在图像上垂直居中（图 3-2-1-19）。

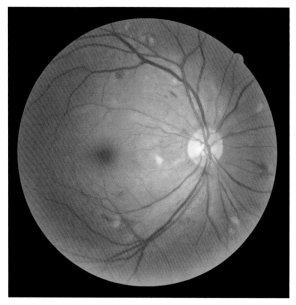

图 3-2-1-19　单张视野拍摄

二、不同检查方法的敏感度、特异度

与 FFA 比较，三种眼底照相方法检测有无 DR 以及检测有无重度 NPDR 以上的敏感度、特异度、误诊率、漏诊率见表 3-2-1-1，表 3-2-1-2。

表 3-2-1-1　不同检查方法检测有无 DR 的敏感度、特异度、误诊率、漏诊率（单位：%）

	敏感度	特异度	误诊率	漏诊率
单张眼底像	95.7	100.0	0.0	4.3
两张眼底像	98.6	100.0	0.0	1.4
九张眼底像拼图	100.0	100.0	0.0	0.0

表 3-2-1-2　不同检查方法检测有无重度 NPDR 以上的敏感度、特异度、误诊率、漏诊率（单位：%）

	敏感度	特异度	误诊率	漏诊率
单张眼底像	57.9	100.0	0.0	42.1
两张眼底像	60.5	100.0	0.0	39.5
九张眼底像拼图	71.1	100.0	0.0	28.9

三、不同范围眼底照相方法的优缺点

多视野拼图眼底照相一直以来广泛应用于糖尿病视网膜病变的诊断应用，而单张眼底像检测有无 DR 的敏感度也高达 95% 以上，对半数以上的重度糖尿病视网膜病变可进行准确分级，可基本满足远程医疗 DR 筛查的需要。以下就其优缺点进行比较（表 3-2-1-3）。

表 3-2-1-3　多视野拼图与单张视野眼底照相优缺点

视野	散瞳	优点	缺点
多视野拼图	需散瞳	全面 DR 分级 准确度更高	需散瞳 眼压高前房浅等不能散瞳病人禁忌 耗时长 对病人视力要求高
单张视野	无需散瞳	不用散瞳 应用面广 耗时短	DR 分级没有 多视野全面 远程医疗 多病种联合筛查

四、典型的糖尿病视网膜病变眼底表现

（一）糖尿病患者未见视网膜病变（图 3-2-1-20）

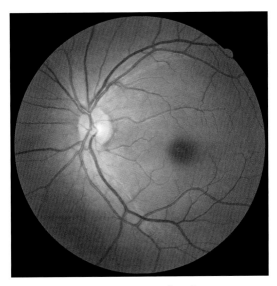

图 3-2-1-20　正常眼底

（二）非增殖性糖尿病视网膜病变

NPDR 眼底照相检查可见微动脉瘤形成、出血、水肿、渗出的改变。出血可位于视网膜各层，视网膜水肿可位于黄斑区和后极部，黄斑区可有星芒状渗出。

1. 轻度 NPDR　硬渗、软渗和 / 或轻度视网膜出血（图 3-2-1-21）。

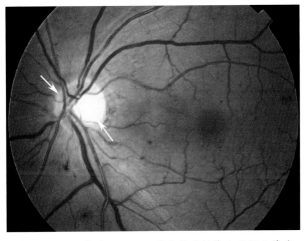

图 3-2-1-21　轻度 NPDR 可见点状硬性渗出及微血管瘤

2. 中度 NPDR（图 3-2-1-22）。

3. 重度 NPDR（符合"4-2-1"原则）（图 3-2-1-23）。

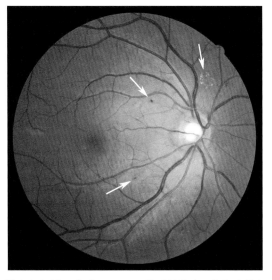

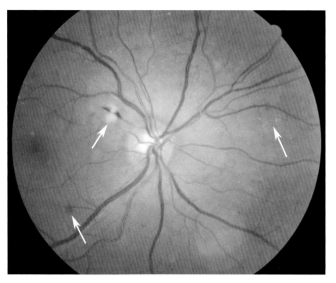

图 3-2-1-22 中度 NPDR 可见硬性渗出、出血及微血管瘤（如箭头所示）

图 3-2-1-23 重度 NPDR 可见棉絮斑、出血及散在的硬性渗出（如箭头所示）

（三）增殖性糖尿病视网膜病变（图 3-2-1-24～图 3-2-1-26）

PDR 眼底照相检查可见视网膜新生血管（NVE）、视盘新生血管（NVD）。沿颞上、颞下血管弓生长纤维血管组织、不完全玻璃体后脱离、玻璃体积血、牵拉性视网膜脱离。可有视盘水肿、视神经萎缩改变。

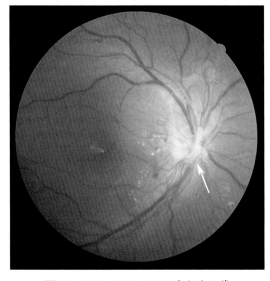

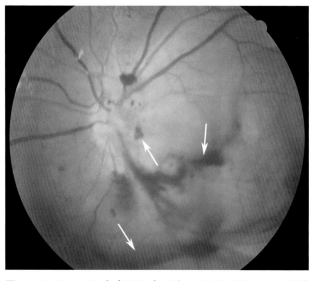

图 3-2-1-24 PDR 可见视盘新生血管

图 3-2-1-25 PDR 患者的眼底图像，可见视网膜及视网膜前出血、视盘新生血管及玻璃体腔积血（如箭头所示）

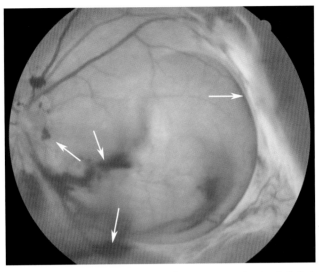

图 3-2-1-26　PDR 患者的眼底图像，可见视网膜及视网膜前出血、视盘新生血管、玻璃体腔积血及纤维增殖（如箭头所示）

五、超广角眼底照相技术在糖尿病视网膜病变诊疗中的应用

超广角眼底照相技术是一项新的眼底影像采集技术。传统眼底照相技术的成像范围聚集在后极部（包括视盘、黄斑及血管弓），对于中周部（赤道部以后）以及远周部（赤道部以前至锯齿缘部分）的视网膜则无法成像。眼球正位一次成像可达赤道前部至锯齿缘范围的技术，称为超广角眼底成像技术。该技术已被广泛应用于多种眼底疾病的筛查、诊断和预后评估，如糖尿病视网膜病变等，使疾病的筛查、诊断和治疗水平得到明显提高（图 3-2-1-27）。

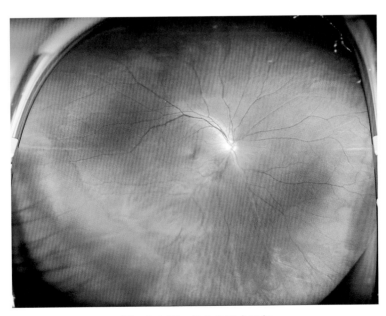

图 3-2-1-27　超广角眼底照相

（一）超广角眼底照相方法

1. 操作前准备

（1）了解患者的基本情况；

（2）消毒机器：建议使用乙醇或含氯消毒剂擦拭机器与眼部皮肤接触部分；

（3）告知患者检查注意事项以备更好配合。

2. 检查

（1）一般先检查右眼，后检查左眼：操作者以右手示指和中指分别置于患者上、下眼睑，撑开睑裂。使患者对准检查口，左手置于患者脑后，外部监控指示灯光标变绿时进行拍摄。

（2）配合困难的患者，如睑裂狭小、畏光的患者需多次多方位，通过自主转动眼球来获取完整眼底图。

（二）ETDRS 七视野拼图法与超广角成像

以糖尿病视网膜病变为例，比较 ETDRS 七视野拼图与超广角成像（图 3-2-1-28，图 3-2-1-29），成像范围、放大倍数及细节呈现仍有所不同，传统七视野法放大倍数及细节呈现方面明显优于超广角成像方法，但超广角成像可免散瞳一次成像，操作便捷。

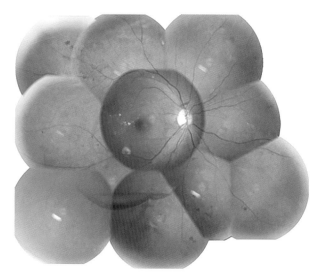

图 3-2-1-28　ETDRS 七视野拼图

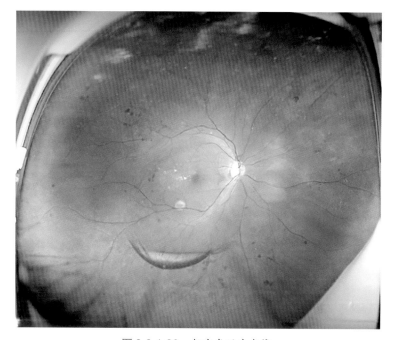

图 3-2-1-29　超广角眼底成像

六、小结与展望

总之，眼底照相数字成像技术不仅在眼科诊疗中发挥作用，也在远程医疗以及 DR 的筛查中起到重要作用，不仅减少了医疗与筛查负担，在互联网＋的时代，在节约医疗资源的同时，也保证了优势眼底病资源的发挥。目前，在发达国家开展远程眼科治疗最广泛的是糖尿病视网膜病变的筛查，筛查的质量主要在于数码眼底照片的质量、医生的判读能力、转诊的标准。因此高标准高质量的眼底像是 DR 筛查、诊断分级及随访的基础。

参 考 文 献

1. 马英楠,徐捷,毛羽,等. 单张及多张眼底像检测糖尿病视网膜病变及其分级的价值. 眼科,2016,25(3):181-185.

2. Early Treatment Diabetic Retinopathy Study Research Group,Manual of Operations. Chapter 13. Baltimore:ETDRS Coordinating Center,University of Maryland. Available from: National Technical Information Service,52285 Port Royal Road,Springfield,VA 22161;Accession No. PB85 223006/AS Chapter 13.

3. Macular Photocoagulation Study Group,Macular Photocoagulation Study:Manual of Procedures. MPS Coordinating Center, Baltimore,MD. Available from National Technical Information Service,5285 Port Royal Road,Springfield,VA 22161; Accession No. PB90-207903.

4. Age Related Eye Diseases Research Group,Manual of Operations. Chapter 8. Potomac,MD: AREDS Coordinating Center, EMMES Corporation,11325 Seven Locks Road,Suite 214,Potomac,MD 20854.

5. Fundus Photograph Reading Center,University of Wisconsin School of Medicine and Public Health • Department of Ophthalmology and Visual Sciences. 9-Standard Field Color Fundus Photography(9-Std-D).

6. GANGAPUTRA S,ALMUKHTAR T,GLASSMAN A R,et al. Diabetic Retinopathy Clinical Research Network. Comparison of film and digital fundus photographs in eyes of individuals with diabetes mellitus. Invest Ophthalmol Vis Sci,2011,52(9): 6168-6173.

第二节　相干光断层扫描术与相干光断层扫描血管成像术

一、相干光断层扫描

1. 概述　相干光断层扫描(optical coherence tomography,OCT)是基于光反射技术研发,根据光的飞行时间延迟和反射光的强度来计算组织反射的深度,并将不同位置上的轴向 A 扫描和横向 B 扫描所获得的反射信号转化为数字信号,再转换成二维或三维的 OCT 图像。大多数 OCT 的发射光源是超级发光二极管,OCT 设备中的分光镜是产生光学干涉现象的重要组成部分。OCT 问世近 30 年来经历了时域(time-domain)到频域(spectrum-domain)的转变和飞速进步,近年来扫频源(swept-source)OCT 呈现出扫描深度以及速度的突出优势。目前具有高分辨率的视网膜和视盘 OCT 图像几乎可以和组织切片的结构一一对应,为视网膜、脉络膜、青光眼、神经眼科疾病和眼前节疾病的诊断、随访和治疗提供了强有力的影像依据。可以说 OCT 是 21 世纪最伟大的影像学发明,使眼科学发生了革命性的进步。但有一点要注意,OCT 所呈现的图像是光学图像,和物质的组织学切片看到的内容是有区别的,我们可以把 OCT 呈现的内容称为光学组织学。目前 OCT 已广泛应用于眼底疾病的诊疗,其优势自然也体现在对糖尿病视网膜病变(DR)特别是糖尿病黄斑水肿(DME)的诊断、治疗(抗 VEGF、激光或抗炎)和随访监控上,早期许多重要的药物临床试验(如 RIDE/RISE,RESTORE,DRCR.net protocol I,VIVID DME/VISTA DME)已经把 OCT 的参数作为一项很重要的评价指标。基于 OCT 特征性改变的术语也应运而生,如视网膜下积液(subretinal fluid,SRF),视网膜内囊样积液(intraretinal cystoid fluid,IRC),视网膜内层结构紊乱(disorganization of the retinal inner layers,DRIL)等,所以 OCT 是评价糖尿病视网膜病变不可或缺的影像学手段,并发挥越来越重要的作用。

2. 正常视网膜 OCT 图像的解读　OCT 是在视网膜和脉络膜组织中产生的光反射强度和散射强度的图像,高反射光的"纤维层"和"交界面"具有高反射性,低反射光的"细胞层"具有低反射性。按照这个原则,高反射的纤维层包括视网膜神经纤维、内丛状层(包含一部分低反射的 Henle 纤维)和外丛状层,高反射的交界面包括外界膜、椭圆体带、嵌合带和 RPE-Bruch 膜联合体,低反射的细胞层包括视网膜神经节细胞层、内核层和外核层。实际组织学的外核层比 OCT 显示的更薄,因为外丛状层中组织学意义的纤维层即 Henle 纤维层也包括在通常被认为是外核层的低反射相中。由于 Henle 纤维层向前倾斜并朝向黄斑周围,测量光束的进入与纤维走向呈显著角度,因此,Henle 纤维变成低反射,并且与相似的低反射的外核层无法区分,当 OCT 测量光束从偏心位置进入瞳孔时,光束倾斜地到达视网膜表面,并在一侧垂直于 Henle 纤维通过视网膜,增加了 Henle 纤维的反射率,使其成为高反射层(图 3-2-2-2)。所以,在黄斑区扫描图像倾斜或中心凹下有积液时,可以明显看到貌似中心凹旁的内丛状层增厚,实际上是 Henle 纤维层的突显,要注意识别。如图 3-2-2-1 显示了正常黄斑区视网膜各个组织层面的 OCT 图像和目前国际通用的命名。

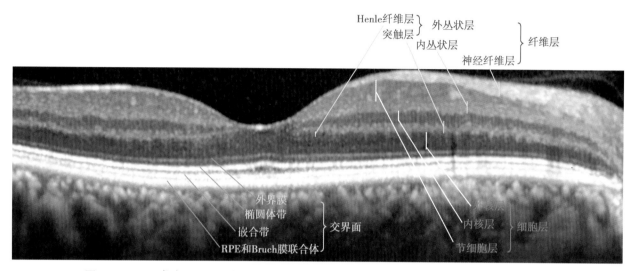

图 3-2-2-1 正常黄斑区的频域 OCT 扫描图像(经过中心凹的水平横向 B 扫描)和组织层命名

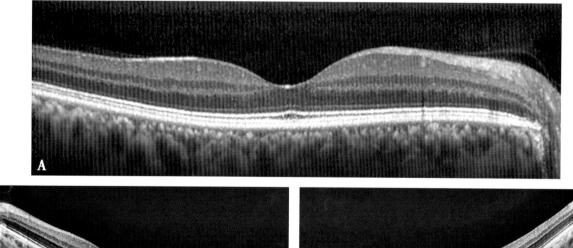

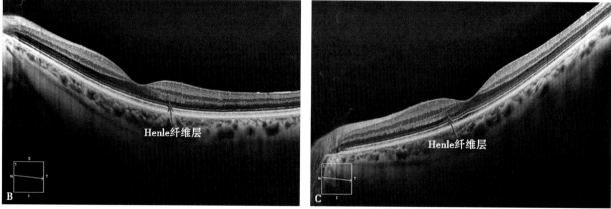

图 3-2-2-2 OCT 上的 Henle 纤维层

A. 经过中心注视点的水平扫描;B. 显示受试者偏颞侧注视时中心凹颞侧凸显的 Henle 纤维;C. 显示受试者偏鼻侧注视时中心凹鼻侧凸显的 Henle 纤维,均貌似内丛状层增厚

　　某些频域 OCT 设备的特殊扫描模式如深度增强成像（enhanced depth imaging，EDI）模式还能较好地观察脉络膜组织，可以区分脉络膜毛细血管层、中血管层和大血管层（图 3-2-2-3）。扫频源 OCT 对脉络膜成像也具有优势，同时能观察玻璃体和部分巩膜（图 3-2-2-4）。

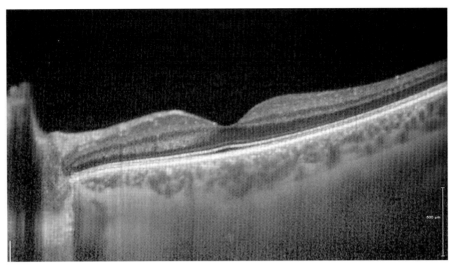

图 3-2-2-3　EDI OCT 显示脉络膜的三层血管结构和脉络膜巩膜交界面

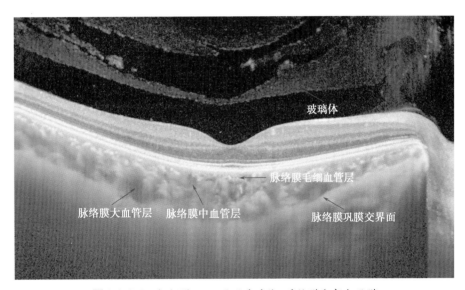

图 3-2-2-4　扫频源 OCT 显示玻璃体、脉络膜和部分巩膜

　　在阅读 OCT 报告时要注意识别图像中的伪迹。常见的伪迹有眼球不自主运动产生的运动伪迹，组织的光学特性造成的投射伪迹如视网膜大血管和水肿引起的投射尾影，屈光间质混浊或聚焦不好引起的灵敏度衰减等。

　　3. 正常 en face OCT 图像的解读　OCT 扫描采集到的三维数据集可以在任意方向显示一系列二维断面图像，垂直于视网膜表面的断面图像就是 B 扫描图像，而平行于视网膜表面的断面图像即是 en face 图像。en face 是法语词，意为面对面，我们可以把 en face OCT 理解为面上的 OCT。en face OCT 获取的是三维数据，所以我们可以按解剖层面逐层观察视网膜和视盘周围的 en face OCT 图像，不同的 OCT 设备也会提供一些默认的观察层面。以 Avanti RTVue XR 系统为例，使用者可以在内界膜、内丛状层、RPE 和脉络膜层面看到 en face OCT 图像（图 3-2-2-5）。运用 en face OCT 观察 DR 有其优势和应用价值。

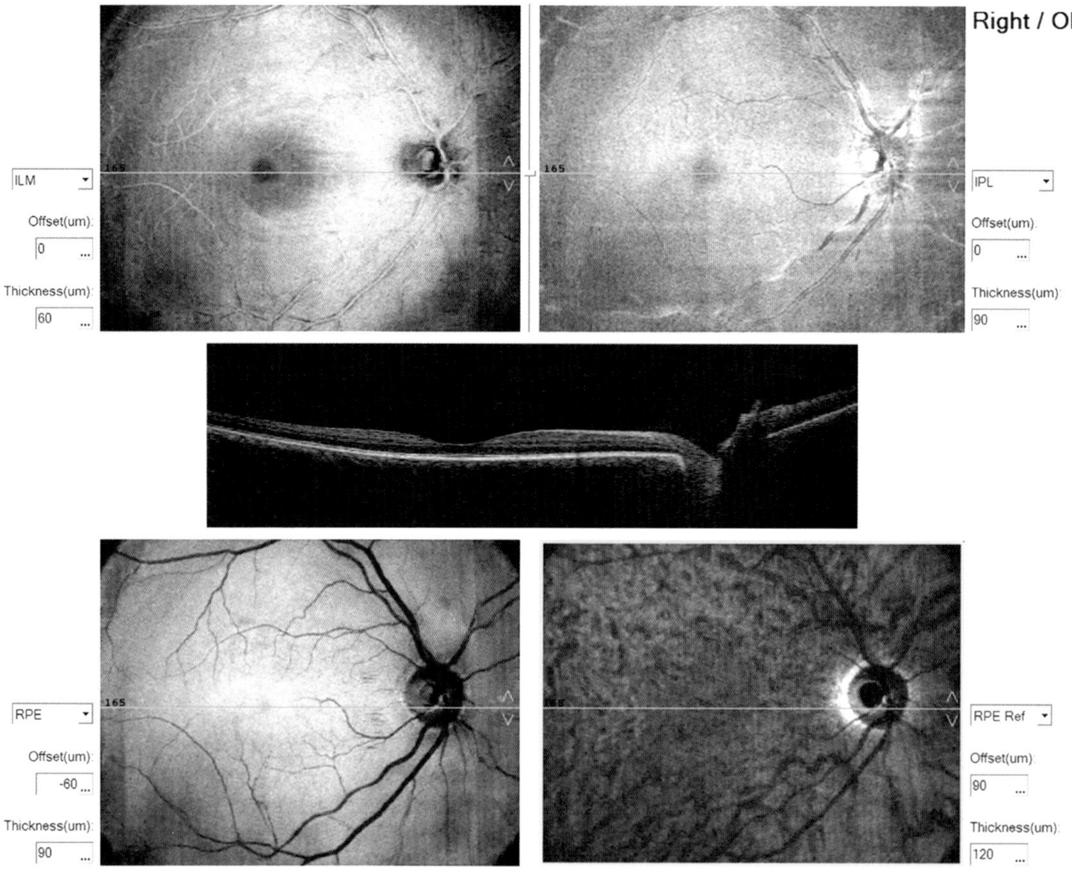

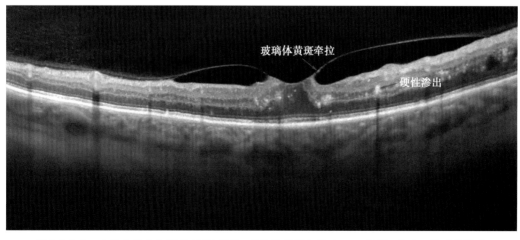

图 3-2-2-5 Avanti RTVue XR 系统所采集到的内界膜、内丛状层、RPE 和脉络膜层的 en face 图像

4. 糖尿病视网膜病变的 OCT 特征 如前所述,糖尿病视网膜病变(diabetic retinopathy,DR)分为非增殖性(non-proliferative diabetic retinopathy,NPDR)和增殖性(proliferative diabetic retinopathy,PDR)。OCT 问世以来,揭示了很多 DR 特征性的结构改变,特别对糖尿病黄斑水肿(diabetic macular edema,DME)的评价具有重要意义。DR 的 OCT 的改变从活体光学组织学的角度能帮助我们深入了解疾病的发生、发展和转归,决定治疗方案。特别是抗 VEGF 药物的应用,使 OCT 成为临床工作中必需的影像学检查手段。DR 的 OCT 有以下主要特征:

(1)玻璃体黄斑牵拉:OCT 上显示为玻璃体和黄斑紧密粘连,牵拉黄斑使中心凹变形(图 3-2-2-6)。

图 3-2-2-6 玻璃体黄斑牵拉的 OCT 图像,可见牵拉引起的中心凹变形,同时可见硬性渗出

（2）内层视网膜紊乱（disorganization of the inner retinal layers，DRIL）：是指内层视网膜结构破坏，无法分辨内层视网膜内的交界面，包括不能分辨节细胞 - 内丛状层交界面和内核层 - 外丛状层交界面，DRIL是 DR 视力预后差的一个重要影像学指征。

（3）视网膜下积液：OCT 显示的视网膜下积液指位于视网膜神经上皮和色素上皮之间的无反射暗区。

（4）视网膜内积液：OCT 显示的视网膜内积液指位于视网膜神经上皮层间圆形或椭圆形的低反射区（图 3-2-2-7）。

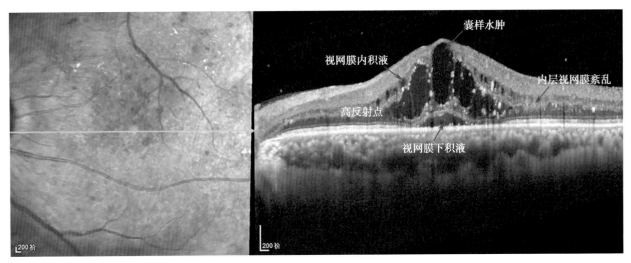

图 3-2-2-7　重度 NPDR 的 OCT 扫描显示黄斑囊样水肿、视网膜内积液、内层视网膜紊乱、高反射点和视网膜下积液

（5）DME：OCT 可用于 DME 的筛查、分级、监测和治疗评估，可提供中心视网膜厚度（central retinal thickness，CRT）和黄斑容积（macular volume）等与水肿相关的形态细节特征，是诊断 DME 的金标准。不少学者利用 OCT 对 DME 进行分类，Otani 等在 1999 年根据 OCT 的形态学改变把 DME 分为 1 型（海绵样水肿）、2 型（囊样水肿）和 3 型（渗出性视网膜脱离），2004 年 Panozzo 等提出了按水肿囊腔大小的分类法，其他学者也提出了不同的分类方法。迄今为止，对 DME 还没有一个国际公认的标准的 OCT 分类法，这也反映出 DME 临床表现的复杂性。

（6）椭圆体带和外界膜完整性改变：DR 在黄斑区外层视网膜可见椭圆体带不连续或缺失，也可同时合并外界膜的丢失（图 3-2-2-8）。

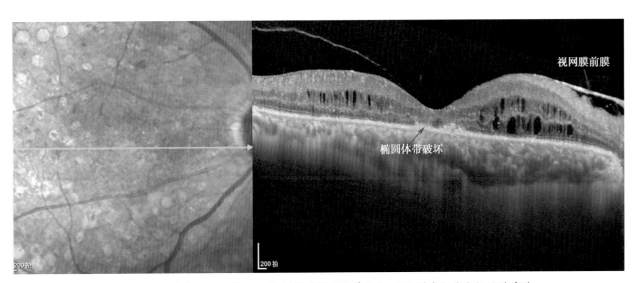

图 3-2-2-8　重度 NPDR 的 OCT 扫描显示椭圆体带缺失、视网膜内积液和视网膜前膜

（7）高反射点：有些 DME 的 OCT 扫描中可探及高反射点（hyperreflective foci，HF），边界清晰，信号强度与 RPE 相等或更强，在 DR 病程初期主要位于内层视网膜，中晚期则主要位于外层视网膜。目前认为小的 HF 是溢出的脂质蛋白，属亚临床的硬性渗出。有的 HF 可能是迁徙的活化小胶质细胞或色素上皮细胞。OCT 中所探及的高反射点也可能为硬性渗出，两者的鉴别之处在于：硬性渗出在对应的眼底图像中可见，但 HF 在眼底图中往往不可见。

（8）视网膜内出血、棉絮斑和硬性渗出：视网膜内出血和硬性渗出在 OCT 上表现为视网膜内斑点或斑片状中高反射，遮蔽其下深层视网膜和脉络膜反射信号。急性期的棉絮斑在 OCT 上表现为病灶处视网膜内层（主要是神经纤维层和节细胞层）反射增强且增厚，待棉絮斑消退后，在病灶处出现神经纤维层、节细胞层、内丛状层、内核层和外丛状层变薄（图 3-2-2-9）。

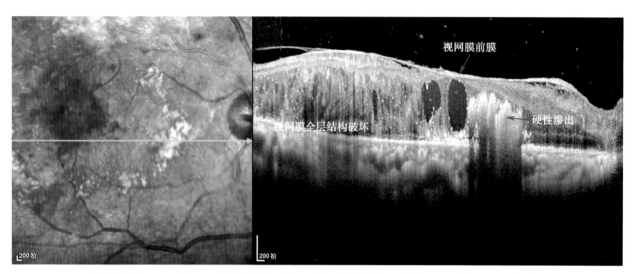

图 3-2-2-9 PDR 的 OCT 扫描图像显示视网膜全层结构破坏、水肿、硬性渗出和视网膜前膜

（9）en face OCT 异常：DR 的 en face OCT 在不同的分层面能观察到微动脉瘤、视网膜膜内微血管异常（intra-retinal microvascular abnormalities，IRMA）、硬性渗出、视网膜出血、黄斑水肿、视网膜新生血管（retinal neovascularization），包括视网膜其他部位新生血管（neovascularization elsewhere，NVE）和视盘新生血管（neovascularization on the disc，NVD）。微动脉瘤在内层视网膜层面呈圆点状高反射，硬性渗出在内层视网膜层面上呈片状高反射，视网膜出血在内层视网膜层面呈与出血灶形状对应的低反射，IRMA、NVE 和 NVD 在 RPE 层面可看到投影，黄斑水肿在内层视网膜层面可见囊样低反射区。所有这些病变都是从与视网膜表面平行的面上去观察，能看到病变的全貌，体现出 en face OCT 的优势，学会阅读 en face OCT 也有助于阅读 OCTA 报告（图 3-2-2-10，图 3-2-2-11）。

5. 糖尿病性视网膜病变 OCT 的研究进展 OCT 出现以来已有大量针对 DR 的研究，随着 OCT 技术的不断进步，近 5 年来仍有对 DR 的 MAs[1]、DRIL[2]、视网膜内硬性渗出 [3] 和视网膜新生血管 [4] 的研究成果出现，还有结合多焦视觉电生理及微视野等功能学检查的结构 - 功能改变的相关性研究，通过观察视网膜结构的改变预测其功能受损的程度 [5, 6]。

DME 是近年来 OCT 研究的重点也是热点。Ruia 等总结了基于 OCT 的 DME 的分类及分期方法 [7]。OCT 可以准确地对 DR 患者黄斑水肿的程度进行定量的评估，能广泛应用于评估 DME 的疗效，包括抗 VEGF 治疗后的随访 [8]、局灶性视网膜光凝 [9]、全视网膜光凝 [10]、眼内糖皮质激素治疗 [11] 以及玻璃体视网膜手术 [12]。研究者们发现 OCT 可提供预测 DME 患者视力预后的影像学指标。Liu 等发现，OCT 图像上的高反射点（hyperreflective foci，HF）是 DME 患者接受抗 VEGF 治疗后视力预后不良的指标 [13]。Xu 等发现，抗 VEGF 治疗后神经节细胞层及内丛状层水肿的缓解与 DME 治疗反应良好密切相关 [14]。Cho 等发现，在 DME 患者中，与视网膜层间囊样水肿相比，视网膜下积液对于抗 VEGF 治疗的反应更佳 [15]。Guyon

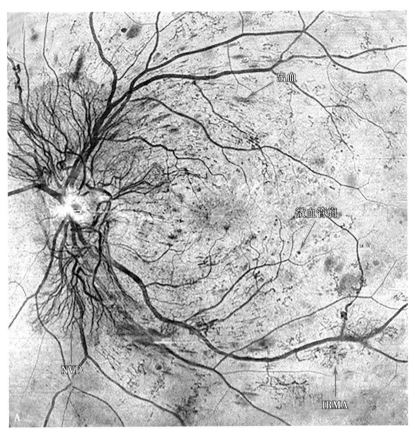

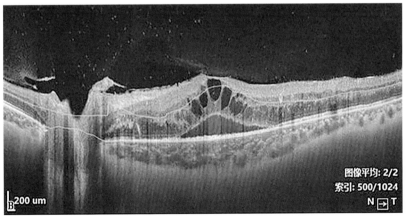

图 3-2-2-10　PDR 患者的广角 en face OCT 扫描图像显示微动脉瘤（MAs）、出血、IRMA 和 NVD 的投影（A 图）以及与 en face OCT 分层面对应的 B 扫描分层面（B 图）

等利用 OCT 对光感受器层视网膜反射强度进行测量，用于评估 DME 患者抗 VEGF 治疗后的视力预后[16]。Zur 等利用 OCT 研究了 DME 患者接受眼内地塞米松植入物治疗后影响视力预后的因素，他们发现以视网膜下积液为主要表现，无网膜内高反射点，椭圆体带连续的 DME 患者，眼内地塞米松植入治疗后视力预后较好[17]。

近年来术中 OCT（intraoperative OCT）的应用可以指导医生在 DR 的复杂性玻璃体视网膜手术中完成难度较大的操作[18]。广角 OCT 能够帮助临床医师评估中周部视网膜改变，包括视网膜微血管异常、视网膜新生血管，以及玻璃体视网膜界面的情况[19]。Cunha-Vaz 等开发了一种称为 OCT 渗漏分析（OCT-leakage）的新算法用于评估 DR 患者黄斑区细胞外液体的容量变化，发现在 DME 发生的早期，黄斑区细胞外液的积聚主要发生于内核层，为 DME 的治疗提供了有力的病理学基础[20]。除此之外，随着人工智能的发展，机器深度学习算法也逐渐进入到 DR 的诊断、分期以及图像处理等领域[21, 22]。

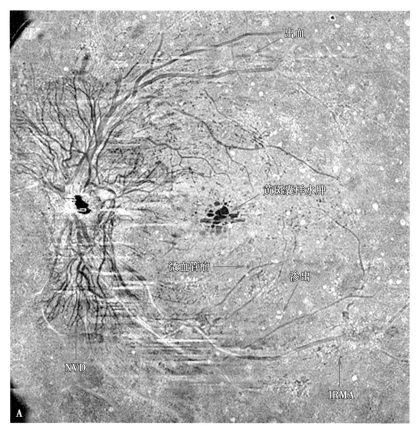

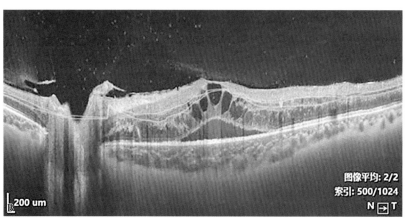

图 3-2-2-11　PDR 患者的广角 en face OCT 扫描图像显示黄斑囊样水肿以及 MAs、出血、渗出、IRMA 和 NVD 的投影（A 图）以及与 en face OCT 分层面对应的 B 扫描分层面（B 图）

二、相干光断层扫描血管成像

1. 概述　以上所描述的都是结构 OCT，不能检测任何血流信息。2014 年问世的 OCT 血管成像（OCT angiography，OCTA）是眼科影像学的一项革命性进步，实现了在不注射任何造影剂的情况下无创快速获取视网膜和部分脉络膜的血流信息，颠覆了对传统荧光素眼底血管造影（fundus fluorescein angiography，FFA）的一些认识，为进一步理解视网膜血管性疾病和脉络膜疾病的发病机制开辟了新的影像学途径。OCTA 算法的突破是这项技术得以实现的关键，不同的 OCTA 设备有不同的算法。所有 OCTA 算法都是探测血管内流动的红细胞产生的血流信号的改变，同时也在检测牵连运动（bulk motion）和血流投射伪迹。OCTA 是三维图像，它最大的优势就是可以分层观察血流改变，这是传统的 FFA 无法实现的。FFA 是利用光学照相技术观察血管内染料的充盈和渗漏，OCTA 是利用 OCT 技术和特殊算法观察血管内红细胞的运动，两者有本质的区别。

　　熟悉断面 OCT（B 扫描）和 en face OCT 是正确理解 OCTA 的重要基础。一些 OCTA 设备会提供基本的定量分析工具（软件），今后还会有更复杂的定量分析工具问世。基于 OCTA 的基本原理和优势，它对 DR 引起的视网膜微循环的变化有其独特的诊断、筛查和随访价值。

　　2. 正常视网膜 OCTA 图像的解读　　正常后部视网膜血管分为四层：①视盘旁放射状毛细血管层，位于视盘周围的神经纤维层内，OCTA 显示的盘周毛细血管丛的分辨率比 FFA 高很多；②浅层毛细血管丛，位于黄斑区的神经节细胞层；③中层毛细血管丛；④深层毛细血管丛。中层和深层毛细血管丛形成网络结构，密度和管径均匀，分别集中在内核层的内、外边界。这种明显的分层差别在黄斑区最明显，但在周边部视网膜就变得不明显了。浅层毛细血管的投射伪迹会影响中层和深层毛细血管的观察，去伪迹技术的应用能克服这种影响，使得 FFA 上看不到的 DR 微血管病变得以呈现。NPDR 和 PDR 都有浅层和深层毛细血管丛的改变，深层的改变更明显（图 3-2-2-12～图 3-2-2-15）。

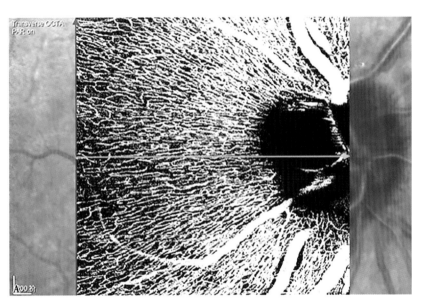

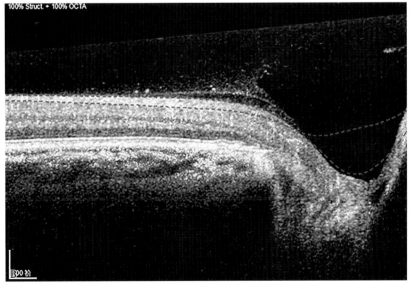

图 3-2-2-12　A 图显示正常视盘旁呈放射状分布的毛细血管层的 en face OCTA；B 图显示对应的断面 OCTA，红色分层线之间可见黄色颗粒状血流信号

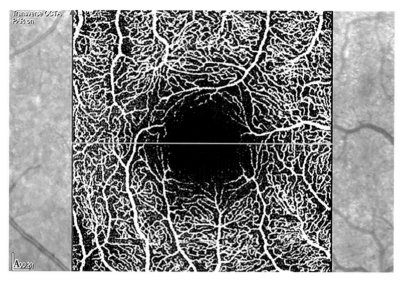

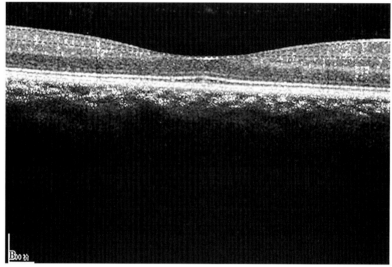

图 3-2-2-13 A 图显示正常黄斑区浅层毛细血管丛的 en face OCTA；B 图显示对应的断面 OCTA

3. 糖尿病视网膜病变的 OCTA 特征 OCTA 作为无创快捷的影像学工具成为 DR 常规的临床检查手段。OCTA 除了看不到血管渗漏，其他在 FFA 所发现的 DR 病变在 OCTA 上都能看到。OCTA 的三维图像在揭示 DR 血管病变以及解剖关系的细节上优于 FFA。

（1）微动脉瘤（microaneurysms，MAs）：MAs 是 NPDR 的标志之一，OCTA 上显示为囊样或局部扩张的毛细血管，3mm×3mm 的 OCTA 上看得最清楚，分层观察联合去伪迹可突显每个层面的 MAs。FFA 能看到 MAs 是因为染料聚集在 MAs 内，但染料聚集在 MAs 内不等同于 MAs 内有血流，OCTA 检测的是 MAs 内是否有血流，所以 OCTA 上看到的 MAs 和 FFA 上看到的 MAs 不一致并不奇怪，而且 FFA 上看到的 MAs 不一定能在 OCTA 上看到也是有可能的，因为 MAs 中血流速度慢，有的会低于 OCTA 能检测到的最慢的流速而不能显示。尽管有局限，OCTA 上显示的 MAs 要比 FFA 更接近组织学。MAs 多位于深层毛细血管丛，在 MAs 附近还可见毛细血管无灌注区（图 3-2-2-16～图 3-2-2-18）。

（2）毛细血管无灌注区和中心凹无血管区扩大：毛细血管无灌注区和中心凹无血管区（foveal avascular zone，FAZ）扩大是 DR 在 FFA 的常见表现。OCTA 不仅能观察到无灌注区和 FAZ，还能自动量化，同时还可以分层观察。

（3）DME：OCTA 上可见 DME 患眼的深层毛细血管血流密度降低、FAZ 面积扩大以及 MAs 数量增

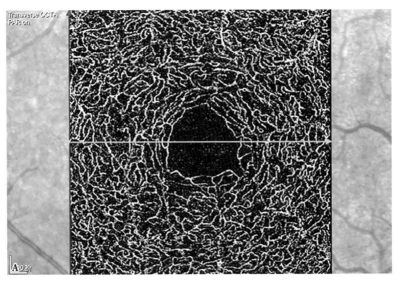

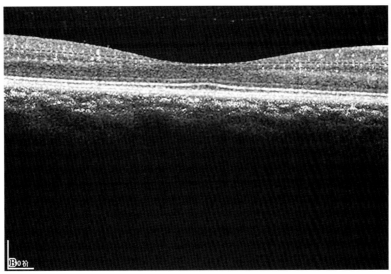

图 3-2-2-14　A 图显示正常黄斑区中层毛细血管丛的 en face OCTA；B 图显示对应的断面 OCTA

多，囊样水肿区域在 OCTA 上表现为完全无血流，边界清楚，但是不沿着周围的毛细血管分布，且对应网膜增厚，这点可与无灌注区相鉴别。

（4）视网膜内微血管异常（intra-retinal microvascular abnormalities，IRMA）是指扁平扩张的毛细血管，在"糖尿病视网膜病变早期治疗研究"（Early Treatment Diabetic Retinopathy Study，ETDRS）中把它定义为"在 4 至 7 区内迂曲的视网膜内血管节段"，与进展为 PDR 和演变为新生血管相关。IRMA 在 FFA 有时和视网膜其他部位的新生血管难以区分，典型的 IRMA 在 FFA 没有荧光素渗漏，但有些 IRMA 会有轻度荧光渗漏。OCTA 可发现 IRMA 出现在近毛细血管无灌注区，表现为不规则迂曲扩张的血管环（looping vessels），起源于 ILM 至 RNFL 层的静脉侧，并引流入静脉，未突破 ILM。该血管直径常粗于周围的正常毛细血管，且血管环不止累及一个视网膜毛细血管层。IRMA 出现在重度 NPDR 以及高危 PDR 中。OCTA 可以通过其与内界膜的位置关系区分 IRMA 和其他部位的新生血管，新生血管在内界膜以上的分层面可以看到。

（5）糖尿病脉络膜病变：糖尿病也会累及脉络膜，研究证实 DR 中存在脉络膜内皮细胞损害和脉络膜 VEGF 的高表达，在高血糖下，脉络膜循环可能对 VEGF 的产生、DME 以及对激光光凝的反应起作用。

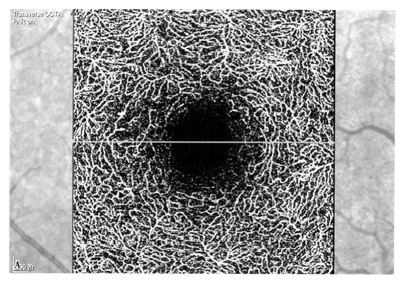

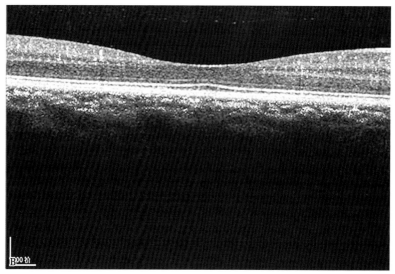

图 3-2-2-15 A 图显示正常黄斑区深层毛细血管丛的 en face OCTA；B 图显示对应的断面 OCTA

频域 OCTA 发现，DR 眼的 OCTA 脉络膜毛细血管层有斑片状的低血流信号区，这些区域不能用黄斑水肿或脂质去解释，也就是说不是伪迹造成的，这些低信号区和视网膜上的无灌注区不对应。糖尿病脉络膜病变的临床意义目前还不清楚，但 OCTA 为我们提供了在活体研究糖尿病脉络膜血流改变的可能，特别是扫频源 OCTA 的深度扫描优势，能更好地观察脉络膜毛细血管和其他血管层，为进一步阐明脉络膜在糖尿病眼病中的作用起到重要作用。

（6）视网膜和视盘新生血管：OCTA 上视网膜新生血管在内界膜分层面以上的 en face 平面上能观察到，新生血管呈扇形延伸到玻璃体腔，视网膜其他部位的新生血管（neovascularization elsewhere，NVE）和视盘新生血管（neovascularization of the disc，NVD）形似螺旋状、环状或不规则微血管，延伸到玻璃体腔，在对应的断面 OCT 上能看到内界膜前的高反射组织，在断面 OCTA 上能看到内界膜前高反射组织内的血流信号。OCTA 还可以用于观察抗 VEGF 治疗后新生血管膜的形态改变，结构变化以及消退情况。OCTA 在观察 NVE 和 NVD 会受到扫描范围和分辨率的限制，现在有的 OCTA 设备可以做到 12mm×12mm 的扫描，且可以拼图，但比较耗时，有时拼图的图像质量会受影响，基于这些限制，目前超广角 FFA 依然对周边部病变的诊断起重要作用。

除新生血管外，所有 NPDR 的微血管病变都能在 PDR 用 OCTA 观察到（图 3-2-2-19～图 3-2-2-22）。

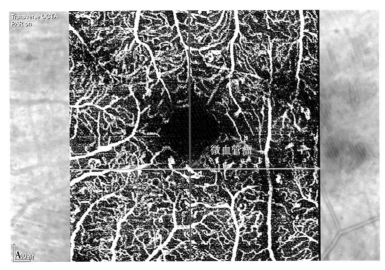

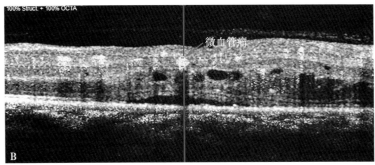

图 3-2-2-16 A 图显示 NPDR 黄斑区浅层毛细血管丛的 en face OCTA，箭头所示 MAs；B 图显示对应的断面 OCTA

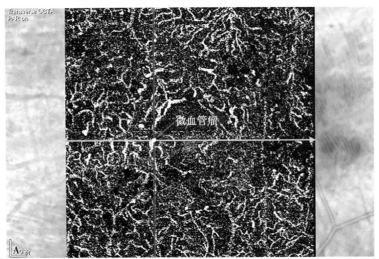

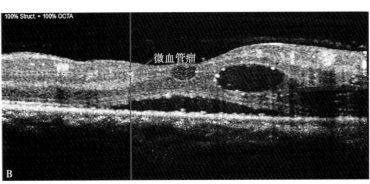

图 3-2-2-17 A 图显示中度 NPDR 黄斑区中层毛细血管丛的 en face OCTA，可见 MAs 及中层毛细血管丛迂曲，分布紊乱；B 图显示对应的断面 OCTA

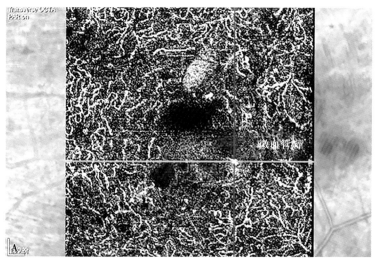

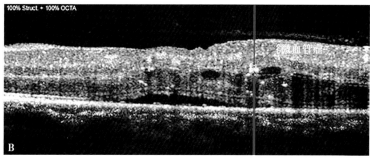

图 3-2-2-18 A 图显示 NPDR 黄斑区深层毛细血管丛的 en face OCTA，可见 MAs 及深层毛细血管丛迁曲紊乱；B 图显示对应的断面 OCTA

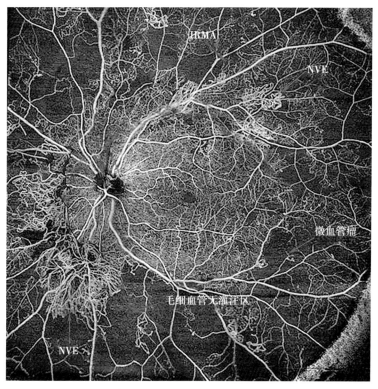

图 3-2-2-19 PDR 患者广角 12mm×12mm 的浅层毛细血管层 OCTA 拼图，可见典型的 NVE、毛细血管无灌注区、IRMA 以及 MAs

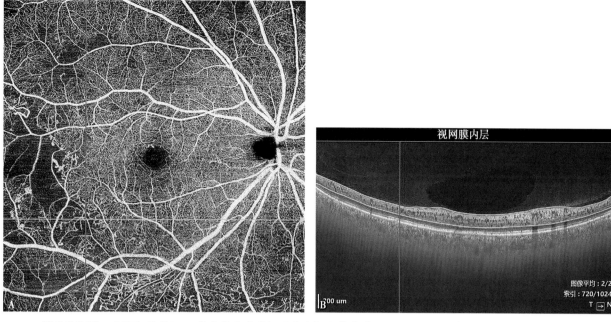

图 3-2-2-20 OCTA 显示 PDR 患者位于浅层视网膜毛细血管丛的 IRMA（A 图）和对应的断面 OCTA（B 图）

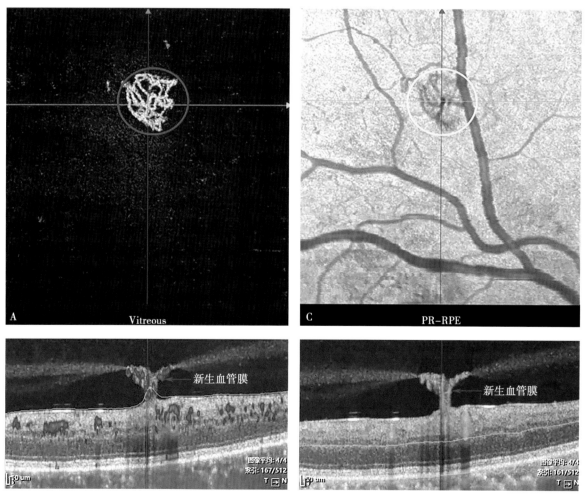

图 3-2-2-21 OCTA 显示 PDR 患者突出于内界膜上方的 NVE（A 图，红圈）和对应的断面 OCTA（B 图）；en face OCT 显示 NVE 在 RPE 层面的投影（C 图，黄圈）和对应的断面 OCT（D 图）

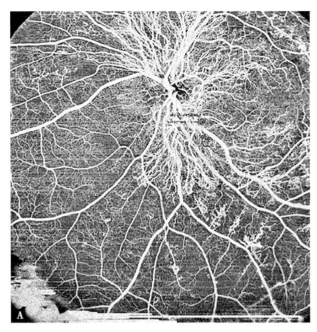
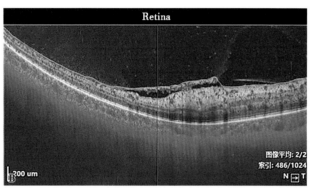

图 3-2-2-22　OCTA 显示 PDR 患者突出于视盘周围内界膜上方的 NVE（A 图）和对应的断面 OCTA（B 图）

4. 糖尿病性视网膜病变 OCTA 的研究进展　近年来 OCTA 已广泛应用于 DR 的早期诊断、分期和治疗评估中。在发现临床前期 DR 方面，Zeng 等发现与正常个体相比，临床检查未发现 DR 的糖尿病患者，OCTA 测量的黄斑区深层及浅层视网膜血管密度（vessel density，VD）已出现一定程度的下降[23]。Richard 等研究者发现，无 DR 的糖尿病患者，OCTA 测量的黄斑区毛细血管灌注密度（perfused capillary density，PCD）已出现明显增高，这可能提示黄斑区对于代谢需求增加而引发的血管代偿反应[24]。

OCTA 通过自带或第三方软件可提供针对 DR 严重程度的定量指标。Mark 等利用 OCTA 对 DR 患者黄斑区视网膜血管密度（vessel density，VD）进行定量分析，发现其与 DR 的严重程度密切相关[25]。在一系列视网膜 VD 指标中，Tiago 等发现黄斑旁（parafoveal）深层毛细血管 VD 与 NPDR 的不同分期具有最佳的相关性[26]。Mariacristina 等利用 OCT 和 OCTA 对 NPDR 患者的视网膜微动脉瘤进行了一年时间的随访观察，发现 OCTA 可见位于深层视网膜毛细血管层的 MAs 血流信号，并与视网膜层间积液的发生密切相关[27]。Malvika 等利用血流叠加（flow overlay）技术在 OCTA 上对 IRMA 和视网膜新生血管进行了鉴别，这为鉴别 NPDR 和 PDR 提供了一种新的可行方法[28]。Pan 等利用 OCTA 对 PDR 患者视网膜新生血管的形态特征及发生来源进行了评估，并将其分为三种类型，认为其不同分型能够帮助理解新生血管发生的病理生理机制并指导治疗[29]。

OCTA 还能对 DR 的治疗效果进行评估。Hu 和 Zhang 用 OCTA 分别对 PDR 患者视网膜及视盘前新生血管进行了观察，发现 NV 面积在抗 VEGF 治疗后明显减退[30, 31]。He 等利用 OCTA 比较了两种治疗方案对 PDR 患者 NV 的治疗效果，发现与单独进行全视网膜光凝治疗（pan retinal photocoagulation，PRP）相比，PRP 联合抗 VEGF 治疗更有利于新生血管的消退[32]。除此之外，OCTA 提供的定量指标还能帮助理解不同治疗模式下视网膜微循环可能出现的变化。一些研究者分别比较了抗 VEGF 治疗及 PRP 治疗后黄斑区循环状态的变化，例如 Sorour 等发现在抗 VEGF 治疗后，黄斑区 VD 未出现明显变化[6]。Conti 等发现抗 VEGF 治疗并不会改变 DR 患者黄斑区 PCD[33]。Fawzi 等引入了校正血流指数（adjusted flow index，AFI）这一参数用于评估黄斑区微循环状态的变化，发现 PRP 治疗能够提高 PDR 患者黄斑区AFI[34]。这些研究提示与抗 VEGF 治疗不同，PRP 治疗也许能够通过改变整个视网膜的血流分布来改善黄斑区的微循环状态。

近年来，随着 OCTA 技术的不断发展，扫描范围逐渐扩大，广角 OCTA 能在更大范围定量地对 DR 患者视网膜无灌注区进行评估[35]。扫频源 OCTA 提高了成像质量,在 DR 患者中对于 IRMA 具有更高的检出率、实现了对脉络膜血管各层的血管更精细的观察[36]。利用 OCTA 提供的信息,计算机辅助的诊断系统能够有效地代替临床医生对 NPDR 进行诊断。

　　OCTA 能够无创快捷地对 DR 患者的视网膜微循环系统进行评价,具有较好的可重复性及可操作性,且能对部分指标进行定量检测[37]。然而 OCTA 也具有一定程度的局限性,如 OCTA 成像对血液流速有一定的要求,能探测到的最低流速为其灵敏度阈值,低于该阈值流速的血流不能显示[38]。由于不需要使用荧光造影剂,OCTA 无法对视网膜血管屏障的破坏情况进行评估。OCTA 检查中偶尔出现的分层错误和投射伪迹会影响 OCTA 的结果判断[39,40]。这些都是 OCTA 技术在接下来的发展过程中需要解决的问题。

参 考 文 献

1. CHENG S, LENG T. Noninvasive detection of microaneurysms in diabetic retinopathy by swept-source optical coherence tomography. Clin Ophthalmol, 2016, 10: 1791-1795.

2. DAS R, SPENCE G, HOGG R E, et al. Disorganization of inner retina and outer retinal morphology in diabetic macular edema. JAMA Ophthalmol, 2018, 136(2): 202-208.

3. SRINIVAS S, NITTALA M G, HARIRI A, et al. Quantification of intraretinal hard exudates in eyes with diabetic retinopathy by optical coherence tomography. Retina, 2018, 38(2): 231-236.

4. SCHWARTZ R, KHALID H, SIVAPRASAD S, et al. Objective evaluation of proliferative diabetic retinopathy using OCT. Ophthalmol Retina, 2020, 4(2): 164-174.

5. EDINGTON M, SACHDEV A, MORJARIA R, et al. Structural-functional correlation in patients with diabetic macular edema. Retina, 2017, 37(5): 881-885.

6. SOROUR O A, SABROSA A S, YASIN ALIBHAI A, et al. Optical coherence tomography angiography analysis of macular vessel density before and after anti-VEGF therapy in eyes with diabetic retinopathy. Int Ophthalmol, 2019, 39(10): 2361-2371.

7. RUIA S, SAXENA S, GEMMY CHEUNG C M, et al. Spectral domain optical coherence tomography features and classification systems for diabetic macular edema: a review. Asia Pac J Ophthalmol(Phila), 2016, 5(5): 360-367.

8. CĂLUGĂRU D, CĂLUGĂRU M. Anti-VEGF treatment for diabetic macular edema in a real-world clinical setting. Am J Ophthalmol, 2018, 196: 208-209.

9. SHIN J Y, BYEON S H, KWON O W. Optical coherence tomography-guided selective focal laser photocoagulation: a novel laser protocol for diabetic macular edema. Graefes Arch Clin Exp Ophthalmol, 2015, 253(4): 527-535.

10. BRESSLER S B, BEAULIEU W T, GLASSMAN A R, et al. Panretinal photocoagulation versus ranibizumab for proliferative diabetic retinopathy: factors associated with vision and edema outcomes. Ophthalmology, 2018, 125(11): 1776-1783.

11. BONFIGLIO V, REIBALDI M, PIZZO A, et al. Dexamethasone for unresponsive diabetic macular oedema: optical coherence tomography biomarkers. Acta Ophthalmol, 2019, 97(4): e540-e544.

12. HAGENAU F, VOGT D, ZIADA J, et al. Vitrectomy for diabetic macular edema: optical coherence tomography criteria and pathology of the vitreomacular interface. Am J Ophthalmol, 2019, 200: 34-46.

13. LIU S, WANG D, CHEN F, et al. Hyperreflective foci in OCT image as a biomarker of poor prognosis in diabetic macular edema patients treating with Conbercept in China. BMC Ophthalmol, 2019, 19(1): 157.

14. XU Y P, QU Y, SUO Y, et al. Correlation of retinal layer changes with vision gain in diabetic macular edema during conbercept treatment. BMC Ophthalmol, 2019, 19(1): 123.

15. CHO Y J, LEE D H, KIM M. Optical coherence tomography findings predictive of response to treatment in diabetic macular edema. J Int Med Res, 2018, 46(11): 4455-4464.

16. GUYON B, ELPHEGE E, FLORES M, et al. Retinal reflectivity measurement for cone impairment estimation and visual assessment after diabetic macular edema resolution(RECOVER-DME). Invest Ophthalmol Vis Sci, 2017, 58(14): 6241-6247.

17. ZUR D, IGLICKI M, BUSCH C, et al. OCT Biomarkers as functional outcome predictors in diabetic macular edema treated

with dexamethasone implant. Ophthalmology，2018，125（2）：267-275.

18. KHAN M，SRIVASTAVA S K，REESE J L，et al. Intraoperative OCT-assisted surgery for proliferative diabetic retinopathy in the DISCOVER study. Ophthalmol Retina，2018，2（5）：411-417.

19. MUNK M R，LINCKE J，GIANNAKAKI-ZIMMERMANN H，et al. Comparison of 55° wide-field spectral domain optical coherence tomography and conventional 30° optical coherence tomography for the assessment of diabetic macular edema. Ophthalmologica，2017，237（3）：145-152.

20. CUNHA-VAZ J，SANTOS T，RIBEIRO L，et al. OCT-Leakage：a new method to identify and locate abnormal fluid accumulation in diabetic retinal edema. Invest Ophthalmol Vis Sci，2016，57（15）：6776-6783.

21. ELTANBOLY A，ISMAIL M，SHALABY A，et al. A computer-aided diagnostic system for detecting diabetic retinopathy in optical coherence tomography images. Med Phys，2017，44（3）：914-923.

22. SANDHU H S，ELTANBOLY A，SHALABY A，et al. Automated diagnosis and grading of diabetic retinopathy using optical coherence tomography. Invest Ophthalmol Vis Sci，2018，59（7）：3155-3160.

23. ZENG Y，CAO D，YU H，et al. Early retinal neurovascular impairment in patients with diabetes without clinically detectable retinopathy. Br J Ophthalmol，2019，103（12）：1747-1752.

24. ROSEN R B，ANDRADE ROMO J S，KRAWITZ B D，et al. Earliest evidence of preclinical diabetic retinopathy revealed using optical coherence tomography angiography perfused capillary density. Am J Ophthalmol，2019，203：103-115.

25. DURBIN M K，AN L，SHEMONSKI N D，et al. Quantification of retinal microvascular density in optical coherence tomographic angiography images in diabetic retinopathy. JAMA Ophthalmol，2017，135（4）：370-376.

26. RODRIGUES T M，MARQUES J P，SOARES M，et al. Macular OCT-angiography parameters to predict the clinical stage of nonproliferative diabetic retinopathy：an exploratory analysis. Eye（Lond），2019，33（8）：1240-1247.

27. PARRAVANO M，DE GERONIMO D，SCARINCI F，et al. Progression of diabetic microaneurysms according to the internal reflectivity on structural optical coherence tomography and visibility on optical coherence tomography angiography. Am J Ophthalmol，2019，198：8-16.

28. ARYA M，SOROUR O，CHAUDHRI J，et al. Distinguishing intraretinal microvascular abnormalities from retinal neovascularization using optical coherence tomography angiography. Retina，2020，40（9）：1686-1695.

29. PAN J，CHEN D，YANG X，et al. Characteristics of neovascularization in early stages of proliferative diabetic retinopathy by optical coherence tomography angiography. Am J Ophthalmol，2018，192：146-156.

30. HU Z，SU Y，XIE P，et al. OCT angiography-based monitoring of neovascular regression on fibrovascular membrane after preoperative intravitreal conbercept injection. Graefes Arch Clin Exp Ophthalmol，2019，257（8）：1611-1619.

31. ZHANG X，WU C，ZHOU L J，et al. Observation of optic disc neovascularization using OCT angiography in proliferative diabetic retinopathy after intravitreal conbercept injections. Sci Rep，2018，8（1）：3972.

32. HE F，YU W. Longitudinal neovascular changes on optical coherence tomography angiography in proliferative diabetic retinopathy treated with panretinal photocoagulation alone versus with intravitreal conbercept plus panretinal photocoagulation：a pilot study. Eye（Lond），2020，34（8）：1413-1418.

33. CONTI F F，SONG W，RODRIGUES E B，et al. Changes in retinal and choriocapillaris density in diabetic patients receiving anti-vascular endothelial growth factor treatment using optical coherence tomography angiography. Int J Retina Vitreous，2019，5：41.

34. FAWZI A A，FAYED A E，LINSENMEIER R A，et al. Improved macular capillary flow on optical coherence tomography angiography after panretinal photocoagulation for proliferative diabetic retinopathy. Am J Ophthalmol，2019，206：217-227.

35. ALIBHAI A Y，DE PRETTO L R，MOULT E M，et al. Quantification of retinal capillary nonperfusion in diabetics using wide-field optical coherence tomography angiography. Retina，2020，40（3）：412-420.

36. SANDHU H S，ELADAWI N，ELMOGY M，et al. Automated diabetic retinopathy detection using optical coherence tomography angiography：a pilot study. Br J Ophthalmol，2018，102（11）：1564-1569.

37. LEI J，DURBIN M K，SHI Y，et al. Repeatability and reproducibility of superficial macular retinal vessel density measurements

using optical coherence tomography angiography en face images. JAMA Ophthalmol, 2017, 135 (10): 1092-1098.

38. PARRAVANO M, DE GERONIMO D, SCARINCI F, et al. Diabetic microaneurysms internal reflectivity on spectral-domain optical coherence tomography and optical coherence tomography angiography detection. Am J Ophthalmol, 2017, 179: 90-96.

39. GHASEMI FALAVARJANI K, HABIBI A, ANVARI P, et al. Effect of segmentation error correction on optical coherence tomography angiography measurements in healthy subjects and diabetic macular oedema. Br J Ophthalmol, 2020, 104 (2): 162-166.

40. GHASEMI FALAVARJANI K, AL-SHEIKH M, AKIL H, et al. Image artefacts in swept-source optical coherence tomography angiography. Br J Ophthalmol, 2017, 101 (5): 564-568.

第三节 荧光素眼底血管造影

一、简介

荧光素眼底血管造影（fundus fluorescein angiography, FFA）是诊断视网膜疾病的重要检查方法之一。其基本原理是将荧光素钠（一种荧光染料）经静脉快速注入被检者体内，当染料到达视网膜循环时，在蓝色光的激发下产生荧光，再通过特殊装置的眼底照相机，将染料在眼底循环的整个过程拍摄下来。由于荧光素钠不能透过正常的视网膜血管内皮（血视网膜内屏障）进入视网膜，在眼底循环时能够清楚地显示眼底血管形态，发现眼底血管细微的结构及功能变化。

荧光素钠静脉注射剂量按 10～20mg/kg，一般成人用 20% 的荧光素钠 3～5ml，于 3～5 秒注射完毕，荧光素钠进入血循环后 60%～80% 与血液中的血浆蛋白，尤其是与白蛋白结合，20% 游离在血中，游离的荧光素钠可被紫蓝色波段（465～490nm）的激发光激发，激发出的荧光波长在黄绿色波段（520～530nm），静脉注射后 1 分钟内荧光素即散布至全身组织，引起皮肤黄染。荧光素不被人体吸收，经肝、肾排出，于 24～36 小时尿液由黄绿色逐渐变淡[1]。

尽管荧光素钠对人体无害，很少有不良反应，但也有报道引起严重反应甚至死亡的，所以应引起重视。较常见的副作用大部分发生在注射荧光素钠后 1 分钟内，有一过性恶心、呕吐、眩晕、打喷嚏、皮疹等，但很快消失可以继续正常检查。严重副作用很少，大多数为过敏反应，可出现荨麻疹、瘙痒、血管神经性水肿、哮喘等，极少数患者可出现过敏性休克甚至死亡，少部分患者可出现迟发性过敏反应，表现为荨麻疹[2]。所以在做此项检查前要详细了解病史及过敏史，进行有关的全身检查，如：血糖、血压、肾功能、心电图，并做好荧光素钠过敏试验。对有严重过敏史或心、肝、肾疾病的患者要慎重，如有其他检查可以替代尽量不做此项检查。而且要求患者在造影同意书上签字并有家人陪同。造影室也应备有急救药品及抢救器材、氧气等以防意外。

二、正常眼底的荧光素眼底血管造影分期

荧光素经肘静脉注入，随静脉血回流到右心再经肺循环至左心、主动脉、颈动脉、眼动脉达眼底视网膜中央动脉显影，随血流由毛细血管至中央静脉回流进入再循环。由于视网膜内、外屏障的作用，造影剂能清晰显示视网膜血管形态（图 3-2-3-1）。

1. 内屏障 视网膜血管内皮细胞间的紧密连接，正常情况下荧光素无法渗漏，构成了血视网膜屏障，也叫内屏障。

2. 外屏障 正常色素上皮细胞（retina pigment epithelium, RPE）间顶部有紧密连接，封闭了细胞间隙，因此脉络膜渗漏的荧光素无法通过色素上皮达到视网膜神经上皮层，色素上皮与此紧密连接构成了外屏障。

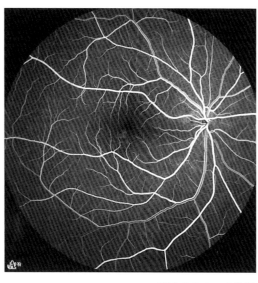 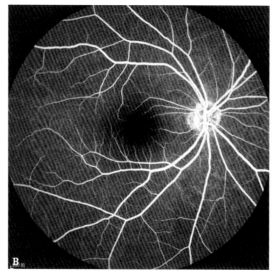

图 3-2-3-1　正常眼底血管造影图像（右眼）
A. 早期图像；B. 晚期图像

为了临床对眼底造影图像进行准确描述，将荧光素自肘静脉注入视网膜血管系统的循环过程进行了分期[3]：

（1）动脉前期（脉络膜期、背景荧光期）：视网膜中央动脉尚未充盈之前的阶段，脉络膜呈地图样充盈，显示不均的弱荧光，视盘也出现淡淡的朦胧样荧光，如有睫状视网膜动脉存在，此时也显荧光。

（2）动脉期：从视盘表面动脉开始出现荧光充盈至静脉充盈前。

（3）静脉期：从静脉出现荧光层流直到静脉荧光衰减。

（4）后期（晚期）：一般在静脉注入荧光素后 10 分钟，视网膜血管内的荧光明显减弱，只能看到微弱的脉络膜背景荧光。

三、糖尿病患者荧光素眼底血管造影的准备

荧光素血管造影前应详细询问患者全身病史及过敏史，了解心脏疾病、肝肾功能。检查血压、血糖、血常规及心电图，控制在相对正常状态，一般要求空腹血糖控制在 10mmol/L 以下，餐后血糖控制在 15mmol/L 以下。常规进行眼压检查，对于未经治疗的浅前房的青光眼患者建议控制青光眼后再行散瞳造影。对于有药物过敏史、哮喘患者应谨慎，过敏体质患者禁止造影。FFA 前向患者详细介绍 FFA 的作用及可能出现的异常感觉，取得患者的配合，减少患者的焦虑情绪，并做好荧光素钠过敏试验。

四、糖尿病视网膜病变各期的荧光素眼底血管造影改变

荧光素血管造影可提高糖尿病视网膜病变诊断率，可以发现许多检眼镜下不能发现的眼底病变，并可以早期发现视网膜微动脉瘤、IRMA、无灌注区及视网膜新生血管。可客观准确地评估糖尿病视网膜病变的严重程度，是诊断糖尿病视网膜病变的金标准。

1. 非增殖性视网膜病变（NPDR）　是糖尿病视网膜病变的早期眼底改变，一般双眼发病，根据病情又可分为轻度、中度和重度，眼底可出现的改变为微动脉瘤、出血点、IRMA、硬性渗出、棉绒斑、视网膜血管的改变等。在病变发展期可多种病变同时出现。

（1）微动脉瘤：在糖尿病视网膜病变早期，很小的微动脉瘤在检眼镜下不易发现，但 FFA 中可呈点状的强荧光，多分布在后极部视网膜，随着病情的加重，点状的强荧光数量增多，因为内皮细胞的丢失后期可以产生荧光渗漏[3]（图 3-2-3-2），在严重病例，位于无灌注区周边的微动脉瘤需要与早期的新生血管芽进行鉴别，新生血管芽在 FFA 早期即开始明显渗漏。

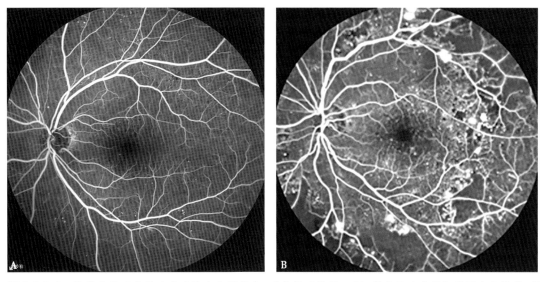

图 3-2-3-2　蓝箭头显示为微动脉瘤的点状强荧光,晚期轻度渗漏,而红箭头显示为早期的新生血管芽,早期即出现渗漏,新生血管芽位于无灌注区周围

（2）出血：出血可位于视网膜浅层或深层，根据出血层次不同而有不同的形态，位于神经纤维层者呈火焰状，位于深层者呈点状或斑状。随着病情加重，视网膜出血增多，如果每个象限有 20 个以上的出血点则为进入增殖前期的信号。在 FFA 检查表现为不同形状的遮蔽荧光（图 3-2-3-3）。

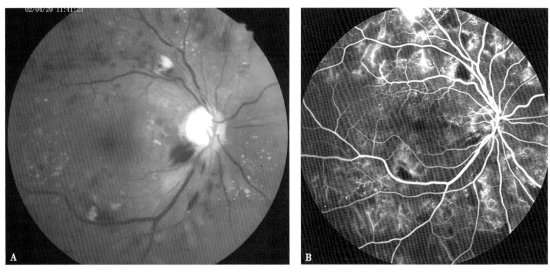

图 3-2-3-3　眼底彩图可见视网膜点、片状出血,FFA 相应部位遮蔽荧光

（3）硬性渗出：在 FFA 中硬性渗出不显示荧光，晚期也不着染。

（4）棉絮斑：为灰白色边界不清的斑片状，多分布在后极部视网膜，沿血管分布，存在于毛细血管阻塞和无灌注区附近，FFA 显示边界欠清的遮蔽荧光（图 3-2-3-4）。

（5）视网膜血管的改变：

1）静脉串珠：视网膜静脉的限局性扩张和缩窄，呈腊肠样、串珠样，走行迂曲，由于静脉管壁的破坏，FFA 可以出现血管壁的着染及渗漏（图 3-2-3-5）。

2）无灌注区：糖尿病视网膜病变最早出现的血管闭塞发生在毛细血管，小片的无灌注区可在病变早期出现，FFA 显示为以扩张的血管为边界的弱荧光区域，随着病变的发展可出现大片无灌注区，穿行其中的小动脉管壁着染，并可见芽状突起（图 3-2-3-6～图 3-2-3-8）。

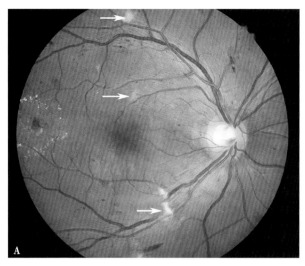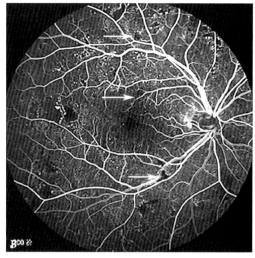

图 3-2-3-4　A. 视网膜可见硬性渗出及灰白色棉絮斑；B. 棉絮斑处为弱荧光

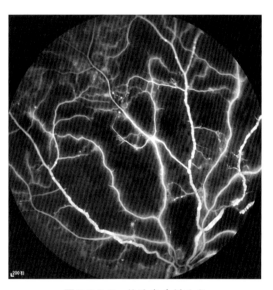

图 3-2-3-5　静脉串珠样改变

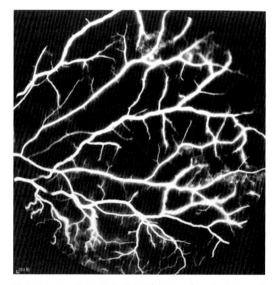

图 3-2-3-6　视网膜大片无灌注区，穿行其中的血管壁着染，并可见芽状突起，荧光渗漏

3）IRMA：是视网膜内异常扩张的毛细血管，肉眼较难发现，而 FFA 能清晰显示 IRMA 的形态。IRAM 较新生血管更细，位于视网膜内，FFA 中无明显渗漏[3, 4]（图 3-2-3-7、图 3-2-3-8）。EDTRS 研究发现，一旦出现显著 IRMA，将很快进展成增殖期。

（6）黄斑部改变：糖尿病黄斑部病变包括糖尿病黄斑水肿、黄斑缺血和黄斑部的形态改变。

1）黄斑水肿：因黄斑区视网膜微血管瘤及毛细血管扩张渗漏导致黄斑区荧光增强，晚期黄斑部囊样水肿表现荧光素积存而呈花瓣状改变（图 3-2-3-9）。

2）黄斑缺血：黄斑拱环遭到破坏，FFA 出现局部毛细血管消失，形态改变，无血管区增大（图 3-2-3-10）。

3）黄斑形态改变：由于继发黄斑前膜或增殖膜牵拉

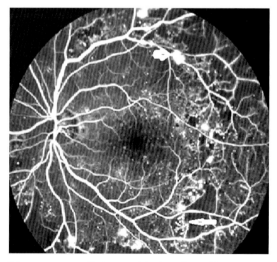

图 3-2-3-7　短箭为视网膜新生血管，长箭为 IRMA，并可见大小不一的无灌注区

等原因所致黄斑部血管形态改变，导致血管走行改变，荧光渗漏。

2. 增殖性糖尿病视网膜病变　新生血管的出现是增殖性糖尿病视网膜病变的标志。

（1）视网膜新生血管或视盘新生血管：新生血管多分布于视盘周围及无灌注区与正常视网膜交界部位，可呈襻状、网状、树枝状。新生血管在 FFA 很快就出现荧光素的渗漏，并逐渐增强，随病情发展，晚期广泛渗漏。早期的视网膜新生血管与 IRMA 在检眼镜下不易鉴别，而在 FFA 上可明显区别[2]（见图 3-2-3-2、图 3-2-3-7、图 3-2-3-8）。

（2）视网膜前出血及玻璃体积血：FFA 可见与视网膜前出血形态一致的遮蔽荧光，或大片移动性弱荧光（图 3-2-3-10、图 3-2-3-11）。

（3）视网膜纤维增殖膜：成纤维细胞增生，新生血管逐渐纤维化，形成的纤维条带，FFA 可见增殖膜表面有新生血管（图 3-2-3-12）。

（4）视网膜脱离：糖尿病视网膜病变晚期由于纤维增殖膜的牵拉可见牵拉性视网膜脱离甚至合并牵拉性孔源性混合性的视网膜脱离（图 3-2-3-12）。

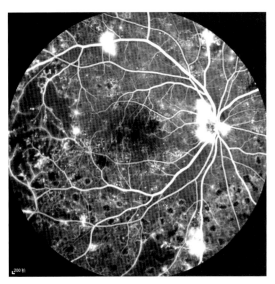

图 3-2-3-8　视盘新生血管、视网膜新生血管及多片 IRMA，后极部网膜散在无灌注区

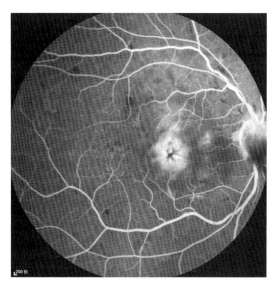

图 3-2-3-9　黄斑囊样水肿，FFA 晚期呈花瓣样荧光积存

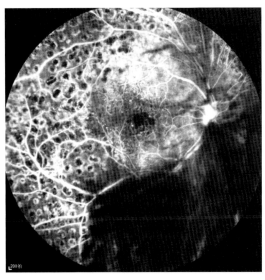

图 3-2-3-10　黄斑缺血 FFA 可见黄斑拱环破坏，无血管区增大，下方玻璃体积血遮蔽荧光

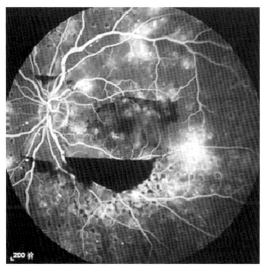

图 3-2-3-11　视网膜前舟状出血及视网膜新生血管

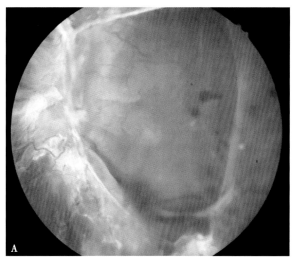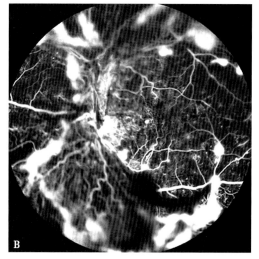

图 3-2-3-12 A. PDR 增殖膜；B. FFA 视网膜增殖膜大量新生血管荧光渗漏，增殖膜下方视网膜牵拉性脱离，血管爬行其上

五、荧光素眼底血管造影的检查时机

FFA 在临床诊断和治疗糖尿病视网膜病变方面是极有价值的检查方法，但是 FFA 毕竟是有创检查，还是存在一定的风险，所以不作为糖尿病患者的常规检查。临床建议在发现眼底改变已经有增殖前期改变，需要指导激光治疗的时期进行检查；在完成全视网膜激光治疗 3 个月后复查 FFA，指导病变区域补充激光，以后在随访过程中根据病情半年至一年进行复查。如果患者因全身状况不能做 FFA 检查，可行 OCTA 检查[5]。

参 考 文 献

1. 李筱荣，陈有信，李志清. 荧光素眼底血管造影. 天津：天津科技翻译出版有限公司，2014.
2. 文峰，易长贤. 临床眼底病内科卷. 北京：人民卫生出版社，2015.
3. 梁树今，瘳菊生，高育英，等. 眼底荧光造影释义. 石家庄：河北人民出版社，1980.
4. 魏文斌，杨丽红. 同仁荧光素眼底血管造影手册. 北京：人民卫生出版社，2014.
5. 文峰. 眼底病临床诊治精要. 北京：人民军医出版社，2011.

第四节 其 他 检 查

一、多焦视网膜电图

糖尿病不仅可导致微血管病变，还可引起神经改变，并早于微血管病变，因此神经视网膜功能的某些变化可以高度预测微血管病变的发生。

近 30 年前，Bresnick[1] 建议将糖尿病视网膜病变定义为双组分疾病，这是一种由于视网膜的代谢异常和血管变化而引起的神经感觉障碍。糖尿病所导致的神经和血管变化涉及复杂的前馈相互作用，造成了两种病变的循环 [2, 3]。视网膜功能障碍的早期生物标志物，特别是与 DR 临床体征发展风险增加相关的标志物，为早期干预提供了信息。比如，多焦点视网膜电图（mfERG）提供了可预测糖尿病视网膜病变临床症状的生物标志物。

mfERG 技术由 Sutter 和 Tran 于 1992 年提出 [4]，几年后被用于绘制患者视网膜功能图 [5, 6]。mfERG 方法从使用线、箔或隐形眼镜电极获取的单个记录中提取多达数百个单个小片视网膜位置所产生的视网膜反应。

实现局部产生足够响应（信噪比）所需的记录长度随所刺激的视网膜斑块的大小和数量以及刺激条件而变化。对于给定的刺激条件，较少和较大的视网膜斑块需要较短的记录，而越来越小和较小的斑块则需要较长的记录以实现相同的响应质量。mfERG 的另一个优点是，它可以绘制视网膜功能图，识别视网膜的位置和功能障碍的空间范围，这是非常重要的，因为如果已知局部视网膜神经功能障碍与随后的糖尿病视网膜病变和 / 或水肿发生在黄斑中央凹附近，那么它比发生在周边视网膜更具有临床意义。最后，mfERG 的不同成分与不同的视网膜层次和特定功能有关 [7~14]，可以通过各种刺激条件得到增强。因此，有可能在视网膜后极的不同位置检查这些反应成分及其假定的细胞机制（图 3-2-4-1）。

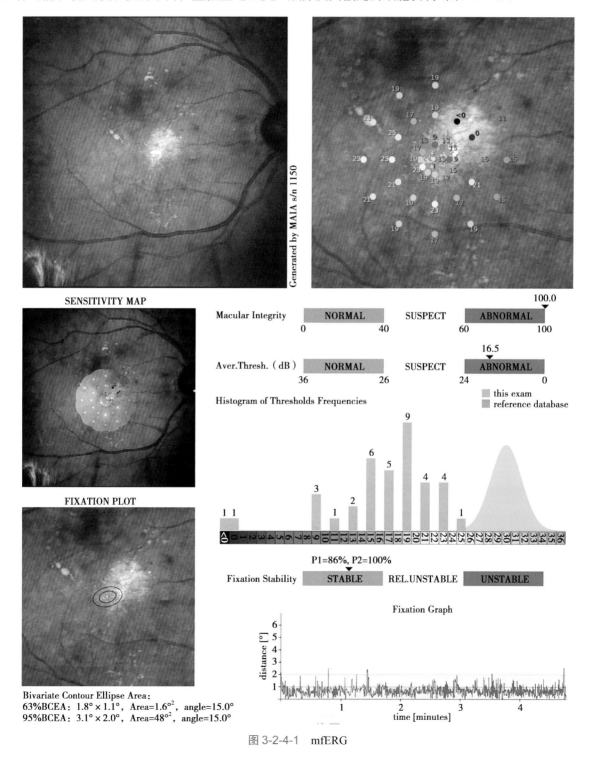

图 3-2-4-1　mfERG

mfERG 是研究糖尿病、糖尿病视网膜病变和糖尿病黄斑水肿中神经视网膜功能的重要工具。研究表明，即使在没有糖尿病视网膜病变眼底表现的眼中，视网膜的小斑块也可能表现出异常功能。更重要的是，当将 mfERG 的隐式时间用于包含其他风险因素的定量模型时，可以高度准确地预测糖尿病视网膜病变和水肿。

二、中心视野及光敏感度

静态视野检查是公认的量化视网膜敏感度（视敏度）的常用临床检查，DR 患者视野检查反映了视网膜光敏度的改变，可以准确表现出 DR 的发展变化，可作为早期 DR 重要的辅助检查指标之一。有资料表明，糖尿病患者在没有可见的视网膜病变表现时即可出现中心视野的异常，视网膜光敏感度的下降与血视网膜屏障有无渗漏并不相关。在 DR 早期，当微血管循环障碍发生时，视网膜的轻微损伤即能表现出明显的视野缺损，平均光敏感度显著下降，具有高灵敏度和重要的提示作用。

刘罡等[15] 报道糖尿病患者的中心视野缺损首先或主要出现在中周部（20°～30°），10°以内改变相对较少。这些缺损所对应的视野区光敏感度下降，用于直观指明视网膜损伤的区域，甚至出现在眼底改变之前，对于荧光素过敏或有严重心脑血管病变不能行荧光素眼底血管造影检查的患者来说，有更大的临床应用价值，有助于发现其毛细血管无灌注区域，指导眼底视网膜光凝治疗。

三、微视野

微视野是近年发展的将视网膜形态和功能相结合的心理物理学检查方法，其一次检查包含了扫描激光眼底照相（SLO）、视敏度地图以及固视分析，它可对定位位置的视功能及稳定性予以精确评估，而且具有眼球运动补偿功能以及重复性好等优点，目前已广泛用于多种视网膜疾病病理改变的筛查、描述、随访[16~18]。即使没有视力改变，微视野检查也可以检测到视网膜功能的早期变化[19]。

微视野将视网膜形态和功能相结合，可提供全面而精确的视敏度检查，可用于弥补 OCT 和视力检查的局限性。微视野常用于描述 DR 解剖和功能改变的关系，药物、手术、激光等治疗前后视敏度的改善，眼球固视的改变以及硬性渗出物、激光斑等对视敏度的影响等[20~24]。特别是在糖尿病黄斑水肿的情况下，水肿囊腔的光学密度和中心凹视敏度呈负相关，可能和长期黄斑水肿引起细胞间桥丢失有关[25]。

有研究报道[21]，糖尿病视网膜病变眼的视敏度、神经节细胞复合物（GCC）厚度和光敏性丧失之间存在显著相关性。FFA 鉴定出的毛细血管闭塞面积与傅里叶域 OCT 检测到的 GCC 损失以及 MP-1 检测到的光敏性损失密切相关。因此，GCC 厚度与微视野检查相结合，可能是视网膜血管异常的良好标志，对缺血性糖尿病性黄斑病变的诊断和随访很有帮助。

四、超声

另一种对增殖性糖尿病视网膜病变有用的成像方式是 B 超。B 超扫描技术通过将声波以高频从换能器传输到目标组织，然后在不同的时间和振幅返回到换能器，从而生成眼睛的图像。然后对这些信号进行解释和总结，形成眼睛的二维图像。更高的振幅对应于更高密度的组织，这些组织将更多的信号反射回传感器，在图像上呈现出更多的白色。较低的振幅表示较低密度的组织不能反射较多的超声信号。B 超对玻璃体积血或其他屈光间质混浊的患者最为有用，这些患者在眼科检查中无法直接看到视网膜。B 超检查可以显示是否存在视网膜脱离，也可以显示其他视网膜病变，如玻璃体积血或玻璃体后脱离（图 3-2-4-2）。

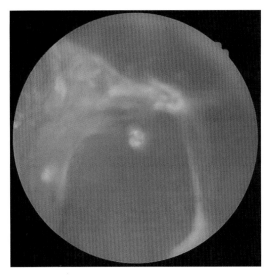
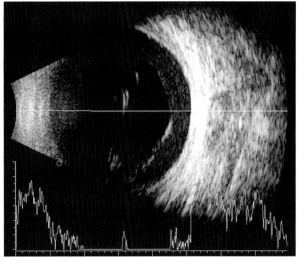
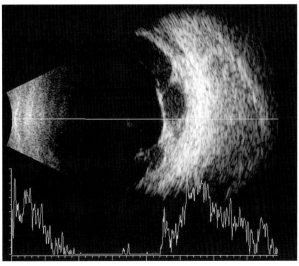

图 3-2-4-2 一名增殖性糖尿病视网膜病变患者的左眼 B 超：玻璃体积血合并视网膜增殖膜牵拉局部视网膜脱离

参 考 文 献

1. BRESNICK G H. Diabetic retinopathy viewed as a neurosensory disorder. Arch Ophthalmol，1986，104（7）：989-990.

2. ANTONETTI D A，BARBER A J，BRONSON S K，et al. Diabetic retinopathy：seeing beyond glucose-induced microvascular disease. Diabetes，2006，55（9）：2401-2411.

3. JACKSON G R，BARBER A J. Visual dysfunction associated with diabetic retinopathy. Curr Diab Rep，2010，10（5）：380-384.

4. SUTTER E E，TRAN D. The field topography of ERG components in man--I. The photopic luminance response. Vision Res，1992，32（3）：433-446.

5. KONDO M，MIYAKE Y，HORIGUCHI M，et al. Clinical evaluation of multifocal electroretinogram. Invest Ophthalmol Vis Sci，1995，36：2146-2150.

6. BEARSE M A JR，SUTTER E E. Imaging localized retinal dysfunction with the multifocal electroretinogram. J Opt Soc Am A Opt Image Sci Vis，1996，13（3）：634-640.

7. SUTTER E E，BEARSE M A JR. The optic nerve head component of the human ERG. Vision Res，1999，39（3）：419-436.

8. BEARSE M A JR，SUTTER E E. Distribution of oscillatory components in the central retina. Doc Ophthalmol，2000，100：185-205.

9. HOOD D C，BEARSE M A JR，SUTTER E E，et al. The optic nerve head component of the monkey's（Macaca mulatta）

multifocal electroretinogram（mERG）. Vision Res，2001，41（16）：2029-2041.

10. HOOD D C，SASZIK S，VISWANATHAN S. Retinal origins of the primate multifocal ERG：implications for the human response. Invest Ophthalmol Vis Sci，2002，43：1673-1685.

11. HARE W A，TON H. Effects of APB，PDA，and TTX on ERG responses recorded using both multifocal and conventional methods in monkey. Effects of APB，PDA，and TTX on monkey ERG responses. Doc Ophthalmol，2002，105（2）：189-222.

12. BEARSE M A JR，HAN Y，SCHNECK M E，et al. Local multifocal oscillatory potential abnormalities in diabetes and early diabetic retinopathy. Invest Ophthalmol Vis Sci，2004，45（9）：3259-3265.

13. SHIMADA Y，BEARSE M A JR，SUTTER E E. Multifocal electroretinograms combined with periodic flashes：direct responses and induced components. Graefes Arch Clin Exp Ophthalmol，2005，243（2）：132-141.

14. BRONSON-CASTAIN K W，BEARSE M A JR，HAN Y，et al. Association between multifocal ERG implicit time delays and adaptation in patients with diabetes. Invest Ophthalmol Vis Sci，2007，48（11）：5250-5256.

15. 刘罡，伍金林，段俊国. 糖尿病性视网膜病变视野研究. 四川中医，2007，25（10）：103-104.

16. PFAU M，LINDNER M，FLECKENSTEIN M，et al. Test-Retest Reliability of Scotopic and Mesopic Fundus-Controlled Perimetry Using a Modified MAIA（Macular Integrity Assessment）in Normal Eyes. Ophthalmologica，2017，237（1）：42-54.

17. SIMUNOVIC M P，XUE K，JOLLY J K，et al. Structural and Functional Recovery Following Limited Iatrogenic Macular Detachment for Retinal Gene Therapy. JAMA Ophthalmol，2017，135（3）：234-241.

18. VINGOLO E M，DE ROSA V，RIGONI E. Clinical correlation between retinal sensitivity and foveal thickness in retinitis pigmentosa patients. Eur J Ophthalmol，2017，27（3）：352-356.

19. LIU H，BITTENCOURT M G，WANG J，et al. Retinal sensitivity is a valuable complementary measurement to visual acuity--a microperimetry study in patients with maculopathies. Graefes Arch Clin Exp Ophthalmol，2015，253（12）：2137-2142.

20. VUJOSEVIC S，FRIZZIERO L，MARTINI F，et al. Single Retinal Layer Changes After Subthreshold Micropulse Yellow Laser in Diabetic Macular Edema. Ophthalmic Surg Lasers Imaging Retina，2018，49（11）：e218-e225.

21. CENNAMO G，VECCHIO E C，FINELLI M，et al. Evaluation of ischemic diabetic maculopathy with Fourier-domain optical coherence tomography and microperimetry. Can J Ophthalmol，2015，50（1）：44-48.

22. RAMAN R，NITTALA M G，GELLA L，et al. Retinal Sensitivity over Hard Exudates in Diabetic Retinopathy. J Ophthalmic Vis Res，2015，10（2）：160-164.

23. SOLIMAN W，HASLER P，SANDER B，et al. Local retinal sensitivity in relation to specific retinopathy lesions in diabetic macular oedema. Acta Ophthalmol，2012，90（3）：248-253.

24. SUBASH M，COMYN O，SAMY A，et al. The Effect of Multispot Laser Panretinal Photocoagulation on Retinal Sensitivity and Driving Eligibility in Patients With Diabetic Retinopathy. JAMA Ophthalmol，2016，134（6）：666-672.

25. VELAGA S B，NITTALA M G，PARINITHA B，et al. Correlation between retinal sensitivity and cystoid space characteristics in diabetic macular edema. Indian J Ophthalmol，2016，64（6）：452-458.

第三章 糖尿病视网膜病变的检查时机与随诊频率

一、糖尿病患者眼科筛查的重要性

国际糖尿病联合会（IDF）发布了 2019 第九版的全球糖尿病概览，中国 20～79 岁年龄段糖尿病患者人数约为 1.16 亿，患病率为 10.9%，居全球第一 [1]。我国糖尿病患者中 DR 患病率为 27.9%～34.1%，其中威胁视力的 DR（威胁视力的 DR 是指重度 NPDR、PDR 和 DME）患病率为 12.6%～13.1%[2, 3]。遗憾的是，多数患有 DM 的成年人在 DR 发展到威胁视力的 DR 之前不清楚自己的眼部状况。这源于以下几方面的原因：一方面，从 DR 临床表现的特点来看，早期可能无症状，比如轻度 NPDR 可无任何临床症状；另一方面，T2DM（2 型糖尿病）患者发病隐匿，患者在临床诊断前可能已经存在数年的 DM，在诊断为 DM 时已经合并 DR，甚至进展为 PDR 的风险很大；此外，DR 的病程进展到 PDR 和有临床意义的 DME 时，视力下降常已经发生并且不可逆转。

英国前瞻性糖尿病研究（United Kingdom Prospective Diabetes Study，UKPDS）[4] 及糖尿病心血管并发症防控研究（Action to Control Cardiovascular Risk in Diabetes，ACCORD）[5] 等大型流行病学研究均证实，严格控制血糖、血压及血脂可有效降低 DR 的发生与进展风险，但不能完全阻止 DR 发生，DR 仍可能随着糖尿病病程延长而发生或进展 [6]。因此，对糖尿病患者定期进行眼底检查，及早发现 DR、及时干预至关重要。

合理及时的视网膜激光光凝治疗以及眼内注射抗 VEGF 药物可显著降低增殖性糖尿病视网膜病变（PDR）和糖尿病黄斑水肿（DME）导致的严重视力损伤；恰当及时的玻璃体手术可明显改善严重玻璃体积血和 / 或 PDR 患者的视力预后 [7, 8]。对于 DM 患者，定期随访、早期检查和治疗威胁视力增殖前期 DR、PDR 和 DME，并得到恰当的治疗，可以预防 98% 的 DR 导致的视力丧失，降低医疗成本，改善生活质量 [9]。

二、糖尿病患者眼科筛查的时机和随诊频率

（一）糖尿病患者眼科筛查的起始时间

全球多个指南如 2018 美国眼科学会（AAO）、2018 美国糖尿病学会（ADA）以及 2017 中华医学会糖尿病学分会、2016 德国医学协会（GMA）、2014 中华医学会眼科学会眼底病学组、2012 年加拿大眼科学会等均建议对糖尿病患者进行定期视网膜病变筛查，目前国内外指南对于 DR 筛查的起始时间、筛查间隔、筛查工具及随访转诊意见在大体一致的前提下略有不同。现就不同类型的糖尿病患者、糖尿病视网膜病变的筛查起始时间分别叙述。

1. 1 型糖尿病（T1DM）发病早，大多在 40 岁之前患病，且多为青少年，发病的高峰年龄在 14 岁，多数国家指南推荐在青春期之后诊断的 T1DM 患者应在诊断出糖尿病后的 5 年内开始筛查眼底 [10~12]；而对于青春期前就诊为 T1DM 的患者，ADA 和 COS 的指南建议应在青春期开始进行 DR 筛查 [10, 11]，GMA 的指南则建议在 10 岁以后开始筛查眼底 [12]。考虑到我国 DR 患者的发病年龄与诊断年龄有时不完全符合，某些患者第一次诊断为 DM 时可能已经出现了视网膜病变，故中华医学会眼科学分会眼底病学组建议：青春期前或者青春期诊断的 1 型糖尿病患者在青春期后（12 岁后）开始检查眼底，青春期后发病的患者一旦确诊即进行糖尿病视网膜病变的筛查 [13]（表 3-3-0-1）。

表 3-3-0-1 中华医学会眼科学会眼底病学组推荐的 DR 首次筛查的时间（2014 年）

糖尿病分型		首次眼底检查时间
T1DM	青春期前发病的	青春期后（12 岁后）
	青春期后发病的	确诊时
T2DM		确诊时
糖尿病妊娠	怀孕的糖尿病患者	在妊娠前或第 1 次产检时

2. 对于 2 型糖尿病（T2DM）患者，各国指南的推荐基本一致，确诊时即开始筛查眼底病变[10-14]。

3. 此外，各国的指南均推荐，患有 DM 的女性如果准备妊娠，应做详细的眼科检查。眼科医师须告知患者，妊娠可能增加糖尿病性视网膜病变发生（或）使其加重的风险。怀孕的 DM 患者应在妊娠前或第 1 次产检时（妊娠初期 3 个月）开始筛查眼底。这不适用于妊娠后患糖尿病（GDM）的患者，AAO 和 ADA 指南中均提到 GDM 的糖耐量减退状态绝大多数是暂时的，其导致 DR 发生和进展的概率很低，因此在怀孕期间不需要进行眼底筛查[10, 15]。

另外，各国的指南也指出，在遵循指南推荐的首次筛查眼底时间的前提下，当糖尿病患者出现以下症状时，无须等待要立即转诊到眼科进行检查，这些症状包括：最佳矫正视力下降；阅读困难或无法阅读；色觉敏感度下降或者色觉障碍；视物模糊；视物变形；玻璃体积血引起的眼前黑影飘动等。

（二）糖尿病患者眼科筛查的间隔和随诊频率

DM 患者眼科筛查的间隔基于糖尿病的自然病程、患者发生严重视力损伤的风险、眼科保健的花费以及眼科服务供求的平衡等因素综合考虑。国际眼科学会（AAO）推荐糖尿病患者的眼科随诊频率在糖尿病病情得到控制的前提下，应依据 DR 和 DME 的分级水平推荐的筛查和转诊建议如下：①无 DR 患者推荐每 1～2 年进行 1 次眼科检查，并且可以不推荐给眼科专科医生就诊；②轻度非增殖性 DR 患者推荐每 6～12 个月进行 1 次眼科检查，也可以不推荐给眼科专科医生就诊；③中度非增殖性 DR 患者推荐每 3～6 个月行 1 次眼科检查，并需要推荐给眼科专科医生就诊；④重度非增殖性 DR 患者需要 3 个月内进行 1 次眼科检查，并需要转诊给眼科专科医生；⑤增殖性 DR 患者需要 1 个月内进行 1 次眼科检查，并需要转诊给眼科专科医生进行全视网膜光凝治疗；⑥对于已经治疗稳定的增殖性 DR 患者，需要 6～12 个月由眼科专科医生进行 1 次眼科检查[15]（表 3-2-0-2）。

表 3-3-0-2 AAO 推荐的 DR 患者的随诊频率和治疗方法

疾病	随诊频率	是否转诊到眼科
DR 分期		
无 DR	每 1～2 年	否
轻度 NPDR	每 6～12 个月	否
中度 NPDR	每 3～6 个月	是
重度 NPDR	每 3 个月内	是，可能需要早期的 PRP 治疗
PDR	1 个月内	是，需要早期的 PRP 治疗
稳定的（治疗后）PDR	每 6～12 个月	是
DME 分级		
没有累及中心凹的 DME	每 3～6 个月	是，可行局灶光凝
累及中心凹的 DME	每 1～3 个月	是，可行抗 VEGF 治疗或者局灶光凝
稳定的 DME	每 3～6 个月	是

对于糖尿病性的黄斑水肿（DME），如果是不累及中心凹的黄斑水肿，推荐每 3～6 个月进行 1 次眼科检查，需要转诊给眼科专科医生；如果是累及中心凹的黄斑水肿，推荐每 1～3 个月进行 1 次眼科检查，并

需要转诊给眼科专科医生进行抗血管内皮生长因子（抗 VEGF）的治疗或者是局灶光凝治疗；对于已经稳定的 DME 患者，需要每 3～6 个月由眼科专科医生进行 1 次眼科检查[15]（见表 3-3-0-2）。

怀孕的糖尿病患者应在妊娠前或第 1 次产检时行第 1 次眼科检查，如果没有 DR 的需在妊娠 28 周后再进行眼科检查；首次检查只要存在 DR 就应该在孕 16～20 周再进行 1 次眼科检查[15]。

我国 2 型糖尿病防治指南（2017 年版）推荐的随诊频率与 AAO 基本一致：无 DR 患者推荐每 1～2 年进行一次眼科检查；轻度 NPDR 患者每年 1 次眼科检查，中度 NPDR 患者每 3～6 个月行 1 次眼科检查；重度 NPDR 患者每 3 个月行 1 次眼科检查。怀孕的糖尿病患者应在妊娠前或第一次产检、妊娠后每 3 个月及产后 1 年内进行眼科检查（指南不适用于 GDM 和妊娠期显性糖尿病患者，因为这两类患者的视网膜病变危险并不增高）。对于有临床意义的黄斑水肿应每 3 个月进行复查。指南同时推荐采用相干光断层成像（OCT）评估视网膜厚度和视网膜理变化发现糖尿病黄斑水肿[14]。

大多数国家的指南同时建议在遵循上述总体原则的前提下，需要根据患者的全身和眼部的风险来调整患者的随诊频率。应该考虑的 DR 和 / 或 DME 发生、发展的重要全身危险因素包括：糖尿病病程、血糖控制水平（HbA1c 水平）、高血压、高血脂、蛋白尿和肾脏疾病以及 1 型糖尿病的男性患者和妊娠等[10, 12]。

三、糖尿病患者的筛查项目及方法

全球多个指南都推荐，首次的眼科检查应包括视力检查、双眼前节的裂隙灯检查以及双眼散瞳后的裂隙灯检眼镜或者眼底照相的检查[10~12]。然而，即使在资源充足的地区，此类筛查也很难常规进行。AAO 的指南也建议，确保能够做到适当转诊的最低限度筛查应包括：视力检查和足以进行 DR 分级的视网膜检查。这取决于患者所在地区或者医院的资源配置情况[15]。

鉴于目前我国医疗资源水平分布的不均衡，中国 2 型糖尿病防治指南（2017 年版）指出了眼底照相在 DR 筛查中的重要作用：在没有条件全面开展由眼科医师进行眼部筛查的情况下，由全科医师或者内分泌科经过培训的技术人员使用免散瞳眼底照相机，拍摄至少两张以黄斑及视盘为中心的 45° 角的眼底后极部彩色照片，进行分级诊断，是可行的 DR 筛查方法，可以提高效率并降低成本。高质量的眼底照片可以检测出大多数具有临床意义的 DR。眼底照片的解读应由专业的眼底病医生进行。对于筛查中发现的中度及中度以上的非增殖性视网膜病变患者应转诊给有诊治条件的眼科医师进一步诊断和治疗[14]。如果视网膜照片的质量不合格时，仍需要专业的眼科医生进行检查；如果眼底照片中发现了视网膜异常，则需要专业的眼科医生进行包括：眼压测量、眼科超声检查、相干光断层扫描（OCT）和荧光素眼底血管造影等的后续检查。OCT 可用于诊断和随访中心性和有临床意义的黄斑水肿。指南推荐对于有临床意义的黄斑水肿应每 3 个月进行 1 次 OCT 复查，以评估视网膜厚度和药物治疗的效果[10, 12, 14, 15]。

附　本章主要参考的各国 DR 筛查指南目录

发布机构	地区	时间	指南名称
美国眼科协会（AAO）	美国	2018 年	Guidelines on Diabetic Eye Care The International Council of Ophthalmology Recommendations for Screening，Follow-up，Referral，and Treatment Based on Resource Settings
美国糖尿病协会（ADA）	美国	2018 年	Microvascular complications and foot care: Standards of Medical Care in Diabetes-2018
德国医学协会（GMA）	德国	2016 年	Clinical practice guideline: The prevention and treatment of retinal complications in diabetes
加拿大眼科学会（COS）	加拿大	2012 年	Committee Canadian Ophthalmological Society Evidence-Based Clinical Practice Guidelines for the Management of Diabetic Retinopathy-Executive Summary

续表

发布机构	地区	时间	指南名称
皇家眼科医学院（RCO）	英国	2012 年	The Royal College of Ophthalmologists' clinical guidelines for diabetic retinopathy
中华医学会糖尿病学分会	中国	2017 年	中国 2 型糖尿病防治指南（2017 年版）
中华医学会眼科学会眼底病学组	中国	2014 年	我国糖尿病视网膜病变临床诊疗指南（2014 年）

参 考 文 献

1. 国际糖尿病联盟官网. https://www.idf.org/.

2. ZHANG G，CHEN H，CHEN W，et al. Prevalence and risk factors for diabetic retinopathy in China: a multi-hospital-based cross-sectional study. Br J Ophthalmol，2017，101（12）：1591-1595.

3. LIU Y，SONG Y，TAO L，et al. Prevalence of diabetic retinopathy among 13473 patients with diabetes mellitus in China: a cross-sectional epidemiological survey in six provinces. BMJ Open，2017，7（1）：e013199.

4. KOHNER E M，ALDINGTON S J，STRATTON I M，et al. United Kingdom Prospective Diabetes Study，30: diabetic retinopathy at diagnosis of non-insulin-dependent diabetes mellitus and associated risk factors. Arch Ophthalmol，1998，116（3）：297-303.

5. CHEW E Y，DAVIS M D，DANIS R P，et al. The effects of medical management on the progression of diabetic retinopathy in persons with type 2 diabetes: the Action to Control Cardiovascular Risk in Diabetes（ACCORD）Eye Study. Ophthalmology，2014，121（12）：2443-2451.

6. JIN P，PENG J，ZOU H，et al. A five-year prospective study of diabetic retinopathy progression in chinese type 2 diabetes patients with "well-controlled" blood glucose. PLoS One，2015，10（4）：e0123449.

7. FERRIS 3RD FL. How effective are treatments for diabetic retinopathy? JAMA，1993，269（10）：1290-1291.

8. TAN G S，CHEUNG N，SIMO R，et al. Diabetic macular oedema. Lancet Diabetes Endocrinol，2017，5（2）：143-155.

9. SOLOMON S D，CHEW E，DUH E J，et al. Diabetic Retinopathy: A Position Statement by the American Diabetes Association. Diabetes Care，2017，40（3）：412-418.

10. American Diabetes Association. 10. Microvascular Complications and Foot Care: Standards of Medical Care in Diabetes-2018. Diabetes Care，2018，41（Suppl 1）：S105-S118.

11. Canadian Ophthalmological Society Diabetic Retinopathy Clinical Practice Guideline Expert. Committee Canadian Ophthalmological Society Evidence-Based Clinical Practice Guidelines for the Management of Diabetic Retinopathy-Executive Summary. Can J Ophthalmol，2012，47：91-101.

12. SCHORR S G，HAMMES H P，MÜLLER U A，et al. The Prevention and Treatment of Retinal Complications in Diabetes. Dtsch Arztebl Int，2016，113（48）：816-823.

13. 中华医学会眼科学会眼底病学组. 我国 DR 临床诊疗指南（2014 年）. 中华眼科杂志，2014，50（11）：851-865.

14. 中华医学会糖尿病学分会. 中国 2 型糖尿病防治指南（2017 年版）. 中华糖尿病杂志，2018，10（1）：4-64.

15. WONG T Y，SUN J，KAWASAKI R，et al. Guidelines on Diabetic Eye Care: The International Council of Ophthalmology Recommendations for Screening，Follow-up，Referral，and Treatment Based on Resource Settings. Ophthalmology，2018，125（10）：1608-1622.

人工智能（artificial intelligence），英文简写 AI，为研究、开发用于模拟、延伸和扩展人的智能的理论、方法、技术及应用系统的一门新的技术科学。

一、人工智能简介

在计算机科学中，AI 有时也称为机器智能，是机器所展示的智能。随着计算机科学与技术以及脑科学等研究领域的快速发展，AI 在医学领域取得了突破性进展，诊疗的智能化成为重要发展趋势。数据密集是医学研究的一大特点，数据密集尤其在影像学、遗传学等领域发挥了重要的作用，就是基于医学诊断一般是根据患者的生理生化以及影像等临床数据，利用医生经验知识做出诊断的过程。由于患者个体差异，医生经验知识的积累以及疾病发生发展特异性等方面的因素，医学诊断一直存在精准辨识的重大需求。当前一些典型的人工智能算法往往具备强大特征自动提取能力和模式识别能力，在强大的计算力支持下，可以实现对医学信息的批量处理，能够协助医生更加高效、准确的完成医学诊断工作。人工智能正在成为推动医学计算机辅助诊断发展的重要力量。在眼科领域，美国谷歌团队最早在 2016 年提出的人工智能算法能够在眼底影像中对中重度非增殖性糖尿病视网膜病变做出检测，帮助医生克服资源短缺资困难，为更多的病人做出更专业的诊断，得到广泛关注。

什么是人工智能

人工智能指通过计算机处理来完成如判断、推理、证明、识别、规划和问题求解等任务。作为人工智能领域中最活跃的分支，机器学习（machine learning）致力于如何通过计算的手段，利用经验来获取对于事物判断和决策的能力。在计算机科学中，"经验"通常以数据形式存在。人工智能与机器学习所研究的工作，一般是通过计算机处理从数据中产生"模型"的算法，即学习算法（learning algorithm）。有了学习算法，我们可以把经验数据提供给它，它就能基于这些数据产生模型；在面对新的情况时，模型会给我们提供相应的判断。

一般地，我们把从数据中学的模型的过程称为"学习（learning）"或"训练（training）"，这个过程通过执行某个学习算法来完成。训练过程中使用的数据称为训练数据（training data），其中每个样本成为一个"训练样本（training sample）"，训练样本组成的集合称为训练集（training set）。学得模型后，使用其进行判断的过程称为测试（testing），被预测的样本称为测试样本（testing sample）。此外，我们还可以在学习模型之前，预先对于训练数据进行标记（label），这种标记一般是基于经验而事先对于训练数据进行判断的结果。在训练数据上给出标记，往往有助于我们了解数据内在的规律，为更精准地建立模型建立基础。我们通常把这类从有标记的训练数据获得模型的算法，称为有监督学习（supervised learning），反之，如果训练数据中不含有标记内容，其相关的学习算法称为无监督学习（unsupervised learning）。

深度学习（deep learning）是机器学习中的一个分支，一般采用有监督学习的方式。"深度"的含义既体现在此类算法对数据具有出色的深层次特征自动提取能力，因而有别于传统机器学习算法的浅层次特征提取；也体现在其算法架构上的复杂嵌套，通过多层神经网络的组合以模仿人类大脑的思维过程，最终实现学习、决策等功能。这些神经网络包括了适用于不同任务场景的多种神经网络，如深度信念网络

(deep belief network，简称 DBN)、卷积神经网络(convolutional neural network，简称 CNN)、长短期记忆网络(long short-term memory network)等。其中在医学影像诊断中，由于卷积神经网络的结构仿造生物的视知觉(visual perception)机制构建，对不同大小的图像特征具有以较小的计算量取得稳定的效果的特点，因此应用最为广泛。如图 3-4-0-1 所示，卷积神经网络通过不同大小的卷积核以及不断由池化操作扩大的特征对应的原图范围提取不同感受野，进行特征的提取。该种网络一般适用于图像和语音等结构化数据的处理，也是由于其网络结构包含了卷积和采样等操作单元，可以方便地对结构化数据进行逐层特征提取。

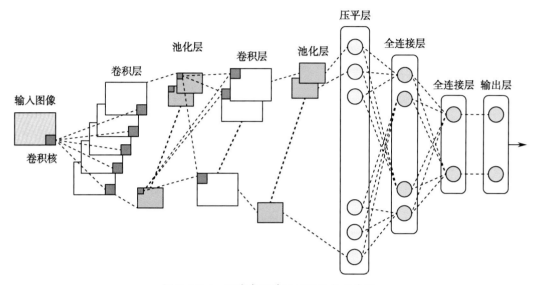

图 3-4-0-1 深度卷积神经网络结构示意图

深度学习的出色性能是建立在通过海量高质量的原始数据对神经网络进行反复训练学习的基础上。作为一种有监督的学习方式，卷积神经网络一般需要对原始数据进行事先的标注，即告诉神经网络影像图像与相关疾病或者症状的对应关系，之后神经网络将根据这些标注知识不断迭代学习，最理想的结果就是达到甚至超越人工诊断的水平。

除此之外，迁移学习(transfer learning)技术可对应相同结构的数据，将一个训练好的模型被重新应用于另一个同类型的学习任务中，有利于在少量训练数据上训练模型表现较好的相应卷积神经网络。在运用深度学习进行医学图像的诊断研究上，由于医学图像的获取壁垒较高，在许多的研究中也以迁移学习技术为基础，进行大样本易获取训练集到小样本同类型数据的迁移，从而快速地训练产生针对特定疾病的影像诊断模型。

二、人工智能对医学的贡献

基于大量数据产生的人工智能算法为医疗服务提供了快捷、优化的途径，人工智能在医疗领域的应用带来的不仅是技术革新，还是医疗服务模式的转变。人工智能在医疗健康的各个领域均有应用，以医学图像识别、疾病辅助诊断、健康管理、疾病预测、药物研发较为普遍。

目前，人工智能在医学影像诊断中的作用显著。通过较为成熟的算法和大数据应用，机器读片可以做到更加客观、精准和高效。在眼科图像识别、甲状腺超声影像诊断、肺结节影像检测、CT 影像识别等领域，机器通过已有的图像快速学习，达到对医疗图片的自动判断，能够作为辅助工具节约医生大量的时间。人工智能辅助的医学影像分析应用，对于提高医生工作效率具有重要作用。此外，人工智能作为医生助手，能够帮助医疗条件不发达地区的医生进行阅片，并提供医学教育，解决基层医疗资源不足的难题。

结合医学影像等相关数据，通过让机器学习海量的医学数据和专业知识，模拟医生的思维的诊断方式,综合了自然语言处理、认知技术、机器学习等技术,可以让人工智能具备医生的诊断能力,短时间内提供出高效、精准的诊断结果和个性化的治疗方案,提高医生的诊断效率。以 IBM 沃森系统为例,它通过深度学习医学论文、著作、治疗方案、临床数据、实验报告等,为肺癌、前列腺癌、乳腺癌等多种癌症提供诊治服务,且推荐的每个治疗背后都有实证和病例支持。

未来的健康医疗大数据,实际上是人们对自身进行日常健康管理过程中产生和收集起来的。智能可穿戴设备和家庭智能健康检测监测设备的研发和应用,可以动态监测个人健康数据,利用这些数据进行人工智能计算,可以对个人健康进行精准把握,规范、准确地预测疾病风险,管理个人健康。人工智能可以在血糖管理、血压管理、用药提醒、健康要素监测等方面给予精准的指导,为患者提供高质量、智能化、日常化的医疗护理和健康指导,为人群提供全方位、全周期的健康服务。这种方式对于提高患者的依从性、提高慢病管理效率、节约医疗成本具有重要的意义[7]。

疾病预测:早在 2008 年,谷歌就已经推出了流感预测的服务,通过检测用户在谷歌上的搜索内容就可以有效地追踪到流感爆发的迹象[1]。当前,通过定时收集样本,从采集样本里预测出疾病的高风险人群,利用大数据分析和深度学习技术,人工智能已经能预测阿尔兹海默病风险、心血管疾病风险、癌症风险、精神疾病等。这些预测能够有效防控公共疫情和提高个人健康。

三、人工智能对眼科的贡献

从 2016 年起,医学人工智能就已经在眼科临床应用中开展了相当多的尝试和探索,目前已涉及的疾病包括年龄相关性黄斑变性(AMD)、白内障、青光眼和糖尿病视网膜病变(DR)等眼科疾病[2]。年龄相关性黄斑变性是全球老年视力损害的主要原因,其通过眼底照相,OCT,OCTA 等各项眼底检查进行诊断;白内障是由各种原因导致的老化,遗传、局部营养障碍、免疫与代谢异常,外伤、中毒、辐射等引起的晶状体代谢紊乱,导致晶状体蛋白质变性而发生混浊,一般使用裂隙灯检查法、虹膜投影法,以及非散瞳照相机筛查;青光眼是一种视神经退行性病变,是全球失明的主要原因之一。青光眼的早期诊断需要综合考虑眼压、眼底 C/D 形态、视野、OCT 视网膜神经纤维层改变等多个因素;糖尿病视网膜病变是一种内分泌代谢性疾病的并发症,糖尿病视网膜病变中的特征性病变为微动脉瘤、出血、渗出、新生血管等。人工智能技术通过使用眼底照相、OCT 等一系列图片的自动分析,对这些病变进行自动化的识别和分割,帮助提高诊断的便利性。

人工智能作为一门基于计算机科学、生物学、数学和神经科学等领域的综合性学科,正成为开展医学辅助诊断和分析的重要途径。与传统图像处理技术基于影像的形态学和颜色特性进行血管和相关眼部病变的自动化分割和识别方式不同[3,4],人工智能特别是深度学习(deep learning)技术往往通过知识和标签学习来实现图像分析和识别。由于眼科疾病的诊断目前主要依赖于各种影像学的检查,因此采用人工智能解决医疗问题正成为眼科影像分析领域的重要探索方向。眼科辅助诊疗中,深度学习已被应用于眼底彩色照相、相干光断层扫描(OCT)以及视觉领域,并在糖尿病视网膜病变、早产儿视网膜病变、青光眼、黄斑水肿及年龄相关性黄斑病变等相关病变中实现了强大的分类性能[1]。

深度学习在多模态图像分割与数据合成、自动分类及描述、数据分析量化和可视化方面取得了前所未有的成果,其临床应用的潜力体现在筛查评估、辅助诊疗和监测随访等诸多方面,这将有助于实现诊疗的个体化和大规模管理。人工智能最新研究成果[5,6]还能自动检测眼科摄片质量,并实时反馈影响图像画质的因素,实现医学影像的高效质量控制,辅助眼科医师提供高质量的诊断或治疗,有效提高诊断有效性,对于基层眼科诊疗提供重要技术支撑。

1. 糖尿病视网膜病变(diabetic retinopathy,DR)　糖尿病视网膜病变是糖尿病所导致的最严重的眼部并发症,针对糖尿病患者的眼部筛查,早期干预,可以降低 95% 以上又 DR 所导致的视力残障。筛查、人工智能在 DR 早期诊断,筛查中的应用已经成为近几年的热点。预计到 2040 年,全球约 6 亿人将患有糖尿病,其中三分之一将患有糖尿病视网膜病,糖尿病视网膜病变也是全世界成年人视力丧失的主要原因之一,而中国是全球糖尿病变患者数量最多的国家。2016 年,国务院发布了《中国健康 2030》规划纲要,为中国卫生改革的未来方向提供了进一步的指导。"健康中国 2030"概述了一个宏伟的目标,即到 2030 年几乎所有糖尿病患者都将接受疾病管理和干预。进一步,2019 年发布了"健康中国"国家行动计划,重点是疾病预防。糖尿病预防和控制计划是 15 个特别计划之一。

DR 的特征性病变为微动脉瘤、出血、渗出、新生血管等。人们通过人工智能技术学习眼底图片上这些病变的人工标记图(图 3-4-0-2),实现对这些特征性病变的识别,达到疾病的筛查及初步诊断(图 3-4-0-3)。2018 年 4 月美国 FDA 批准了第一台用于基层眼科医疗的人工智能辅助糖尿病视网膜病变检测设备 IDx-DR,以期辅助社区的 DR 筛查[3, 19]。

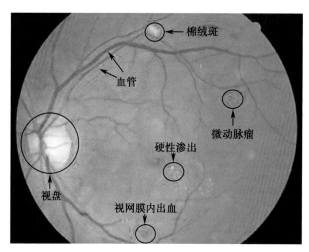

图 3-4-0-2 眼底图片上各病变人工标记图

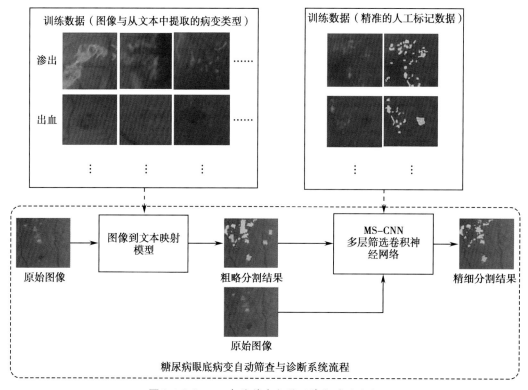

图 3-4-0-3 DR 智能筛查与辅助诊断系统流程

近年来围绕糖尿病视网膜病变识别的深度学习算法系统发展较快且成果显著[3, 8, 9, 20, 21]，极大提高了糖尿病视网膜病变中晚期的表现（表 3-4-0-1）。而科研工作者也将研究进一步拓展，试图在病变识别的基础上完成糖尿病视网膜病变的分级及预测。例如，谷歌的 AI 研究中心已经在视觉膜扫描图像的算法上取得了重要进展。谷歌的 AI 算法可以根据由 54 名眼科医生标记的 128 000 张视网膜图像分析视网膜图像在眼底病变分级上的特征，并以此识别糖尿性视网膜病变，快速辨别出糖尿病视网膜病变的迹象[9]，从而解决在全球很多的地方，目前没有足够的医生来进行糖尿病性视网膜病变分级工作的问题。进一步，该数据集中的 128 000 张视网膜图片中，每张图片都拥有多个医生给出的分级标签，从而可以解决医生诊断结论的异变问题。除此之外，来自芬兰阿尔托大学的科学家们也通过研究发现深度学习方法可以协助临床医生准确诊断糖尿病视网膜病变及黄斑水肿[22]。

表 3-4-0-1　典型的中晚期糖尿病性视网膜病变深度学习系统

DR 人工智能系统	年份	测试集	测试图片数	CNN	AUC	敏感性 /%	特异性 /%
Abràmoff	2016	Messidor-2	1 748	AlexNet/VGG	0.98	96.8	87.0
Gulshan	2016	EyePACS-1	9 963	—	0.991	97.5	93.4
Ting	2017	SiDRP 14-15	71 896	VGG-19	0.936	90.50	91.60
Abràmoff	2018	美国 10 个临床中心	892 例病人	Alex/VGG	—	87.2	90.7

CNN: 卷积神经网络

除此之外，我国科学家们也在该领域内进行了研究，例如上海交通大学研究人员创造性地提出基于深度神经网络的人工智能算法用于检测早期糖尿病视网膜病变和微动脉瘤，大幅提升早期糖尿病视网膜病变的自动检测精度[23]，同时能有效检测威胁视力的糖尿病视网膜病变，如增殖性 DR 和糖尿病黄斑水肿。其中，我国科学家自主开发了一种自动诊断糖尿病眼底病变的系统。用于协助了解患者眼底病变的分级、疾病的严重程度。同时开发了便携式眼底照相设备，该设备有检眼镜、智能手机和固定支架组成，使用该设备用户可以在任何地方拍摄眼底照片。拍摄得到的眼底照片将被传输到搭建的服务器进行诊断分析，包括视盘、黄斑定位，血管分割，病变检测，病变分级。该系统诊断结果与眼科专家的诊断结果进行对比，达到了 85% 的准确率[24]。另外，研究者们还提出了一种基于核最小二乘分类器的视盘与黄斑区检测的算法，该算法利用大量已有标记的视盘、黄斑区图片，完成视盘边界定位，建立从图像到区域位置的精确映射。在此基础上，研究人员针对彩色视网膜图像构建了精确检测视盘区域和定位视盘中心的方法，该方法基于核最小二乘分类器计算视盘面积。进而基于多模态信息检测血管聚集的部位，从而得到视神经盘中心；经过实验验证，该方法具有较高的准确度。在视盘定位方面，该方法在所有 340 张测试图片中成功检测出了 332 张图片，检测成功率为 97.65%。在视盘边界检测方面，该方法在 DRIVE 和 STARE 数据库中所有 112 图片中取得了 94.54% 的成功率；在黄斑区检测中，在所有 340 张测试图上检测出了 330 张图片，取得了 97.06% 的检测成功率。在 2018 年 IEEE 国际生物医学图像研讨会（IEEE International Symposium on Biomedical Imaging，简称 ISBI）的眼底图像智能读片全球总决赛中，我国科研人员自主研发的上述视盘检测和黄斑中心检测技术均夺得全球第一名的成绩[23]。此外，对眼底图像的血管检测与分析对于相关疾病诊断有非常重要意义，我国研究人员在这个领域提出基于方向感知探测器的眼底图像血管自动提取算法[25]，该算法构建了方向感知探测器来精确提取眼底图像血管。该探测器利用傅里叶变换的能量分布学习血管的方位和分布特征，进而用双尺度分割法提取血管形态，其中大尺度算子采用直线算子，小尺度采用 Gabor 滤波器组，使得该检测器具有较好的健壮性和结构感知性。依照 Gegndez-Arias 提出的权威标准 CAL，该算法在国际公开数据集 DRIVE 上准确率达到了 80.82%，在 STARE 数据集上准确率达到了 68.94%，实验结果表明，这一新方法优于现有的分割方法，并具有精度高，鲁棒性强的特点。

未来我们期待在该领域可实现人工智能算法对糖尿病视网膜病变发生发展进行预测的技术。

2. 白内障 白内障在全球视力受损人群中占有相当大的比例,占比高达 18.4%。除此之外,在失明病例中白内障的比例也达到 33.4%[15]。在糖尿病人群中进行白内障的筛查工作对防盲有着相当重要的意义。在白内障的检查中,多使用裂隙灯检查法和虹膜投影法。但与上述两种方法相比,非散瞳眼底照相方法具有便捷高效的特点。其中,人工智能方法对非散瞳眼底照相图片的筛查和分级(图 3-4-0-4),以及降低筛查的成本和筛查工作的普及有着重要意义。

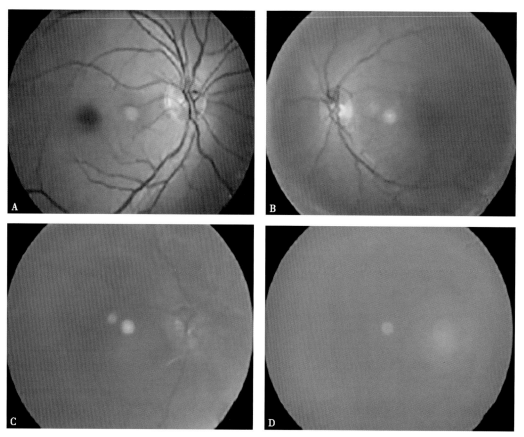

图 3-4-0-4 不同级别的白内障眼底图片[16]

3. 青光眼 青光眼为我国致盲的三大眼病之一,其引发的视力损害通常不可逆,早期诊断早期干预对降低青光眼的致盲率至关重要。青光眼的早期诊断需要综合考虑眼压、眼底 C/D 形态、视野、OCT 视网膜神经纤维层改变等多个因素。C/D 比值是评价青光眼视神经损害的常用指标。计算机自动诊断系统的难点在于从眼底图像中分割出视盘和视杯区域。糖尿病与青光眼的发病也存在密切联系,在糖尿病人群中开展开角型以及闭角型青光眼的筛查工作也就有临床以及科研意义。

分割的前提在于定位。我国科学家近年来提出一种基于血管追踪的视盘定位方法(图 3-4-0-5),使用基于核方法的最小方差分类器预测包含视盘的区域,相连部分标记以及亮度信息被用以寻找眼底血管,而这些血管最终通向视盘。本方法在相关测试集上达到了 97.52% 的准确率[17]。另有科学家直接对这一区域进行分割,并建立了较为全面的包含正常眼和青光眼的视网膜图像数据集,由多位眼科专家进行手动分割,提供包含盘沿切迹在内的其他 ONH 区域信息[18]。该数据集目前已开放,期待促进青光眼 AI 诊断的进一步研究。

4. 年龄相关性黄斑变性(AMD) 年龄相关性黄斑变性是全球老年视力损害的主要原因。AMD 诊断往往需要依赖如眼底照相、OCT、OCTA 等各项眼底检查及训练有素的眼底病医生。早期和中期的 AMD 可无症状,导致易漏诊,晚期的 AMD 进展较快且对于视力影响较大,目前治疗手段有限(图 3-4-0-6)。AI 对于早期识别黄斑部病变,辅助眼底病医生进行疾病早期干预具有重要意义。

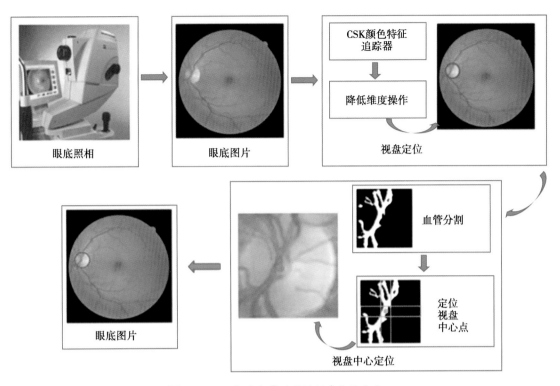

图 3-4-0-5　基于血管追踪的视盘定位方法

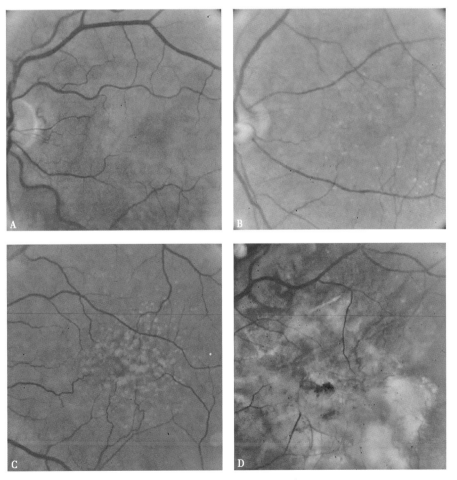

图 3-4-0-6　AMD 不同时期的表现
A. 无 AMD；B. 早期 AMD；C. 中期 AMD；D. 进展期 AMD

最新研究已经提出了基于眼底彩照的深度学习算法，用于识别年龄相关性黄斑变性，其中约翰霍普金斯的团队准确率达 88.1%～91.6%，与人工判读结果近乎一致 [9~11]。但当前的人工智能算法的测试性能均依赖不同的临床数据集，并未进行实际临床数据的交叉模型测试，未来有望在算法的适用性和可移植性方面开展工作。

由于年龄相关性黄斑变性的诊断对于 OCT 图像的高度依赖（图 3-4-0-7），机器学习的识别对象也已经不仅仅局限于彩色眼底照相，AI 研究开始关注多模态影像大数据库并期待挖掘更充分的信息。基于 OCT 技术，目前已利用机器学习建立多个智能决策系统 [12]。与基于彩色眼底照相的 AI 自动识别系统相比，其在区分健康眼底与渗出型 AMD 方面达到了更高准确率 [13]。同时，相关 AI 研究团队也已构建算法用于同时识别多个病种，包括黄斑水肿、AMD、中心性浆液性脉络膜视网膜病变等，不仅能够判别受检者是否存在视网膜病变，还能够进一步指出视网膜病变的类型，并达到满意准确率 [14]。这表明在黄斑疾病的 AI 检测方面，OCT 更具优势。

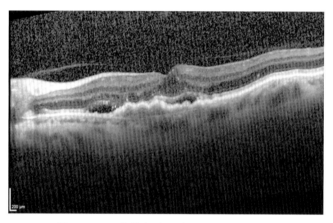

图 3-4-0-7　年龄相关性黄斑变性 OCT 扫描

5. 其他眼部疾病　除上述这几种常见的眼部疾病之外，人工智能技术在屈光不正、早产儿视网膜病变（ROP）、视网膜脱离、脉络膜疾病和眼部肿瘤等疾病的辅助诊断中表现出良好的发展前景 [26~30]。而人工智能在眼科影像分析的应用场景，已经不局限于早期的彩色眼底照相，涵盖了眼前节照相、角膜地形图、前后节 OCT、UBM 等多种眼科检查手段 [27]。

四、人工智能目前存在的问题

虽然人工智能技术在医疗领域，特别是眼科领域的应用越来越多，越来越广泛，但是在目前的临床实践过程中，人工智能技术的应用也存在许多待解决的问题 [31]。

（1）数据质量：由于人工智能技术的运用前提为大量的诊疗数据以及对应的数据标签，因此数据质量从某种程度上直接决定了模型的表现。数据质量可能存在以下问题：数据本身质量不佳，出现图片模糊不清；数据标签质量不佳，存在较多错误标签；数据规模较小，有标签的数据数量不多等。

（2）数据标准化：由于需要大量的数据，大多数医疗人工智能应用需要通过不同采集硬件设备、不同采集机构、不同采集人员来收集数据。因此，如何对庞大的数据来源数据进行标准化是一个极大的挑战。

（3）隐私保护：人工智能产品都逐渐基于云平台的数据管理模式，将会获得大量的患者信息数据，如何保障这些数据的安全也是人工智能技术面临的一大挑战。

（4）法律法规：2019 年 7 月，为加强人工智能医疗器械注册申报工作的指导，进一步提高审评质量，国家药品监督管理局医疗器械技术审评中心组织制定了《深度学习辅助决策医疗器械软件审评要点》。2020 年 1 月 15 日，国家药品监督管理局经审查，批准国内首个 AI 三类医疗器械"冠脉血流储备分数计算软件"上市，该产品基于冠状动脉 CT 血管影像，由安装光盘和加密锁组成，功能模块包括图像基本操作、基于深度学习技术的血管分割与重建、血管中心线提取、基于深度学习技术的血流储备分数计算,为国内人工智能辅助诊疗软件落地应用打开了先河。在国外,美国FDA于2018年4月批准了IDx公司IDx-DR糖尿病视网膜病筛查软件,该软件基于眼底照片检测成年糖尿病患者糖网症状的严重程度,并提供是否需要转诊的检查建议。这是美国FDA批准的第一款采用新一代人工智能技术的糖网筛查软件产品,其产品的审评审批通过,有助于进一步促进我国在糖尿病眼底病人工智能辅助诊断软件审批监管工作的开展。目前国内尚未有人工智能视网膜眼底图像辅助诊断产品获批,现有硅基智能,体素科技,上工医信,DeepDR等多个糖尿病人工智能辅助诊断产品积极申报注册,预计未来糖尿病视网膜病变筛查和辅助诊断的手段和效率会越来越高效精准。

五、展望

人工智能技术不仅仅在眼科疾病的诊疗中取得长足进步,在其他全身性疾病中的应用也有初步成果。通过对眼底视网膜血管的直接观察,结合全身多项生理生化指标,并辅以AI算法的辅助学习及分析,即为心血管疾病的风险因素评估提供了全新的思路。在糖尿病患者的管理中,同样可以用于预测糖尿病相关并发症(糖尿病肾病,心血管病变,糖尿病周围神经病变等)的风险因素评估及预测。虽然其在目前的临床实践上依旧面临着一些挑战,但人工智能技术在上述应用中表现的发展前景表明,其在未来将具有极高的临床价值。

参 考 文 献

1. LAZER D,KENNEDY R,KING G,et al. Big data. The parable of Google Flu: traps in big data analysis. Science,2014,343 (6176): 1203-1205.

2. 林铎儒,吴晓航,刘臻臻. 眼科开展医学人工智能研究的学科优势. 中国临床新医学,2020,13(2): 127-129.

3. YIN B,LI H,SHENG B,et al. Vessel extraction from non-fluorescein fundus images using orientation-aware detector. Medical Image Anal,2015,26(1): 232-242(2015).

4. SHENG B,LI P,MO S,et al. Retinal Vessel Segmentation Using Minimum Spanning Superpixel Tree Detector. IEEE Trans Cybern,2019,49(7): 2707-2719.

5. TING D S W,PASQUALE L R,PENG L,et al. Artificial intelligence and deep learning in ophthalmology. Br J Ophthalmol, 2019,103(2): 167-175.

6. SHEN Y,SHENG B,FANG R,et al. Domain-invariant interpretable fundus image quality assessment. Med Image Anal, 2020,61: 101654.

7. 陈有信,张碧磊,张弘哲. 眼科人工智能技术的现状与问题. 中华眼底病杂志,2019,35(2): 119-123.

8. ABRÀMOFF M D,LOU Y,ERGINAY A,et al. Improved Automated Detection of Diabetic Retinopathy on a Publicly Available Dataset Through Integration of Deep Learning. Invest Ophthalmol Vis Sci,2016,57(13): 5200-5206.

9. TING D S W,CHEUNG C Y,LIM G,et al. Development and Validation of a Deep Learning System for Diabetic Retinopathy and Related Eye Diseases Using Retinal Images From Multiethnic Populations With Diabetes. JAMA,2017,318(22): 2211-2223.

10. BURLINA P M,JOSHI N,PEKALA M,et al. Automated Grading of Age-Related Macular Degeneration From Color Fundus Images Using Deep Convolutional Neural Networks. JAMA Ophthalmol,2017,135(11): 1170-1176.

11. GRASSMANN F,MENGELKAMP J,BRANDL C,et al. A deep learning algorithm for prediction of age-related eye disease study severity scale for age-related macular degeneration from color fundus photography. Ophthalmology,2018,125(9): 1410-1420.

12. ELTANBOLY A,ISMAIL M,SHALABY A,et al. A computer-aided diagnostic system for detecting diabetic retinopathy in optical coherence tomography images. Med Phys,2017,44(3): 914-923.

13. TREDER M，LAUERMANN J L，ETER N. Automated detection of exudative age-related macular degeneration in spectral domain optical coherence tomography using deep learning. Graefes Arch Clin Exp Ophthalmol，2018，256（2）：259-265.

14. KHALID S，AKRAM M U，HASSAN T，et al. Fully Automated Robust System to Detect Retinal Edema，Central Serous Chorioretinopathy，and Age Related Macular Degeneration from Optical Coherence Tomography Images. Biomed Res Int，2017，2017：7148245.

15. MÜLLER-BREITENKAMP U，OHRLOFF C，HOCKWIN O. Aspekte zur Physiologie，Pathologie und Epidemiologie der Katarakt [Aspects of physiology，pathology and epidemiology of cataract]. Ophthalmologe，1992，89（4）：257-267.

16. 李建强，张苓琳，张莉，等. 基于深度学习的白内障识别与分级. 第二军医大学学报，2018，39（08）：878-885.

17. WANG R，ZHENG L，XIONG C，et al. Retinal optic disc localization using convergence tracking of blood vessels. Multimed Tools Appl，2017，76（22）：23309-23331.

18. SIVASWAMY J，KRISHNADAS S，CHAKRAVARTY A，et al. A comprehensive retinal image dataset for the assessment of glaucoma from the optic nerve head analysis. JSM Biomed Imaging Data Pap，2015，2（1）：1004.

19. VAN DER HEIJDEN A A，ABRAMOFF M D，VERBRAAK F，et al. Validation of automated screening for referable diabetic retinopathy with the IDx-DR device in the Hoorn Diabetes Care System. Acta Ophthalmol，2018，96（1）：63-68.

20. GULSHAN V，PENG L，CORAM M，et al. Development and Validation of a Deep Learning Algorithm for Detection of Diabetic Retinopathy in Retinal Fundus Photographs. JAMA，2016，316（22）：2402-2410.

21. ABRÀMOFF M D，LAVIN P T，BIRCH M，et al. Pivotal trial of an autonomous AI-based diagnostic system for detection of diabetic retinopathy in primary care offices. NPJ Digit Med，2018，1（1）：1-8.

22. SAHLSTEN J，JASKARI J，KIVINEN J，et al. Deep Learning Fundus Image Analysis for Diabetic Retinopathy and Macular Edema Grading. Sci Rep，2019，9（1）：10750.

23. Dai L.，Wu L.，Li H. et al. A deep learning system for detecting diabetic retinopathy across the disease spectrum. Nat Commun 12，3242（2021）.

24. QU M，NI C，CHEN M，ET AL. Automatic diabetic retinopathy diagnosis using adjustable ophthalmoscope and multi-scale line operator. Pervasive and Mobile Computing，2017.

25. YIN B，LI H，SHENG B，et al. Vessel extraction from non-fluorescein fundus images using orientation-aware detector. Med Image Anal，2015，26（1）：232-242.

26. VARADARAJAN A V，POPLIN R，BLUMER K，et al. Deep learning for predicting refractive error from retinal fundus images. Invest Ophthalmol Vis Sci，2018，59（7）：2861-2868.

27. XIAO S，BUCHER F，WU Y，et al. Fully automated，deep learning segmentation of oxygen-induced retinopathy images. JCI insight，2017，2（24）.

28. OHSUGI H，TABUCHI H，ENNO H，et al. Accuracy of deep learning，a machine-learning technology，using ultra-wide-field fundus ophthalmoscopy for detecting rhegmatogenous retinal detachment. Scientific reports，2017，7（1）：1-4.

29. DAMATO B，ELEUTERI A，FISHER A C，et al. Artificial neural networks estimating survival probability after treatment of choroidal melanoma. Ophthalmology，2008，115（9）：1598-1607.

30. MASOOD S，FANG R，LI P，et al. Automatic choroid layer segmentation from optical coherence tomography images using deep learning. Sci Rep，2019，9（1）：1-18.

31. 孙嘉伟，卢坤明. 人工智能目前存在的问题及临床试验设计思路. 中国医疗器械信息，2019，25（03）：39-41.

第四篇 糖尿病相关眼病的治疗和管理

专家导言

毕宇芳　戴荣平

糖尿病眼部并发症会导致不同程度的视力下降,甚至失明。糖尿病眼部病变的预防、诊断、治疗和管理对延缓疾病进展、降低致盲率至关重要。

糖尿病视网膜病变(diabetic retinopathy,DR)是糖尿病患者眼部最严重的并发症,对视力影响最大。目前常用的治疗方法有激光治疗、抗 VEGF 玻璃体内注射治疗、眼内糖皮质激素治疗、玻璃体切除手术等。根据疾病的严重程度和特点可以选择单独治疗或联合治疗。自 20 世纪 60 年代开始,眼底激光就成为 DR 治疗的主要手段。激光主要有两种,即全视网膜光凝和黄斑区光凝,前者用于增殖性及部分重度非增殖性 DR,后者用于糖尿病黄斑水肿的治疗。全视网膜光凝术挽救了众多糖尿病患者的视力,至今仍是增殖性 DR 治疗的主要手段。黄斑格栅样光凝因提高视力不理想,已逐渐被抗 VEGF 药物所替代。抗 VEGF 药物不仅在糖尿病黄斑水肿中显示了良好的效果,对 DR 也有一定的延缓甚至"逆转"作用,成为 DR 治疗的重要组成部分。糖皮质激素类药物如曲安奈德、缓释地塞米松眼内注射在部分糖尿病黄斑水肿的治疗中起到一定的作用。严重的 DR 可能发生玻璃体积血、视网膜脱离、虹膜新生血管、新生血管性青光眼等,部分患者需要进行手术治疗,包括玻璃体切除术及抗青光眼手术等。DR 患者经过及时的治疗可以稳定或提高视力。

糖尿病眼部病变的其他并发症包括糖尿病性干眼、角结膜病变、并发性白内障、玻璃体病变及视神经病变等。因此,糖尿病患者在控制全身病的基础上,应重视眼表的变化,尤其是泪液和角膜的变化,及早发现问题,及时治疗,防止严重角膜病变发生。糖尿病性玻璃体病变和视神经病变与视网膜病变关联密切,相应治疗与视网膜病变的治疗原则相同。

我国目前医疗资源分布相对不均衡,相当一部分糖尿病患者并没有得到规范的检查和治疗。在缺乏医疗服务的地区,远程医疗成为一个很好的选择,增加了为患者提供专业医疗服务的机会。远程医疗是基于计算机与互联网技术整合的网络来提供医疗卫生服务和相关信息。通过远程医疗可以把初始的眼底检查工作延伸到边远地区、内分泌科或体检中心,实现基层与专科、内科与眼科的紧密衔接,对有病变的患者再进行相应的转诊治疗,减少了患者往返于大型专科医院所耗费的时间、精力和金钱,具有重要的社会和经济效益。

糖尿病是慢性病,目前很难根治,患者教育就显得尤为重要。患者教育包括对糖尿病患者及家属进行糖尿病眼部并发症相关的健康教育,使其能够掌握糖尿病眼部并发症相关知识和危险因素,强调积极控制血糖、血脂、血压等是预防糖尿病眼病并发症的关键,强调眼部筛查和定期随访是及早发现病变、及早治疗的重要措施。

一、激光光凝治疗

（一）激光治疗糖尿病视网膜病变的历史

1. 全视网膜光凝术　19 世纪 50 年代德国眼科医生 Meyer Schwickerath 首次于 1963 年报道了氙弧光治疗糖尿病视网膜病变（diabetic retinopathy，DR），开辟了激光治疗 DR 的先河 [1]。随后在 1971 年第 11 版 *Joslin's Diabetes Mellitus* 中，作者详细描述了激光光凝治疗 DR 的具体操作 [2]，但至 70 年代末，激光治疗 DR 仍无可循的一级医学证据。为全面客观地评价视网膜光凝对 DR 的疗效和价值，美国国立眼科研究所（National Eye Institute，NEI）在 70 年代开展了两项针对 DR 的多中心、随机对照队列研究，分别为糖尿病视网膜病变（diabetic retinopathy study，DRS）和早期治疗糖尿病视网膜病变研究（early treatment diabetic retinopathy study，ETDRS）。这两项研究均对 DR 的光凝治疗策略产生了重要且深远的影响：DRS 始于 1971 年，1979 年完成随访，共入组 1758 名患者，全美设置 15 个研究中心。DRS 不仅设立了对侧眼为空白对照，也分别对氩激光以及氙弧激光进行了比较。研究发现全视网膜光凝术（panretina photocoagulation，PRP）可降低 50% DR 患者严重的视力下降 [3]，据此美国眼科学会于 1976 年制定了激光治疗 DR 指南，确立了 PRP 在 DR 治疗中的地位。DRS 同时也发现，氙弧光治疗后，50% 眼出现不同程度的视野丢失（氩激光为 5%），19% 的眼出现了视力下降（而氩激光治疗眼中的 11% 出现了两行或更多的视力持续降低）。在 DRS 研究中也发现高风险 PDR 在随访 2 年时，PRP 可明显挽救视力丧失的风险；4 年时，效果仍明显。而早期 PDR 患者，随访 2 年时，PRP 明显降低发展为严重的视力丧失的风险，4 年时，效果仍明显。但同时 DRS 也提出由于激光本身的副作用，PRP 治疗早期 PDR 以及 NPDR 患者要慎重。

另一项研究 ETDRS 始于 1979 年，为随机、多中心对照临床试验，其目的为证明氩激光光凝以及阿司匹林治疗非增殖性 DR（NPDR）以及早期 PDR 患者的临床疗效。研究共纳入 3 711 名患者，随诊时间至少 4 年。在研究中，明确并命名了"临床有意义的黄斑水肿"的概念，另外观察阿司匹林在 DR 发生发展中的作用 [4, 5]。研究发现早期光凝可降低严重视力下降的风险并可有效阻止 85% 视网膜病变进展的风险。

大量临床研究也证实 PRP 治疗后，视网膜新生血管明显退行，玻璃体内 VEGF 含量明显降低 [6]。但 PRP 也具有一定局限性，如对患者的配合度以及光凝时屈光间质的清晰度均具有一定要求，另外由于光凝对视网膜的破坏作用可能会导致患者周边视野受损，视力受损以及短暂性视力下降也有见报道 [7]。其他副作用可能包括：葡萄膜下积液、闭角型青光眼、浆液性视网膜脱离等 [8, 9]。

90 年代由于抗 VEGF 药物在临床广泛使用，大型 Ⅲ 期临床试验如 RIDE/RISE[10]，VIVID/VISTA[11] 均证实抗 VEGF 治疗可明显改善 DR 特别是使伴有黄斑水肿 PDR 患者的视力获益。2002 年由美国 NEI 牵头开展了 DR 的全球多中心临床试验 DRCR.net，为观察 PRP 与抗 VEGF 对 PDR 患者视功能的影响，Protocol S 随访 2 年的研究结果证实抗 VEGF 治疗明显在视力获益、发生玻璃体积血的比例、发生威胁视力的 DME

的比例、新生血管消退以及视野损伤方面明显优于 PRP 治疗[12, 13]。随访 5 年的结果显示,单药治疗发展为威胁视力的黄斑水肿比例低于 PRP 组且视野丢失率更低,但两组在视力获益方面相似,视野丢失分别为单药组明显好于 PRP 组。威胁视力的 DME 发生率单药组比 PRP 组明显降低[14]。提示两者在 5 年时视力获益未见明显不同。Clarity 研究也发现,PRP 治疗眼更容易发生玻璃体积血。在随访 2 年时,抗 VEGF 药物治疗组其黄斑水肿的比例明显低于 PRP 组[11]。

尽管抗 VEGF 药物近十年来已广泛应用于临床,但还不能完全能取代 PRP 成为 PDR 治疗的首选,而是 PRP 治疗的重要补充。根据 2019 年美国眼科学会 PPP 的最新 DR 治疗原则,PRP 仍然是 PDR 治疗的主要手段。但是抗 VEGF 治疗与 PRP 术相较,周边视野受损明显减低,可避免由于 PRP 而导致的黄斑水肿。因此,对于伴有糖尿病性黄斑水肿的 PDR 患者,抗 VEGF 联合 PRP 为目前的主流治疗方式。

2. 黄斑区光凝　糖尿病黄斑病变是导致 DR 视力下降的主要原因之一,在糖尿病所致的视力下降中,糖尿病黄斑病变所占比例高于增殖性 DR(proliferative diabetic retinopathy,PDR)[15]。糖尿病黄斑水肿(diabetic macular edema,DME)以及糖尿病黄斑缺血(diabetic macular ischemia,DMI)是糖尿病黄斑病变的主要表现[16]。2 型糖尿病患者在诊断后的 5～20 年内 DME 的患病率为 3%～28%[17]。

随着眼底影像学进步,随时代变迁,2017 年 ADA 指南以及 2018 年 AAO 指南均指出,由于 OCT 广泛应用于临床,DME 的诊断以及治疗方案的选择的依据已从是否存在临床有意义的黄斑水肿(CSDME,ETDRS 标准),转变为由 OCT 判断的、水肿是否累及中心凹(CIDME)作为诊断以及治疗的依据。

DME 治疗方案的选组也是随时代变迁的。NEI 在 70 年代开展的 DRS 及 ETDRS 两项研究改变了 DME 的治疗策略,是激光治疗的里程碑。ETDRS 是第一个证实激光光凝对 DME 有效的多中心研究。在随访 5 年后,ETDRS 研究证实黄斑区光凝可有效阻止 50% DR 患者严重的视力下降,可降低持续性黄斑水肿的发病率,但光凝后存在轻度视野损伤[18]。在随后的临床研究发现激光的热效应可导致黄斑下新生血管膜(CNV),黄斑下增殖以及视野缺失。

随着抗 VEGF 药物在临床的广泛应用,多项随机、双盲、以激光为对照的Ⅲ期临床研究如 RIDE/RISE(雷珠单抗)、VIVID/VISTA(阿柏西普)、Sailing(康柏西普)等均证实,在视力获益以及视网膜中心凹厚度降低方面,抗 VEGF 药物治疗 DME 明显优于激光光凝。DRCR.net 的方案Ⅰ,发现随诊一年,抗 VEGF 治疗组的眼视力明显好于激光治疗组[19]。此外,在方案Ⅰ中对兰尼单抗组的后续随访显示,中位和平均视力持续改善长达五年,在随访的第 4 年和第 5 年中,治疗负担减轻的中位数为 0～1 次注射[8]。研究也证实,每月持续抗 VEGF 治疗比单独激光治疗更有效[9~12]。但是随后的研究也相继证实抗 VEGF 治疗联合黄斑区格栅样光凝在视力获益方面要优于单药或黄斑区格栅样光凝。RESTORE 研究为 2011 年由澳大利亚牵头的一项多中心Ⅲ期临床试验,研究表明黄斑区改良的 ETDRS 光凝联合抗 VEGF 治疗在中度(黄斑中心凹厚度 300～400μm)至重度(>400μm)的患者中一年后的视力获益明显。

联合抗 VEGF 治疗 CIDME 治疗方案。在 RESTORE 研究的基础上,DRCR.net 研究方案Ⅰ进一步研究了抗 VEGF 联合激光治疗 DME 的时机。2 年及 3 年研究结果显示累及黄斑中心凹的黄斑水肿 - 抗 VEGF 治疗与延迟的黄斑区光凝与单纯的黄斑区格栅样 / 局灶性光凝相较可显著提高视力,因此针对水肿累及黄斑中心凹的 DME,延迟联合激光治疗可使患者获得更好的视力预后。Ⅰ方案也是第一个提出 DME PRN 方案的临床研究。

总之,在抗 VEGF 药物广泛应用于临床以前,黄斑区光凝的方法主要为:在临床诊断 CSDME 的前提下,治疗黄斑局部水肿的局灶样光凝(focal photocoagulation)和针对弥漫性黄斑水肿的格栅样光凝(grid photocoagulation),如存在玻璃体牵引,可选择玻璃体后切除术(VPP)。但随着影像学的发展,OCT 成为诊断、分型以及随诊的主要工具,CI-DME 治疗的首选为抗 VEGF 药物,但联合激光治疗可减少打针次数,对于非累及黄斑中心凹的 NCI-DME,黄斑区光凝也是治疗的主要选择。

（二）激光作用的物理学与生物学原理

1. 血红蛋白、黑色素和叶黄素的光谱吸收特性　视网膜与脉络膜的光学特性与其自身的组织特性有关，也与组织中所含的血红蛋白、黑色素以及叶黄素对光的吸收特性相关。

红蛋白对波长590nm以下的激光具有很好的吸收作用，而对大于700nm的红光和近红外光的几乎不被血红蛋白吸收。由于红色激光不被视网膜血管或玻璃体积血吸收，不适于直接光凝视网膜血管性疾病。但当视网膜或玻璃体积血时，红色激光可穿透出血处而不被吸收[20]。黑色素主要存在于视网膜色素上皮（RPE）以及脉络膜中，激光波长从400～700nm任何段波长的激光即蓝、绿、黄以及红色等激光都可被RPE以及脉络膜中的黑色素所吸收，吸收率随波长增加缓慢下降[21]。

叶黄素在眼底主要分布于黄斑部视网膜的内、外丛状层，它对波长400～488nm的紫光和蓝光吸收率高，波长超过500nm，吸收率迅速下降。叶黄素对绿光（532nm）吸收很少，对黄光、红光和近红外几乎不吸收。除了黄斑部视网膜外，老年人晶状体核中也含有一些叶黄素。因此，对黄斑部实施光凝治疗时，应选用不被叶黄素吸收的红、黄、绿激光。它们在眼屈光间质不仅有良好的透过率，而且不易损伤视网膜内层细胞。

2. 激光的作用机制　激光作用于组织，产生的生物学效应主要有：热效应、电离效应和光化学效应。激光通过热效应对组织的作用与组织密度和升温直接相关，热损伤在临床主要见于以下三种类型：①光凝固；②光汽化作用；③光切割作用。激光发出的光被视网膜色素上皮（RPE）和脉络膜吸收。RPE中的视网膜色素可吸收几乎所有波长的光。对于PRP，通常使用黄色、绿色或红色激光。激光能量被吸收后转换为热能，使组织温度升高20～30℃。热灼伤变性组织蛋白会导致局部视网膜细胞死亡和凝固坏死。随着时间增加，这些受热破坏的组织区域最终会形成瘢痕及色素沉着，在RPE的水平留下可见的激光瘢痕。综上所述，激光通过破坏大部分缺血性、位于黄斑无血管区外的视网膜光感受器，减少局部缺血组织的面积，从而减少了VEGF的产生，减少了新血管形成的原始驱动力。

（三）糖尿病视网膜病变的激光治疗

据前所述，激光光凝能破坏代谢旺盛、耗氧量大的光感受器细胞，以改善视网膜内层缺氧状态，从而提高视网膜血管的自主调节（auto regulate）功能，同时，因RPE破坏而释放新生血管抑制因子，抑制新生血管形成。

1. 全视网膜光凝　激光治疗的目的为延缓DR发展，保护视功能，减少PDR的并发症如虹膜红变，玻璃体积血及牵拉性视网膜脱离。根据病变的性质和程度不同，可采用不同的治疗模式。PRP治疗后由于造成了广泛的脉络膜视网膜瘢痕形成或神经元萎缩，视网膜新陈代谢能力减弱，对氧的需求减少，刺激新生血管形成的VEGF浓度降低。另外光凝后视网膜变薄，有利于来自脉络血循环的氧供至视网膜内层，从而改变视网膜缺氧状态，维持正常氧张力。

全视网膜光凝（panretinopathy photocoagulation，PRP）、次全视网膜光凝（sub-panretiopathy photocoagulation，SPRP）、超全视网膜光凝（extra-panretinopathy photocoagulation，EPRP）：PRP治疗的前界为赤道部或超出赤道部，后界呈卵圆形，距视盘缘500μm，距黄斑中心上方、颞侧及下方各3000μm，避开后极部。即光凝后极部上、下血管弓、视盘缘1PD以外的所有视网膜（图4-1-1-1，图4-1-1-2）。光凝斑之间相隔一个光斑

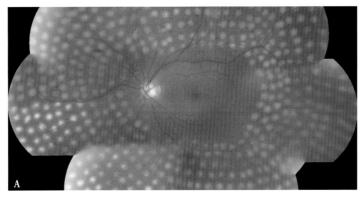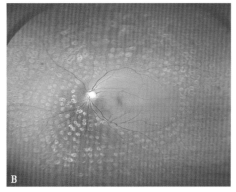

图4-1-1-1　A. 全视网膜光凝的范围，即刻完成时的光斑分布以及光斑反应；B. 全视网膜光凝术后2个月光斑可见色素变

间隙。光斑直径设置为 200～500μm，后极部宜用小光斑，赤道部宜用大光斑，曝光时间 0.2 秒，逐步增加激光功率，直至产生灰白色 1 到 2 级光凝反应。

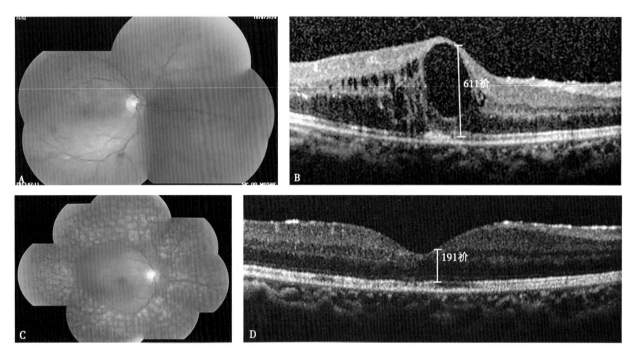

图 4-1-1-2　女，33 岁，重度 NPDR 合并 CI-DME，治疗前矫正视力：0.3，抗 VEGF 联合 PRP 治疗
A. 治疗前眼底像显示视网膜较多出血及棉絮斑，黄斑反光欠清；B. 治疗前 OCT 显示黄斑水肿；C. 治疗后的眼底像可见广泛激光斑，出血渗出消失；D. 治疗后的 OCT 显示黄斑水肿消失，治疗后矫正视力 1.0

PRP 一般首先治疗下方视网膜，因为一旦发生玻璃体积血，血受重力影响下沉，使光凝发生困难。PRP 需分次进行，在 3～6 周内完成，光凝斑为 1 500～2 000 个。分多次做全视网膜光凝可减少黄斑水肿、渗出性视网膜脱离、脉络膜脱离及闭角型青光眼的风险。治疗时必须避免在视网膜出血、主要的视网膜血管或脉络膜视网膜瘢痕上光凝。直接光凝视网膜出血，可造成不必要的视网膜内层损伤。光凝点置于血管上，可能引起血管闭塞或破裂，光凝置于色素性脉络膜视网膜瘢痕上可产生过强的烧灼而引起视野丧失。

PRP 是指光凝后极部（上、下血管弓）、视盘缘 1PD 以外的所有视网膜。适用于增殖性 DR，特别是在见到视盘面或离视网膜缘 1PD 之内有新生血管或/及伴有新鲜出血者、视网膜有密集或比较密集新生血管并有新鲜出血面积≥1PD 者，必须立即进行 PRP。

MPRP（轻度的全视网膜光凝）适用于毛细血管广泛渗漏，以视网膜水肿为主要表现的重度非增生性 DR，该方法光凝斑大小、曝光时间、激光功率以及光凝斑分布范围与 PRP 相同，但各光斑间距离较大，共 600～800 个光凝斑，分 1 或 2 次完成目的是防止视网膜、视盘面的新生血管形成。

EPRP 是指光凝除了视盘-黄斑纤维束以外的全部视网膜，其光凝治疗的范围向前越过赤道达到远周边部，向后与黄斑的格子样光凝区相连，并且光斑的分布也更加密集，主要是用于视盘面及视神经有大面积密集新生血管、出血等的 PDR，或 PDR 合并新生血管性青光眼的病例。光凝治疗量少的眼使用了 500μm 的光凝斑 2 600 个，治疗量大的达 6 500 个左右。

无论 PRP、MPRP 或 EPRP，必须分两次至四次完成，以免严重反应。分两次者间隔两周，四次者每次间隔一周。

激光光凝后必须定期复诊（3～6 个月），如发现有新的活跃的新生血管（渗漏显著）应作补充光凝。

靶向 PRP 治疗（targeted PRP）：PRP 在美国眼科学会的指南中确立为 PDR 的"mainstay"治疗方式，但是，ETDRS 也提及 PRP 特别是光凝斑浓重的 PRP 可导致短暂甚至远期的视力损伤。由于超广角眼底照相机的应用，较多学者提出了 targeted PRP 的概念。即在联合应用抗 VEGF 治疗中，使用超广角眼底荧光血管造影（wFA）作为引导对周边视网膜无灌注区进行光凝,辅助抗 VEGF 治疗 DME 特别是顽固性 DME,对治疗效果进行巩固性治疗,并减少治疗抗 VEGF 的注射次数与治疗周期[22, 23]。

点阵扫描激光：为通过特殊的机械或电子控制装置,按照预先设定的图形（先形、方形、扇形等）,通过缩短曝光时间和时间间隔（传统激光的单点曝光时间为 100～200 秒）,对视网膜进行快速扫描并同时释放多点激光。以 2005 年问世的 Pascal（patterned scanning laser, OptiMedica）为例,将传统的曝光时间缩短至 10～30 秒,时间间隔缩短至 1～2 秒,大大减少了激光治疗的时间,减轻了患者的治疗体验。目前已在临床应用的主要机型为 Pascal 点阵扫描激光,ELLEX 577nm 激光等。点阵扫描激光由于的激光发射模式不同,因此具有与传统激光不同的特点（图 4-1-1-2）,总结如表 4-1-1-1：

另外,由于点阵扫描激光光凝时间短对视网膜破坏小,患者痛觉低,配合好,可以将传统激光的需 4 次才能完成的 PRP 缩短为 1～2 次。因此点阵扫描激光光凝由于激光光凝模式的不同,为一种快速、安全、有效的治疗方法。在治疗中的注意事项：

（1）PRP 治疗时,先光凝后极部以外的视网膜以减少患者因不适产生的眼球转动；

（2）治疗中可要求患者改变注视方向以及调整接触镜方向,以达到光凝斑均匀分布的效果（避免由于焦平面不同,产生的光凝斑不均匀的现象）；

（3）光凝术后注意事项同传统的 PRP 激光。

副作用：DR 激光光凝可防止视力进一步下降,但很难逆转已经受损的视力。激光光凝为有创性治疗。除光凝可能直接影响视网膜的功能外,还可引起光凝区的视网膜水肿、浆液性浅脱离,导致血视网膜屏障破坏、炎症反应、氧自由基对视网膜的毒性。所以严格掌握适应证及各种治疗参数十分重要。

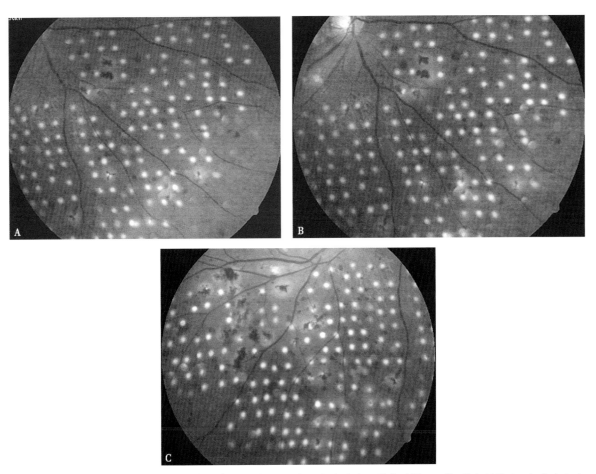

图 4-1-1-3　supra 577 点阵扫描激光光凝术后即刻,可见光斑分布均匀。曝光时间 0.2 秒,激光距阵 4×4,光斑大小 200μm,光斑间隔 1.5 个光斑

表 4-1-1-1　点阵扫描光凝与传统光凝的比较

	传统光凝	点阵扫描光凝
热效应差异	光凝效应的靶目标为 RPE 层；向上扩散至神经上皮层，主要破坏耗能大的光感受器细胞以及外丛状层；向下扩散至脉络膜毛细血管层；水平方向也可发生热能辐射	曝光时间仅为传统激光的 1/10，激光功率增加了 1～2 倍，靶视网膜的激光能量为传统激光的 1/5，因此热能向各个方向的传递均大大减少，对神经上皮层的损伤理论上减少
聚焦差异	单点曝光，每次光凝时的焦点平面可以进行调整，故光斑反应均匀	多点同时扫射，光斑反应轻重不均。光凝时可改变患者注视以及接触镜方向，尽量使光凝的目标视网膜与激光发射方向垂直
病变程度及眼球运动对光凝效果的影响	患者光凝范围内病变不同（会导致光凝反应不同）以及患者配合程度随时调整光凝参数，以保证每个单点光凝的效果	根据患者光凝范围病变的不同（会导致光凝反应不同），以及患者配合程度调整扫描范围以及激光的各种参数
光凝时间	100～200 毫秒	10～30 毫秒
光凝的时间间隔	4～5 秒	1～2 秒

2. 黄斑区光凝　黄斑水肿的分期与分型，详见前面章节。在 ETDR 研究中，定义了两种治疗 DME 的激光光凝方式：局灶样光凝与格栅样光凝。

（1）局灶性光凝（focal photocoagulation）：适用于上述国际 DME 分类标准的轻度和中度 DME。光凝距离黄斑中心小凹（fovea）500μm 至 3 000μm 范围内显著的渗漏点、出血点、微动脉瘤、成簇微动脉瘤、视网膜内微血管异常（IRMA）以及荧光素造影所显示的局灶样荧光渗漏或呈节段样的毛细血管以及蜡样渗出斑环状排列中的视网膜局限性水肿增厚。采用氩绿以及氪红激光均可，光斑直径 50～100μm，曝光时间 0.05～0.1 秒，能量以照射处发白为度（距中心小凹 500μm 之内用 50μm 小光斑，时间为 0.05 秒）。对于直径大于 40μm 的微动脉瘤，通常光斑反应稍重。对于微动脉瘤簇，其外通常为环形硬渗者，通常在微动脉瘤簇的内部使用 50μm 的光斑进行激射。

局灶样光凝在 ETDRS 研究中所建议的适应证为：轻度黄斑区光凝（MMG）（图 4-1-1-4）。此方法用于病变区域的视网膜（包括未增厚的视网膜）。光斑分布于黄斑中心凹上方、鼻侧以及下方 500～3 000μm 范围内，鼻下方和鼻下方 500～3 000μm，颞侧 500～3 500μm[24]。距视盘 500μm 范围内无光斑。MMG 光斑的强度要低于栅格样光凝，呈浅灰色几乎看不到；大约 200 至 300 个光斑均匀分布在整个治疗区域。MMG 光凝光斑较轻，分布在整个黄斑区，包括增厚和不增厚的视网膜。不直接激射微动脉瘤。与 ETDRS 局灶格栅样光凝仅治疗视网膜增厚的区域（以及视网膜非灌注区域）和微动脉瘤渗漏。DRCR.net 将该技术[24]与先前描述的改良的 ETDRS 金标准技术进行了比较。研究发现，随访 12 个月后，无明显临床指征显示 MGG 优于 mETDRS。

（2）局部融合光凝（confluent local photocoagulation）：对于周边部少量扁平的新生血管，可直接对新生血管做局部融合性光凝，并对局限性毛细血管无灌注区作扇形散射光凝。使用 200～1 000μm 光凝斑，曝光时间 0.1～0.5 秒，中度灰白色反应，用光凝斑盖住整个新生血管，并超过其边界 500μm。

对于视盘新生血管或邻近视盘的新生血管或是突起的周边视网膜新生血管皆不能直接光凝，否则会引起视神经损伤，继发性视网膜下、脉络膜视网膜或脉络膜玻璃体新生血管形成及视网膜、玻璃体积血。

直接光凝新生血管有时可导致出血，可立即用接触镜轻压眼球止血，并可用低功率、长曝光时间的绿激光凝固出血点。

（3）格栅样光凝（grid pattern photocoagulation）：主要用于重度、弥漫性黄斑水肿。光凝目的在于促进黄斑水肿与渗出的吸收。

治疗方法是对中心凹外 500～3 000μm 范围内的视网膜进行格子状光凝。光凝采用绿光、黄光、红光

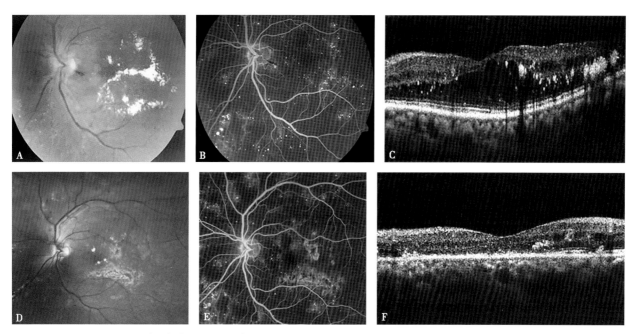

图 4-1-1-4 女，70 岁，中度 NPDR 合并局灶性 DME，抗 VEGF 治疗联合黄斑局灶光凝，治疗前矫正视力：0.1
A. 治疗前眼底像显示黄斑区硬性渗出环及视网膜散在小片状出血；B. 治疗前 FFA 显示黄斑区多个 MA，有渗漏；C. 治疗前 OCT 显示黄斑水肿，视网膜层间较多高反射物质；D. 治疗后眼底像显示硬渗环消失，黄斑区颞侧少量激光斑；E. 治疗后 FFA 显示黄斑颞侧激光斑，MA 消失；F. 治疗后 OCT 显示黄斑水肿消退，高反射物质减少，治疗后矫正视力：0.5

或近红外光；曝光时间 0.05～0.1 秒；光斑直径 50～100μm；光斑强度为肉眼刚能分辨的最淡反应 I 度光斑为宜。相邻光斑之间间隔一个光斑的距离。光凝必须保持距乳头边缘 >500μm 的距离。如果病变距黄斑中心 >500μm，可以允许在乳头黄斑束内治疗，在格子状光凝区域内有局灶性渗漏者同时进行局灶性治疗。光栅可延续 2 个视盘（3 000μm）以外，两个激光斑之间间距约为一个光斑大小。激光治疗后 3～4 个月必须进行检查，如黄斑水肿尚存，在荧光素眼底血管造影的导引下考虑补充光凝。补充光凝的光斑、曝光时间、能量均应小于首次光凝。

（4）黄斑区阈值下光凝（微脉冲光凝，MPD）：MPD 的原理是使用阈值下（不可见光斑）光凝达到保护视网膜的目的。利用激光的热效应的激光光凝术是通过减少视细胞的耗氧量的一种破坏性方法，为减少并发症的发生，可以通过改进激光参数以及减少对视网膜的热效应的方法减少视网膜脉络膜损伤如：减小波长及光斑大小，缩短视网膜辐照射或脉冲持续时间（图 4-1-1-5）。在连续波模式下，激光能量以单个脉冲的形式传递，在 0.1～0.5 秒的曝光范围内，激光作用于组织的时间即为连续的整个曝光时间。而在微脉冲模式下，激光能量以一连串的重复短脉冲（通常每个 100 毫秒×300 毫秒）的形式传递。MPD 操作的最大局限性是眼底无可见的光斑反应，也因此可对同一区域的视网膜水肿进行融合治疗和再治疗。MPD 可对同一区域的视网膜进行再治疗，因为它不会产生脉络膜视网膜瘢痕以及视网膜新生血管生成的风险。在临床证据方面，至今无大型的队列研究提供研究结果，也尚无确切激光辐照度（每单位面积的功率）激光参数。MPD 治疗 DME 的有效性为激光治疗视网膜疾病提供了新的方向。越来越多的临床证据表明，低能量，阈下光凝可实现视网膜血管病理学方面的改善，但是临床检测技术的不断改进可为其随诊及鉴别有效性提供更多的证据。

对于增殖期或增殖前期糖尿病视网膜病变伴有临床意义黄斑水肿者应先做光凝治疗黄斑水肿，待水肿消退后再做局灶光凝或 PRP。反之，黄斑水肿非但不会消退，反而可加剧，致视力暂时性或永久性损害。如果增殖性视网膜病变严重，则应抓紧时间做 PRP，这时可采取 ETDRS 的方案，局灶性或格子状治疗黄斑水肿，同时联合 PRP，第一次光凝鼻下象限，以后治疗颞下象限等，以免发生玻璃体积血沉积在下方或新生血管性青光眼发生。

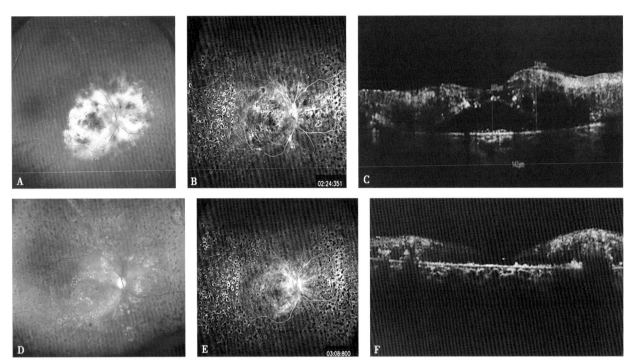

图 4-1-1-5　男，33 岁，PDR 合并 CI-DME，PRP 和 6 次抗 VEGF 治疗后，黄斑水肿和硬性渗出持续存在，矫正视力：0.04
A. 治疗前眼底像显示黄斑区和视盘周围大量硬性渗出及视网膜散在片状出血，周围广泛激光斑；B. 治疗前 FFA 显示黄斑区 MA，小片无灌注区及毛细血管弥漫渗漏；C. 治疗前 OCT 显示黄斑水肿，视网膜层间较多高反射物质；D. 局灶光凝 MA 联合 2 次微脉冲治疗后眼底像显示硬渗大部分吸收，黄斑区颞侧少量激光斑；E. 治疗后 FFA 显示黄斑颞侧激光斑，荧光渗漏明显减轻；F. 治疗后 OCT 显示黄斑水肿消退，高反射物质减少，黄斑区视网膜萎缩变薄，治疗后矫正视力：0.2

（四）激光治疗前准备与术后随访

1. 术前准备

（1）全身血糖控制良好

（2）签署知情同意书

（3）0.5% 复方托吡卡胺散瞳，1% 丙美卡因表面麻醉

（4）安装接触镜（表 4-1-1-2）

表 4-1-1-2　激光接触镜的参数

镜头	视野范围	图像放大倍率	激光光斑放大率	光斑直径 /μm
Super Quad 160	160°～165°	0.5×	2.0×	200～300
Volk TransEquator	120°～125°	0.7×	1.44×	300
Volk Quad/Aspheric	130°～135°	0.52×	1.92×	200～300
Mainster PRP 165	160°	0.51×	1.96×	200～300

2. 术后随诊　PRP 术后，所有患者需定期检查，必要时行荧光素眼底血管造影检查。

3. 疗效与预后　经激光治疗的微动脉瘤于 2 周内萎缩，新生血管由于部位、发展程度以及治疗方法不同，消退时间约 6 周至数个月消退。硬性渗出吸收较慢，通常需 2～3 个月逐渐消退。如出现视盘新生血管、玻璃体与视网膜前出血，应尽快行 PRP 术，否则 3～5 年内，30%～50% 的患者将失明。

二、玻璃体切除术

对于糖尿病视网膜病变的玻璃体视网膜手术，其复杂程度和手术中不可预测性要远远高于其他眼科疾病。这不仅仅由于糖尿病视网膜病变复杂的围手术期管理，更是因为形态各异的增殖膜和术中难以处理的出血，需要术者对于整个手术和病人的状态把控有更高的技术要求，特别是对于活跃期的增殖性糖尿病视网膜病变患者。

（一）现代玻璃体切除手术的发展历史

20世纪70年代开始现代玻璃体手术阶段，其贡献最大的当属R.Machemer，他最早采用闭合式经睫状体平坦部玻璃体切除手术[25]，与开放式手术相比，其组织损伤和手术并发症明显减少，且自始至终都在稳定的眼压下进行。为适应这一新术式的需要，由他本人亲自设计的玻璃体注吸切除器（VISC）、导光纤维灯源最具特色。1972年O'Malley等[26]设计了管径较细小的20G（直径为0.9mm）玻璃体切割头，闭合式三通道经睫状体平坦部玻璃体切除手术已成为经典的玻璃体手术方式。随着材料和工程技术的不断进步，为了让玻璃体手术创伤更小、手术伤口不用缝合、手术可以简单而快速地完成，2001年Fujii等[27]开创显微镜下微创玻璃体切除手术系统，并为该系统专门设计了更纤细的25G（直径为0.5mm）显微手术器械，经巩膜的传统切口被经结膜伤口免缝合玻璃体切除手术系统（transconjuntival sutureless vitrectomy，TSV）所替代，这套系统也称为微创玻璃体切除系统（micro incision vitrectomy system，MIVS）。该系统克服了20G玻璃体切除手术伤口大、伤口需要缝合，而且眼球壁大伤口容易造成视网膜脉络膜的二次伤害，以25G带套管的穿刺刀经球结膜和巩膜直接进入玻璃体腔，快速建立起手术所需的3个通道，并在通道上安放套管，便于25G微创手术器械进出玻璃体腔，手术结束时拔除套管，结膜和巩膜的伤口能够自行闭合，从而达到伤口免缝合的目的，手术创伤更小。25G TSV技术不断发展，跟随其后23G、27G、30G微创玻璃体手术系统也逐渐在临床应用[28]。如图4-1-1-6所示目前常用的不同口径MIVS玻璃体切割头（玻切头）。

现代玻璃体视网膜手术由成像系统、照明系统、切割系统、晶状体超声粉碎系统、负压吸引系统、主动灌注及眼内压控制系统、眼内气体交换系统和硅油自动注吸系统组成。其中，成像系统往往和手术显微镜适配，目前显微镜广角成像系统成为手术主流选择。同时，黄斑水肿和黄斑前膜手术的精细化操作也使3D成像技术和导航成像技术的研发成为热点[29]。其余系统则分为几个模块整合成玻璃体切割超声乳化一体机。如图4-1-1-7所示为一款全功能一体机。

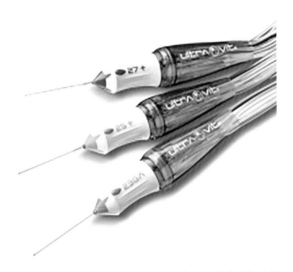

图4-1-1-6 23G、25G和27G的玻切头，这些玻切头的开口越靠近头部，在做玻璃体和增殖膜切除时死角就越小，可以更贴近视网膜做操作

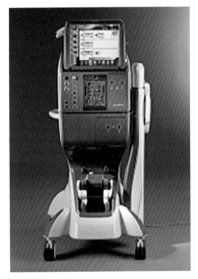

图4-1-1-7 玻璃体切割超声乳化一体机具有白内障超声乳化、玻璃体切除、眼内光凝、电凝和气-液交换、惰性气体填充或硅油注入及抽出用途，是一款全功能一体机

（二）增殖性糖尿病视网膜病变（PDR）玻璃体视网膜手术适应证

①严重的、不吸收的玻璃体积血；②牵拉性视网膜脱离累及黄斑区；③广泛牵拉性或合并孔源性视网膜脱离；④持续的、伴有玻璃体牵拉的弥漫性黄斑部水肿；⑤进行性玻璃体视网膜纤维组织增殖；⑥虹膜新生血管伴有屈光间质混浊。

（三）增殖性糖尿病视网膜病变玻璃体视网膜手术时机

玻璃体切除术是治疗严重增殖性糖尿病视网膜病变的一种积极的手段[30]。对于不同类型 PDR，合理掌握玻璃体手术的时机对其预后极其重要。

1. 严重的、反复不吸收的玻璃体积血　及时手术清除玻璃体积血，可以在术中对 PDR 病人进行全视网膜光凝治疗，防止 PDR 的进展和恶化。糖尿病视网膜病变玻璃体切除研究（DRVS）[31]认为在发病后1~4 个月内进行早期玻璃体手术，手术后 2 年和 4 年可以获得较好的视力预后，并改善 PDR 病人的视功能。随着玻璃体切除技术和设备的进步，术中及术后的并发症减少，手术效果不断提高，对玻璃体积血可以考虑尽早手术干预：反复 2 次以上的玻璃体积血、大量的黄斑前视网膜内界膜下出血、严重玻璃体积血估计短期内不能吸收，而且影响视网膜光凝治疗者[32, 33]。早期、及时手术处理 PDR 引起的玻璃体积血，对控制 PDR 病变的恶化、恢复患者的视功能有益。

2. 牵拉性视网膜脱离累及黄斑区、广泛牵拉性或孔源性视网膜脱离　应尽早做玻璃体视网膜手术治疗。随着 PDR 的新血管膜在附着于视网膜的玻璃体皮质中生长，这个增殖膜会产生牢固的玻璃体视网膜粘连并不断地收缩，导致牵拉性视网膜脱离[34, 35]，因此，PDR 的牵拉性黄斑脱离是玻璃体切除术的最常见指征。传统上，由于 PDR 的复杂玻璃体切除术带来的并发症风险较高，对未累及黄斑区的视网膜脱离是不急于玻璃体手术治疗，近年来随着玻璃体手术技术和设备的进步，未累及黄斑区的牵拉性视网膜脱离的治疗时机也已经提前了，而且其解剖学和视功能康复也大为改善，因此对于 PDR 的周围性牵拉性视网膜脱离的患者可以提早做玻璃体手术治疗[36~38]。这类病人预后较好的相关因素：年龄 <50 岁；术前曾经做全视网膜光凝；视力 >0.02；无或者很少虹膜新生血管或视网膜增殖病变；黄斑脱离 <30 天；没有医源性视网膜裂孔[39~41]。

3. 持续的、伴有玻璃体牵拉的弥漫性黄斑部水肿　牵拉性黄斑水肿是黄斑前一层增厚的玻璃体皮质对黄斑牵拉引起，当病人出现视物变形或视力进行性下降，玻璃体腔内注射抗 VEGF 药物后和 / 或者黄斑区格栅样光凝后，仍持续存在的黄斑部水肿，OCT 提示黄斑有牵拉性水肿，应该尽快做玻璃体手术，清除引起黄斑变形、水肿纤维血管增殖膜或增厚和绷紧的玻璃体后皮质，解除对黄斑的牵拉，通常以玻璃体切除术结合黄斑区增殖膜及内界膜剥除[42]。玻璃体视乳头牵引也是导致黄斑水肿的原因，糖尿病性黄斑前膜比特发性黄斑前膜有更多的黄斑局灶性黏附点和更多的增殖性病变，如果发生糖尿病性黄斑水肿，其切线牵拉力，在玻璃体手术时，可能会比较容易发生黄斑裂孔[43~47]。为避免加剧糖尿病性黄斑水肿的发展，可将全视网膜光凝分为小部分、多次进行，或先做玻璃体腔内注射抗 VEGF 药物[48, 49]。其预后与术前视力和黄斑病变程度负相关[50]。

4. 进行性玻璃体视网膜纤维组织增殖　玻璃体没有后脱离或者仅有部分后脱离，做过或者从没做过视网膜光凝，活动性新生血管和纤维血管膜迅速发展，形成高危玻璃体视网膜纤维血管组织增殖膜。这种情况常见于 1 型糖尿病及血糖控制不良的患者，纤维血管组织增殖膜不断增生和收缩，将导致玻璃体积血、后极部黄斑区血管拱环"餐巾环"增殖膜形成、牵拉性视网膜脱离，对进行性玻璃体视网膜纤维组织增殖，应及时进行玻璃体切除术，否则，会产生严重的视力丧失[32]。DRVS 和其他作者均认为对高危的 PDR 纤维血管增殖病变及时做玻璃体切除手术是有好处的，平均 78% 的病例可以达到稳定或改善视功能的疗效。另外，在做玻璃体切除术之前进行全视网膜光凝和 / 或玻璃体腔注射抗 VEGF 药物治疗，可以改善患者的预后[51~54, 172]。

5. 虹膜新生血管伴有屈光间质混浊　虹膜新生血管导致的青光眼是 PDR 严重的并发症，是预后不良的表现[55]，如果经过常规的药物治疗无效，而且屈光间质混浊（特别是白内障及玻璃体混浊）妨碍经瞳孔做彻底的全视网膜光凝，虹膜新生血管难以退化，应该以抗 VEGF 药物作辅助，及时做玻璃体切除联合白内障手术和术中眼内全视网膜光凝，这被证明可以减轻虹膜红变和改善新生血管性青光眼[56, 57]。另外，玻璃体腔的硅油填充可防止玻璃体积血的复发，并可能促进虹膜新生血管消退[58]。玻璃体切除术中，联合直视下睫状突的光凝术或部分视网膜切除术，可以改善视网膜无灌注区并降低眼内压[59, 60]。房角关闭的晚期新血管性青光眼患者几乎都需要做抗青光眼手术，但与原发性或其他继发性开角型青光眼手术相比，糖尿病新生血管性青光眼的滤过手术成功率明显较低，强烈建议在抗青光眼术中使用抗代谢药物（如：5-氟尿嘧啶或丝裂霉素）。青光眼引流管的植入也很常用。此外，围手术期加强抗炎和抗增殖治疗，以及抗VEGF药物玻璃体腔注射和全视网膜光凝可改善疗效[61, 62]。

（四）术前评估和病人的知情同意

需要做玻璃体手术的严重PDR患者通常同时存在全身性的疾病，特别可能存在严重的大血管和微血管疾病，因此所有患者均应在手术前转诊给内科医生或内分泌科医生，评估糖尿病患者并存的问题（例如高血压，高脂血症或心血管或肾脏疾病），这些情况将影响手术程度、手术时机和预后。最佳的血糖管理可以预防围手术期感染，应告知患者有关药物调整的信息，尤其是用于血糖和血压控制的药物，以及是否需要停用抗凝药和抗血小板药物。另一个问题是需要血液透析的患者，必须安排在两次血液透析之间的日子手术。目的就是通过最佳的全身病情控制，提高玻璃体手术成功率、减少糖尿病患者的术中和术后并发症[55, 63]。

避免使用硅胶人工晶状体，因为如果玻璃体腔内填充的硅油会黏附和破坏硅胶人工晶状体，会影响术中和术后眼底的观察和预后[64, 65]。术前做荧光素眼底血管造影（FFA）和相干光断层扫描（OCT）可以了解眼底更多细节，例如视网膜或虹膜新生血管形成，黄斑或视网膜缺血，黄斑水肿，玻璃体视网膜牵引和视网膜前膜形成的程度。

如果屈光间质混浊（例如白内障、前房或玻璃体内出血）影响眼底观察，则应进行眼科超声波检查，它可以让眼科医生了解病人是否存在玻璃体视网膜粘连、玻璃体后脱离情况、视网膜脱离或其他视网膜下占位性病变情况。

术前眼电生理检查（视觉诱发电位VEP或视网膜电图ERG）是客观评估PDR病情的辅助工具。但是在临床实践中，由于其预测术后结果与实际情况有偏差，因此并不经常使用[66]。

手术前，必须治疗眼睑、结膜、角膜或眼附件的感染性疾病。为了避免感染性眼内炎的风险，可以使用预防性抗生素[67]。因虹膜新生血管或大量纤维血管增生，可以在术前做玻璃体腔注射抗VEGF药物和全视网膜光凝[68, 69]。

在进行任何治疗之前，应详细告知患者、其家人和/或其监护人有关疾病的性质、严重程度、诊疗计划和玻璃体手术的必要性，以及可能的替代治疗方法，以及不治疗的可能结局。这个重要的决策过程只能根据患者的实际情况、需求和期望做出最终决定，并需要获得患者及其家人的书面知情同意。

（五）手术步骤与手术技巧

对PDR病人做玻璃体切除手术，总的原则是彻底清除玻璃体组织，剥除和切除增殖膜，解除增殖膜对黄斑部及其他视网膜的牵拉，术中做全视网膜光凝或者补充进行全视网膜光凝，防止眼内出血及防止眼内新生血管复发。1985年中华医学会眼科学分会制定的"糖尿病性视网膜病变分期标准"对PDR的玻璃体切除手术有比较清晰的指导意义，可以更加明确PDR手术的复杂程度。

手术步骤

1. **彻底切除玻璃体组织**　玻璃体切割头进入玻璃体腔后，从前部到后极部行全玻璃体切除，特别是基底部玻璃体需要尽量切除干净，这样可以预防巩膜穿刺口玻璃体嵌顿引发的并发症、避免或减少前段PVR并发症的发生。切除玻璃体基底部时，手术助手可以用周边部顶压方法协助，建议借助曲安奈德（TA）做玻璃体组织染色，这样才可以把透明的玻璃体组织切除干净，使玻璃体腔变成一个真正液体腔（水眼），便于术中的眼内操作及眼内填充，术后新生血管没有生长支架，术后即使玻璃体再出血，也容易自行吸收。

2. **剥除增殖膜**　这是PDR手术的重点和难点，是最花手术时间的手术步骤，只有清除视网膜的增殖膜，解除对视网膜的牵拉，特别是清除后极部视网膜和"餐巾环"状血管拱环部位的增殖膜，视网膜才能复位。可以采用玻璃体切割头、眼内钩、眼内剪、眼内镊等手术器械，用吸、扒、钩、滑、挑、撕、剪和切等操作技术综合运用,尽量清除增殖膜,同时尽量减少或者避免损伤视网膜。增殖膜不需要强求彻底清除,否则容易导致视网膜损伤和破裂,可以用膜分割术、膜分离术和块状切除术,将粘连之间桥状增殖膜切除,充分松解增殖膜的牵拉力,可以残留孤立岛状增殖膜。

3. 眼内光凝　在切除混浊的玻璃体、充分眼内止血、屈光间质变得清晰后,可以立即做眼内光凝。术中全视网膜光凝用于 PDR 术前未行光凝者、术前光凝量不足者,或虹膜有新生血管者,尽量采用Ⅱ级激光斑。伴有视网膜脱离的 PDR,可以采用气液交换、笛形针眼内排液或过氟化碳液体(重水)填充的方法,清除视网膜下液体,使视网膜复位,完成眼内光凝。实在无法完成眼内光凝,也可以术后补充光凝。

4. 黄斑区内界膜剥除　对持续性、伴有玻璃体牵拉的弥漫性黄斑部水肿者,如果采用玻璃体切除手术治疗,可以考虑做黄斑区内界膜剥除。

5. 联合晶状体超声乳化和人工晶状体植入手术　PDR 合并有白内障患者或较年长患者可以联合白内障手术,应该选择角膜缘小切口晶状体超声乳化和人工晶状体植入手术,术中要保持晶状体后囊膜完整,这样可以减少或避免眼前段新生血管的发生。PDR 玻璃体切除手术中,因手术器械损伤晶状体或眼内填充气体、患者自身糖尿病的血糖浓度影响,绝大多数患者的晶状体核会进行性硬化,病人迟早会发生白内障、影响视力[70-72]。在玻璃体手术后,病人的眼球是处于水眼状态、玻璃体腔充满液体,此时做白内障手术,会增加后囊膜破裂、晶状体核坠入玻璃体腔的风险,白内障手术的难度很大。建议 PDR 的玻璃体切除手术,最好联合晶状体超声乳化和人工晶状体植入手术。当今,微创切口的白内障手术加上彻底的玻璃体切除和广泛的视网膜光凝,即使在玻璃体手术中同时联合白内障手术,也不会增加虹膜红变的发生率[73]。

6. 眼内填充　PDR 单纯玻璃体积血(Ⅳ期),这属于最简单的 PDR 玻璃体切除手术,术中一般不需要另外做任何的眼内填充。Ⅴ期 PDR 玻璃体切除手术,术中需要做增殖膜剥除,有可能造成视网膜裂孔,或者潜在的视网膜破损,建议术中做气液交换,或者加上惰性气体填充。Ⅵ期 PDR 玻璃体切除手术,这属于最复杂的 PDR 手术,建议术中做气液交换加上惰性气体填充,如果合并视网膜裂孔、视网膜僵硬、明显皱褶,建议采用硅油做眼内填充。如果是独眼的患者手术,为了让这类病人早日重见光明、可以自理生活,如果确实需要做眼内填充,则建议采用硅油眼内填充,不要用气体做眼内填充。

手术技巧

1. 微创玻璃体手术器械的应用　25G 微创玻璃体手术器械可以完成各种类型的 PDR 手术,最好采用有瓣膜闭合穿刺套管开口的微创手术套包,这样玻璃体切除手术过程中,可以维持一个稳定的眼内压,眼球壁穿刺口不会漏水,也可以随时按需要调整眼内压力。

2. 术中出血　PDR 增殖膜含有大量的新生血管,在剥膜的过程中很容易出血,并导致手术视野不清,这是困扰手术医生的主要问题。眼内电凝止血是基本技巧,需要灵活运用。术中发现出血,到手术医生换眼内电凝头进入眼内,出血点可能已经被出血遮盖,无法准确眼内电凝。最好的控制新生血管出血的技巧是采用立即提高眼内灌注压到 60mmHg 的方法,在密闭的眼球空间内加压,起到压迫止血的目的,同时可以精准做眼内电凝。目前有些品牌的玻璃体手术设备,采用主动液流控制系统,可以在手术设备的脚踏板上设置一个踏板按键功能,随时可以在 20mmHg 和 60mmHg 之间做眼内灌注压互相转换,不仅能够立即采用高灌注压止血,而且避免因长时间高眼压影响眼内血液灌注。术中将增殖膜完全剥除干净、解除牵拉,有利于止血;对较大血管断端已经形成的血凝块,如果无活动出血,不要做血凝块清除,否则可能再出血;对于范围较大、新生血管丰富的增殖膜,可以先电凝封闭增殖膜周围的血管供养支、再剥除增殖膜,这样可以减少出血。

3. 眼内电凝　用眼内电凝头烧灼出血点或血管断端、凝固血管,达到止血的目的。眼内电凝的能量各种不同玻璃体手术设备的设置不同,应该从小的电凝量开始逐步升高到合适为止,最好是用电凝头测试球结膜表面最细小的血管对设置的电凝量反应情况。要注意,不能把电凝头直接触及视网膜,否则会灼伤视网膜、引起视网膜裂孔。

4. 吊顶灯和多功能眼内器械的使用 吊顶灯是玻璃体手术的辅助照明器械，从鼻下睫状体平坦部插入眼内，代替导光纤维头做眼内照明，还有导光纤维与眼内灌注管复合套管，目的就是使手术医生能够腾出一只拿导光纤维的手，达到在术中能够双手操作，做增殖膜的剥除。另外，还有导光纤维与眼内激光同轴的光纤，便于做周边部视网膜光凝和光凝止血；导光纤维与抽吸管复合套管，有利于控制术中出血。

5. 广角镜的应用 玻璃体手术中为了看清楚眼底，必须依靠角膜接触镜，传统的角膜接触镜有很多局限，如视野范围窄（20°～30°）、小瞳孔下无法使用、屈光间质混浊或玻璃体腔有气体影响观察等，不在此赘述。广角镜弥补了传统角膜接触镜的不足，它的视野范围宽（超过100°），可以全景式观察整个眼底，不需要巩膜顶压就能看到玻璃体基底部。眼科手术显微镜的广角镜类似眼科门诊工作中使用的裂隙灯90D前置镜，它所观察到的眼底影像都是倒像，必须在眼科手术显微镜上安装一个倒像转换器（图4-1-1-8），才能便于手术医生观察眼底。广角镜有两个类型：非角膜接触式和角膜接触式。非角膜接触式广角镜，目前最有代表的是 ZEISS RESIGHT 700 和 OCULUS BIOM，它们在术中最大可以观察130°视野范围的眼底；角膜接触式广角镜，目前最有代表的公司产品是 VOLK HRX VIT 和 OCULAR OLIV-WF（图4-1-1-9），它们在术中最大可以观察150°视野范围的眼底。广角镜可以在小瞳孔情况下看清楚眼底，特别适合 PDR 病人瞳孔无法散大的情况下做手术，而且屈光间质即使有些混浊也不影响术中观察眼底，还有在气液交换过程中或者玻璃体腔充满气体后也可以看清楚眼底，不受眼内气体影响，让手术医生可以在气液交换后仍能看清眼底，便于做全视网膜光凝治疗。广角镜与传统的角膜接触镜比较，其立体感稍差，所以在做黄斑区、后极部细微操作时，最好转用传统的角膜接触镜[74~76]。

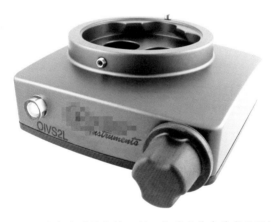

图 4-1-1-8 超广角角膜接触镜必须配备的安装在手术显微镜上的倒像转换器，不同公司的手术显微镜需要配套对应型号的倒像转换器

6. 眼内镜的应用 为了看清楚和处理前节玻璃体腔，特别是睫状体表面的增殖膜，尤其是有些患者合并角膜混浊，影响观察眼底，可以采用从睫状体平部插入眼内镜，让手术医生更清楚观察整个玻璃体视网膜情况[77, 78]。

7. 术前玻璃体腔注射抗血管内皮细胞生长因子（anti-VEGF）药物 利用抗 VEGF 药物抑制新生血管和抗血管渗漏的作用，在 PDR 的 PPV 术前1～2周内把此类药物注入玻璃体腔，达到抑制眼内新生血管的作用，从而减少术中和术后玻璃体积血的发生率，而且可以缩短 PDR 的 PPV 手术时间[79, 80]，用法和用量与常规的抗 VEGF 药物玻璃体腔注射是一样的。但也有作者认为[81]，术前没有做玻璃体腔注射抗 VEGF 药物，也没有发生术中明显出血和术后早期眼内出血，因此并不是每一个 PDR 患者都需要在 PPV 术前做玻璃体腔抗 VEGF 药物注射，来预防 PDR 微创 PPV 术中眼内出血。

8. 术中曲安奈德（TA）药物的使用 在做玻璃体切除过程中，透明的玻璃体组织经常会被遗漏在玻璃体腔，没有被切除干净，利用 TA 乳白色悬混液的特性（图4-1-1-10），手术医生可以反复多次向玻璃体腔注入 0.05ml 的 TA，就可以把玻璃体组织染成白色，这样才可以把透明的玻璃体组织切除干净。另外，

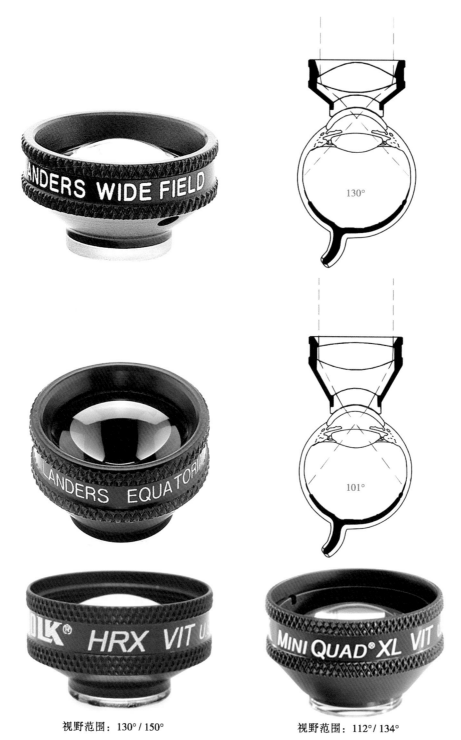

视野范围：130° / 150°　　　　　　视野范围：112° / 134°

图 4-1-1-9　角膜接触式广角镜

TA 是一种长效肾上腺糖皮质激素，在 PDR 玻璃体手术结束前，可以通过穿刺套管口用冲洗针头向玻璃体腔内注入 TA 2～4mg，如果是采用有瓣膜闭合的穿刺套管，注入的 TA 是不会流出，术后 TA 在眼内缓慢被吸收，可以维持 1～2 个月在眼内的抗炎作用，有利于治疗 PDR 引起的黄斑水肿。只要把玻璃体组织清除干净，TA 引起的术后眼压升高很少见[82]。

　　9. 术中 OCT 作辅助。可以帮助手术医生更加精准　目前有些眼科手术显微镜可以配置 OCT，可以帮助手术医生在术中实时观察玻璃体及视网膜增殖膜的情况，并作精准处理，对后极部视网膜表面的增殖膜可以清除得更加彻底，如图 4-1-1-11 所示。

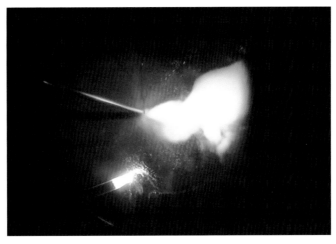

图 4-1-1-10　用冲洗针头向玻璃体腔内注入 TA

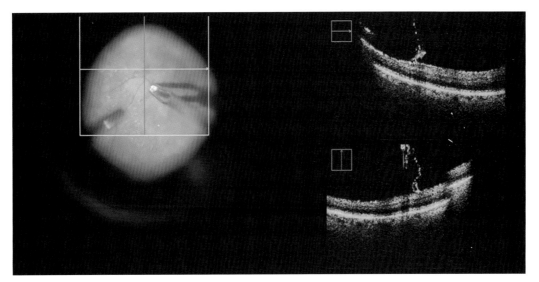

图 4-1-1-11　配置有 OCT 的眼科手术显微镜所看见的眼底

（六）手术并发症

1. 玻璃体积血　剥除增殖膜时新生血管容易出血，也可以手术过程中视网膜血管损伤引起出血。术中出血可以按上述手术技巧介绍的方法处理，术后出血患者如果眼压正常、没有视网膜脱离，可以观察 2～6 周，多数可以自行吸收[83]，观察期间应定期做 B 超检查，了解是否有视网膜脱离，否则需要再做玻璃体手术处理玻璃体积血。

2. 医源性视网膜裂孔　此并发症绝大多数与增殖膜剥除的操作相关，常常是不可避免的，尤其是在分离和剥除与视网膜牢固粘连、广泛粘连的部位更容易发生[84, 85]。为了解除增殖膜粘连牵拉、使视网膜复位，宁可发生视网膜裂孔，也要将所有牵拉增殖膜充分清除。发生医源性视网膜裂孔也不必沮丧，处理要点是：应充分解除视网膜裂孔周围增殖膜的牵拉、彻底切除裂孔周围的玻璃体组织，之后可以做透过巩膜的视网膜裂孔周围的冷凝或者眼内光凝，并做气液交换和惰性气体或硅油填充。特别注意所有视网膜裂孔都要得到处理，不能遗漏。

3. 损伤晶状体　为了切除前段玻璃体组织，手术器械往往容易损伤晶状体。眼内灌注液体导致玻璃体腔渗透压改变，反复的气液交换操作也可以导致晶状体混浊，术后白内障的发生率 17%～37%[86]。作者建议最好联合规范的微创切口白内障手术。

（七）两例 PDR 手术前后图片分享（图 4-1-1-12，图 4-1-1-13）

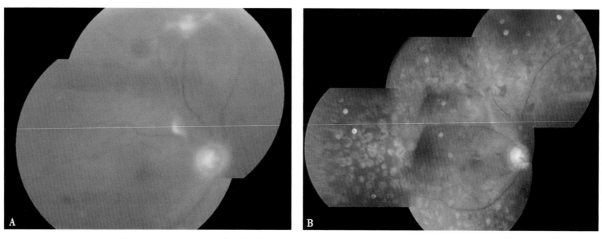

图 4-1-1-12 PDR 白内障超声乳化及 IOL 植入，联合玻璃体手术前后对比

A. PDR Ⅵ期，年龄相关性白内障、增殖膜牵拉视网膜浅脱离未累及黄斑区，颞上分支静脉被增殖膜牵拉变形；B. 白内障超声乳化及 IOL 植入，联合玻璃体手术，术中做 C_3F_8 惰性气体填充，术后半年眼底图片，视力改善

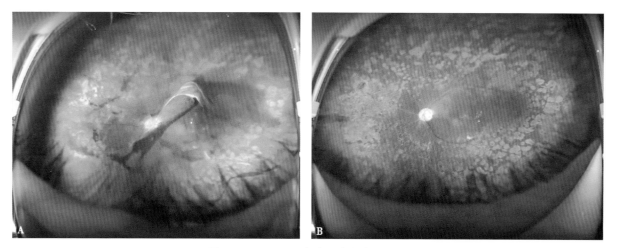

图 4-1-1-13 PDR 玻璃体手术前后对比

A. PDR Ⅵ期，玻璃体积血、增殖膜牵拉视网膜浅脱离累及黄斑区，曾经行次全视网膜光凝治疗；B. 术中做 C_3F_8 惰性气体填充，术后 3 个月的眼底，视力改善

三、眼内糖皮质激素

自 20 世纪 50 年代，糖皮质激素开始用于眼部炎症治疗，但近 20 年，糖皮质激素的玻璃体腔注射逐渐用于治疗多种后段疾病继发的黄斑水肿，包括糖尿病性黄斑水肿（DME）、视网膜静脉阻塞继发的黄斑水肿，白内障术后囊样黄斑水肿和葡萄膜炎导致的黄斑水肿等。玻璃体腔注射糖皮质激素既避免了口服的系统性副作用[87]，又可使药物绕过血视网膜屏障，从而使药物的剂量更为集中，且持续时间更长[88]。

糖皮质激素是由肾上腺皮质分泌，因其均有类固醇结构，又称为皮质类固醇。肾上腺皮质分三层：外层为球状带，分泌盐皮质激素，主要调节水盐代谢，中间层为束状带，分泌糖皮质激素（glucocorticoids），主要调节糖及蛋白质代谢；内层为网状带，分泌性激素。糖皮质激素是一组眼科临床常用的药物，包括机体产生的可的松、氢化可的松、人工合成的泼尼松、泼尼松龙、甲基泼尼松龙及地塞米松等。目前，最常用于玻璃体腔注射的糖皮质激素是曲安奈德（triamcinolone acetonide，TA），地塞米松（dexamethasone，DEX）和氟轻松（fluocinolone acetonide，FA）（表 4-1-1-3）。

表 4-1-1-3　糖皮质激素类药物的特性比较[89]

类别	药物	等效剂量/mg	血浆半衰期/min	抗炎作用(比值)
短效	氢化可的松	20	30	1.0
	可的松	25	90	0.8
中效	泼尼松	5	60	4.0
	泼尼松龙	5	200	4.0
	甲泼尼龙	4	180	5.0
	曲安西龙	4	>200	5.0
长效	倍他米松	0.6	100～300	33
	地塞米松	0.75	100～300	25

（一）糖皮质激素治疗 DME 的药理机制

在糖尿病黄斑病变生成成因中，炎症是相当重要的病理机制之一。首先，炎症因子本身直接影响视网膜微血管血管内皮细胞及内皮细胞间的连接蛋白，破坏内血视网膜屏障（blood-retina barrier），增加血管的通透性。炎症细胞如胶质细胞及肥大细胞的活动可以直接改变与破坏内及外血视网膜屏障，造成过度的水分渗出及排出的减少。另外炎症因子具调控其他血管生长因子（如 VEGF，PEDF 等）及氧化压力因子的能力，间接影响血管内皮细胞、周细胞及色素上皮细胞，同样对血视网膜屏障造成影响。最后炎症因子的释放增加可能造成视网膜毛细血管内的白细胞淤滞，进而改变视网膜血管的通透性。

糖皮质激素的药理作用主要为抗炎、免疫抑制、抗休克等。在眼内主要利用其抗炎、抗渗透和抗血管生成的特性。糖皮质激素已被证明能有效治疗糖尿病视网膜病变引发的黄斑部水肿，可以通过以下三个途径发挥作用改善黄斑部水肿：①降低炎症因子的释出及炎症相关细胞的活性，增加视网膜毛细血管内皮细胞紧密连接的活性和（或）密度，进而降低视网膜毛细血管通透性及恢复视网膜色素上皮和 Müller 细胞的排水功能[90]；②抑制其他因子[如血管内皮生长因子（VEGF）]恢复血视网膜屏障的功能[91]；③改善视网膜毛细血管内的白细胞淤滞情形，进而改变视网膜血管的通透性。比如文献曾指出在培养的脉络膜内皮细胞中，曲安奈德可以显著下调黏附分子，包括细胞间黏附分子（ICAM）-1、主要组织相容性复合物（MHC）-Ⅰ和-Ⅱ的表达，减少前列腺素的释放，从而降低毛细血管通透性[92]，减少黄斑水肿的发生。

（二）眼内糖皮质激素种类及特性

1. 眼内激素的应用　曲安奈德：糖皮质激素半衰期短的特点，限制了其在玻璃体腔内的应用，诸多种类中唯有曲安奈德为白色或类白色的结晶性粉末，在丙酮中溶解，在水中不易溶解，现在广泛应用于临床中。常用其醋酸酯，注射剂型为混悬液，赋形剂含等渗的氯化钠、苯甲醇、羧甲基纤维素钠等成分，有研究指出其赋形剂有一定的视网膜毒性作用，甚至有高比例患者可能产生无菌性眼内炎[93]，临床上可通过静置后去上清、过滤器过滤、或离心后弃上清用平衡盐溶液重新赋形等方式去除赋形剂[94]，国外亦有专门生产为了眼内注射使用的无防腐剂剂型供眼内注射使用。

虽然针对糖尿病黄斑水肿，玻璃体腔注射曲安奈德属于非适应证用药，但因其价格便宜仍在临床上广泛应用。糖尿病视网膜病变临床研究网络（Diabetic Retinopathy Clinical Reaearch Network，DRCR.net）曾经发表了几篇前瞻性多中心随机对照研究，其中一篇（Protocol B）比较视网膜局灶/格栅光凝与玻璃体腔注射曲安奈德对 DME 治疗的有效性和安全性。其研究结果显示，在 4 个月时 TA 4mg 视力改善优于激光治疗组（$P<0.001$）和 TA 1mg 治疗组（$P=0.001$），但在 1 年时各组平均视力无明显差异。2 年时，激光治疗组的平均视力优于 TA 治疗的两组。而 TA 治疗两组眼压升高的发生率为 16% 和 33%，白内障的手术率为 23% 和 51%[95]。2009 年，DRCR.net 再次发表了 3 年的研究结果，指出完成 3 年随访的受试者，结果与先前发表的 2 年结果一致，对于 DME 患者，玻璃体腔注射曲安奈德与局灶/格栅光凝相比并未带来长期益处[96]。另（Protocol E）比较球周注射曲安奈德联合或非联合激光治疗 DME 的疗效，结果显示患者

在第 34 周后的视力与 OCT 无统计学上的显著差异[97]。而在 2010 年发表的 Protocol I 结果显示使用玻璃体腔注射曲安奈德同时接受激光治疗患者，其一年后之视力预后显著低于使用雷珠单抗（无论是否加上实时激光治疗）；与单纯使用激光治疗患者预后无明显差异[98]。因为这几个研究的结果，使玻璃体腔注射曲安奈德的效果在一般病患身上差于抗 VEGF，加上其具有较高并发青光眼或白内障的风险，使得在一般状况下 DME 治疗指南中将糖皮质激素作为二线的治疗手段。

然而，于前述 Protocol I 的结果中，在单独将人工晶状体患眼独立的单次分析中，玻璃体腔注射曲安奈德的患者，其一年后的视力预后等同于用抗 VEGF 治疗的患者。另外在一个澳洲的随机对照试验中，玻璃体腔注射曲安奈德对于顽固性糖尿病性黄斑水肿患者仍具有显著疗效。因此，DME 治疗指南中指出针对顽固性黄斑水肿患者、人工晶状体眼患者，以及对抗 VEGF 具有禁忌（如心血管疾病、脑中风病史）的患者，仍应该可考虑配合使用眼内糖皮质激素治疗。

2. 眼内糖皮质激素缓释装置的应用　由于糖皮质激素的半衰期短，反复多次注射增加了眼内炎等并发症发生的危险。可植入性长效糖皮质激素装置可使药物长时间在玻璃体内保持较高浓度，延长作用时间，减少了注射次数。目前市面上眼内缓释装置分为可生物降解和非生物降解装置，已获得多国食品药物局核准治疗 DME 并上市的缓释系统包括 Retisert，Iluvien，及 Ozurdex（表 4-1-1-4）[99]。

表 4-1-1-4　以糖尿病黄斑病变为适应证的眼内植入缓释装置的特性[100]

装置	活性剂	药物释放时间	适应证
非生物降解装置			
Iluvien	氟轻松（0.59mg）	18～30 个月	糖尿病黄斑水肿
Retisert	氟轻松（0.59mg）	约 3 年	眼后段慢性非感染性葡萄膜炎 慢性糖尿病黄斑水肿
生物降解装置			
Ozurdex	地塞米松（0.7mg）	6 个月	视网膜中央或分支静脉阻塞造成的黄斑水肿、葡萄膜炎、糖尿病黄斑水肿

目前国内经国家市场监督管理总局批准的眼内激素为傲迪适（Ozurdex），通用名为地塞米松玻璃体内植入剂，英文名称为 Dexamethasone Intravitreal Implant。Ozurdex 是一种生物可降解植入物，以聚乳酸-羟基乙酸共聚物为载体，活性成分为地塞米松 0.7mg，通过一次性使用的 22g 针头的预装装置递送至玻璃体腔，持续释放 3～6 个月。

MEAD 研究是一项为期 3 年的 0.7mg 和 0.35mg 地塞米松玻璃体腔植入物（Ozurdex）随机、安慰剂对照的临床研究，其研究的对象为中心凹受累的 DME 患者。研究结果显示，使用地塞米松植入物 0.7mg（22.2%）和地塞米松植入物 0.35mg（18.4%）的患者 BCVA 较基线改善 >15 个字母的百分比更高。有晶状体眼白内障相关不良反应发生率分别为 67.9%、64.1% 和 20.4%；眼压的升高通常通过药物来控制或不进行治疗；只有 2 例（0.6%）地塞米松植入物 0.7mg 组和 1 例（0.3%）地塞米松植入物 0.35mg 组需要青光眼手术[101]。在这篇文章中指出，在初始有晶状体眼患者中，使用地塞米松植入物治疗的患者在后续手术摘除白内障后可再次获得视力的改善。而人工晶状体眼患者其三年视力相比基准值均进步且维持不变。MEAD 研究达到了美国食品和药物管理局（the United States Food and Drug Administration，FDA）预定的主要疗效终点，即研究结束时 BCVA 较基线水平提高 15 个字母。

另一项多国多中心随机实验 BEVORDEX 研究比较了 Ozurdex 0.7mg 与贝伐单抗 1.25mg（Avastin）对中心凹受累 DME 患者的疗效。研究结果表明，两组患者视力提高相似，均有 40% 患者的最佳矫正视力（best-corrected visual acuity，BCVA）提高≥10 个字母，而解剖学结果 Ozurdex 更优于贝伐单抗，但 Ozurdex 注射次数较少。与 MEAD 的研究结果类似，Ozurdex 治疗组患者白内障发生率高于抗 VEGF 治疗组，大约 1% 患者由于无法控制的高眼压接受了抗青光眼手术[102]。BEVODEX 后续发表第二年的结果，显示使用地塞米松植入物或于贝伐单抗在第二年的解剖学或视力表现均相近。而使用地塞米松植入物显示出较快比率消退黄斑部的脂肪沉积。综合这两项研究结果 Ozurdex 被 FDA 批准用于 DME 治疗。

目前，局灶 / 格栅激光已不再被推荐作为糖尿病黄斑水肿的一线治疗，抗血管内皮生长因子治疗（vascular endothelial growth factor，VEGF）成为一线治疗，而糖皮质激素在一些难治性 DME 患者中也取得了一些良好效果。难治性 DME 规定为：在每月进行抗 VEGF 治疗三次后，视力增加≤5 个字母或中心凹厚度（central subfield thickness，CST）减少≤20%，在一项多中心回顾性对照研究中，经过三次抗 VEGF 初始注射后，比较继续抗 VEGF 治疗与地塞米松（DEX）植入治疗难治性糖尿病黄斑水肿的功能和解剖学结果。研究得出结论是在真实实践中，DME 在抗 VEGF 注射 3 个月后不应担改为 DEX 植入，因为 12 个月时视觉和解剖学结果优于继续抗血管内皮生长因子治疗的眼[103]。

然而糖尿病视网膜病变临床研究网的另一项多中心随机对照实验（protocol U）的结果，针对 DME 患者已经每个月使用抗 VEGF 治疗 6 针后，仍呈现黄斑水肿患者，随机分派一组继续使用抗 VEGF 持续治疗，而另一组则合并抗 VEGF 及眼内糖皮质激素（地塞米松植入物）治疗。此研究的 24 周结果显示，使用合并治疗的患者，仅 OCT 的水肿显著减少，两组患者的视力却无显著差异[104]。此文章作者认为针对顽固糖尿病黄斑水肿患者，使用合并眼内糖皮质激素治疗对短期视力没有帮助。然后，因本研究相较其他研究，眼内糖皮质激素介入时间明显偏晚，亦有专家解读针对顽固糖尿病黄斑水肿患者，太晚使用眼内糖皮质激素可能使视力上的效果变的不明显。一项对地塞米松玻璃体内植入物与抗 VEGF 治疗 DME 的 Meta 分析显示，与抗 VEGF 治疗相比，DEX 植入物明显改善了解剖结构，然而，这并没有转化为视力的提高，可能是由于白内障的进展造成视觉结果改善不佳。因此建议，DEX 植入物可作为某些 DME 人群的首选治疗，如人工晶状体眼或不能够经常接受玻璃体腔内注射的患者[105]。

对于玻璃体切除术后的患者，抗 VEGF 结果在文献报道中许多是矛盾的。一些研究显示玻璃体内抗 VEGF 治疗的有效性降低，这是由于分子清除率的增加所致[106]。另一方面，Bressler 等人[107]发现，DME 患者注射抗血管内皮生长因子后，25 只玻璃体切除眼与 335 只未行玻璃体切除眼的 BCVA 和 CST 无显著差异。曲安奈德（TA）对分子清除率和玻璃体腔内浓度也有相同的结果[108]。但 DEX 植入物的共聚物可以缓慢释放含有地塞米松微粒。在人眼中，DEX 植入物已经被报道对玻璃体切除和非玻璃体切除眼中的持续性 DME 有效[109]。通过对文献的分析支持在玻璃体切除术后眼睛中优先使用地塞米松植入物。

（三）眼内糖皮质激素的并发症

在应用玻璃体腔内注射糖皮质激素治疗 DME 时仍有许多因素需要注意。玻璃体腔注射糖皮质激素的并发症中最常见是白内障的进展及眼内压的升高[110, 111]，患者在接受注药后应注意监测眼压，极少情况下曲安奈德注射后也会出现非感染性眼内炎合并假性前房积脓的发生[112]。地塞米松植入物前移至前房的并发症在文献中亦有报道，这种并发症可以发生在人工晶状体眼或无晶状体眼中，晶状体囊不完整的患者有较高的风险发生此类并发症[113]，而植入物的前移可导致弥漫性或局部角膜水肿，并可能导致角膜内皮细胞永久性丢失，往往需要及时手术移除。2019 年 Ozurdex 已经进入医保，但其适应证尚未纳入糖尿病黄斑水肿，仍然存在超适应证用药的问题。

（四）眼内糖皮质激素应用的前景

玻璃体腔糖皮质激素注射治疗 DME 的安全性及有效性已得到证实，特别是玻璃体内注射缓释植入物，具有更持久的疗效和减轻治疗负担的优点。但白内障进展率和眼压升高发生率较高，所以作为 DME 治疗的二线手段，在某些特殊情况下，玻璃体内糖皮质激素治疗比抗 VEGF 治疗更为可取，如孕妇、玻切术后患者、患有严重心血管疾病的患者以及不能经常接受注射的患者。未来研究出减少潜在副作用，更长效植入物或具有足够浓度的外用药物，可能会改变目前糖尿病患者的临床治疗方式并增加糖皮质激素的使用。此外，开展抗血管内皮生长因子药物的联合治疗疗效的前瞻性研究可能为糖皮质激素治疗 DME 建立更明确的指导方针。

四、血管内皮生长因子抑制剂

糖尿病视网膜病变起因于长期慢性高血糖及缺氧而导致的氧化应激,激活晚期糖基化终末产物(AGE)、蛋白激酶C(PKC)、活性氧(ROS)等多种细胞因子过量表达,从而诱发了血管内皮生长因子(vascular endothelial growth factor,VEGF)表达上升。VEGF活化后促进内皮细胞增殖、细胞移行、血管通透性增加以及新生血管生成等病理性改变[114]。大量研究证实VEGF是DR与DME发生及发展的重要调节因子。

(一)VEGF及受体

Ferrara和Henzel于1989年首次报道了VEGF。它是从牛垂体腺分离出来的高度特异性内皮细胞有丝分裂素。VEGF是同型二聚体糖蛋白,分子量为34~45kDa。VEGF能促进血管新生、有丝分裂和抗细胞凋亡,并能增加血管通透性,促进细胞迁移等。它参与了正常和病理性血管新生过程。人类VEGF家族包括7个成员:VEGF-A、VEGF-B、VEGF-C、VEGF-D、VEGF-E、VEGF-F以及胎盘生长因子(placental growth factor,PlGF)。最近又增加了前动力蛋白-1(EG-VEGF,PK1)。不同VEGF亚型有不同的生物学功能。

VEGF-A是最强的促血管生成因子,可促进内皮细胞增殖、迁移和存活,并参与新生血管的生成。在生理条件下,VEGF-A在胚胎发育、早期生长发育、骨骼生长和卵巢的新生血管中都有重要作用。VEGF-A主要有4个异构体,即VEGF121、VEGF165、VEGF189和VEGF206,各个异构体间功能的差异在于它们与细胞外间质中肝素结合的活性不同。VEGF-A165含量最多,是促新生血管生成活性最强的亚型。VEGF还可以经由增加血管内皮细胞间紧密连接蛋白的磷酸化,诱导内皮细胞形成孔窗,从而增加血管通透性,是血视网膜屏障(blood-retinal barrier,BRB)破坏的一个重要因子[115]。

VEGF-B是1996年Olofsson等人发现的一种病理性血管存活因子[116]。研究显示,敲除VEGF-B基因的小鼠依然能正常生长发育,证明了VEGF-B仅在病理条件下促进血管新生和血-视网膜屏障破坏。

PlGF是病理性血管信号增强因子,最早是由Persico从人类胎盘分离出的mRNA转译出此生长因子,因此得名。PlGF能与VEGF-A竞争性结合VEGF受体1(VEGFR1),且PlGF结合力更强,从而使VEGF-A转而结合VEGF受体2(VEGFR2)。VEGF-A的生物学效应主要是通过与VEGFR2结合介导的,因此PlGF间接地促进了VEGF-A的作用。PlGF还可以招募周细胞,促进病理性血管成熟和稳定。PlGF和VEGFR1的结合还可活化单核球和微胶细胞进而分泌多种促炎性细胞因子(如MCP-1,TNF-a,MIP等),诱发慢性发炎反应[117,118]。在DME和PDR病眼中可发现PlGF表达量显著上升,且此过量表达和VEGF表达呈正相关[119~121]。

VEGF受体:VEGF的生物学效应是通过与其特异性受体(酪氨酸激酶细胞受体VEGFR)结合而发挥作用的。VEGFR是典型的跨膜镶嵌式蛋白,平时以单体形式存在,其胞外区为7个超二级结构的免疫球蛋白,跨膜区为单次跨膜的α螺旋,胞内区为2个酪氨酸激酶区,促进磷酸化向下游传递信号。

VEGF受体包括3个:VEGFR1、VEGFR2和VEGFR3。VEGFR1和VEGFR2主要在血管内皮细胞表达,VEGFR3主要在淋巴管内皮细胞表达。内皮细胞还表达共同受体,如神经纤毛蛋白-1(NP-1)和神经纤毛蛋白-2(NP-2),调节酪氨酸激酶受体活性。

在血管渗漏和新生血管形成中,VEGF-VEGFR2信号通路起重要调节作用。这一信号通路激活后使磷脂酶酪氨酸磷酸化、提高二酰甘油水平、激活多种蛋白激酶C异构体和丝裂原活化的蛋白激酶,从而增加血管通透性、促进内皮细胞增殖和细胞移行、抑制细胞凋亡,并改变细胞外基质,诱导视网膜新生血管形成[122~126]。VEGF-B仅与VEGFR1结合,促进病理性新生血管存活。PlGF也仅与VEGFR1结合,促进病理性血管成熟和稳定[127]。VEGF-C和VEGR-D与VEGFR2和VEGFR3结合,在淋巴管形成中发挥作用。

(二)VEGF在糖尿病视网膜病变发生发展中的重要作用

DR视力下降的主要原因是DME和PDR。在DR的发病过程中,VEGF介导了血视网膜屏障功能的破坏和新生血管形成。多种细胞如视网膜色素上皮细胞、周细胞、内皮细胞、神经胶质细胞、Müller细胞及神经节细胞等均可分泌 VEGF。对啮齿动物疾病模型的基因敲除研究显示，Müller 细胞分泌的 VEGF 在血视网膜屏障破坏和新生血管形成中可能起重要作用。

1. 促新生血管生成　VEGF 介导了丝氨酸蛋白酶、组织纤溶酶原激活剂、金属蛋白酶的表达，显著减少金属蛋白酶 TIMP-1 和 TIMP-2 的组织抑制因子，这对内皮细胞基底膜的蛋白水解至关重要，也是血管新生过程的第一步。VEGF 具有促有丝分裂作用，刺激血管内皮细胞增殖、移行，促进新的血管腔形成。VEGF 促进血管新生的另一个机制是增加细胞间黏附分子 -1（ICAM-1）和血管细胞黏附分子 -1（VCAM-1）的作用。体外模型显示，PDR 玻璃体腔中检测到的 VEGF 浓度可以介导增殖反应。在 VEGF 介导的新生血管形成的多个因素中，磷酸激酶通路和 PKC-β2 异构体的活化起了重要作用[128]。在临床研究中，与无糖尿病的对照组相比，PDR 患者玻璃体液中 VEGF 浓度显著增高，VEGF 的表达与 PDR 的活动性密切相关[129]。

2. 增加血管通透性　血视网膜屏障（BRB）对维持正常的视网膜结构和功能至关重要。BRB 包括内屏障（内皮细胞的紧密连接、周细胞、星形胶质细胞、Müller 神经胶质细胞）和外屏障（视网膜色素上皮细胞的紧密连接、外界膜）。正常的 BRB 能严格控制水和溶解物穿过。BRB 破坏是 VEGF 介导的，因而 VEGF 也被称为血管渗透因子（VPF）。VEGF 通过诱导内皮细胞窗孔结构和囊泡形成，破坏了细胞间紧密连接复合体。VEGF 介导蛋白激酶 C 活化，后者磷酸化紧密连接蛋白并将其分解，导致血管通透性增加。一旦 BRB 被破坏，血管内液体外渗，液体积存于视网膜组织层间和视网膜下，若积液累积在黄斑部即为 DME。

3. 促进炎症因子表达　研究显示，VEGF 在介导糖尿病眼的炎症反应过程中可能是一个核心因素。糖尿病视网膜内皮细胞损伤、血管渗漏以及毛细血管无灌注区形成的原因之一是糖尿病早期（仅有实验室检查异常的阶段）视网膜中白细胞的聚集，白细胞通过细胞黏附分子 -1（ICAM-1）和黏附分子 CD18 黏附于视网膜血管系统。体外培养的内皮细胞，予以 VEGF 可以显著增加细胞间 ICAM-1 和血清单核细胞趋化蛋白 -1（MCP-1）的表达。相关炎症反应的实验也显示，DR 患者玻璃体液中 VEGF 水平的上升与 ICAM-1 的免疫活性增加及白细胞的黏附增加有关。

（三）VEGF 抑制剂

抗 VEGF 治疗可以抑制 VEGF 与其受体结合，从而抑制内皮细胞增殖、新生血管生成以及血管渗漏的级联反应。近年来基于一系列严谨的临床研究结果，抗 VEGF 治疗已被推荐为累及黄斑中心 DME 的一线治疗方案。目前临床有四种抗 VEGF 制剂：雷珠单抗、阿柏西普、康柏西普和贝伐单抗，其中贝伐单抗为标签外用药。

1. 雷珠单抗（Ranibizumab，LUCENTIS®）　雷珠单抗为 95% 重组人源化鼠抗 VEGF 单克隆抗体的 Fab 片段，被设计用于眼科治疗。雷珠单抗分子量为 48kDa，可与所有 VEGF-A 亚型结合并抑制其活性，与 VEGF165 亲和力为 46pmol/L。雷珠单抗分子量小，易穿过视网膜组织。动物模型证实，与贝伐单抗相比，雷珠单抗可以快速渗透视网膜组织，到达病灶处。Fab 的半衰期缩短，与 IgG 相比在全身系统中暴露程度降低。没有 Fc 片段也减少了补体介导或细胞依赖的细胞毒性作用。雷珠单抗玻璃体腔注射标准剂量为 0.5mg（0.05mL），在人眼内半衰期为 9 天，血清半衰期为 2 小时[130,131]。雷珠单抗于 2016 年通过 cFDA 批准上市，2019 年进入医保。

雷珠单抗玻璃体腔注射治疗 DME，可以显著改善患者视力，消退黄斑水肿。多个临床研究证实了其有效性和安全性。RISE 和 RIDE 研究是多中心随机双盲Ⅲ期临床研究[132]，目的是比较 0.3mg/0.5mg 雷珠单抗单药注射固定每月一次与假注射的疗效差异。2 年结果显示，在两个雷珠单抗剂量组，平均 BCVA 字母数提高无显著差异，均显著高于假注射组，持续注射疗效可维持至第 3 年[133]。此研究允许假注射组在第 3 年时改为接受每月一次雷珠单抗 0.5mg 注射，推迟使用雷珠单抗的患者 BCVA 改善程度不及基线接受雷珠单抗治疗的患者，这意味着如果 DME 患者推迟抗 VEGF 治疗可能带来永久性视力丧失。基于 RISE 和 RIDE 结果，美国 FDA 于 2012 年批准雷珠单抗用于 DME 治疗，推荐剂量为单次注射 0.3mg，每月一次，直至视力恢复至最大值和 / 或疾病静止。

RESTORE 研究是一项为期 12 个月随机双盲多中心Ⅲ期临床试验，旨在比较雷珠单抗与激光治疗 DME 的有效性和安全性[134]。试验包括 3 组，雷珠单抗 0.5mg 组、雷珠单抗 0.5mg 联合激光治疗组和激光治疗组。雷珠单抗注射每月一次共 3 次，之后改为 PRN（pro re nata, as needed）按需治疗，激光组基线时按需治疗。12 个月时，雷珠单抗组和联合组 BCVA 平均提高字母数均显著优于激光组。激光组第二年开始接受雷珠单抗 PRN 治疗。RESTORE 研究延展至 3 年，雷珠单抗组及联合组维持了先前的视力获益，激光组在 BCVA 下降 10 个字母以上的患者百分比显著高于其他 2 组。基于 RESTORE 研究，2011 年雷珠单抗获欧洲药品管理局（EMA）批准治疗视力受损的 DME。欧洲批准的用药剂量为单次注射 0.5mg。DRCR.net 方案Ⅰ为一项多中心随机临床研究，第一年结果显示，雷珠单抗联合激光（即刻或者延迟）治疗 DME 的疗效显著优于单独激光治疗，平均注射次数 8～9 次。该研究第 2 年和第 3 年中仅需 1～2 次雷珠单抗注射即可维持视力稳定，在第 4 年和第 5 年随访中，维持 BCVA 稳定所需注射次数仅为 0～1 次。在以上临床试验中，雷珠单抗与安慰剂和激光相比未增加心血管事件的风险，治疗 DME 安全有效。

2. 阿柏西普（Aflibercept, EYLEA®）　阿柏西普是一种 VEGF 竞争型受体，由人 VEGFR-1 和 VEGFR-2 的胞外域融合到人 IgG1 的 Fc 片段构成，是一种全人源化重组融合蛋白，分子量为 115kDa，。与贝伐单抗和雷珠单抗仅结合 VEGF165 不同，阿柏西普与 VEGF-A、VEGF-B、PGF 均可结合。与 VEGF165 的亲和力为 0.49pmol/L，而与 PGF 的亲和为 38.9pmol/L[135]。阿柏西普的 Fc 片段可以稳定分子结构、提高生物利用度及延长药物半衰期。阿柏西普玻璃体腔注射的标准剂量为 2mg（0.05mL），在人眼内半衰期为 11 天，血清半衰期为 5～7 天[136]。

阿柏西普玻璃体腔注射治疗 DME，能够显著提高患者视力，降低黄斑水肿，已得到多个临床研究证实。VISTA^{DME} 和 VIVID^{DME} 研究是分别在欧洲和美国进行的阿柏西普玻璃体腔注射治疗 DME 的Ⅲ期多中心双盲、随机对照研究[137, 138]，旨在比较玻璃体腔注射两种方案阿柏西普与激光治疗 DME 的有效性和安全性。24 周后，可进行激光或者阿柏西普注射挽救治疗。玻璃体腔注射 2mg 阿柏西普每月一次共 5 次，之后改为每 4 周（2q4）或每 8 周（2q8）一次。52 周后，2q4 组和 2q8 组平均 BCVA 字母数提高均显著优于激光组（$P < 0.0001$），2q8 组与 2q4 组间疗效无显著差异，安全性良好。2 年研究显示，阿柏西普组仍可维持疗效[138]。根据 VIVID^{DME} 和 VISTA^{DME} 研究结果，欧洲 EMA（2014 年）和美国 FDA（2015 年）批准阿柏西普用于治疗 DME，推荐剂量为 2mg。美国推荐每月一次连续 5 次，然后改为每 8 周一次。

DRCR.net 方案 T 研究[26] 是一项随机临床试验，目的是比较玻璃体腔注射 2mg 阿柏西普、1.25mg 贝伐单抗和 0.3mg 雷珠单抗治疗伴视力下降 DME 的有效性和安全性。基线视力高于 69 个字母组患者，3 组药物在视力提高、中心视网膜厚度降低方面无显著差异；基线视力低于 69 个字母组患者，阿柏西普较贝伐单抗在前 2 年、较雷珠单抗在第 1 年显示出更好的视力进步效果[139]。阿柏西普玻璃体腔注射治疗 DME 安全有效，临床研究中不良反应与雷珠单抗或激光对照组无差异。阿柏西普的推荐治疗方式为起始每月一次连续 5 次注射治疗，之后改为每 2 个月注射一次。

3. 康柏西普（Conbercept, LUMITIN®）　康柏西普为我国自主研发的、由人 VEGFR1 的 D2 结构域、VEGFR2 的 D3 和 D4 结构域连接人 IgG1 的 Fc 片段而成，是一种抑制 VEGF-A、VEGF-B 和 PGF 的全人源化重组融合蛋白，分子量为 143kDa，与 VEGF165 亲和力为 0.1～0.3pmol/L。D2 结构域模拟 VEGFR1 与 VEGF-A、VEGF-B 及 PGF 结合。D3 结构域模拟 VEGFR2 与 VEGF-A 结合。D4 结构域作为 VEGFR 中二聚体化的关键区域，稳定二聚化受体与 VEGF 结合，增加亲和力，延长有效作用时间与暴露量。Fc 片段可以稳定二聚体样结构，延长药物半衰期[140, 141]。康柏西普等电点低，清除速度慢[142]。康柏西普玻璃体腔注射的标准剂量为 0.5mg（0.05mL），在人血清半衰期为 4.5 天。康柏西普在兔眼内半衰期为 4.2 天。

研究显示，DME、PDR 患者房水中 PGF 含量显著高于正常对照组[143]。DR 患者敲除 PGF 后，VEGF-A 表达减少，血管渗透性降低，紧密连接蛋白和黏附蛋白的表达增强[144]。融合蛋白治疗糖尿病小鼠后显示 PGF 表达量显著降低[145]。多个临床研究显示，DME 患者玻璃体腔注射康柏西普，视力和解剖结构改善明显[146, 147]。

Sailing 试验是康柏西普Ⅲ期多中心双盲随机对照临床研究,目的是比较玻璃体腔注射康柏西普与激光治疗 DME 的有效性和安全性。12 个月后,与激光组比较,康柏西普组视力提高显著(P<0.000 1)。2019 年 5 月中国食品药品监督管理局(CFDA)批准康柏西普用于治疗 DME。目前,康柏西普已广泛运用于临床,显著提高 DME 患者视力,改善黄斑水肿。

4. 贝伐单抗(Bevacizumab, AVASTIN®) 贝伐单抗是一种 93% 人源化全长鼠抗 VEGF 单克隆抗体,分子量为 149kDa,可与 VEGF-A 所有亚型结合并抑制其活性,与 VEGF165 亲和力为 58pmol/L[148]。贝伐单抗起初应用于抑制肿瘤病理性血管形成而治疗转移性结肠癌[149],已被 FDA 和 EMA 批准用于多种肿瘤的系统性治疗。贝伐单抗的 Fc 段可与血管内皮细胞表面的 FcRn 受体结合,保护其免受蛋白水解代谢,有助于延长其在血清中的半衰期[150]。贝伐单抗玻璃体腔注射的标准剂量为 1.25mg(0.05mL),在人眼内半衰期为 6.7～10 天[151],血清半衰期为 9.8 天。

玻璃体腔注射贝伐单抗可以明显改善 DME 患者的黄斑水肿,提高视力。BOLT 研究是一项针对 DME 的前瞻性随机对照临床试验[152]。一年结果显示,玻璃体腔注射贝伐单抗组 BCVA 字母数提高和中心视网膜厚度(CMT)降低均显著优于激光治疗组。目前贝伐单抗眼部治疗属标签外使用。

DME 是糖尿病导致的眼部长期慢性损伤,选择哪种治疗方法需要根据患者基线特征、药物的有效性、治疗费用等多方面综合评估。

各种抗 VEGF 药物特性见表 4-1-1-5,药物适应证及机构批准上市时间见表 4-1-1-6。

表 4-1-1-5 各种抗 VEGF 药物特性

	贝伐单抗(AVASTN)	雷珠单抗(LUCENTIS)	阿柏西普(EYLEA)	康柏西普(LUMITN)
分子结构	93% 人源化单克隆抗体	95% 人源化抗体 Fab 片段	全人源化重组融合蛋白	全人源化重组融合蛋白
分子量(kDa)	149	48	115	143
Fc 片段	+	−	+	+
作用靶点	VEGF-A	VEGF-A	VEGF-A、B 和 PLGF	VEGF-A、B 和 PLGF
VEGF165 亲和力(pmol/L)	58	46	0.49	0.1～0.3
人眼内半衰期(天)	3～6.7	9	11	4.2(兔)
人血清半衰期(天)	21	2 小时	5～7	4.5

表 4-1-1-6 药物适应证及机构批准上市时间一览表

药物名称	批准机构	wet-AMD	RVO-ME	DME	DR	MNV
雷珠单抗	FDA	2006	2010	2012	2015	2017
	CFDA	2012	2018	2018		2018
阿柏西普	FDA	2011	2012	2014	2016	2016(日本)
	CFDA	2018		2018		
康柏西普	CFDA	2013		2019		2017

wet-AMD:湿性老年性黄斑变性;RVO-ME:继发于视网膜分枝静脉阻塞的黄斑水肿;DME:糖尿病性黄斑水肿;DR:糖尿病视网膜病变;MNV:黄斑区新生血管;FDA:美国食品药品监督管理局;CFDA:国家食品药品监督管理局。

(四)DME 的抗 VEGF 治疗

目前,抗 VEGF 治疗已成为黄斑中心凹受累的 DME 一线治疗。DME 患者一旦视力受损,应尽早行抗 VEGF 治疗,每月一次直至视力和 / 或 OCT 达到稳定状态。再治疗和随诊间隔依据患者视力及解剖结构的变化而定。抗 VEGF 治疗 DME 方案包括固定每月一次、必要时用药(PRN)和治疗 - 延长方案[153]。目前没有建议模式,每种治疗方案都有其特点,但最终 BCVA 提高程度相似。

临床试验选择的 DME 患者视力通常在 20/32 至 20/320 之间，多数患者抗 VEGF 治疗后视力显著提高。临床上也能看到一些 DME 患者，水肿已波及黄斑中心，但视力依然很好。ETDRS 研究中约有 40% 的 DME 患者视力≥20/20[154]，视力好的 DME 患者是否需要积极抗 VEGF 治疗呢？DRCR.net 方案 V 是一个针对 BCVA≥20/25 的 DME 研究，将患者分为阿柏西普、局灶光凝和观察三组。局灶光凝和观察组，任意一次随访时 BCVA 与基线比较下降至少 10 个字母，或者两次连续随访 BCVA 下降 5～9 个字母，即可行阿柏西普补救治疗。两年末，3 组患者 BCVA 均为 20/20，与基线比较中心视网膜厚度无显著差异，3 组 BCVA 字母数丢失无差异。该研究提示视力好的 DME 患者，抗 VEGF 治疗可以延迟至视力下降到 20/32 或更差，延迟治疗期间病人需要每 2～4 个月随访一次[155]。

（五）PDR 的抗 VEGF 治疗

PRP 联合抗 VEGF 治疗，可以加速新生血管消退，减少 PRP 术后副作用发生；PDR 患者玻璃体切除术前或术中行玻璃体腔注射抗 VEGF 药物，可减少术中术后多项并发症的发生率。

PDR 患者以下情况，推荐 PRP 联合抗 VEGF 治疗[156]：

1. 伴有 CI-DME 的严重 NPDR 和 PDR 患者，首选治疗推荐抗 VEGF 联合 PRP，降低 PRP 术后黄斑水肿加重的风险。

2. 高危 PDR 患者，PRP 前行抗 VEGF 治疗，防止新生血管破裂导致玻璃体积血，影响后续激光治疗。

3. PDR 患者 PRP 治疗后，随诊中发现血管新生顽固不退或增多、发生新的玻璃体积血、可以考虑联合抗 VEGF 治疗。

4. 玻璃体积血影响 PRP 的患者，在玻璃体视网膜未发生明显增殖牵引时，可行抗 VEGF 治疗，待玻璃体积血逐渐吸收，逐步完成 PRP 治疗。

5. 进展性 PDR，玻璃体切除手术前推荐联合抗 VEGF 治疗，以减少术中出血，缩短手术时间，减小手术风险，降低术后早期玻璃体积血等并发症的发生。术前注药时间很重要。Arevalo 等研究显示，211 例 PDR 患眼玻璃体腔注射 1.25mg 贝伐单抗后，从注药到牵拉性视网膜脱离发生的平均时间为 13 天（3～31 天）[157]。对于准备行玻璃体切除手术的进展性 PDR 患者，推荐术前 3～7 天行抗 VEGF 治疗。

6. 继发于 DR 的新生血管性青光眼患者，需要联合抗 VEGF、PRP 及抗青光眼治疗。

我国的指南高度重视 PRP 在治疗 PRP 的一线作用，这与 2019 年美国 AAO 的 PPP 原则中 PRP 是 PDR 的一线治疗的宗旨是一样的。根据我国糖尿病视网膜病变临床诊疗指南（2014 年）：“对于增生期 DR，增生早期 DR 的治疗原则为，如果不合并黄斑水肿，可以考虑延迟 PRP，直至出现黄斑水肿，不合并黄斑水肿的严重 DR（严重视网膜病变是指严重 NPDR 或早期 PDR）不要行 PRP，因更容易进展到中度视力下降。高危 PDR 增生早期应在能看清眼底时尽快积极的进行 PRP。增生晚期存在纤维血管膜和牵拉性视网膜脱离建议玻璃体切除术治疗。”

（六）抗 VEGF 是否可以取代 PRP

PRP 治疗可以降低约 50%PDR 患者严重视力丢失的风险，长期疗效确切，耐受性好，多年来一直是 PDR 患者的标准治疗。但是 PRP 后患者 ERG 检查振幅下降，暗适应功能下降[158]；PRP 后视网膜敏感性下降，周边视野收缩[159]；PRP 可能导致黄斑水肿加重和玻璃体积血，致使视力进一步下降；PRP 可能造成患者瞳孔扩大、调节力下降。

抗 VEGF 治疗不仅消退黄斑水肿，消退视网膜新生血管，而且多个临床研究显示连续注射治疗后，约 1/3 严重 NPDR 患者 DR 严重程度改善 2 个等级，且增加视网膜内无灌注区的再次灌流[133, 139, 140]。但 CLARITY 研究亦显示，抗 VEGF 治疗并不能逆转 DR 无灌注区的病理过程[160]。鉴于 PRP 治疗的副作用，抗 VEGF 治疗是否可以取代 PRP 治疗，一直是近几年争论的焦点。

DRCR.net 方案 S 是一个多中心随机临床研究[161]，旨在比较即刻 PRP 与雷珠单抗联合延时 PRP 治疗伴或者不伴 DME 的 PDR 的有效性和安全性。雷珠单抗组每月注射共 4 个月，如果 NV 消退或者稳定则停止治疗；如果 NV 恶化，则重新开始注射。激光组基线时分 1 至 3 次完成 PRP 治疗，起始 PRP 治疗后

NV 的大小或数量有所增加,则补充激光治疗。方案 S 的 2 年结果显示,PDR 患者连续抗 VEGF 治疗结果非劣效于 PRP。与 PRP 组比较,注药组视野丢失少(P<0.001),玻璃体切割手术风险小(P<0.001),与视力下降相关的新发 DME 更少。方案 S 的 5 年结果有所变化,抗 VEGF 治疗组 2 年后视野逐渐损害,导致这一结果的原因尚不清楚,是否与 DR 自然病程进展所致视网膜无灌注区增加相关还不得而知[162]。方案 S 显示,与 PRP 组相比,雷珠单抗组治疗次数和随诊次数更多。另一个 PRP 与注药治疗 PDR 的对比研究中,4 年间 22% 的抗 VEGF 治疗患者失访,造成最终视力和解剖结果劣效于 PRP[163]。

2019 年 AAO 建议,对于依从性良好的患者,在与其进行充分沟通后,可以先行抗 VEGF 治疗,如果 NV 未消退、视网膜和虹膜 NV 增加、发生新的玻璃体积血及出现新的 NV 时,需要及时行 PRP 治疗。另外,药物治疗带给患者的经济和随诊的负担以及多次注药的风险都需要综合考虑。

（七）抗 VEGF 治疗并发症

眼部最严重的并发症是感染性眼内炎,临床试验中发生概率在 0.019% 至 0.09% 之间。进行玻璃体腔注射时,推荐局部使用聚维酮碘消毒,这可以明显降低感染性眼内炎发生风险。2019 年 AAO 关于糖尿病视网膜病变指南不推荐在注射治疗前后常规使用抗生素滴眼液[164]。我国玻璃体腔注药术质量控制标准推荐术前给予抗生素眼液 1～3 天,每天 3 或 4 次。术后给予抗生素眼液,每天 3 或 4 次,共 3 天[165]。其他眼部并发症包括葡萄膜炎症、白内障形成、持续性眼内压升高、玻璃体积血、视网膜脱离等都比较少见[166~168]。

全身副作用特别是血栓栓塞事件及血压升高风险可能与注射药物相关。一项 Meta 分析显示,在连续接受抗 VEGF 治疗的 2 年里,死亡的可能和发生心血管事件的风险轻微增加[169]。回顾分析阿柏西普 Ⅱ、Ⅲ 期临床试验,发生死亡的风险在注药组和对照组别并无显著差异[170]。另一项 Meta 分析显示,对 15 个抗 VEGF 治疗的临床试验进行分析未发现死亡或者血栓事件升高风险[171]。目前还不清楚抗 VEGF 治疗是否会增加血栓事件风险。抗 VEGF 治疗是否对胎儿造成影响现在还不得而知。对于 DME 的特殊人群,比如有心脑血管血栓事件病史、孕妇及哺乳期妇女,需要谨慎选择治疗方法。

参 考 文 献

1. MEYER-SCHWICKERATH G. Treatment of vascular disease of the retina with light coagulation. Transactions of the Canadian Ophthalmological Society,1963,26: 137-147.

2. RF B,E R. The eyes and diabetic: Philadelphia: Lea and Febiger,1971.

3. Preliminary Report on Effects of Photocoagulation Therapy. American Journal of Ophthalmology,1976,81(4): 383-396.

4. Early Photocoagulation for Diabetic Retinopathy: ETDRS Report Number 9. Ophthalmology,1991,98(5): 766-785.

5. Early Treatment Diabetic Retinopathy Study Design and Baseline Patient Characteristics: ETDRS Report Number 7. Ophthalmology,1991,98(5): 741-756.

6. AIELLO LP,AVERY RL,ARRIGG PG et al. Vascular endothelial growth factor in ocular fluid of patients with diabetic retinopathy and other retinal disorders. The New England journal of medicine,1994,331(22): 1480-1487.

7. FLYNN HW,JR.,CHEW EY,SIMONS BD et al. Pars plana vitrectomy in the Early Treatment Diabetic Retinopathy Study. ETDRS report number 17. The Early Treatment Diabetic Retinopathy Study Research Group. Ophthalmology,1992,99(9): 1351-1357.

8. MORIARTY AP,SPALTON DJ,SHILLING JS et al. Breakdown of the blood-aqueous barrier after argon laser panretinal photocoagulation for proliferative diabetic retinopathy. Ophthalmology,1996,103(5): 833-838.

9. FONG DS,GIRACH A,BONEY A. Visual side effects of successful scatter laser photocoagulation surgery for proliferative diabetic retinopathy: a literature review. Retina(Philadelphia,Pa.),2007,27(7): 816-824.

10. NGUYEN QD,BROWN DM,MARCUS DM et al. Ranibizumab for diabetic macular edema: results from 2 phase Ⅲ randomized trials: RISE and RIDE. Ophthalmology,2012,119(4): 789-801.

11. SIVAPRASAD S,PREVOST AT,VASCONCELOS JC et al. Clinical efficacy of intravitreal aflibercept versus panretinal

photocoagulation for best corrected visual acuity in patients with proliferative diabetic retinopathy at 52 weeks（CLARITY）: a multicentre, single-blinded, randomised, controlled, phase 2b, non-inferiority trial. Lancet（London, England）, 2017, 389（10085）: 2193-2203.

12. FIGUEIRA J, FLETCHER E, MASSIN P et al. Ranibizumab Plus Panretinal Photocoagulation versus Panretinal Photocoagulation Alone for High-Risk Proliferative Diabetic Retinopathy（PROTEUS Study）. Ophthalmology, 2018, 125（5）: 691-700.

13. GROSS JG, GLASSMAN AR, JAMPOL LM et al. Panretinal Photocoagulation vs Intravitreous Ranibizumab for Proliferative Diabetic Retinopathy: A Randomized Clinical Trial. JAMA, 2015, 314（20）: 2137-2146.

14. GROSS JG, GLASSMAN AR, LIU D et al. Five-Year Outcomes of Panretinal Photocoagulation vs Intravitreous Ranibizumab for Proliferative Diabetic Retinopathy: A Randomized Clinical Trial. JAMA ophthalmology, 2018, 136（10）: 1138-1148.

15. WILLIAMS R, AIREY M, BAXTER H et al. Epidemiology of diabetic retinopathy and macular oedema: a systematic review. Eye（London, England）, 2004, 18（10）: 963-983.

16. ROMERO-AROCA P, REYES-TORRES J, BAGET-BERNALDIZ M et al. Laser treatment for diabetic macular edema in the 21st century. Current diabetes reviews, 2014, 10（2）: 100-112.

17. KLEIN R, KLEIN BE, MOSS SE et al. The Wisconsin Epidemiologic Study of Diabetic Retinopathy. XV. The long-term incidence of macular edema. Ophthalmology, 1995, 102（1）: 7-16.

18. Photocoagulation for diabetic macular edema. Early Treatment Diabetic Retinopathy Study report number 1. Early Treatment Diabetic Retinopathy Study research group. Archives of ophthalmology（Chicago, Ill.: 1960）, 1985, 103（12）: 1796-1806.

19. Diabetic Retinopathy Clinical Research N, ELMAN MJ, AIELLO LP et al. Randomized trial evaluating ranibizumab plus prompt or deferred laser or triamcinolone plus prompt laser for diabetic macular edema. Ophthalmology, 2010, 117（6）: 1064-1077.e1035.

20. MAINSTER MA, HO PC, MAINSTER KJ. Argon and Krypton Laser Photocoagulators. Ophthalmology, 1983, 90（9）: 48-54.

21. CHIARELLI-NETO O, FERREIRA AS, MARTINS WK et al. Melanin photosensitization and the effect of visible light on epithelial cells. PLoS One, 2014, 9（11）: e113266-e113266.

22. SUÑER IJ, PEDEN MC, HAMMER ME et al. RaScaL: A Pilot Study to Assess the Efficacy, Durability, and Safety of a Single Intervention with Ranibizumab plus Peripheral Laser for Diabetic Macular Edema Associated with Peripheral Nonperfusion on Ultrawide-Field Fluorescein Angiography. Ophthalmologica, 2014, 233（2）: 89-95.

23. TAKAMURA Y, TOMOMATSU T, MATSUMURA T et al. The effect of photocoagulation in ischemic areas to prevent recurrence of diabetic macular edema after intravitreal bevacizumab injection. Investigative ophthalmology & visual science, 2014, 55（8）: 4741-4746.

24. FONG DS, STRAUBER SF, AIELLO LP et al. Comparison of the modified Early Treatment Diabetic Retinopathy Study and mild macular grid laser photocoagulation strategies for diabetic macular edema. Archives of ophthalmology（Chicago, Ill.: 1960）, 2007, 125（4）: 469-480.

25. MACHEMER R, BUETTNER H, NORTON EW, et al. Vitrectomy: a pars plana approach. Trans Am Acad Ophthalmol Otolaryngol, 1971, 75: 813-820.

26. O'MALLEY C, HEINTZ R M. Vitrectomy via the pars plana-a new instrument system. Trans Pac Coast Otoophthalmol Soe Annu Meet, 1972, 53: 121-137.

27. FUJII GY, DE JUAN E JR. HUMAYUN MS, et al. A new 25-gauge instrument system for transconjunctival sutureless vitrectomy surgery. Ophthalmology, 2002, 109: 1807-1813.

28. GUTHRIE G, MAGILL H, STEEL D H. 23 -gauge versus 25 -gauge vitrectomy for proliferative diabetic retinopathy: a comparison of surgical outcomes. Ophthalmologica, 2015, 233（2）: 104.

29. CHALAM KV, SHAH VA. Optics of wide-angle panoramic viewing system-assisted vitreous surgery. Surv Ophthalmol, 2004, 49（4）: 437-445.

30. SCANLON PH. Why do patients still require surgery for the late complications of proliferative diabetic retinopathy? Eye, 2010, 24（3）: 435-440.

31. The Diabetic Retinopathy Vitrectomy Study Research Group. Early vitrectomy for severe vitreous hemorrhage in diabetic retinopathy. Two-year results of a randomized trial. Diabetic Retinopathy Vitrectomy Study report 2. Arch Ophthalmol, 1985, 103（11）: 1644-1652.

32. AABERG TM, ABRAMS GW. Changing indications and techniques for vitrectomy in management of complications of diabetic retinopathy. Ophthalmology, 1987, 94（7）: 775-779.

33. O'HANLEY GP, CANNY CLB. Diabetic dense premacular hemorrhage. A possible indication for prompt vitrectomy. Ophthalmology, 1985, 92（4）: 507-511.

34. WALSHE R, ESSER P, WIEDEMANN P, et. al. Proliferative retinal diseases: myofibroblasts cause chronic vitreoretinal traction. Br J Ophthalmol, 1992, 76: 550-552.

35. RYAN SJ. Traction retinal detachment. XLIX Edward Jackson memorial lecture. Am J Ophthalmol, 1993, 115: 1-20.

36. CHARLES S, FLINN CE: The natural history of diabetic extramacular traction retinal detachment. Arch Ophthalmol, 1981, 99: 66-68.

37. OSHIMA Y, SHIMA C, WAKABAYASHI T, et. al. Microincision vitrectomy surgery and intravitreal bevacizumab as a surgical adjunct to treat diabetic traction retinal detachment. Ophthalmology, 2009, 116: 927-938.

38. STEINMETZ RL, GRIZZARD WS, HAMMER ME. Vitrectomy for diabetic traction retinal detachment using the multiport illumination system. Ophthalmology, 2002, 109: 2303-2307.

39. FLYNN HW, CHEW EY, SIMONS BD, et. al. Pars plana vitrectomy in the Early Treatment Diabetic Retinopathy Study. ETDRS report number 17. The Early Treatment Diabetic Retinopathy Study Research Group. Ophthalmology, 1992, 99: 1351-1357.

40. HO T, SMIDDY WE, FLYNN HW. Vitrectomy in the management of diabetic eye disease. Surv Ophthalmol, 1992, 37: 190-202.

41. THOMPSON JT, DE BUSTROS S, MICHELS RG, et. al. Results and prognostic factors in vitrectomy for diabetic traction-rhegmatogenous retinal detachment. Arch Ophthalmol, 1987, 105: 503-507.

42. CHANG PY, YANG CM, YANG CH, et. al. Pars plana vitrectomy for diabetic fibrovascular proliferation with and without internal limiting membrane peeling. Eye（Lond）, 2009, 23: 960-965.

43. MORI K, GEHLBACH PL, SANO A, et. al. Comparison of epiretinal membranes of differing pathogenesis using optical coherence tomography. Retina, 2004, 24: 57-62.

44. BRAZITIKOS PD, STANGOS NT. Macular hole formation in diabetic retinopathy: the role of coexisting macular edema. Doc Ophthalmol, 1999, 97: 273-278.

45. KURIHARA T, NODA K, ISHIDA S, et. al. Pars plana vitrectomy with internal limiting membrane removal for macular hole associated with proliferative diabetic retinopathy. Graefes Arch Clin Exp Ophthalmol, 2005, 243: 724-726.

46. COOPER BA, SHAH GK, SHEIDOW TG, et. al. Outcome of macular hole surgery in diabetic patients with nonproliferative retinopathy. Retina, 2004, 24: 360-362.

47. PENDERGAST SD, HASSAN TS, WILLIAMS GA, et al. Vitrectomy for diffuse diabetic macular edema associated with a taut premacular posterior hyaloid. Am J Ophthalmol, 2000, 130: 178-186.

48. SHIMURA M, YASUDA K, NAKAZAWA T, et. al. Visual dysfunction after panretinal photocoagulation in patients with severe diabetic retinopathy and good vision. Am J Ophthalmol, 2005, 140: 8-15.

49. MASON JO, YUNKER JJ, VAIL R, et. al. Intravitreal bevacizumab（Avastin）prevention of panretinal photocoagulation-induced complications in patients with severe proliferative diabetic retinopathy. Retina, 2008, 28: 1319-1324.

50. SAKIMOTO S, SAITO Y, NAKATA K, et. al. Surgical outcomes of epiretinal membrane removal after successful pars plana vitrectomy for retinal diseases. Jpn J Ophthalmol, 2008, 52: 227-230.51.

51. THE DRVS RESEARCH GROUP. Two-year course of visual acuity in severe proliferative diabetic retinopathy with conventional management. Diabetic Retinopathy Vitrectomy Study（DRVS）report #1. Ophthalmology, 1985, 92: 492-502.

52. The Diabetic Retinopathy Vitrectomy Study Research Group: Early vitrectomy for severe vitreous hemorrhage in diabetic retinopathy. Two-year results of a randomized trial. Diabetic Retinopathy Vitrectomy Study report 2. Arch Ophthalmol, 1985, 103: 1644-1652.

53. GUPTA B, WONG R, SIVAPRASAD S, et. al. Surgical and visual outcome following 20-gauge vitrectomy in proliferative diabetic retinopathy over a 10-year period, evidence for change in practice. Eye, 2012, 26: 576-582.

54. FAVARD C, GUYOT-ARGENTON C, ASSOULINE M, et. al. Full panretinal photocoagulation and early vitrectomy improve prognosis of florid diabetic retinopathy. Ophthalmology, 1996, 103: 561-574.

55. THOMPSON JT, AUER CL, DE BUSTROS S, et al. Prognostic indicators of success and failure in vitrectomy for diabetic retinopathy. Ophthalmology, 1986, 93: 290-295.

56. JOUSSEN AM, JOERES S. Benefits and limitations in vitreoretinal surgery for proliferative diabetic retinopathy and macular edema. Dev Ophthalmol, 2007, 39: 69-87.

57. HELBIG H, KELLNER U, BORNFELD N, et. al. Rubeosis iridis after vitrectomy for diabetic retinopathy. Graefes Arch Clin Exp Ophthalmol, 1998, 236: 730-733.

58. BARTZ-SCHMIDT KU, THUMANN G, PSICHIAS A, et. al. Pars plana vitrectomy, endolaser coagulation of the retina and the ciliary body combined with silicone oil endotamponade in the treatment of uncontrolled neovascular glaucoma. Graefes Arch Clin Exp Ophthalmol, 1999, 237: 969-975.

59. KIRCHHOF B. The contribution of vitreoretinal surgery to the management of refractory glaucomas. Curr Opin Ophthalmol, 1999, 10: 117-20.

60. JOUSSEN AM, WALTER P, JONESCU-CUYPERS CP, et. al. Retinectomy for treatment of intractable glaucoma: long-term results. Br J Ophthalmol, 2003, 89: 1094-1103.

61. SPITERI CK, RAMAMURTHI S, SAIDKASIMOVA S, et. al. Intravitreal bevacizumab and augmented trabeculectomy for neovascular glaucoma in young diabetic patients. Eye, 2009, 23 (4): 979-81

62. MIKI A, OSHIMA Y, OTORI Y, et. al. Efficacy of intravitreal bevacizumab as adjunctive treatment with pars plana vitrectomy, endolaser photocoagulation and trabeculectomy for neovascular glaucoma. Br J Ophthalmol, 2008, 92 (10): 1431-3.

63. MOITRA VK, MEILER SE. The diabetic surgical patient. Curr Opin Anaesthesiol, 2006, 19: 339-345.

64. KUSAKA S, KODAMA T, OHASHI Y. Condensation of silicone oil on the posterior surface of a silicone intraocular lens during vitrectomy. Am J Ophthalmol, 1996, 121: 574-575.

65. KHAWLY JA, LAMBERT RJ, JAFFE GJ. Intraocular lens changes after short- and long-term exposure to intraocular silicone oil: an in vivo study. Ophthalmology, 1998, 105: 1227-1233.

66. TZEKOV R, ARDEN GB. The electroretinogram in diabetic retinopathy. Surv Ophthalmol, 1999, 44: 53-60.

67. STARR MB, LALLY JM. Antimicrobial prophylaxis for ophthalmic surgery. Surv Ophthalmol, 1995, 39: 485-501.

68. JONAS JB, HAYLER JK, SÖFKER A, et. al. Regression of neovascular iris vessels by intravitreal injection of crystalline cortisone. J Glaucoma, 2001, 10: 284-287.

69. GRISANTI S, BIESTER S, PETERS S, et. al. Intracameral bevacizumab for iris rubeosis. Am J Ophthalmol, 2006; 142: 158-160.

70. ZHAO XY, XIA S, CHEN YX. Antivascular endothelial growth factor agents pretreatment before vitrectomy for complicated proliferative diabetic retinopathy: a meta-analysis of randomised controlled trials. Br J Ophthalmol, 2018, 102: 1077-1085.

71. SCHIFF WM, BARILE GR, HWANG JC, et al. Diabetic vitrectomy: influence of lens status upon anatomic and visual outcomes. Ophthalmology, 2007, 114 (3): 544-550.

72. OSTRI C, LUX A, LUND-ANDERSEN H, et al. Long-term results, prognostic factors and cataract surgery after diabetic vitrectomy: a 10-year follow-up study. Acta Ophthalmol, 2014, 92 (6): 571-576.

73. SUTO C, HORI S, KATO S. Management of type 2 diabetics requiring panretinal photocoagulation and cataract surgery. J Cataract Refract Surg, 2008, 34 (6): 1001-1006.

74. NAKATA K, OHJI M, IKUNO Y, et al. Wide-angle Viewing Lens for Vitrectomy. Am J Ophthalmol, 2004, 137 (4): 760-762.

75. OHJI M, TADA E, FUTAMURA H. Combining a contact lens and wide-angle viewing system for a wider fundus view. Retina, 2011, 31: 1958-1960.

76. INOUE M. Wide-Angle Viewing System. Dev Ophthalmol, 2014, 54: 87-91.

77. CIARDELLA AP，FISHER YL，CARVALHO C，et al. Endoscopic vitreoretinal surgery for complicated proliferative diabetic retinopathy. Retina，2001，21：20-27.

78. SABTI KA，RAIZADA S，KANDARI JA，et al. Applications of endoscopy in vitreoretinal surgery. Retina，2008，28：159-166.

79. ZHANG ZH，LIU HY，HERNANDEZ-DA MOTA SE，et al. Vitrectomy with or without preoperative intravitreal bevacizumab for proliferative diabetic retinopathy：a meta-analysis of randomized controlled trials. Am J Ophthalmol，2013，156（1）：106-115.

80. ZHAO XY，XIA S，CHEN YX. Antivascular endothelial growth factor agents pretreatment before vitrectomy forcomplicated proliferative diabetic retinopathy：a meta-analysis of randomised controlled trials. Br J Ophthalmol，2018，102（8）：1077-1085.

81. 刘文. 临床眼底病（外科卷），北京：人民卫生出版社，2014.

82. TAKAMURA Y，SHIMURA M，KATOME T，et al. Effect of intravitreal triamcinolone acetonide injection at the end of vitrectomy for vitreous haemorrhage related to proliferative diabetic retinopathy. Br J Ophthalmol，2018，102（10）：1351-1357.

83. SCHACHAT AP，OYAKAWA RT，MICHELS RG，et al. Complications of vitreous surgery for diabetic retinopathy. II. Postoperative complications. Ophthalmology，1983，90（5）：522-30.

84. STIRPE M，ORCIUOLO M. Pneumatic syringe used in fibrovascular membrane surgery. Am J Ophthalmol，1985，99：729.

85. CARTER JB，MICHELS RG，GLASER BM，et al. Iatrogenic retinal breaks complicating pars plana vitrectomy. Ophthalmology，1990，97：848-853.

86. HUTTON WL，PESICKA GA，FULLER DG. Cataract extraction in the diabetic eye after vitrectomy. Am J Ophthalmol，1987，104（1）：1-4.

87. MANELLI F，GIUSTINA A. Glucocorticoid-induced osteoporosis. Trends Endocrinol Metab. 2000，11（3）：79-85.

88. DUKER J S，ROBINSON M，ANAND R，et al. Initial experience with an eight-month sustained-release intravitreal ganciclovir implant for the treatment of CMV retinitis associated with AIDS. Ophthalmic Surg Lasers，1995，26（5）：442-448.

89. 张建中. 糖皮质激素的分类及其在皮肤科的应用. 中国医学文摘（皮肤科学），2015（3）：241-247.

90. BEER PM，BAKRI SJ，SINGH RJ，et al. Intraocular concentration and pharmacokinetics of triamcinolone acetonide after a single intravitreal injection. Ophthalmology，2003，110（4）：681-6.

91. BENHAMOU N，MASSIN P，HAOUCHINE B，et al. Intravitreal triamcinolone for refractory pseudophakic macular edema. Am J Ophthalmol，2003，135（2）：246-9

92. DUGUID IG，BOYD AW，MANDEL TE. Adhesion molecules are expressed in the human retina and choroid. Curr Eye Res，1992，11：153-159.

93. KAI W，YANRONG J，XIAOXIN L. Vehicle of triamcinolone acetonide is associated with retinal toxicity and transient increase of lens density. Graefe's Archive for Clinical and Experimental Ophthalmology，2006，244（9）：1152-1159.

94. HERNAEZ-ORTEGA M C，SOTO-PEDRE E. A Simple and Rapid Method for Purification of Triamcinolone Acetonide Suspension for Intravitreal Injection. Ophthalmic Surgery Lasers and Imaging，2004，35（4）：350-351.

95. IP M S，BRESSLER S B，ANTOSZYK A N，et al. A Randomized Trial Comparing Intravitreal Triamcinolone and Focal/Grid Photocoagulation for Diabetic Macular Edema. Retina，2008，28（7）：919-930.

96. BECK R W，EDWARDS A R，AIELLO L P，et al. Three-Year Follow-up of a Randomized Trial Comparing Focal/Grid Photocoagulation and Intravitreal Triamcinolone for Diabetic Macular Edema. Archives of ophthalmology，2009，127（3）：245-251.

97. Diabetic Retinopathy Clinical Research Network；CHEW E，STRAUBER S，BECK R，et al. Randomized trial of peribulbar triamcinolone acetonide with and without focal photocoagulation for mild diabetic macular edema：a pilot study. Ophthalmology，2007，114（6）：1190-1196.

98. ELMAN，M. J.，AIELLO，L. P.，BECK，R. W.，et al. Randomized trial evaluating ranibizumab plus prompt or deferred laser or triamcinolone plus prompt laser for diabetic macular edema. Ophthalmology，2010，117（6）：1064-1077.e35.

99. KIERNAN D F，MIELER W F. The use of intraocular corticosteroids. Expert Opinion on Pharmacotherapy，2009，10（15）：2511-2525.

100. MANELLI F，GIUSTINA A. Glucocorticoid-induced osteoporosis. Trends in Endocrinology & Metabolism Tem，2000，11（3）：79-85.

101. DAVID，S，BOYER，et al. Three-Year，Randomized，Sham-Controlled Trial of Dexamethasone Intravitreal Implant in Patients with Diabetic Macular Edema[J]. Ophthalmology，2014，121（10）：1904-14.

102. SAMANTHA FRASER-BELL，LYNDELL L. LIM，ANNA CAMPAIN，et al. Bevacizumab or Dexamethasone Implants for DME：2-year Results（The BEVORDEX Study）. Ophthalmology，2016，123（6）：1399-1401.

103. BUSCH C，ZUR D，FRASER-BELL S，et al. Shall we stay，or shall we switch? Continued anti-VEGF therapy versus early switch to dexamethasone implant in refractory diabetic macular edema. Acta Diabetologica，2018，55（8）：789-796.

104. FRASER-BELL，S.，LIM，L. L.，Campain，A.，et al. Bevacizumab or dexamethasone implants for DME：2-year results（the BEVORDEX study）. Ophthalmology，2016，123（6），1399-1401.

105. YE H，XIN-JUN R，BO-JIE H，et al. A meta-analysis of the effect of a dexamethasone intravitreal implant versus intravitreal anti-vascular endothelial growth factor treatment for diabetic macular edema. BMC Ophthalmology，2018，18（1）：121.

106. CAROLINE，SCHMIDT，LAUGESEN，et al. Intravitreal ranibizumab for diabetic macular oedema in previously vitrectomized eyes. Acta Ophthalmologica，2017，95（1）：28-32.

107. BRESSLER S B，MELIA M，GLASSMAN A R，et al. Ranibizumab Plus Prompt or Deferred Laser For Diabetic Macular Edema In Eyes With Vitrectomy Before Anti-Vascular Endothelial Growth Factor Therapy. Retina，2015，35（12）：2516-28.

108. CHIN H S，PARK T S，MOON Y S，et al. Difference in Clearance of Intravitreal Triamcinolone Acetonide Between Vitrectomized And Nonvitrectomized Eyes. Retina，2005，25（5）：556-560.

109. SANZ-MARCO E，UDAONDO P，ESTER FRANCES-MUÑOZ，et al. Re：Dexamethasone intravitreal implant for treatment of diabetic macular edema in vitrectomized patients. Retina（Philadelphia，Pa.），2012，32（8）：1695-1697.

110. JONAS，B J. Intraocular pressure after intravitreal injection of triamcinolone acetonide. British Journal of Ophthalmology，2003，87（1）：24-27.

111. AUDREN F，AMÉLIE LECLEIRE-COLLET，ERGINAY A，et al. Intravitreal Triamcinolone Acetonide for Diffuse Diabetic Macular Edema：Phase 2 Trial Comparing 4 mg vs 2 mg. American Journal of Ophthalmology，2006，142（5）：0-79900.

112. MOSHFEGHI A A，SCOTT I U，JR H W F，et al. Pseudohypopyon after intravitreal triamcinolone acetonide injection for cystoid macular edema. American Journal of Ophthalmology，2004，138（3）：0-492.

113. Khurana R N，Appa S N，Mccannel C A，et al. Dexamethasone Implant Anterior Chamber Migration Risk Factors，Complications，and Management Strategies. Ophthalmology，2013，121（1）：67-71.

114. RAFAEL S，JEFFREY MS，DAVID AA，et al. Ocular Anti-VEGF Therapy for Diabetic Retinopathy：The Role of VEGF in the Pathogenesis of Diabetic Retinopathy. Diabetes Care. 2014，37：893-899.

115. ANTONETTI DA，BARBER AJ，HOLLINGER LA，et al. Vascular endothelial growth factor induces rapid phosphorylation of tight junction proteins occludin and zonula occluden 1. A potential mechanism for vascular permeability in diabetic retinopathy and tumors. J Biol Chem 1999，274：23463-23467.

116. OLOFSSON B，PAJUSOLA K，A KAIPAINENA，et al. Vascular Endothelial Growth Factor B，a Novel Growth Factor for Endothelial Cells. Proc Natl Acad Sci U S A. 1996，93（6），2576-2581.

117. FISCHER C，MAZZONE M，JONCKX B，et al. FLT1 and its ligands VEGFB and PlGF：drug targets for anti-angiogenic therapy? Nat Rev Cancer. 2008，8（12）：942-956.

118. GRIGSBY JG，CARDONA SM2，CINDY E，et al. The role of microglia in diabetic retinopathy. J Ophthalmol. 2014；2014：705783.

119. YAMASHITA H，EGUCHI S，WATANABE K，et al. Expression of placenta growth factor（PIGF）in ischaemic retinal diseases. Eye（Lond）. 1999；13（Pt 3a）：372-374.

120. MITAMURA Y，TASHIMO A，NAKAMURA Y，et al. Vitreous levels of placenta growth factor and vascular endothelial growth factor in patients with proliferative diabetic retinopathy. Diabetes Care. 2002，25（12）：2352.

121. ANDO R，NODA K，NAMBA S，et al. Aqueous humour levels of placental growth factor in diabetic retinopathy. Acta

Ophthalmol. 2014，92（3）：e245-246.

122. SHIBUYA M，CLAESSON-WELCH. Signal Transduction by VEGF Receptors in Regulation of Angiogenesis and Lymphangiogenesis. Exp Cell Res. 2006，312（5）：549-560.

123. WONG T，USHA C，RONALD K，et al. The Natural History and Prognosis of Neovascular Age-Related Macular Degeneration：A Systematic Review of the Literature and MetaAnalysis. Ophthalmology. 2008，115（1）：116-128.

124. AUTIERO M，LUTTUN A，TJWA M，et al. Placental Growth Factor and Its Receptor，Vascular Endothelial Growth Factor receptor-1：Novel Targets for Stimulation of Ischemic Tissue Revascularization and Inhibition of Angiogenic and Inflammatory Disorders. J Thromb Haemost. 2003，1（7）：1356-1370.

125. OLSSON AK，DIMBERG A，KREUGER J，et al. VEGF Receptor Signalling - In Control of Vascular Function. Nat Rev Mol Cell Biol. 2006，7（5）：359-371.

126. YANCOPOULOS GD，DAVIS S，GALE NW，et al. Vascular-specific growth factors and blood vessel formation. Nature. 2000，407：242-248.

127. CAO Y. Positive and negative modulation of angiogenesis by VEGFR1 ligands. Sci Signal. 2009，24；2（59）re1.

128. SUZUMA K，TAKAHARA N，SUZUMA I，et al. Characterization of protein kinase C beta isoform's action on retinoblastoma protein phosphorylation，vascular endothelial growth factor-induced endothelial cell proliferation，and retinal neovascularization. Proc Natl Acad Sci USA 2002，99：721-726.

129. AIELLO LP，AVERY RL，ARRIGG PG，et al. Vascular endothelial growth factor in ocular fluid of patients with diabetic retinopathy and other retinal disorders. N Engl J Med 1994，331：1480-1487.

130. STEWART MW. What are the half-lives of ranibizumab and aflibercept（VEGF Trap-eye）in human eyes? Calculations with a mathematical model. Eye Reports. 2011；1：e5.

131. XU L，LU T，TUOMI L，et al. Pharmacokinetics of Ranibizumab in Patients with Neovascular Age-Related Macular Degeneration：A Population Approach. Invest Ophthalmol Vis Sci. 2013，54：1616-1624.

132. NGUYEN QD，BROWN DM，MARCUS DM，et al. Ranibizumab for diabetic macular edema：results from 2 phase Ⅲ randomized trials：RISE and RIDE. Ophthalmology，2012，119：789-801.

133. BROWN DM，NGUYEN QD，MARCUS DM，et al. Long-term outcomes of ranibizumab therapy for diabetic macular edema：the 36-month results from two phase Ⅲ trials：RISE and RIDE. Ophthalmology，2013，120：2013-2022.

134. MITCHELL P，BANDELLO F，SCHMIDT-ERFURTH U，et al. The RESTORE Study：Ranibizumab Monotherapy or Combined with Laser versus Laser Monotherapy for Diabetic Macular Edema. Ophthalmology 2011，118：615-625.

135. TARRYTOWN NY. VEGF Trap-Eye（aflibercept ophthalmic solution）briefing document. Ophthalmologic Drugs Advisory Committee. June 17，2011：Regeneron Pharmaceuticals，Inc.

136. EXPERT REV. Pharmacokinetics，pharmacodynamics and pre-clinical characteristics of ophthalmic drugs that bind VEGF. Clin. Pharmacol. 2014；7（2）：167-180.

137. KOROBELNIK JF，DO DV，SCHMIDT-ERFURTH U，et al. Intravitreal aflibercept for diabetic macular edema. Ophthalmology. 2014，121：2247-2254.

138. BROWN DM，SCHMIDT-ERFURTH U，DO DV，et al. Intravitreal aflibercept for diabetic macular edema：100- week results from the VISTA and VIVID studies. Ophthalmology，2015；122：2044-2052.

139. WELLS JA，GLASSMAN AR，AYALA AR，et al. Aflibercept，bevacizumab，or ranibizumab for diabetic macular edema：two year results from a comparative effectiveness randomized clinical trial. Ophthalmology，2016；123：1351-1359.

140. LI H，LEI N，ZHANG M，et al. Pharmacokinetics of a Long-Lasting anti-VEGF Fusion Protein in Rabbit. Experimental Eye Research，2012，97：154-159.

141. WONG TY，LIEW G，MITCHELL P，et al. Clinical Update：New Treatments for Age-Related Macular Degeneration. Lancet，2007，370：204-206.

142. WU Z，ZHOU P，LI X，et al. Structural Characterization of a Recombinant Fusion Protein by Instrumental Analysis and Molecular Modeling. PLOS ONE. Plos One，2013；8（3）：e57642.

143. MIYAMOTO N，KOZAK Y，JEANNY JC，et al. Placental Growth factor-1 and Epithelial Haemato-Retinal Barrier Breakdown：Potential Implication in the Pathogenesis of Diabetic Retinopathy. Diabetologia，2007，50（2）：461-470.

144. HUANG H，HE J，JOHNSON D，et al. Deletion of Placental Growth Factor Prevents Diabetic Retinopathy and Is Associated With Akt Activation and HIF1α-VEGF Pathway Inhibition. Diabetes，2015，64（1）：200-212.

145. HUANG J，LI X，LI M，et al. Effects of Intravitreal Injection of KH902，a Vascular Endothelial Growth Factor Receptor Decoy，on the Retinas of Streptozotocin-Induced Diabetic Rats. Diabetes，obesity & metabolism.2012，14（7）：644-53.

146. MENG W，LI R，XIE X. Conbercept and Retinal Photocoagulation in the treatment of Diabetic Macular Edema. Pak J Med Sci. 2019，35（6）：1493-1498.

147. 李文清，宋艳萍，丁琴. 康柏西普联合 577nm 阈值下微脉冲激光光凝治疗糖尿病黄斑水肿的疗效观察. 中华眼底病杂志，2019，35（2）.

148. STEWART MW，ROSENFELD PJ. Predicted biological activity of intravitreal VEGF Trap. Br J Ophthalmol. 2008，92（5）：667-668.

149. CILLEY JC，BARFI K，BENSON AB，et al. Bevacizumab in the treatment of colorectal cancer. Expert Opin Biol Ther 2007；7：739-749.

150. MOULD DR，SWEENEY KR. The pharmacokinetics and pharmacodynamics of monoclonal antibodies - mechanistic modeling applied todrug development. Curr Opin Drug Discov Devel. 2007，10：84-96.

151. KROHNE TU，ETER N，HOLZ FG，et al. Intraocular pharmacokinetics of bevacizumab after a single intravitreal injection in humans. Am J Ophthalmol，2008，146：508-512.

152. MICHAELIDES M，KAINES A，HAMILTON RD，et al. A Prospective Randomized Trial of Intravitreal Bevacizumab or Laser Therapy in the Management of Diabetic Macular Edema（BOLT Study）12-Month Data：Report2. Ophthalmology，2010，117：1078-1086.

153. PRUNTE C，FAJNKUCHEN F，MAHMOOD S，et al. Ranibizumab 0.5 mg treat-and-extend regimen for diabetic macular oedema：the RETAIN study. Br J Ophthalmol，2016，100：787-795.

154. Early Treatment Diabetic Retinopathy Study Research Group. Early Treatment Diabetic Retinopathy Study design and baseline patient characteristics：ETDRS report number 7. Ophthalmology. 1991，98（5 Suppl）：741-756.

155. BAKER CW，GLASSMAN AR，BEAULIEU WT，et al. Effect of Initial Management with Aflibercept vs Laser Photocoagulation vs Observation on Vision Loss Among Patients With Diabetic Macular Edema Involving the Center of the Macula and Good Visual Acuity：A Randomized Clinical Trial. JAMA. 2019，321（19）：1880-1894.

156. ZHAO M，SUN Y，JIANG Y. Anti-VEGF therapy is not a magic bullet for diabetic retinopathy. Eye（Lond）. 2020，34（4）：609-610.

157. AREVALO JF，MAIA M，FLYNN HW JR，et al. Tractional retinal de. tachment following intravitreal bevacizumab（Avastin）in patients with severe proliferative diabetic retinopathy. Br J Ophthalmol，2008，92（2）：213-216.

158. LI X，FOERSTER MH. Eletroretinographische Befund bei Retinopathia diabetica proliferans nach Argon Laserkoagulation der mittleren und aesseren Netzhautperipherie. Forschr Ophthalmol.1986，83：459-461.

159. 钱彤，黎晓新. 糖尿病性视网膜病变激光术后视野的改变. 中国实用眼科杂志，2000，18（6）：358-360.

160. NICHOLSON L，CROSBY-NWAOBI R，VASCONCELOS JC，et al. Mechanistic evaluation of panretinal photocoagulation versus aflibercept in proliferative diabetic retinopathy：CLARITY substudy. Investig Ophthalmol Vis Sci. 2018，59：4277-84.

161. Writing Committee for the Diabetic Retinopathy Clinical Research Network. Panretinal photocoagulation vs intravitreous ranibizumab for proliferative diabetic retinopathy：a randomized clinical trial. JAMA. 2015，314（20）：2137-2146.

162. GROSS JG，GLASSMAN AR，LIU D，et al. Five-Year Outcomes of Panretinal Photocoagulation vs Intravitreous Ranibizumab for Proliferative Diabetic Retinopathy：A Randomized Clinical Trial. JAMA Ophthalmol. 2018，136（10）：1138-1148.

163. OBEID A，GAO X，ALI FS，et al. Loss to follow-up in patients with proliferative diabetic retinopathy after panretinal photocoagulation or intravitreal anti-VEGF injections. Ophthalmology. 2018，125（9）：1386-1392.

164. PARKE DW，COLEMAN AL，RICH WL，et al. Choosing Wisely：five ideas that physicians and patients can discuss.

Ophthalmology. 2013，120（3）：443-444.

165. 中华医学会眼科学分会眼底病学组. 我国视网膜病玻璃体腔注药术质量控制标准. 中华眼科杂志，2015，51（12）.

166. EADIE BD，ETMINAN M，CARLETON BC，et al. Association of Repeated Intravitreous Bevacizumab Injections With Risk for Glaucoma Surgery. JAMA Ophthalmol. 2017，135（4）：363-368.

167. KAHOOK MY，AMMAR DA. In vitro effects of antivascular endothelial growth factors on cultured human trabecular meshwork cells. J Glaucoma. 2010，19（7）：437-441.

168. YANNUZZI NA，PATEL SN，BHAVSAR KV，et al. Predictors of sustained intraocular pressure elevation in eyes receiving intravitreal anti-vascular endothelial growth factor therapy. Am J Ophthalmol. 2014；158（2）：319-327 e312.

169. AVERY RL，GORDON GM. Systemic Safety of Prolonged Monthly Anti-Vascular Endothelial Growth Factor Therapy for Diabetic Macular Edema：A Systematic Review and Meta-analysis. JAMA Ophthalmol. 2016，134（1）：21-29.

170. KITCHENS J. Systematic review of safety across the phase 2 and 3 clinical trials of intravitreal aflibercept injection in neovascular age-related macular degeneration，macular edema following retinal vein occlusion，and diabetic macular edema. Poster presented at 2015 meeting of the Association for Research in Vision and Ophthalmology，Denver，CO，6 May 2015.

171. VIRGILI G，PARRAVANO M，MENCHINI F，et al. Anti-vascular endothelial growth factor for diabetic macular oedema. Cochrane Db Syst Rev 2014；10：CD007419.

172. HO T，SMIDDY WE，FLYNN HW. Vitrectomy in the management of diabetic eye disease. Surv Ophthalmol，1992，37：190-202.

第二节　糖尿病相关眼表病变的治疗

随着糖尿病患病率逐步增高，糖尿病相关眼表疾病患者越来越多，眼部手术后更容易发生[1,2]。高糖环境下，DM 患者角膜内组织代谢异常、糖基化产物沉积，生长因子表达改变，使上皮基底膜成分发生改变，导致角膜炎缘干细胞功能障碍，角膜神经密度降低，再加上角膜的氧化应激和过度炎症反应，使角膜上皮增殖、移行和黏附发生障碍，损伤后伤口愈合速度减慢。此外，糖尿病患者泪膜功能障碍，其引起的眼表微环境改变又进一步加剧了糖尿病相关眼表疾病的治疗困难。因此，糖尿病相关眼表病变的治疗目标是控制血糖，定期监测眼表功能，保护眼表微环境，防止眼表病变的发生和发展，并积极治疗角膜并发症。

下面就最为常见 DM 相关干眼、角膜病变，以及患者眼术前术后常见角膜病变的预防和治疗进行阐述。

一、糖尿病干眼的治疗

DM 干眼的早期诊断和治疗至关重要。对于有干眼症状患者，应及时进行泪液功能的检查，包括泪膜稳定性，泪液分泌量和睑板腺功能，并仔细观察患者睑缘及角膜变化。同时测量角膜知觉，结合角膜共聚焦显微镜评价有无角膜神经损伤[4]。

DM 干眼的治疗原则遵循干眼的治疗原则[5~7]：轻度干眼，以补充人工泪液为主；中、重度干眼，并伴有角膜上皮损伤的患者，在局部使用人工泪液的基础上，联合抗炎药物治疗，同时给予促进角膜生长和保护角膜的药物，泪液分泌量低于 5mm/5min 时，可联合湿房镜，泪小点栓塞等治疗。重度干眼伴有角膜上皮糜烂、丝状角膜炎的患者，局部使用自体血清治疗。对于睑板腺功能不良的患者，应通过热敷、睑板腺按摩改善睑板腺功能。

目前，人工泪液包括玻璃酸钠、甲基纤维素、硫酸软骨素、聚丙烯酸及卡波姆等，这些药物各有特点：甲基纤维素类人工泪液黏稠，可较好润滑眼表，降低泪液蒸发；透明质酸类可吸收水分，除润滑眼表外，还可与纤维蛋白结合，促进角膜上皮细胞修复；聚丙烯酸可降低泪液渗透压，修复角膜上皮。DM 干眼患者尽量选择不含防腐剂的人工泪液，以防止长期用药时防腐剂对眼表细胞的影响。眼膏或凝胶类人工泪液在眼表保留时间更长，润滑和保护作用更好，更适合中、重度干眼伴有角膜上皮缺损、糜烂或溃疡的DM 患者。文献报道甲基纤维素类为辅基的眼膏可延长泪膜破裂时间，在上下眼睑间黏附性较好，防止泪液蒸发,更适合伴有睑板腺功能不良的 DM 干眼患者[8,9]。

自体血清中含有多种免疫球蛋白、维生素 A、纤维蛋白、各种生长因子和抗炎细胞因子,这些都是泪液中含有的成分,可以有效治疗干眼,同时还可有效促进角膜上皮的修复[10,11]。与其他常规治疗相比,50% 浓度的自体血清滴眼治疗严重干眼更有效[12]。但自体血清不含防腐剂,有潜在引起感染的风险,使用时应重视药物的配制和保存问题,并嘱患者定期复诊。

抗炎治疗在干眼的治疗中非常重要,常用的抗炎药物包括糖皮质激素、非甾体类抗炎药、环孢素 A 等。糖皮质激素可有效改善干眼患者的症状和体征,但有可能增加患者细菌和真菌感染的风险,导致眼压升高及白内障等不良反应[13],建议短期(1～2 周)使用,并选择低浓度的糖皮质激素,如 0.02%～0.1% 氟米龙滴眼液来控制炎症。为避免局部糖皮质激素的不良反应,临床上常使用非甾体类抗炎药来代替糖皮质激素,包括普拉洛芬,双氯芬酸钠,溴芬酸钠等[14]。对于合并免疫反应的患者,也可应用 0.05% 环孢素 A,抑制免疫反应,减少炎症损害引起的杯状细胞破坏[15]。但抗炎药物不增加泪液的产生,并可降低角膜的敏感性,有导致角膜上皮溶解的风险,所以 DM 干眼患者应谨慎使用,并定期随诊。

二、糖尿病角膜病变的治疗

DM 病患者因代谢异常,干眼和角膜神经受损而出现自发性角膜损伤,角膜上皮糜烂,而且病变常常迁延不愈,严重者甚至进展为神经营养性角膜溃疡,角膜穿孔,常规治疗较难愈合,可造成严重视力损害[3]。因此 DM 患者一旦发生角膜病变,应尽快药物治疗,促进角膜上皮愈合,重建角膜上皮屏障。

患者仅有浅层点状角膜炎时,按照干眼的原则处理。

若发生持续角膜上皮糜烂、上皮缺损、丝状角膜炎,或角膜溃疡时,在润滑保护眼表的同时,应积极给予促进角膜上皮生长,预防感染等治疗。对于常规药物治疗效果不佳,上皮病变持续存在的患者,可考虑给予 40%～50% 浓度自体血清滴眼。自体血清的应用会增加角膜感染的风险,应同时预防性使用抗生素滴眼液或眼膏。对于刺激症状重,角膜上皮持续缺损,或丝状角膜炎和角膜上皮反复剥脱的患者,可佩戴角膜绷带镜,以减少眨眼时眼睑对角膜上皮的机械性摩擦和损伤,同时绷带镜还可以延长药物在眼表停留的时间,有助于角膜上皮修复[16]。对于已发生角膜感染的患者,禁用自体血清治疗和佩戴绷带镜。

DM 患者易发生角膜感染,其治疗原则同感染性角膜病。值得注意的是,对于 DM 患者,在抗感染治疗的同时,应注意抗感染药物对角膜的毒性作用,一旦发生药物性角膜病变,往往较难愈合(图 4-1-2-1)。一旦感染控制,应尽快调整局部抗生素、抗真菌和抗病毒药物的用量,并积极增加保护角膜,促进角膜修复的药物。

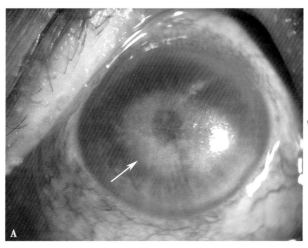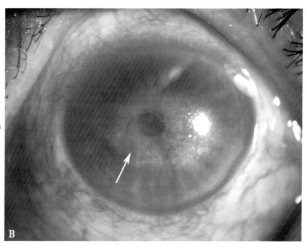

图 4-1-2-1 男,65 岁,糖尿病 10 年,药物性角膜病变

A. 左眼病毒性角膜内皮炎,频点抗病毒药物,治疗 3 个月后,角膜上皮水肿,糜烂,角膜中央上皮大片缺损(箭头),基质水肿,角膜内皮面仍见 KP;B. 停用局部抗病毒药物,人工泪液联合 40% 自体血清治疗 2 周后,角膜上皮缺损范围明显缩小(箭头),角膜水肿稍减轻

角膜损伤修复依靠一系列生长因子和细胞因子级联式的调节，主要的因子包括神经生长因子、转化生长因子β、表皮生长因子，调控细胞的移行、增殖、分化和凋亡，同时它们也是促进角膜上皮损伤修复的重要治疗靶点[17~19]。目前重组人表皮生长因子（rhEGF）和碱性成纤维细胞生长因子（bFGF）已应用于临床，在角膜损伤后与角膜缘干细胞膜上的受体或成纤维细胞结合，或促进角膜上皮、基质细胞和成纤维细胞的分化和增殖，加速细胞外基质分泌和合成，促进角膜损伤愈合；并可通过促进泪腺增加蛋白分泌，用于治疗干眼。在一项前瞻性研究中，发现重组人表皮生长因子滴眼液能有效治疗DM角膜病变[20]。

三、糖尿病患者眼部手术后继发角膜病变的治疗

DM患者进行任何眼部手术前，都应注意评估患者的泪液和角结膜，也要关注患者睑缘有无炎症。如果有严重的干眼和角膜病变，应提前应用人工泪液和抗炎药改善眼表状态后再行手术治疗。术中应注意轻柔操作，尽量缩短手术时间，应用透明质酸钠保护角膜上皮和内皮细胞，以免手术造成角膜上皮和内皮细胞损伤。术后注意选择对角膜影响较小的药物，可预防性使用人工泪液保护角膜。

1. 穿透性角膜移植术　角膜移植术后，角膜植片内的神经再生需要1~3年，甚至更长时间。DM患者的角膜供体是术后角膜上皮损害的危险因素，因此不能作为角膜移植术的供体。DM患者角膜移植术后角膜的修复也较非DM患者困难，出现角膜上皮化延迟，甚至角膜植片融解术等并发症。因此术后既开始使用人工泪液和保护角膜的药物，必要时联合自体血清治疗。

2. 白内障手术　白内障手术中角膜上皮和内皮均会受到不同程度的损伤，术后糖尿病患者角膜内皮渗透性增加，角膜基底细胞半桥粒结构相对长度下降，上皮细胞的黏附功能受损，导致患者术后出现不同程度的角膜上皮功能障碍。患者常在术后2周左右出现眼磨、疼痛等刺激症状，药物治疗常常难以完全缓解症状；一旦发生角膜上皮缺损则较难愈合（图4-1-2-2）。因此，DM患者白内障术中应加强角膜上皮和内皮的保护，术后既开始使用不含防腐剂的人工泪液保护角膜上皮，术后常规用药也尽量选择对角膜上皮影响较小的药物，防止角膜病变的发生和发展。

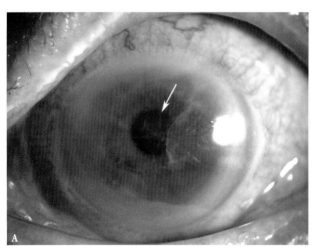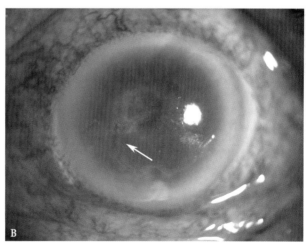

图4-1-2-2　男，66岁，糖尿病15年，角膜上皮功能障碍

A. 糖尿病患者术后2周，左眼磨疼，流泪，视力下降，左角膜中央偏上方上皮大片缺损（箭头），基质水肿，后弹力层皱褶；
B. 经局部人工泪液，促生长等治疗2个月后，角膜上方上皮仍未完全愈合，角膜下方出现树枝状上皮缺损病灶（箭头）

3. 经睫状体平坦部的内眼手术和视网膜激光光凝术　角膜内的三叉神经起源于三叉神经的鼻睫状神经，进入眼内后在脉络膜上腔内分支成网络，抵达角膜缘后进入角膜内。经睫状体平坦部的玻璃体切除术，眼部激光治疗，包括睫状体光凝术、全视网膜光凝等，可从眼外部和内部造成不同程度的神经损伤，进而术后引起角膜神经的继发性损伤，加上手术本身对角膜上皮细胞和内皮细胞的影响，患者常在术后1~2周出现点状角膜炎、角膜上皮水肿、后弹力层皱褶、角膜敏感度下降等症状，临床上发现角膜知觉减

退与糖尿病视网膜病变严重程度存在一定相关性[21]。因此，对于角膜知觉已经下降，或伴有角膜病变的糖尿病患者进行眼部激光治疗时，应降低能量，多次重复治疗，以免直接或间接损伤角膜神经。术后局部使用人工泪液保护角膜，并随诊角膜变化。

DM 对眼表微环境、泪液功能、角膜代谢和生理功能都有重要影响，一旦发生相关角膜疾病，将严重影响患者生活质量。因此，在控制全身病的基础上，对糖尿病患者进行眼底检查的同时，应重视眼表的变化，尤其是泪液和角膜的变化，及早发现问题，及时治疗，防止发生严重角膜病变发生，保护患者视功能。

参 考 文 献

1. NELSON D，CRAIG J P，AKPEK E K，et al. TFOS DEWS Ⅱ Introduction. The Ocular Surface，2017，15（3）：269-275.

2. LYU Y，ZENG X，LI F，et al. The effect of the duration of diabetes on dry eye and corneal nerves. Cont Lens Anterior Eye，2019，42（4）：380-385.

3. NEPP J，ABELA C，POLZER I，et al. Is there a correlation between the severity of diabetic retinopathy and keratoconjunctivitis sicca. Cornea，2000，19（4）：487-491.

4. TAVAKOLI M，MITU-PRETORIAN M，PETROPOULOS I N，et al. Corneal confocal microscopy detects early regeneration in diabetic neuropatby after simultaneous pancreas and kidney transplantation. Diabetes，2013，62（1）：254-260.

5. JONES L，DOWNIE L E，KORB D，et al. TFOS DEWS Ⅱ management and therapy report. Ocul Surf，2017，15（3）：575-628.

6. 中华医学会眼科学分会角膜病学组. 干眼临床诊疗专家共识（2013 年）. 中华眼科杂志，2013，49（1）：73-75.

7. 刘祖国，张晓博. 解读国际泪膜与眼表协会 2017 年干眼专家共识中的干眼定义与分类. 中华眼科杂志，2018，54（4）：246-248.

8. NORN M S. Tear-film and cornea wetting time [proceedings]. Acta Ophthalmol，1975，125：42-43.

9. MALAFA M M，COLEMAN J E，BOWMAN R W，et al. Perioperative Corneal Abrasion：Updated Guidelines for Prevention and Management. Plastic and reconstructive surgery，2016，137（5）：790e-798e.

10. KATSAKOULAS I，LOUGOVOI C，PARASKEVOPOULOU P，et al. Protocol of blood serum eye drops. Int J Pharm Compd，2015，19（3）：252-260.

11. YOUNG A L，CHENG A C，NG H K，et al. The use of autologous serum tears in persistent corneal epithelial defects. Eye，2004，18（6）：609-614.

12. HUSSAIN M，SHTEIN R M，SUGAR A，et al. Long-term use of autologous serum 50% eye drops for the treatment of dry eye disease. Cornea，2014，33（12）：1245-1251.

13. CUTOLO C A，BARABINO S，BONZANO C，et al. The use of topical corticosteroids for treatment of dry eye syndrome. Ocul Immunol Inflamm，2019，27（2）：266-275.

14. COLLIGRIS B，ALKOZI H A，PINTOR J. Recent developments on dry eye disease treatment compounds. Saudi J Ophthalmol，2014，28（1）：19-30.

15. ZHOU X Q，WEI R L. Topical cyclosporine A in the treatment of dry eye：a systematic review and meta-analysis. Cornea，2014，33（7）：760-767.

16. FRAUNFELDER F W，CABEZAS M. Treatment of recurrent corneal erosion by extended-wear bandage contact lens. Cornea，2011；30（2）：164-166.

17. DEL BUEY M A，CASAS P，CARAMELLO C，et al. An Update on Corneal Biomechanics and Architecture in Diabetes. Journal of ophthalmology，2019，2019：7645352.

18. LJUBIMOV A V. Diabetic complications in the cornea. Vision research，2017；139：138-152.

19. ZHU L，TITONE R，ROBERTSON D M. The impact of hyperglycemia on the corneal epithelium：Molecular mechanisms and insight. Ocul Surf，2019，17（4）：644-654.

20. MARQUEZ E B，De ORTUETA D，ROYO S B，et al. Epidermal growth factor receptor in corneal damage：update and new insights from recent reports. Cutan Ocul Toxicol，2011，30（1）：7-14.

21. NEIRA-ZALENTEIN W, HOLOPAINEN J M, TERVO T M, et al. Corneal sensitivity in diabetic patients subjected to retinal laser photocoagulation. Invest Ophthalmol Vis Sci, 2011, 52（8）: 6043-6049.

第三节　糖尿病其他眼部并发症的治疗

（一）糖尿病眼外肌麻痹

糖尿病眼外肌麻痹临床常见的主诉是复视，可合并同侧的头痛或眼痛，部分患者头痛或眼痛的症状可先于复视。糖尿病眼肌麻痹的诊断依据：①糖尿病由内分泌科医师按诊断标准确诊；②在糖尿病病程中发生复视，经眼肌及复视像等检查，排除共同性斜视，确诊为麻痹性斜视；③经头颅 CT 及内科检查除外颅内病变所致眼肌麻痹 Graves 病及高尿酸血症所致眼肌麻痹。

糖尿病眼肌麻痹经积极治疗，预后较好，一般治疗 2 周左右眼部症状好转，复像距离缩小，于发病后 2～4 个月眼部症状消失，但有复发倾向，文献报道复发率为 6%～25%[1]。治疗眼肌麻痹主要是采取对症处理和全身治疗，或采取简单暂时遮盖患眼的做法也可行。综合治疗措施包括：①积极治疗糖尿病、高血压、高血脂；②大剂量使用 B 族维生素及维生素 C；③使用血管扩张剂及神经营养剂，以改善神经缺血状态，促进神经机能的恢复；④结合针灸治疗和中医中药也可能有效。总之，糖尿病眼肌麻痹需要早期诊断，早期治疗，使眼外肌麻痹得以功能恢复[2, 3]。

（二）糖尿病新生血管性青光眼

糖尿病患者眼内缺血缺氧，诱发血管内皮生长因子（vascular endothelial growth factor，VEGF）含量增加，引发视网膜、虹膜及前房角的新生血管出现，最后导致眼压急剧性增高，发生新生血管性青光眼（neovascular glaucoma，NVG）[4, 5]。

NVG 治疗需要控制眼内压并同时治疗导致新生血管形成的缺血性疾病。传统的治疗 NVG 的方法有：全视网膜激光光凝术（panretinal photocoagulation，PRP）、降眼压药物治疗、青光眼滤过手术、睫状体光凝术、青光眼引流装置植入术等。

1. 全视网膜激光光凝术　PRP 在治疗 NVG 中有着十分重要的作用，其原理主要是通过激光封闭视网膜中无灌注区，破坏视杆、视锥细胞，改善视网膜缺氧以抑制眼内 VEGF 的形成，从而促使视网膜及虹膜新生血管消退，增加视网膜的血流，是治疗 DR 必不可少的手段[6, 7]。

2. 降眼压药物治疗　DR 患者发生 NVG 时，通常采用较有效的降眼压药以防止视力丧失、减少疼痛及减轻 NVG 的相关不适。由于新生血管会导致前房角的阻塞或关闭，临床治疗时常使用抑制房水生成的药物，如 β 受体阻滞剂、α 肾上腺素受体激动剂、碳酸酐酶抑制剂、前列腺素类药物、阿托品等。眼压严重升高时通过甘露醇等高渗溶液增加血浆渗透压，使玻璃体容积减小而降低眼压。

3. 手术治疗　由于 DR 性 NVG 患者前房角大多发生关闭，单独药物治疗常难以奏效，需进行手术治疗，手术方式主要包括促进房水排出的滤过手术、减少房水生成的睫状体破坏术及引流装置植入术。

滤过性手术：滤过性手术中最常用于治疗 NVG 的是小梁切除术，但单纯的小梁切除术术后常发生前房大量出血，堵塞滤过口而引起更高的眼压，导致手术失败[8]。因此 NVG 手术治疗大多采取复合小梁切除术，术中使用丝裂霉素。

睫状体破坏术：主要包括睫状体冷凝术、睫状体激光光凝术。手术破坏睫状上皮致睫状体萎缩，减少房水产生，从而达到降低眼内压的目的。但是手术只是破坏了部分睫状体分泌房水的功能，由于眼内产生新生血管生长因子的原发因素未去除，未能阻止新生血管生长，房角新生血管仍不断生长，增加了继续再治疗的可能[9]。由于该术式有时会导致睫状体的萎缩引起眼球生理功能障碍，因此一般适用于晚期的 NVG。

引流装置植入术：滤过性手术往往存在术后瘢痕而导致滤过道阻塞，而睫状体破坏性手术治疗时冷凝量或光凝量控制不好会导致眼球萎缩等问题发生,因此青光眼引流装置被引入。目前最新的手术方法是引流钉植入术,引流钉由不锈钢制造,具有良好的组织相容性,最先用于原发性开角型青光眼的治疗,它具有不咬切小梁和虹膜组织,对前房干扰较小,操作简便等优点。目前临床上运用的引流装置主要有Molteno 房水引流装置、Krupin 房水引流装置、Ahmed 青光眼减压阀及 Ex-PRESS 青光眼引流钉等。

4.抗新生血管形成药物的辅助应用　对于 DR 性 NVG,抗 VEGF 已成为一种有效的一线辅助治疗方法。通过眼内注射抗 VEGF 类药物,可有效抑制虹膜表面和前房角新生血管的形成,使眼压降低,减少玻璃体积血的发生或促进已经存在的玻璃体积血的吸收[10],为进一步的全视网膜激光光凝或玻璃体手术治疗创造条件[11~14],并能降低注药后实施滤过手术术中出血和术后瘢痕粘连的风险[15]。在 NVG 的治疗中,抗 VEGF 药物大多采取前房及玻璃体腔的注射方式给药。

综上所述,早期发现和及时治疗是治疗 NVG 的关键,抗 VEGF 药物的联合应用可以促进新生血管消退,为激光全视网膜激光光凝术和抗青光眼手术的实施提供时间窗。早期足量的全视网膜激光光凝非常必要,随访期间行荧光素眼底血管造影检查可判断光凝是否充足,是预防 NVG 的有效措施[16]。

(三)糖尿病性白内障的治疗

对合并糖尿病的白内障患者而言,手术可以改善视力,还有利于对糖尿病视网膜病变(diabetic retino-pathy,DR)进行评估和治疗,因此白内障摘出术仍是目前有效的治疗手段。

糖尿病性白内障的手术时机根据国际眼科协会(International Council of Ophthalmology,ICO)2017 年糖尿病眼保健指南,在选择糖尿病患者白内障摘出术的时机时应仔细评估 DR 程度[17]。由于白内障手术后 DR 的严重程度和 DME 可能会进展迅速[18],在美国 AAO 和 ADA 的糖尿病视网膜病变指南中,提到白内障手术没有级别高的循证证据,表明与 DR 的进展有关指南建议遵循以下原则处理:对于轻度白内障,仔细评估 DR 程度;对于眼底清楚视力尚好的病人不需要进行白内障手术;对于重度白内障,在白内障手术前应对重度 NPDR 患者进行 PRP 全视网膜激光光凝治疗,对 DME 患者行局部或格栅激光光凝治疗或抗 VEGF 治疗,在 DR 或 DME 稳定之后,再行白内障手术以提高视力;对于重度白内障眼底模糊不清的患者,如果无法准确评估 DR 程度,可以先行白内障手术,然后再评估和治疗 DR;如果存在 DME,而且屈光间质清楚的情况下,术前中或术后应进行抗 VEGF 治疗;如果发现玻璃体积血,则应进行白内障联合玻璃体切割手术,并且在术中进行眼内激光光凝治疗。

白内障术前准备:糖尿病患者血糖水平的控制与白内障手术的疗效直接相关。研究显示,血糖越稳定、全身性疾病越少的患者白内障摘出术后视力越好[19]。然而,目前并不建议在围手术期采用短期降糖措施,糖尿病患者白内障术前血糖水平的波动反而会增加术后并发症,如导致 DR 的进展[20]。目前尚无国际公认的关于围手术期血糖控制的指南或共识,对于糖尿病患者手术的最佳血糖水平也无定论,推荐血糖水平维持在 7~8mmol/L(根据个体既往血糖控制史),每个月 HbA1c 波动小于 0.5%[21]。术前应散大瞳孔检查眼底,条件允许的话,最好进行 OCT 和超声检查来评估 DR 和 DME 的情况。应该在未散瞳的情况下,检查虹膜和房角的新生血管情况,同时检测眼压。应告知患者白内障术后数月可能会发生后囊混浊从而导致视力下降,并且需要对合并的 DR 进行跟踪治疗。对于高危病人(DR 或非中心性 DME)术前90 天局部使用非甾体类滴眼液和糖皮质激素滴眼液治疗[22]。

白内障手术中需要进行精细的无菌手术操作,糖尿病患者瞳孔副交感神经功能下降,瞳孔不易扩大,导致手术操作难度增大,手术时间延长,可能需要虹膜钩或 Malyugin 环来扩大瞳孔,术中和术后并发症的发生风险也相应增加。术中撕囊直径应大于正常值,但应小于 IOL 光学直径,以防止 IOL 向前移位和术后后囊混浊,同时方便术后检查眼底和对 DR 进行治疗。如果预期下一步需要进行玻璃体切除术,应使用疏水性丙烯酸 IOL。如果在手术前检测到 DME,手术结束时可以给予结膜下注射曲安奈德或玻璃体内曲安奈德留置。白内障术后使用糖皮质激素滴眼液和抗生素滴眼液的时间要足够长以控制炎症反应。

总之,合并糖尿病的白内障患者的治疗应采用系统化、个体化的治疗方案,手术时机应根据白内障程度和眼底视网膜情况综合考虑,术后眼底随访也不容忽视。目前仍有很多联合治疗方案正在研究中,比如白内障手术后为抑制 DME 的发生和进展，可以进行结膜下曲安奈德给药或局部非甾体类滴眼液或可联合局部类固醇滴眼液治疗，也可以给予抗 VEGF 药物玻璃体留置等治疗措施，这些方面目前仍需要进行更多试验探索[22]。

（四）糖尿病视神经病变

目前关于糖尿病视神经病变的分类方法并不统一，国外有学者将其分为四类：视盘新生血管、前段缺血性视神经病变、糖尿病性视盘炎及 Wolfram（DIDMOAD）综合征[23]。Wolfram（DIDMOAD）综合征（遗传性少年型糖尿病综合征）是以特发性尿崩症、幼年型糖尿病、视神经萎缩、耳聋为主要临床特征的，属常染色体隐性遗传的一组综合征，临床上少见[24]。

1. 前部缺血性视神经病变（anterior ischaemic optic neuropathy，AION）　目前，尚没有公认的能有效治疗 NAION 的方法。文献中可以查阅的涉及 NAION 治疗的方法包括药物，如苯妥英钠、阿司匹林、糖皮质激素、红细胞生成素或红细胞生成素受体激动剂；手术，如玻璃体腔内注入抗 VEGF 药物、视神经鞘减压术、视神经切开术；全身治疗，如高压氧等。有研究[25]证明糖皮质激素药物可以改善 NAION 的患者的视力，虽然也有血管危险因素增加等副作用，但目前使用糖皮质激素仍然是最普遍的治疗 NAION 的方法[26]。

2. 糖尿病视盘病变（diabetic papillopathy，DP）　DP 病程通常是自限性的，一般在发病后的 2～10 个月缓解且不遗留（或轻微的）视力损害。目前研究认为 DP 多发于年轻糖尿病患者且治疗后无视力损害，有助于区别其他类型的视神经病变[27]。

DP 的典型表现是由视盘及盘周血管渗漏和轴突水肿引起的视盘水肿。眼底检查表现为充血性视盘水肿伴有浅表放射状毛细血管扩张[28]。有研究者在病例回顾分析中发现该病的两个危险因素包括短期内突然的糖化血红蛋白（HbAlC）降低以及生理性小杯盘比（cup-to-disc ratio）。

DP 表现为视野的生理盲点扩大，症状不明显[29]，诊断较为困难，须逐个排除引起视盘水肿的原因，如炎症、颅内占位和视盘玻璃膜疣等[30]，诊断 AION 时应与糖尿病性视盘病变相鉴别。

关于 DP 的治疗，由于病程的自限性的，随访观察仍是主要手段。此外，局部使用糖皮质激素被证实在减轻水肿和抗新生血管方面是有效的[31, 32]。近年来，有学者通过眼内注射抗 VEGF 药物治疗糖尿病视盘水肿也取得了效果[33]，这些发现都使得该病的治疗有了新的进展。

3. 糖尿病视盘新生血管（diabetic neovascularization on the disc，DNVD）　视盘新生血管（NVD）是指视盘及其周围 1PD 范围内的新生血管，视盘新生血管的出现往往表示视网膜缺血严重，视网膜无灌注区靠近视盘、面积大、玻璃体后脱离等为视盘新生血管的危险因素。

目前视盘新生血管的治疗以玻璃体腔内注入抗 VEGF 药物联合激光光凝为主。在临床观察中发现，视神经的病变可存在于各期 DR 患者中，且 DR 越严重，发生糖尿病视神经病变的概率越大，但二者没有平行关系[34]，因此，如何适时地使用抗 VEGF 药物，在治疗 DR 的同时针对视盘新生血管进行治疗还有待进一步探讨。

4. 糖尿病视神经萎缩　临床上糖尿病视盘病变和 AION 治疗后会遗留不同程度的视神经萎缩，激光视网膜光凝和玻璃体切除术的损伤也会出现视神经萎缩[35]，DR 患者经过一系列治疗后虽然眼底病变趋于稳定，但出现不同程度的视神经萎缩。

因此治疗 DR 的过程中要强调视神经保护意识，如行激光全视网膜光凝时应采取分次少量光凝的方式，注意操作规范以避免光凝斑距视盘太近或激光能量过大、光凝斑太密等。在玻璃体切除手术操作中应注意保持眼内灌注压稳定，避免灌注压过高或过低，尽量减少视盘表面剥膜。玻璃体切除术术后应注意眼内炎症的控制和高眼压的管理，减少对视神经的损害，也可以考虑口服或肌内注射维生素 B₁₂ 等神经营养药物[16]。

糖尿病视神经病变的认识了解仍处于起始阶段，但是随着临床上越来越多病例的发现，以及人们对该病所导致的视力危害的认识，该病已逐渐受到关注。目前尚无有效的方法治疗糖尿病视神经病变，血糖控制联合血压、血脂的监控仍是主要的控制糖尿病视神经病变的措施。此外，眼内注射糖皮质激素、抗VEGF药物等都逐渐被用来治疗糖尿病视神经病变并且取得一定疗效。随着对糖尿病视神经病变的研究不断深入，对该病的诊断及治疗将会有更多进展。

参 考 文 献

1. 夏群，关航，崔宝华，等. 老年人糖尿病性眼肌麻痹的临床分析. 眼科，1998，3：134-136.

2. 魏伊函，蒋升指导. 重视糖尿病眼部并发症的治疗. 医师在线，2019，9（20）：2.

3. 施爱群. 2型糖尿病眼肌麻痹的临床分析. 中日友好医院学报，2002，16（3）：3.

4. CHEN S，ZHOU M，WANG W，et al. Levels of angiogenesis-related vascular endothelial growth factor family in neovascular glaucoma eyes. Acta Ophthalmol，2015，93（7）：e556-560.

5. CHALAM K V，BRAR V S，MURTHY R K. Human ciliary epithelium as a source of synthesis and secretion of vascular endothelial growth factor in neovascular glaucoma. JAMA Ophthalmol，2014，132（11）：1350-1354.

6. HAYREH S S. Neovascular glaucoma. Prog Retin Eye Res，2007，26（5）：470-85.

7. WILKINSON-BERKA J L，MILLER A G. Update on the treatment of diabetic retinopathy. Scientific World Journal，2008，8：98-120.

8. SISTO D，VETRUGNO M，TRABUCCO T，et al. The role of antimetabolites in filtration surgery for neovascular glaucoma：intermediate-term follow-up. Acta Ophthalmol Scand，2007，85（3）：267-271.

9. 宋艳萍，朱丽，黄震晞，等. 半导体激光经巩膜睫状体光凝术治疗新生血管性青光眼的远期疗效. 眼科新进展，2007，27（7）：530-532.

10. MIRSHAHI A，ROOHIPOOR R，LASHAY A，et al. Bevacizumab-augmented retinal laser photocoagulation in proliferative diabetic retinopathy：a randomized double-masked clinical trial. Eur J Ophthalmol，2008，18（2）：263-269.

11. OSHIMA Y，SHIMA C，WAKABAYASHI T，et al. Microincision vitrectomy surgery and intravitreal bevacizumab as a surgical adjunct to treat diabetic traction retinal detachment. Ophthalmology，2009，116（5）：927-938.

12. LOPEZ-LOPEZ F，RODRIGUEZ-BLANCO M，GÓMEZ-ULLA F，et al. Enzymatic vitreolysis. Curr Diabetes Rev，2009，5（1）：57-62.

13. BENZ M S，PACKO K H，GONZALEZ V，et al. A placebo-controlled trial of microplasmin intravitreous injection to facilitate posterior vitreous detachment before vitrectomy. Ophthalmology，2010，117（4）：791-797.

14. TAKAMURA Y，KUBO E，AKAGI Y. Analysis of the effect of intravitreal bevacizumab injection on diabetic macular edema after cataract surgery. Ophthalmology. 2009，116（6）：1151-1157.

15. ILIEV M E，DOMIG D，WOLF-SCHNURRBURSCH U，et al. Intravitreal bevacizumab（Avastin）in the treatment of neovascular glaucoma. Am J Ophthalmol，2006，142（6）：1054-1056.

16. 李筱荣，刘巨平. 重视糖尿病眼部并发症的诊断和治疗. 中华实验眼科杂志，2017，35（7）：577-580.

17. WONG T Y，SUN J，KAWASAKI R，et al. Guidelines on Diabetic Eye Care：The International Council of Ophthalmology Recommendations for Screening，Follow-up，Referral，and Treatment Based on Resource Settings. Ophthalmology，2018，125（10）：1608-1622.

18. SQUIRRELL D，BHOLA R，BUSH J，et al. A prospective，case controlled study of the natural history of diabetic retinopathy and maculopathy after uncomplicated phacoemulsification cataract surgery in patients with type 2 diabetes. Br J Ophthalmol，2002，86（5）：565-571.

19. ILAVSKA M. The impact of phacoemulsification cataract surgery on eyes previously treated by laser photocoagulation for diabetic retinopathy. Bratisl Lek Listy，2013，114（3）：145-149.

20. SUTO C，HORI S，KATO S，et al. Effect of perioperative glycemic control in progression of diabetic retinopathy and maculopathy. Arch Ophthalmol，2006，124（1）：38-45.

21. 严宏，宾玥. 糖尿病患者白内障手术的综合治疗策略. 中华实验眼科杂志，2019，37（10）：769-773.

22. GILBERT C, GORDON I, MUKHERJEE CR, et al. Guidelines for the prevention and management of diabetic retinopathy and diabetic eye disease in India: A synopsis. Indian J Ophthalmol, 2020, 68 (Suppl 1): S63-S66.

23. ALGAN M, ZIEGLER O, DROUIN P. Optic neuropathy in diabetic subjects. Diabete Metab, 1993, 19 (5): 395-399.

24. BARRETT T G, BUNDEY S E, MACLEOD A F. Neurodegeneration and diabetes: UK nationwide study of Wolfram (DIDMOAD) syndrome. Lancet, 1995, 346 (8988): 1458-1463.

25. HAYREH S S, ZIMMERMAN M B. Non-arteritic anterior ischemic optic neuropathy: role of systemic corticosteroid therapy. Graefes Arch Clin Exp Ophthalmol, 2008, 246 (7): 1029-1046.

26. REBOLLEDA G, PÉREZ-LÓPEZ M, CASAS-LLERA P, et al. Treatment of non-arteritic anterior ischemic optic neuropathy with high-dose systemic corticosteroids. Graefes Arch Clin Exp Ophthalmol, 2013, 251 (3): 1031-1032.

27. GIULIARI G P, SADAKA A, CHANG P Y, et al. Diabetic papillopathy: current and new treatment options. Curr Diabetes Rev, 2011, 7 (3): 171-175.

28. REGILLO C D, BROWN G C, SAVINO P J, et al. Diabetic papillopathy. Patient characteristics and fundus findings. Arch Ophthalmol, 1995, 113 (7): 889-895.

29. BAYRAKTAR Z, ALACALI N, BAYRAKTAR S. Diabetic papillopathy in type Ⅱ diabetic patients. Retina, 2002, 22 (6): 752-758.

30. KIM M, LEE J H, LEE S J. Diabetic papillopathy with macular edema treated with intravitreal ranibizumab. Clin Ophthalmol, 2013, 7: 2257-2260.

31. AL-HADDAD C E, JURDI F A, BASHSHUR Z F. Intravitreal triamcinolone acetonide for the management of diabetic papillopathy. Am J Ophthalmol, 2004, 137 (6): 1151-1153.

32. MANSOUR A M, EL-DAIRI M A, SHEHAB M A, et al. Periocular corticosteroids in diabetic papillopathy. Eye (Lond), 2005, 19 (1): 45-51.

33. ORNEK K, OĞUREL T. Intravitreal bevacizumab for diabetic papillopathy. J Ocul Pharmacol Ther, 2010, 26 (2): 217-218.

34. 刘芳, 李才锐, 孙曙光. 糖尿病视神经病变治疗现况. 中国实用眼科杂志, 2015, 33 (9): 960-962.

35. SEKI M, TOGASHI H, ANDO N. Optic nerve atrophy after vitrectomy for diabetic retinopathy: its systemic and local risk factors. Nippon Ganka Gakkai Zasshi, 2006, 110 (6): 462-467.

第二章 与糖尿病视网膜病变相关低视力患者的管理

糖尿病视网膜病变(diabetic retinopathy, DR)在经过积极的治疗后,仍可能有部分人的双眼视力低下且不能矫正,从而影响其日常生活、工作和社会活动的参与,这类患者被称为视力残疾者。

对于视力残疾者来说,需要通过综合的康复方案,使其能够更好地利用残余视力。目前,视觉康复(visual rehabilitation)的主要方法是验配合适的辅助器具(助视器),并进行相应的助视器训练,同时也需要其他方面(如心理、定向行走等)等康复手段。

一、视力残疾与康复的定义

(一)视力残疾

视力残疾又称视觉残障,包括盲与低视力,中国残疾人联合会在两次全国残疾人抽样调查中制定的盲及低视力标准如下表[1, 2](表4-2-0-1)。

表4-2-0-1 1987年与2006年我国残疾人抽样调查视力残疾标准

类别	级别	双眼中好眼最佳矫正视力及视野
盲	一级盲	<0.02～无光感,或视野半径<5°
	二级盲	<0.05～0.02,或视野半径<10°
低视力	一级低视力	<0.1～0.05
	二级低视力	<0.3～0.1

注:(1)需要评判双眼的视力,应该以视力较好一眼为标准;
　　(2)视力残疾是指"人"而言,如果一眼视力低于0.3,甚至是无光感,而另一眼的视力达到或优于0.3,此患者不属于视力残疾;
　　(3)视野半径<10°,不论其视力如何均属于盲。

(二)视觉康复的定义

按照1981年世界卫生组织(World Health Organization, WHO)对康复的定义,视觉康复是指:"采取各种有用的措施与辅具,最大可能的去利用患者的残余视力,减轻视力残疾所造成的影响,提高视力残疾者的生活质量,使其重返社会。"

二、助视器的相关概念

助视器(visual aid)与助听器是相似的:戴上助听器,耳聋患者能够听到他原来听不到的声音;而患者应用助视器后,亦能够看清他原来看不到或看不清的物体。凡是能使视力残疾者的视力得到改善、提高的辅助器具都被称为助视器。

助视器分为视觉性和非视觉性助视器两大类,而视觉性助视器又分为光学及非光学助视器两类。简述如下:

(一)助视器的原理与分类

光学助视器的原理是利用光学系统的作用来放大目标,从而让患者获得较为清晰的视觉[3]。

1. 光学助视器

（1）远用光学助视器：主要是各种类型或不同倍数的望远镜。包括：双筒望远镜，大多为 2 倍或 2.5 倍（图 4-2-0-1）；便携式或卡式单筒望远镜 2.5 倍（图 4-2-0-2）等。

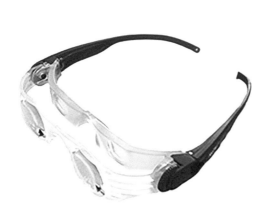

图 4-2-0-1 双筒望远镜

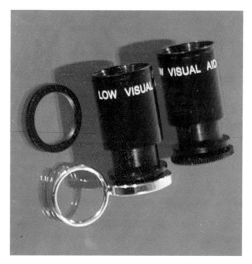

图 4-2-0-2 便携式单筒望远镜 2.5 倍

望远镜助视器能使远处的目标放大，用于观看电视、远处物体等。缺点是由于目标变大、变近，从而导致视野缩小，所以无法帮助患者看清楚活动的目标或走路。

（2）近用光学助视器：用于阅读，眼镜式助视器是较为常用的，这是一类不同度数的正透镜。优点是戴眼镜助视器双手可自由活动，而且视野较大。缺点是工作或阅读距离近（图 4-2-0-3）。此外还有手持放大镜（图 4-2-0-4），适合于阅读及看细小目标，如阅读药瓶上的说明等。缺点是需占用一只手，手抖的患者用手持放大镜有困难时，可用立式放大镜（图 4-2-0-5）。

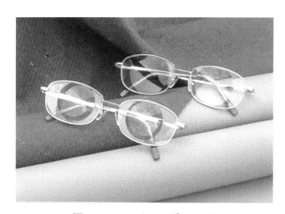

图 4-2-0-3 近用眼镜助视器

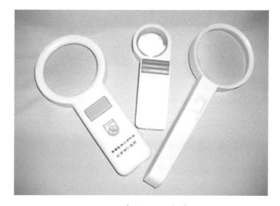

图 4-2-0-4 带光源的手持放大镜

（3）电子助视器：电子助视器是通过摄像头，将所阅读的文字、图片等目标拍摄转成影像，然后再传到屏幕上并加以不同程度的放大，适用于阅读、书写等（图 4-2-0-6，图 4-2-0-7），电脑放大软件是另外一种类型的电子助视器。

电子助视器放大倍数高、视野大，可有正常的阅读距离和舒适的阅读姿势、可有图像反转的改变：例如可以调成白底黑字或者黑底白字、可以调整对比度及亮度。目前临床上应用日益增多。

2. 非光学助视器　非光学助视器不是通过光学放大作用，而是通过改善患者学习、生活、工作的周围环境状况来增强视功能，因此被称为非光学助视器。

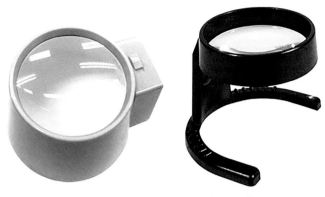

图4-2-0-5 不同种类的立式放大镜

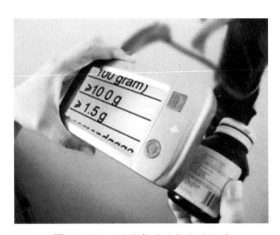

图4-2-0-6 便携式近用电子助视器

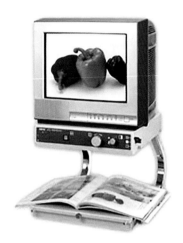

图4-2-0-7 台式电子助视器

（1）改善照明：照明对视觉障碍者非常重要，照明水平需因人或环境而变化。许多视觉障碍者阅读或工作时，由于视力差，阅读（工作）距离比较近，头部将光线挡住。一个非常好的办法是利用自然光线，例如可以让患者坐在窗户处，有视力眼或视力较佳眼靠近窗户，即患者侧面对窗户，不要正面对窗户。

在使用人工照明时，应该有半透明且大一些的灯罩，这样光线会弥散一些，灯臂可以调节，光源与读物应成45°角，光源位于眼的一侧，最好在左前方。同时应防止反射光直接射入眼内而引起眩光，产生视力疲劳或分辨力下降。室内除主要用于阅读或近距离工作的照明外，尚应有一个在室内天花板上或墙壁的辅助照明系统，比工作灯的照明暗20%~50%。

（2）提高对比度：加强对比度的方法：书及刊物应有强烈的黑白对比。眼科门诊或低视力门诊要接待各种眼病造成的严重视力损害者，所以门诊内的设备、地板与墙壁等对比要强一些。

在日常生活中，也需要增加物体与环境的对比度，如：将深色的蔬菜或食物放置在白色或浅色的案板或操作台上；倒浅色或白色液体，如水及牛奶入深色的杯子中；牙刷、杯子及瓶子都要有鲜明的颜色；浴室中的毛巾、浴巾、浴垫，与浴缸、地板以及瓷砖形成明显的对比等。

（3）降低眩光：眩光是由于过强的照明导致的不适、视觉能见度降低甚至视力短暂丧失的现象。眩光可以通过戴各种颜色滤光镜片加以解决（图4-2-0-8）。

（4）其他：①大字号的杂志印刷品和大字号的电话号码等都属于非光学助视器的范畴；②低视力者视力差，阅读距离近，时间长了会造成头颈、背部的不适与疲劳。使用阅读架，可以将书放在阅读架上（图4-2-0-9），解放了双手，而且患者也可以采取较为舒适的体位，减轻疲劳。为了避免阅读或写字时的串行，可以使用"裂口器"，黑色裂口器中的矩形缝隙可以将需要阅读的那一行字显现出来，通过裂口看到字句，或者在裂口行书写（图4-2-0-10）。

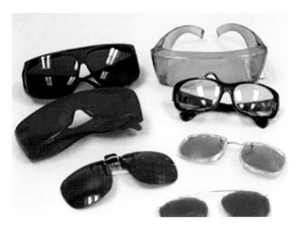

图 4-2-0-8　各种颜色的滤光镜

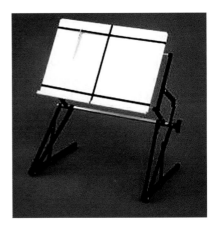

图 4-2-0-9　阅读架

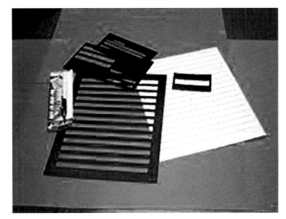

图 4-2-0-10　裂口器

3. 非视觉性辅助设备　当患者视觉损害严重，不能依靠助视器改善视功能的时候，只能依靠听力、触觉等视觉以外的辅助设备，如盲杖、电子工具、导盲犬等，这些都属于非视觉性辅助设备[5]。其他的如会"说话"的书、计算器；语音温度计、血压计、体重计等，均以听觉代偿视觉的不足，提高患者的生活能力，这些都属于非视觉性辅助设备。

（二）应用助视器的训练

在进行助视器验配前，需要对患者的视功能进行评估，然后个体化验配助视器[4]。但是，患者并不是自行就会使用的，因此，助视器的验配和使用助视器的训练，是康复中的一个较为烦琐且必需的问题。所以，糖尿病视网膜病变导致的视觉障碍患者可以到低视力专业门诊或者康复中心进行视觉评估、得到康复训练的指导。

（三）有关助视器的常见误区

许多患者并不知道助视器是什么，也有的患者认为助视器和眼镜一样，戴上一副眼镜视力便正常了，所以戴上助视器，无论什么眼病，视力都可以恢复正常。许多患者要求助视器帮助他们走路、运动、开车、干农活儿等。但是，作为辅助器具，助视器能够帮助患者的一些需求，如阅读、书写等，但是不能替代眼球的功能，目前满足患者运动、驾驶的要求非常困难。随着科技的发展，一些电子产品逐渐应用到视觉康复中，给视力残疾者带来更好的康复希望[1]。

值得注意的是，视力残疾是指"人"而不是指"眼"，许多单眼患者（一眼低视力或盲，而另眼正常或接近正常）要求配用助视器，需对他说明单眼患者无法配用助视器的。助视器的验配仅仅适用于双眼中好眼的最佳矫正视力小于 0.3 的患者。

另外,有些患者对使用助视器有顾虑,认为助视器可使其眼病恶化、残余视力丧失等。上述情况在低视力门诊中经常见到,医生应给患者解释或说明。

三、低视力者日常生活方面的康复

在开始康复前,首先要与低视力者沟通,最好有家属陪同,使其家属也能了解患者的需要与如何训练,家属在其康复训练中有重要作用。

（一）家庭环境的设置[6]

1. 生活环境　地面是否平整,周围的路是否有危险的障碍物,有无台阶及斜坡等。

2. 室内家具及物件安排　是否整齐、简单。地面与墙壁、桌面与桌上物品对比是否清楚。家具的颜色应与地板及墙壁形成对比,椅子与桌子颜色也要形成对比。需要注意的是家具表面、镜子的反光情况,避免产生眩光。室内各种插座是否安全,应该有显著的标识。

3. 厨房　能否自己烧水、做饭。各种厨房用具,包括刀等锐利工具应该有防护,油盐酱醋等调味品应该有标记。食品、碗盘及桌面互相要形成对比。燃气开关也应该有标记。浴室中应有防滑设施。

（二）日常生活的康复

1. 使用电话或手机　可以使用大字数码电话或者增加手机的显示字体。

2. 写字　低视力者写字所用的纸与白纸的对比度要清楚,也可以把"裂口器"放在白纸上,沿着横线一行一行地写字。

3. 钱币的辨认　可以根据大小、触摸盲文标识来辨认纸币的面值。也可以把纸币折成不同的形状来记录面值。

4. 厨房及家用电器的使用　天然气或家用电器的开关都要有立体凸起的或颜色显著的标识。

5. 药物的使用　帮助低视力者看清药品剂量,如糖尿病视网膜病变患者注射胰岛素时,可以应用带有刻度的立式放大镜来掌控剂量。

6. 自我照顾能力　如个人卫生,梳头、刮胡须、剪指甲;辨认衣服颜色、样式,鞋袜颜色及配套穿戴等。

（三）兼顾"共同疾病"

较大年龄由 DR 导致的视力损害者可能同时有"伴随疾病"或"共同疾病"的出现(如糖尿病造成的大血管、微血管病变等)[7]。由于视功能的丧失再加上伴随疾病的出现,可谓是"雪上加霜",彼此互相影响可使患者有更大的功能丧失,生存质量进一步下降,也会使康复工作更加困难。例如,视力损害可合并有较高的髋部骨折发生率、跌倒、抑郁、认知下降等[8]。

四、低视力者的心理康复

DR 导致的视力残疾,不仅严重影响患者的视觉以及生活质量,同时,患者也受到各种不同的心理学方面因素的影响。在视觉残障康复过程中必须考虑到心理因素,及时进行评估与心理康复(mind rehabilitation)。

DR 患者对疾病治疗费用的担心、对预后的猜测,对未来生活工作的担心,都是患者产生情绪障碍的主要原因。多数患者产生焦虑和抑郁,对未来感到悲观,患者的自尊、自信力也受到冲击,这些恶劣情绪随着视力的迅速下降而加强,同时,视力残疾者也会出现一些行为障碍:由于视力差,患者日常生活的行动与外出均有困难,导致静坐(卧)时间增加;严重抑郁的患者行动缓慢、呆滞。由于视力差,视觉障碍者害怕或者无法外出活动,逐渐出现社会适应障碍[9]。如果视觉障碍者的心理问题被忽视、长期得不到解决或处理不当,其性格也会随之发生改变,表现为孤僻、自卑、敏感等。

当视力残疾者出现心理社会问题时,许多人往往认为这不过是患者由于残疾对日常生活的影响所造成的问题,没有认识到患者可能会有需要诊治的心理问题隐藏在这些症状后面[10, 11]。当然,能够认识其出现的心理社会问题很多时候并不是容易的。视力残疾并发焦虑、抑郁症等心理障碍者的确认与处理很有必要,也非常重要。

当患者出现视力问题时，最初接触的是眼科医师。眼科医师对糖尿病视网膜病变患者进行视觉评估时，除了要求患者"控制血糖、定期检查眼底"的健康教育，同时也需要与内分泌科医师与临床心理医生组成一个团队，相互协助。

五、低视力者的定向行走康复

正常人以视觉为主进行定向与定位。视力残疾者由于视觉障碍，严重影响了其获得环境空间信息的能力，导致定向障碍。补偿视觉缺陷的重要内容是视力残疾者的定向行走训练（orientation walking training）。

定向行走目前已经发展为一门独立的学科。定向行走训练的内容和方法包括感觉训练、概念教学、行走前训练和行走技巧教学等，训练其充分依靠其他感知觉的代偿作用，实现其安全、独立地行走愿望[12]。

总之，严重糖尿病视网膜病变导致视力残疾是需要康复的，视觉残障者的康复转诊一定要得到其本人及家人同意，多学科的康复计划必须是个体化的，解决每个人的具体实际问题，如阅读、书写、交流，定向与行走及各种日常生活技巧等。视觉残障者的康复最终目的是充分利用残存的视功能，并最大化地提高生存质量。

参 考 文 献

1. 孙葆忱，胡爱莲. 临床低视力学. 3 版. 北京：人民卫生出版社，2013.
2. 第二次全国残疾人抽样调查办公室. 第二次全国残疾人抽样调查资料（上）. 北京：中国统计出版社，2007.
3. CHOTIKAVANICH S，CHANVARAPHA N，LOKET S，et al. 5-year retrospectiverecord review of hospital-based low-vision rehabilitation in Thailand. ClinOptom，2018，15（10）：41-50.
4. EHRLICH J R，OJEDA L V，WICKER D，et al. Head-Mounted Display Technology for Low-Vision Rehabilitation and Vision Enhancement. Am J Ophthalmol，2017，176：26-32.
5. EHRLICH J R，SPAETH G L，CARLOZZI N E，et al. Patient-Centered OutcomeMeasures to Assess Functioning in Randomized Controlled Trials of Low-VisionRehabilitation：A Review. Patient，2017，10（1）：39-49.
6. BINNS A. Effect of a Home Visit-Based Low Vision Rehabilitation Intervention on Visual Function Outcomes. Invest Ophthalmol Vis Sci，2016，57（15）：6668-6670.
7. LALIBERTE RUDMAN D，EGAN M Y，MCGRATH C E，et al. Low Vision Rehabilitation，Age-Related Vision Loss，and Risk：A Critical Interpretive Synthesis. Gerontologist，2016，56（3）：32-45.
8. ALAN H，CARMEL S，JOHN M. Community-based health efforts for the prevention of falls in the elderly. Clinical Interventions in Aging，2011，6：19-25.
9. REES G，MELLOR D，HOLLOWAY E E，et al. Integrated depression management：aproposed trial of a new model of care in a low vision rehabilitation setting. Ophthalmic Epidemiol，2013，20（5）：321-329.
10. BRUIJNING J E，VAN RENS G，FICK M，et al. Longitudinal observation，evaluation and interpretation of coping with mental（emotional）health in low vision rehabilitation using the Dutch ICF Activity Inventory. Health Qual Life Out，2014，12（1）：130-135
11. HOLLOWAY E，STURROCK B，LAMOUREUX E，et al. Delivering problem-solving treatment in low-vision rehabilitation：A pilotfeasibility study. Rehabil Psychol，2018，63（3）：349-356.
12. 钱志亮. 盲人定向行走的科学与艺术，北京：中国盲文出版社，2000.

第三章　预后和随访

一、糖尿病视网膜病变的危险因素概述

糖尿病（diabetes mellitus，DM）病程是糖尿病视网膜病变（diabetic retinopathy，DR）发生发展的重要危险因素。当 1 型糖尿病患者（T1DM）病程长达 5 年以上时，糖尿病视网膜病变的患病率为 25%，病程长达 10 年以上及 15 年以上患病率分别为 60% 和 80%[1, 2]。而对于病程小于 5 年的 T2DM 患者，需要胰岛素治疗者和不需要胰岛素治疗者，其 DR 患病率分别为 40% 和 24%；病程达 19 年，其 DR 患病率分别增加至 84% 和 53%[3]。实际上，既往大部分的研究显示，当糖尿病患者病程长达 14～16 年时，各种类型的糖尿病性视网膜病变累积发病率高达 95%[4, 5]。

高血糖、高血压、高血脂均为心血管疾病的高危因素，所以建议糖尿病患者依从心血管疾病的治疗方案控制血糖、血压、血脂[6]，其中血脂控制良好可减缓视网膜病变的进展[7]，最近的研究表明患者的收缩压与舒张压等独立危险因素与任何类型的糖尿病视网膜病变皆相关[8, 9]。血糖控制程度是 DR 重要危险因素，也与 DR 的病程进展密切相关[10]，对于大多数 DM 患者，建议将糖化血红蛋白降至 7% 或更低的水平，而对于某些高危的患者，糖化血红蛋白更应控制在低于 6.5% 的水平[11]。

二、糖尿病视网膜病变的预后

（一）糖尿病视网膜病变的自然病程

糖尿病 DR 的早期症状较轻，视网膜未出现新生血管，称为非增殖性糖尿病视网膜病变，特征性地表现为视网膜血管异常，其中包括视网膜微动脉瘤、视网膜内出血、棉绒斑等。当出现累及或即将累及黄斑中央部的视网膜增厚和（或）其临近的硬性渗出，称为临床上有意义的黄斑水肿（clinical significant macular edema，CSME），当非增殖性糖尿病视网膜病变的病程中出现视网膜血管通透性增加，引起视网膜增厚或脂质沉淀，若不加干预，患者的视网膜血管逐渐闭塞，导致灌注减少、视网膜缺血，缺血症状进一步加重，糖尿病视网膜病变将会逐步进展：视网膜静脉异常、视网膜内血管异常、严重的视网膜出血等，最终进展为增殖性糖尿病视网膜病变（详见前述章节），而超过 20% 增殖性糖尿病视网膜病变发展为新生血管性青光眼[12]，患有新生血管性青光眼的 DM 患者中有 33% 累及双眼，严重危害视力[13]。

（二）糖尿病视网膜病变经系统以及眼部局部干预后可明显减缓病程，降低致盲率

糖尿病控制和并发症临床试验（Diabetes Control and Complications Trial，DCCT）表明 DR 严重性与糖化血红蛋白之间存在很强的相关性[14]，对于 DM 患者，糖化血红蛋白数值异常的区间内，其数值每降低 10%，视网膜病变进展的危险性降低 39%。在糖尿病干预和并发症的流行病学研究（Epidemiology of diabetes Interventions and Complication，EDIC）中，最初的 4 年结果表明接受强化治疗组比传统治疗组的 DR 进一步减少 66%～77%，该优势持续至第 7 年[15]。患者的血糖状态及其持续时间，与其任何时段所观察到的视网膜病变程度相关，糖化血红蛋白的升高是糖尿病黄斑水肿的危险因素[16]。未经治疗的糖尿病视网膜病变及其伴随的视力丧失，将为患者及其家庭和社会带来相当沉重的经济负担。目前根据不同程度的糖尿病视网膜病变，应用激光、玻璃体腔注射抗 VEGF、玻璃体腔注射糖皮质激素对病情进行不同程

度的控制 [17, 18]。Cochrane 系统评价总结：相对于 1～3 年内不干预的患者，接受激光光凝治疗的患者，可降低视力丧失的风险，同时增加糖尿病黄斑水肿的缓解率 [19, 20]。另外，通过玻璃体腔注射抗 VEGF 治疗糖尿病黄斑水肿，可改善患者糖尿病性视网膜病的严重程度 [21, 22]。眼科医生在制定治疗方案时，应同时考虑治疗方法本身对患眼带来的副作用，如全视网膜光凝可能加重糖尿病视网膜病变患者的黄斑水肿 [23]。详见前述相关章节。

三、糖尿病视网膜病变的随访

详见第三篇第三章第二节。

糖尿病视网膜病变与其他糖尿病相关血管并发症

糖尿病视网膜病变的发生似乎与其他糖尿病相关血管并发症（主要是心血管疾病）的高发病率和高死亡风险相关 [24~29]，一项关于一组基线时无已知心血管疾病（CVD）的 2 013 名 2 型糖尿病患者队列的前瞻性研究，显示与没有 DR 的患者相比，患有 NPDR 或增殖 DR（PDR）的患者发生 CVD 事件的风险更高（包括心肌梗死、卒中和 CVD 相关死亡）[28]。尽管其他心血管危险因素的存在可能解释了这种关联，但在调整了高血压和肾病这些因素之后，PDR 患者的 CVD 事件风险仍然高出两倍，而 NPDR 患者则没有。因此眼科医生应该关注糖尿病视网膜病变患者有无其他糖尿病相关血管并发症，当患者血糖、血压、血脂长期治疗（3～6 个月）不达标，糖尿病及其他糖尿病相关血管并发症治疗方案的制定处理上出现困难时，应主动与内分泌科医生联系沟通；对于首诊于眼科，尚未确诊 DM 的患者，如果眼科医生高度怀疑其眼底病变为 DR，应及时把患者转诊至内分泌科。

四、糖尿病并发视神经病变的随访建议

（一）糖尿病视盘病变与缺血性视神经病变

目前关于糖尿病性视盘病变（diabetic papillopathy，DP）的具体诊断标准尚无一致的说法，DP 与非动脉炎性前部缺血性视神经病变（nonarteritic anterior ischemic optic neuropathy，NAION）之间难以鉴别诊断 [30]。尽管 DP 通常预后良好，且不需要特殊治疗，但必须将其与以下预后不良的疾病区分开，这些疾病包括视乳头水肿、其他感染性和炎性疾病引起的双侧视盘水肿以及引起颅内压升高疾病，详见前述相关章节。

（二）糖尿病视盘病变病程与预后

DP 的视盘水肿随着时间推移而得到缓解，与 NAION 视盘水肿不同，后者的缓解通常需要 2～3 个月，而 DP 的视盘水肿可持续 10 个月，甚至更长的时间 [31]。DP 预后良好，往往只引起轻度的视力下降，有时甚至无视力改变。然而，一些表现与 DP 相符的患者在接下来的几周内会出现视力丧失，这是由于这些患者最终发展为 NAION、DR 进展或者 DR 引起的黄斑水肿加重 [32~34]。在一项包括 19 例无症状视盘水肿的糖尿病患者系列研究中，30% 患者在最初视盘水肿出现几周至几个月内发展为 NAION，另外有一部分患者在 80 周后发展为 NAION [32]。该研究中另一只眼中存在 DR 或 NAION 发作史并不影响 NAION 的发生。同样，DP 似乎不影响潜在的 DR 的进展 [33, 35, 36]。

五、糖尿病与白内障

糖尿病患者患上白内障的情况可归纳为以下两种情况：合并老年性白内障以及糖尿病性白内障（代谢性白内障）。其中糖尿病性白内障主要见于青少年糖尿病患者，年轻糖尿病患者急性起病的糖尿病性白内障，在其血糖水平改善后有可能逆转 [37]。其余内容详见前述相关章节。

既往流行病学研究显示，1 型、2 型糖尿病患者 10 年累计白内障手术率分别为 8%、25% [38]。应注意白内障手术术后可能会促进糖尿病视网膜病变的进展，增加黄斑水肿风险，糖尿病患者术后容易出现新生血管性青光眼 [39]。

六、糖尿病角膜病与糖尿病周围神经病变

多达 70% 糖尿病患者存在糖尿病相关的角膜问题 [40~44]，既往学者就提出糖尿病角膜病变是周围神经病变的征兆 [45]，后续的研究也证实角膜上皮变化和糖尿病周围神经病变存在相关性 [42, 46~48]，激光扫描共焦显微镜下所示的角膜神经变化甚至早于糖尿病患者周围神经的电生理变化，可用于糖尿病患者的随访筛查以及糖尿病周围神经病的早期诊断指标，但需要在年龄分层规范前提下应用 [49]。

（一）糖尿病与眼表手术

糖尿病相关的角膜结构和功能异常会增加手术并发症的风险，将近 80% 的糖尿病患者在进行常规眼科手术出现角膜并发症 [50~58]，如白内障超声乳化手术后更容易出现角膜水肿、角膜内皮细胞减少 [59~65]。由于糖尿病患者角膜情况欠佳，在进行角膜屈光手术时风险更高 [66~68]。具体内容详见前述相关章节。

（二）糖尿病相关眼表疾病的筛查与随访

虽然目前尚无关于糖尿病眼表疾病的筛查指南，但愈来愈多的研究强调了对糖尿病患者定期进行眼前段疾病筛查的重要性，因此医务工作者应该对糖尿病患者眼前段筛查以及眼底筛查一视同仁，应同时加强医务工作者与患者对糖尿病相关眼前段改变的认识，这有助于优化对糖尿病患者的管理。此外，还需注意临床工作者对糖尿病患者进行检查及操作时应减少对角膜的损伤，并注意保护眼表微环境。

七、糖尿病引起的眼相关脑神经病变

糖尿病可以引起动眼神经、滑车神经或展神经麻痹，这在血糖控制不佳的 2 型糖尿病老年患者中尤其常见 [69]，初诊 1 型糖尿病患者出现上述脑神经麻痹的病例也曾有报道 [70]。大多数老年人出现与眼球运动相关的脑神经麻痹，在排除了外伤史以及瞳孔受累的情况后，大多数为缺血因素造成，患者常伴有糖尿病、原发性高血压等基础疾病 [71~73]。

糖尿病动眼神经麻痹的随访与转归：出现动眼神经麻痹，具有糖尿病、高血压这些血管危险因素的老年患者，建议对其进行详尽的病史与病情了解，并完善常规眼科检查，注意排除有无累及瞳孔，因为临床上不累及瞳孔的、孤立的动眼神经麻痹几乎不可能是颅内占位性病变所引起的 [73]，在排除上述情况后，建议在治疗基础疾病的前提下，对患者进行单纯的临床观察随访 [74]，绝大部分的动眼神经麻痹预后良好，上睑下垂、复视等症状通常会在三到六个月内得到改善，但这些症状如果存在超过六个月以上，则症状将会持续存在 [72]。对于持续存在三个月以上，甚至症状加重的患者，应该考虑进一步完善头颅影像学检查 [71, 75]，必要时转诊到神经内科、风湿免疫科，进一步完善相关诊治 [76, 77]。

大部分患者的动眼神经麻痹症状在三到六个月内得到不同程度的缓解，在经过上述一系列的诊治、随访及各相关科室排查后，如患者症状持续存在，且症状稳定，建议转至眼科寻求帮助，如症状持续存在，且影响生活的斜视与复视，可配眼罩交替遮眼，或者验配棱镜，这都有助于缓解复视；当棱镜治疗失败，可以考虑对患者进行斜视手术，但是这种手术难度大，手术过程涉及多条眼肌，经常需要多次手术 [78, 79]。

小　　结

糖尿病视网膜病变是糖尿病患者的主要眼部并发症，其发生与进展主要与血糖控制情况以及糖尿病病程相关，与血压、血脂水平也有关系，发生后若不加干预，视网膜病变逐渐进展为严重 PDR，将严重影响视力，应对糖尿病患者进行血糖、血压等全身指标的管理，针对不同类型糖尿病、不同阶段的糖尿病视网膜病变，制定不同诊治及随访方案，对于眼科首诊的糖尿病视网膜病变患者，也应及时转诊内科进一步完善诊治。除了年轻糖尿病患者急性起病的糖尿病白内障在血糖控制后可逆，其余糖尿病患者的白内障诊治及随访基本同年龄相关性白内障，另外白内障术后可能会促进糖尿病视网膜病变的进展，甚至引起新生血管性青光眼的发生。糖尿病角膜病变也是糖尿病患者中比较普遍的问题，且常会增加患者眼部手

术并发症的风险，目前尚无关于糖尿病眼表疾病的筛查指南，糖尿病患者的相关角膜检查，有望用于糖尿病患者的周围神经病的早期筛查。对于糖尿病相关的动眼神经麻痹，应进行详尽病史采集及眼科检查，注意区分是否累及瞳孔，不累及瞳孔的患者往往预后良好，但如果相关症状在六个月后仍持续存在，或期间有所进展，应转诊至神经内科、风湿免疫科，做进一步的诊治。

参 考 文 献

1. KLEIN R，KLEIN B E，MOSS S E，et al. The Wisconsin Epidemiologic Study of Diabetic Retinopathy. II. Prevalence and risk of diabetic retinopathy when age at diagnosis is less than 30 years. Arch Ophthalmol，1984，102（4）：520-526.

2. VARMA R，TORRES M，PENA F，et al. Prevalence of diabetic retinopathy in adult Latinos：the Los Angeles Latino eye study. Ophthalmology，2004，111（7）：1298-1306.

3. KLEIN R，KLEIN B E，MOSS S E，et al. The Wisconsin epidemiologic study of diabetic retinopathy. III. Prevalence and risk of diabetic retinopathy when age at diagnosis is 30 or more years. Arch Ophthalmol，1984，102（4）：527-32.

4. KLEIN R，KLEIN B E，MOSS S E，et al. The Wisconsin Epidemiologic Study of Diabetic Retinopathy：XVII. The 14-year incidence and progression of diabetic retinopathy and associated risk factors in type 1 diabetes. Ophthalmology，1998，105：1801-1815.

5. BROE R，RASMUSSEN M L，FRYDKJAER-OLSEN U，et al. The 16-year incidence，progression and regression of diabetic retinopathy in a young population-based Danish cohort with type 1 diabetes mellitus：The Danish Cohort of Pediatric Diabetes 1987（DCPD1987）. Acta Diabetol，2014，51：413-420.

6. AMERICAN DIABETES ASSOCIATION. Standards of medical care in diabetes—2008. Diabetes Care，2008，31 Suppl1：S12-54.

7. DIABETES PREVENTION PROGRAM RESEARCH GROUP. The prevalence of retinopathy in impaired glucose tolerance and recent-onset diabetes in the Diabetes Prevention Program. Diabet Med，2007，24（2）：137-44.

8. TAN G S，GAN A，SABANAYAGAM C，et al. Ethnic differences in the prevalence and risk factors of diabetic retinopathy：the Singapore Epidemiology of Eye Diseases study. Ophthalmology，2018，125（4）：529-536.

9. RUDNISKY C J，WONG B K，VIRANI H，et al. Risk factors for progression of diabetic retinopathy in Alberta First Nations communities. Can J Ophthalmol，2017，52 Suppl1：S19-S29.

10. LOPES-VIRELLA M F，BAKER N L，HUNT K J，et al. VirellaG；DCCT/EDIC Study Group. High concentrations of AGE-LDL and oxidized LDL in circulating immune complexes are associated with progression of retinopathy in type 1 diabetes. Diabetes Care，2012，35（6）：1333-40.

11. DAVIS M D，FISHER M R，GANGNON R E，et al. Risk factors for high-risk proliferative diabetic retinopathy and severe visual loss：Early Treatment Diabetic Retinopathy Study Report #18. Invest Ophthalmol Vis Sci，1998，39（2）：233-252.

12. NIELSEN N V. The prevalence of glaucoma and ocular hypertension in type 1 and 2 diabetes mellitus. An epidemiological study of diabetes mellitus on the Island of Falster，Denmark. ActaOphthalmol（Copenh），1983，61：662-672.

13. OHRT V. The frequency of rubeosisiridis in diabetic patients. ActaOphthalmol（Copenh），1971，49：301-307.

14. DIABETES CONTROL AND COMPLICATIONS TRIAL RESEARCH GROUP，NATHAN D M，GENUTH S，LACHIN J，et al. The effect of intensive treatment of diabetes on the development and progression of long-term complications in insulin-dependent diabetes mellitus. N Engl J Med，1993，329（14）：977-86.

15. BARR C C. Retinopathy and nephropathy in patients with type 1 diabetes four years after a trial of intensive insulin therapy，by The Diabetes Control and Complications Trial/Epidemiology of Diabetes Interventions and Complications Research Group. N. Engl. J. Med 342：381-9，2000. Surv Ophthalmol，2001，45（5）：459-460.

16. VARMA R，BRESSLER N M，DOAN Q V，et al. Prevalence of and risk factors for diabetic macular edema inthe United States. JAMA Ophthalmol，2014，132（11）：1334-1340.

17. HUTTON D W，STEIN J D，BRESSLER N M，et al. Cost-effectiveness of Intravitreous Ranibizumab Compared With Panretinal

Photocoagulation for Proliferative Diabetic Retinopathy: Secondary Analysis From a Diabetic Retinopathy Clinical Research Network Randomized Clinical Trial. JAMA Ophthalmol, 2017, 135 (6): 576-584.

18. ROSS E L, HUTTON D W, STEIN J D, et al. Cost-effectiveness of Aflibercept, Bevacizumab, and Ranibizumab for Diabetic Macular Edema Treatment: Analysis From the Diabetic Retinopathy Clinical Research Network Comparative Effectiveness Trial. JAMA Ophthalmol, 2016, 134 (8): 888-896.

19. EARLY TREATMENT DIABETIC RETINOPATHY STUDY RESEARCH GROUP. Photocoagulation for diabetic macular edema: Early Treatment Diabetic Retinopathy Study report number 1. Arch Ophthalmol, 1985, 103 (12): 1796-1806.

20. JORGE E C, JORGE E N, BOTELHO M, et al. Monotherapy laser photocoagulation for diabetic macular oedema. Cochrane Database Syst Rev, 2018, 10: CD010859.

21. Writing Committee for the Diabetic Retinopathy Clinical Research Network. Panretinal photocoagulation vs intravitreousranibizumab for proliferative diabetic retinopathy: a randomized clinical trial. JAMA, 2015, 314 (20): 2137-2146.

22. NGUYEN Q D, BROWN D M, MARCUS D M, et al. Ranibizumab for diabetic macular edema: results from 2 phase III randomized trials: RISE and RIDE. Ophthalmology, 2012, 119 (4): 789-801.

23. DIABETIC RETINOPATHY CLINICAL RESEARCH NETWORK, BRUCKER A J, QIN H, ANTOSZYK A N, et al. Observational study of the development of diabetic macular edema following panretinal (scatter) photocoagulation given in 1 or 4 sittings. Arch Ophthalmol, 2009, 127 (2): 132-140.

24. RAJALA U, PAJUNPÄÄ H, KOSKELA P, et al. High cardiovascular disease mortality in subjects with visual impairment caused by diabetic retinopathy. Diabetes Care, 2000, 23: 957.

25. CHEW E Y, FERRIS FL 3RD, CSAKY K G, et al. The long-term effects of laser photocoagulation treatment in patients with diabetic retinopathy: the early treatment diabetic retinopathy follow-up study. Ophthalmology, 2003, 110: 1683.

26. KLEIN B E, KLEIN R, MCBRIDE P E, et al. Cardiovascular disease, mortality, and retinal microvascular characteristics in type 1 diabetes: Wisconsin epidemiologic study of diabetic retinopathy. Arch Intern Med, 2004, 164: 1917.

27. VAN HECKE M V, DEKKER J M, STEHOUWER C D, et al. Diabetic retinopathy is associated with mortality and cardiovascular disease incidence: the EURODIAB prospective complications study. Diabetes Care, 2005, 28: 1383.

28. TARGHER G, BERTOLINI L, ZENARI L, et al. Diabetic retinopathy is associated with an increased incidence of cardiovascular events in Type 2 diabetic patients. Diabet Med, 2008, 25: 45.

29. KRAMER C K, RODRIGUES T C, CANANI L H, et al. Diabetic retinopathy predicts all-cause mortality and cardiovascular events in both type 1 and 2 diabetes: meta-analysis of observational studies. Diabetes Care, 2011, 34: 1238.

30. HAYREH S S, ZIMMERMAN M B. Nonarteritic anterior ischemic optic neuropathy: clinical characteristics in diabetic patients versus nondiabetic patients. Ophthalmology, 2008, 115: 1818.

31. HAYREH S S. Diabetic papillopathy and nonarteritic anterior ischemic optic neuropathy. Surv Ophthalmol, 2002, 47: 600.

32. ALMOG Y, GOLDSTEIN M. Visual outcome in eyes with asymptomatic optic disc edema. J Neuroophthalmol, 2003, 23: 204.

33. HO A C, MAGUIRE A M, YANNUZZI L A, et al. Rapidly progressive optic disk neovascularization after diabetic papillopathy. Am J Ophthalmol, 1995, 120: 673.

34. AL-HADDAD C E, JURDI F A, BASHSHUR Z F. Intravitreal triamcinolone acetonide for the management of diabetic papillopathy. Am J Ophthalmol, 2004, 137: 1151.

35. BARR C C, GLASER J S, BLANKENSHIP G. Acute disc swelling in juvenile diabetes. Clinical profile and natural history of 12 cases. Arch Ophthalmol, 1980, 98: 2185.

36. BAYRAKTAR Z, ALACALI N, BAYRAKTAR S. Diabetic papillopathy in type II diabetic patients. Retina, 2002, 22: 752.

37. JIN Y Y, HUANG K, ZOU C C, et al. Reversible cataract as the presenting sign of diabetes mellitus: report of twocases and literature review. Iran J Pediatr, 2012, 22: 125-128.

38. KLEIN B E, KLEIN R, MOSS S E. Incidence of cataract surgery in the Wisconsin Epidemiologic Study of Diabetic Retinopathy. Am J Ophthalmol, 1995, 119: 295-300.

39. CHU C J, JOHNSTON R L, BUSCOMBE C, et al. Risk factors and incidence of macular edema after cataract surgery: A Database Study of 81984 eyes. Ophthalmology, 2016, 123: 316-323.

40. SHAZLY T A, LATINA M A. Neovascular glaucoma: etiology, diagnosis and prognosis. In: Semin Ophthalmol, 2009, 24: 113-121.

41. ABDELKADER H, PATEL D V, MCGHEE CNJ, et al. New therapeutic approaches in the treatment of diabetic keratopathy: a review. Clin Exp Ophthalmol, 2011, 39(3): 259-270.

42. DIDENKO T N, SMOLIAKOVA G P, SOROKIN E L, et al. [Clinical and pathogenetic features of neurotrophic corneal disorders in diabetes]. Vestn Oftalmol, 1999, 115(6): 7-11.

43. SCHULTZ R O, VAN HORN DL, PETERS M A, et al. Diabetic keratopathy. Trans Am Ophthalmol Soc, 1981, 79: 180-199.

44. VIEIRA-POTTER V J, KARAMICHOS D, LEE D J. Ocular complications of diabetes and therapeutic approaches. Biomed Res Int, 2016, 2016: 3801570.

45. SCHULTZ R O, PETERS M A, SOBOCINSKI K, et al. Diabetic keratopathy as a manifestation of peripheral neuropathy. Am J Ophthalmol, 1983, 96: 368-371.

46. CHANG S W, HSU H C, HU F R, et al. Corneal autofluorescence and epithelial barrier function in diabetic patients. Ophthalmic Res, 1995, 27: 74-79.

47. MOCAN M C, DURUKAN I, IRKEC M, et al. Morphologic alterations of both the stromal and subbasal nerves in the corneas of patients with diabetes. Cornea, 2006, 25: 769-773.

48. BIKBOVA G, OSHITARI T, BABA T, et al. Neuronal changes in the diabetic cornea: perspectives for neuroprotection. Biomed Res Int, 2016, 2016: 5140823.

49. TAVAKOLI M, PETROPOULOS I N, MALIK R A. Corneal confocal microscopy to assess diabetic neuropathy: an eye on the foot. J Diabetes Sci Technol, 2013, 7: 1179-1189.

50. FOULKS G N, THOFT R A, PERRY H D, et al. Factors related to corneal epithelial complications after closed vitrectomy in diabetics. Arch Ophthalmol, 1979, 97: 1076-1078.

51. CHUNG H, TOLENTINO F I, CAJITA V N, et al. Reevaluation of corneal complications after closed vitrectomy. Arch Ophthalmol, 1988, 106: 916-919.

52. HIRAOKA M, AMANO S, OSHIKA T, et al. Factors contributing to corneal complications after vitrectomy in diabetic patients. Jpn J Ophthalmol, 2001, 45: 492-495.

53. CHIAMBO S, BAÍLEZFIDALGO C, PASTOR JIMENO J C, et al. [Corneal epithelial complications after vitrectomy: a retrospective study]. Arch Soc Esp Oftalmol, 2004, 79(4): 155-161.

54. DOGRU M, KADERLI B, GELISKEN O, et al. Ocular surface changes with applanation contact lens and coupling fluid use after argon laser photocoagulation in noninsulin-dependent diabetes mellitus. Am J Ophthalmol, 2004, 138: 381-388.

55. WYLEGALA E, MOCKO L, WOYNA-ORLEWICZ A, et al. [Diabetic complications within ocular surface]. Pol MerkurLekarski, 2006, 21: 495-497.

56. CHEN W L, LIN C T, KO P S, et al. In vivo confocal microscopic findings of corneal wound healing after corneal epithelial debridement in diabetic vitrectomy. Ophthalmology, 2009, 116: 1038-1047.

57. BIKBOVA G, OSHITARI T, TAWADA A, et al. Corneal changes in diabetes mellitus. Curr Diabetes Rev, 2012, 8: 294-302.

58. VIEIRA-POTTER V J, KARAMICHOS D, LEE D J. Ocular complications of diabetes and therapeutic approaches. Biomed Res Int, 2016, 2016: 3801570.

59. LANGWIŃSKA-WOŚKO E, CHOCISZEWSKA-NITKA A, ZIELIŃSKA E, et al. Evaluation of corneal endothelium following cataract surgery in diabetic patients. Klin Oczna, 2004, 106: 28-30.

60. MORIKUBO S, TAKAMURA Y, KUBO E, et al. Corneal changes after small-incision cataract surgery in patients with diabetes mellitus. Arch Ophthalmol, 2004, 122: 966-969.

61. LEE J S, LEE J E, CHOI H Y, et al. Corneal endothelial cell change after phacoemulsification relative to the severity of diabetic retinopathy. J Cataract Refract Surg, 2005, 31: 742-749.

62. HUGOD M, STORR-PAULSEN A, NORREGAARD J C, et al. Corneal endothelial cell changes associated with cataract surgery in patients with type 2 diabetes mellitus. Cornea, 2011, 30: 749-753.

63. YANG R, SHA X, ZENG M, et al. The influence of phacoemulsification on corneal endothelial cells at varying blood glucose levels. Eye Sci, 2011, 26: 91-95.

64. DHASMANA R, SINGH I P, NAGPAL R C. Corneal changes in diabetic patients after manual small incision cataract surgery. J ClinDiagn Res, 2014, 8: VC03-VC06.

65. TSAOUSIS K T, PANAGIOTOU D Z, KOSTOPOULOU E, et al. Corneal oedema after phacoemulsification in the early postoperative period: A qualitative comparative case-control study between diabetics and non-diabetics. Ann Med Surg (Lond), 2015, 5: 67-71.

66. COSTIN J A. Is laser vision correction safe in patients with diabetes? Cleve Clin J Med, 2001, 68: 385.

67. FRAUNFELDER F W, RICH L F. Laser-assisted in situ keratomileusis complications in diabetes mellitus. Cornea, 2002, 21: 246-248.

68. JABBUR N S, CHICANI C F, KUO I C, et al. Risk factors in interface epithelialization after laser in situ keratomileusis. J Refract Surg, 2004, 20: 343-348.

69. AL KAHTANI E S, KHANDEKAR R, AL-RUBEAAN K, et al. Assessment of the prevalence and risk factors of ophthalmoplegia among diabetic patients in a large national diabetes registry cohort. BMC Ophthalmol, 2016, 16: 1-8.

70. KROL C G, KLOK F A, DE KONING E J P. Diplopia as the presenting symptom of type 1 diabetes. Diabetes Care, 2014, 37: e45-e46.

71. CHOU K L, GALETTA S L, LIU G T, et al. Acute ocular motor mononeuropathies: prospective study of the roles of neuroimaging and clinical assessment. J Neurol Sci, 2004, 219: 35.

72. BIOUSSE V, NEWMAN N J. Third nerve palsies. Semin Neurol, 2000, 20: 55.

73. RICHARDS B W, JONES FR J R, YOUNGE B R. Causes and prognosis in 4 278 cases of paralysis of the oculomotor, trochlear, and abducens cranial nerves. Am J Ophthalmol, 1992, 113: 489.

74. LEE S H, LEE S S, PARK K Y, et al. Isolated oculomotor nerve palsy: diagnostic approach using the degree of external and internal dysfunction. ClinNeurolNeurosurg, 2002, 104: 136.

75. CARRASCO J R, SAVINO P J, BILYK J R. Primary aberrant oculomotor nerve regeneration from a posterior communicating artery aneurysm. Arch Ophthalmol, 2002, 120: 663.

76. LOFFREDO L, PARROTTO S, VIOLI F. Giant cell arteritis, oculomotor nerve palsy, and acute hearing loss. Scand J Rheumatol, 2004, 33: 279.

77. DAY A, MALIK N. Giant cell arteritis presenting as painful third nerve palsy. Br J Hosp Med (Lond), 2006, 67: 383.

78. GOTTLOB I, CATALANO R A, REINECKE R D. Surgical management of oculomotor nerve palsy. Am J Ophthalmol, 1991, 111: 71.

79. SCHUMACHER-FEERO L A, YOO K W, SOLARI F M, et al. Third cranial nerve palsy in children. Am J Ophthalmol, 1999, 128: 216.

第四章 远 程 医 疗

一、眼科远程医疗概述

远程医疗是基于计算机与互联网技术整合的网络来提供医疗卫生服务和相关信息。在缺乏相应医疗服务的地区和时期,远程医疗增加了为患者提供专业医疗服务的机会。同时,减少了患者往返于大型专科医院所耗费的时间、精力和金钱,在我国目前医疗资源分布相对不均衡的情况下,具有重要的社会经济效益。

大部分的眼科疾病具有明确的形态学改变。眼球是部分外露的器官,通过肉眼或借助裂隙灯等检查设备即可明确观察到外眼及眼前段的改变。同时,通过眼球透明屈光介质,借助检眼镜等检查手段可直视下观察到视网膜的病理改变。应用现代眼科影像学技术,不仅能更清晰地观察眼底形态学改变,而且能够实现对病变的客观记录。近年来,眼底影像学特别是相干光断层扫描、超广角眼底照相机等的快速发展,影像学已逐渐成为眼底病诊疗不可或缺的手段。由于眼底影像具有数字化、易获得、标准化的特点,因此非常适合远程医疗的开展。

国际上远程眼科开始于 20 世纪 90 年代,相对成熟并形成了适合于自身医疗环境的实践指南。我国远程眼科起步于 21 世纪初 [1]。近年来,随着数字化眼底影像检查设备在基层医院的推广及互联网的普及,我国的远程眼科近年来发展迅速。

在远程网络体系构建基础上,根据服务对象和目的的不同,远程眼科可分为远程筛查及远程诊疗两部分(图 4-4-0-1)。远程筛查以疾病筛查为主要目的,力争覆盖全部筛查人群,参与单位包括非眼科的基层医疗服务机构。检查手段相对简单,以方便、易获得为主。远程诊疗以对眼科疾病做出精细诊断和治疗为主要目的,服务的对象为眼科就诊患者,参与单位为专业眼科。交流的内容包括详细的病史,各种眼科专科检查结果。在远程会诊的基础上,也可以开展眼科的临床研究工作。

本节重点介绍糖尿病视网膜病变的远程筛查。

二、远程医疗对糖尿病视网膜病变筛查以及诊治的意义

DR 为工作人群第一位致盲眼病。早期发现、规范治疗可以显著降低 DR 的致盲率。我国是糖尿病发病大国,目前我国 87% 的糖尿病患者就诊于眼科医疗资源极其有限的县级及以下医疗机构,近 70% 糖尿病患者未接受规范的眼科检查。相对于如此庞大的糖尿病患病群体,专业眼科医师明显不足,单纯依靠传统的眼科专科检查难以满足大量病人的筛查工作。通过远程医疗可以把初始的眼底检查工作延伸到内分泌科或体检中心,实现眼科与内科的紧密衔接。同时,减少了轻症 DR 患者不必要的转诊。既减少了患者的时间、资金成本,同时也降低了三级医院的诊疗压力。另一方面,通过与专业眼科的远程会诊交流,可以对基层医院的眼科起到远程教学的作用,不断提升基层医疗单位诊疗水平。

DR 具有特征性的眼底改变,应用间接检眼镜观察并记录这些眼底改变需要专业的眼科医师经过长期的培训才能完成。这对于缺少专业眼科医师的基层医疗单位难以实现。经过简单的培训,应用眼底照相技术可以使没有接受过眼科专科培训的医务工作者准确客观地记录糖尿病患者的眼底信息,为 DR 的

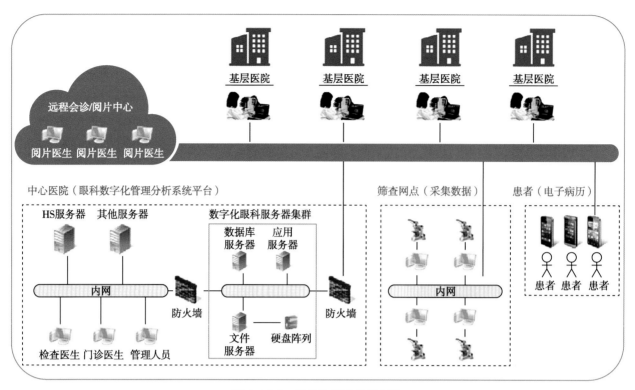

图 4-4-0-1 眼科远程医疗模式图

远程筛查及会诊工作奠定基础。另外，虽然目前有相干光断层扫描，荧光素眼底血管造影等更先进的眼底影像技术可以对 DR 进行更精细的诊断，但这些设备价格昂贵，需要专业人员操作等特点，不适宜在基层医疗单位推广。目前，美国，英国，澳大利亚及我国的 DR 筛查工作均以眼底照相为主要手段。

基于眼底照相的 DR 远程筛查在发达国家已广泛开展多年。在澳大利亚，针对土著人糖尿病患病率高的特点，由社区人员通过培训操作免散瞳眼底照相机完成对农村土著居民的眼底筛查，建立各种 DR 远程筛查系统。在美国，Joslin 糖尿病中心采用免散瞳眼底照相机建立 Joslin 视觉网（JVN），已被美国国防部，印第安人医疗服务和退伍军人管理组织广泛用于 DR 的远程筛查[2]。我国同仁眼科中心在 21 世纪初即开展眼科的远程诊疗实践。近年来，随着"互联网＋"及"分级诊疗"等政策的提出，包括 DR 筛查在内的眼科远程诊疗项目在国内蓬勃发展。

三、远程医疗体系的构成

远程医疗体系通常由病例信息采集单位、信息分析单位以及联结两者的互联网通道和相应的数据库构成[5]。

1. 信息采集单位 通常在基层医疗服务机构，由接受过相应专业培训的医技人员完成视力的检查，病人基本信息录入及眼底影像的采集与上传工作。

2. 信息分析单位 通常为区域阅片中心，由接受过专业培训的眼科医师负责眼底影像阅片，出具阅片报告，提出会诊意见。

3. 会诊网络 要求有足够的带宽，足量的存储空间。配备有专业的病历系统及阅片系统，以保证会诊资料的完整性。同时，还要保证病人信息及数据的安全。

应该指出的是，随着各种社交软件的应用，许多具有图文传输功能的社交软件被临床医生用作讨论病例的手段。但这些软件不具有专业的病历系统及存储功能，对病人信息安全缺乏保障。因此，只能作为医生之间的交流工具，目前尚不能成为严格意义上的远程会诊。

四、糖尿病视网膜病变远程筛查与诊断服务能力的分级

根据远程医疗网络所覆盖的医疗机构实际眼科诊疗能力的不同,对 DR 远程会诊的目的不尽相同。通常把 DR 远程会诊能力分为 3 个等级[4]。

1. 初级筛查　主要目标是将表面上视功能正常但实际已发生 DR 的患者与无 DR 的糖尿病患者中区分开来。初级筛查通常将会诊病人分为两类:无 DR 或轻度 DR(仅有血管瘤)与轻度以上 DR。初级筛查是目前 DR 筛查的主要任务,覆盖范围广泛,可以包括所有接诊糖尿病的医疗机构。初级筛查的结果决定哪些病人需要到眼科做进一步检查,而对于初级筛查没有 DR 的患者可以继续在原医疗机构控制糖尿病。

2. 中级筛查　目标是准确判断患者是否存在威胁视力的 DR。要求将威胁视力的 DR 尽早转诊给专业眼科医师,以便进行相应的治疗。该项服务更适用于专业眼科对基层眼科的指导。

3. 高级筛查　目标是确定 DR 和糖尿病黄斑水肿(Diabetic Macular Edema DME)的准确分期,能制定恰当的治疗方案。该项服务适用于专业眼科对有一定诊疗能力的眼科在诊断治疗方案上进行指导。因此,高级筛查对上传病例资料的要求较高。除外常规的视力,病史,主诉等资料外,在影像学上,单张 45° 眼底像仅能部分满足此需求。应结合散瞳多视野眼底照相、眼底像拼图甚至结合荧光素眼底血管造影、OCT 等检查。

五、糖尿病视网膜病变远程筛查的方法

经过培训的各级医疗机构及与医疗机构协作的健康服务机构均可参与 DR 远程筛查工作。

1. 电子病历的建立　基层信息采集单位应建立患者电子个人健康档案,内容至少包括:姓名、性别、生日、视力、主诉、糖尿病类型与病程等。建议记录病人有效的联系方式,以更好地提供跟踪随访服务。

2. 眼底影像的采集　DR 的远程诊疗以眼底照相为基础,根据不同的诊疗服务能力对影像的要求不尽相同。同时,还要结合现有基层医院的实际能力,来决定具体的影像采集标准。

为适应更多基层医院的工作,通常推荐以 45° 免散瞳眼底相机为基本眼底筛查手段。这种相机目前在我国各基层医疗单位配备相对广泛,同时具有操作简单,不需要散瞳,病人舒适度好,接受程度高等特点。

中华医学会眼科学分会眼底病学组 2017 年制定了糖尿病眼底病筛查图像采集及阅片指南,推荐采用以视盘和黄斑为中心 2 张 45° 眼底彩色照片为首选筛查模式[6]。以往文献研究认为双视野图像在 DR 筛查中可更好地反映患者后极部和视盘区域的病变,与标准七视野图像的检查结果接近。对 DR 筛查的敏感度优于单视野眼底影像。但也有作者认为,对于 DR 初级筛查而言,后极部单视野 45° 眼底照相即能满足初级筛查的需要[3](具体的眼底影像采集方法可参考本书第三章,第二节眼底照相部分)。

应该指出的是,DR 的初级筛查不同于临床研究,在设备的选择和图像采集标准上应该最大可能地适应当地的基本医疗条件,尽力做到最广泛的筛查覆盖。

虽然免散瞳眼底相机在 DR 筛查上具有一定的优势,但受屈光间质、瞳孔小、病人合作度差等因素的影响,仍有 10% 左右的图片不可读。这部分病人通常要根据基层医疗单位的眼科诊疗能力区别处理,如基层医疗单位具有一定的眼科诊疗能力,在可以进行相关病史询问及裂隙灯显微镜周边前房深度检查以排除闭角型青光眼的前提下,可以考虑散瞳后眼底照相检查。如基层单位无眼科检查手段,可直接转诊。

广角眼底照相、OCT、FFA 等其他眼科影像检查对准确判断 DR 分期,DME 的诊断具有重要作用,但由于现阶段在基层医疗机构难以普及,所以不作为 DR 筛查的主要手段。更多应用于 DR 的远程会诊,用以准确判读分期,确定治疗方案。

3. 读片及会诊报告　远程会诊中心在接到基层医疗机构上传的电子病历及眼底影像后,应用专业的读片软件对上传图片进行判读,形成会诊报告并返回基层医疗机构。会诊报告的内容主要包括:图像质量的评价,是否存在 DR,DR 及 DME 的分级,处理建议等。

六、糖尿病视网膜病变与糖尿病性黄斑水肿的远程筛查诊断、分级与处理建议

DR 的明确诊断需同时符合下列三条：①有明确的糖尿病病史；②眼底像有典型的微动脉瘤、出血、渗出、新生血管、黄斑水肿等表现；③排除其他原因所致的类似视网膜病变。

应该指出的是，目前国际 DR 与 DME 的分期标准是在 ETDRS 7 个 30° 视野眼底照相的基础上划分的。因此，应用国际 DR 与 DME 的分期标准来评价远程筛查所采用的单张 45° 视野眼底像或以视盘及黄斑为中心的 2 张 45° 眼底像均有一定的误差。2015 年，北京同仁医院远程中心结合 DR 国际分期标准与单张 45° 眼底像检查，制定了糖尿病视网膜病变远程筛查与诊断标准。2017 年中华医学会眼科学分会眼底病学组为了避免概念混淆，制定了针对 2 张视野 45° 眼底像分级及评分标准，并结合视力检查结果制定相应的转诊标准。各远程医疗单位应结合自身实际情况，按照不同的会诊目的和要求，参考以上临床指南，制定自己的判读及转诊标准。

DME 可发生在 DR 的任何阶段，是 DR 导致病人视力下降的主要原因。黄斑区硬性渗出是目前或既往存在 DME 的一种体征，也是目前通过眼底照相判断 DME 的主要方法。单纯根据眼底像对视网膜增厚较难准确判断，只能根据存在硬性渗出判定 DME 的存在与否，因此有漏诊、误诊的可能。临床上 DME 的诊断应结合 OCT 扫描、散瞳后裂隙灯前置镜、眼底立体照相等检查方法。近年来随着抗 VEGF 等治疗方法的推广，DME 的早期诊断和治疗对视力预后至关重要。因此，在初级筛查怀疑 DME 的病例，应建议其尽早转诊。

七、糖尿病视网膜病变远程筛查转诊标准

原则上讲，在基层卫生服务机构通过筛查，发现 DR 的病人均应转诊到眼科进行专科检查或处置。但鉴于不同级别医院眼科诊疗能力的不同，不同的远程眼科体系采用的筛查及判断方法不同，因此转诊的标准各不相同。

2015 年，同仁眼科远程会诊中心根据单视野 45° 眼底像筛查结果提出 DR 诊断及处理建议（表 4-4-0-1）。

表 4-4-0-1 2015 年同仁眼科远程会诊中心 DR 诊断及处理建议

DR 与 DME 分级	眼底像表现	处理建议（均需控制血糖、血压、血脂）
无明显 DR	无异常	一年后复查眼底像
轻度 NPDR	只存在视网膜微血管瘤	半年后复查眼底像
中度 NPDR	除视网膜微血管瘤外，还存在出血斑、棉绒斑、静脉串珠等；但轻于重度	3 个月后复查眼底像
重度 NPDR	存在下列体征之一，但无 PDR：①4 个象限每个象限多于 20 个视网膜出血斑；②2 个象限静脉串珠；③1 个象限的视网膜内微血管异常（IRMA）	可考虑全视网膜光凝（PRP）治疗（4 周内转眼底专业医师）
PDR	存在下列体征之一：①视盘或视网膜新生血管形成；②玻璃体积血或视网膜前出血；③玻璃体或视网膜增生性改变	选择性施行 PRP 或玻璃体手术治疗（4 周内转眼底专业医师）
轻度 DME	后极部视网膜增厚或硬性渗出，但远离黄斑中心（1 000μm 外）	半年后复查眼底像
中度 DME	视网膜增厚或硬性渗出，接近黄斑中心但未波及黄斑中心（500~1 000μm）	黄斑光凝、玻璃体内注射抗 VEGF 药物或糖皮质激素（4 周内转眼底专业医师）
重度 DME	视网膜增厚或硬性渗出，波及黄斑中心（500μm 内）	黄斑光凝、玻璃体内注射抗 VEGF 药物或糖皮质激素（4 周内转眼底专业医师）

2017 年中华医学会眼科学分会眼底病学组在双视野 45°眼底像的基础上,制定了 DR 分级及评分标准(表 4-4-0-2)。在此评分标准基础上,结合视力检查结果,同时考虑到医院诊疗能力的差异,提出转诊标准如下:

1. DR 眼底筛查 1 级病变无视力障碍(视力≥0.7),可不转诊,每年筛查 1 次。

2. DR 眼底筛查 1 级病变有视力障碍(视力<0.7),或无视力障碍但评分较前次筛查增加,应转诊有评估条件的医院。

3. DR 眼底筛查 2 级以上病变无视力障碍,可继续观察;若视力<0.7 或评分较前次筛查增加,应转诊有评估条件的医院。

4. DR 眼底筛查 3 级病变无视力障碍,可继续观察;若视力<0.7 或评分较前次筛查增加,应转诊有评估条件的医院。

5. DR 眼底筛查 4 级病变,应转诊有评估和治疗条件的医院;4 级且评分达到 20 分,应尽快转诊。

表 4-4-0-2　2017 年中华医学会眼科学分会眼底病学组 DR 筛查分级评分标准

分级	评分	评分细则
0 级	0 分	无 DR
1 级	1~4 分	1 分:≤5 个出血点
		2 分:6~10 个出血点
		3 分:10~20 个出血点
		4 分:>20 个出血点
2 级	5~8 分	5 分:硬性渗出距离黄斑中心凹 1PD 以外
		6 分:硬性渗出距黄斑中心凹 1PD 以内,但未累及黄斑中心凹
		7 分:硬性渗出距离黄斑中心凹 1PD 以内,累及黄斑中心凹
		8 分:硬性渗出累及黄斑 4 个象限
3 级	9~12 分	9/0-:棉絮斑累及黄斑区 1 个象限
		10 分:棉絮斑累及黄斑区 2 个象限
		11 分:棉絮斑累及黄斑区 3 个象限
		12 分:棉絮斑累及黄斑区 4 个象限
		+示棉絮斑累及黄斑外或视盘鼻侧
		++示视网膜内微血管异常,出现静脉串珠、静脉襻
4 级	15 分	视网膜新生血管
	20 分	出现视盘新生血管、视网膜前出血或玻璃体积血

八、糖尿病视网膜病变远程诊疗的新进展

1. 设备的更新　手持式眼底照相机及智能手机眼底照相设备的研发和临床应用,使眼底图像的采集更加便捷,为基层医疗机构不能有效覆盖的偏远地区及行动不便的患者筛查创造了条件。广角眼底影像采集系统的临床应用,解决了常规眼底筛查影像范围小,筛查敏感性低的问题。已有研究表明,超广角图像采集设备代替普通免散瞳眼底照相机后,能将 DR 筛查中无法分级的图像百分比从 71% 降到小于 3%,并能节省 28% 的读片时间[7, 10]。

2. 无线网络技术及人工智能　依托无线网络技术,实现眼底影像自动上传,极大改善了以往远程医疗的场地限制,减少信息采集单位人员的工作量,提高筛查工作效率。近年来,人工智能技术逐渐应用到 DR 的眼底像诊断领域。这一技术的进步大幅减少了眼科医师的工作负荷,提高了诊断效率[8]。

3. DR 的远程治疗　近年来，随着导航激光的研发和临床应用，已有学者尝试基于远程眼底影像制定激光治疗方案，远程操控导航激光完成 DME 的激光光凝。使 DR 的远程诊疗从 DR 的诊断分级扩展到激光治疗领域[9]。

九、我国糖尿病视网膜病变远程诊疗面临的问题

虽然国内外对 DR 远程筛查体系的建立日趋成熟，在国内部分地区已经开展。但由于 DR 远程筛查系统构建早期所投入的费用较高，许多远程筛查体系建立在科研项目或社会资本投资基础上，各种远程筛查网络参差不齐，覆盖范围大小不一。许多基层医疗机构不能有效覆盖的同时，也存在同一家基层医疗机构联入多个远程会诊网络的情况。另外，目前远程医疗尚未列入常规医疗诊疗项目，远程医疗的医疗收费方式各不相同，许多远程医疗体系难以维持持续的运营。因此，迫切需要把远程医疗作为公共卫生服务的部分，通过政府扶持或相关机构筹资等方法来解决远程筛查系统构建问题。同时将远程医疗列为正式医疗项目并纳入医疗保险范畴，相信在不久的将来，DR 远程筛查系统将在我国获得更为全面的推广和应用。

参 考 文 献

1. 李建军，徐亮. 远程眼科学. 北京：人民卫生出版社，2016.
2. 刘宁朴，刘熙朴，译. 糖尿病与眼部疾病：过去、现在与未来治疗. 北京：人民卫生出版社，2014.
3. 高磊，娄东华，吴鹏，等. 与《我国糖尿病视网膜病变筛查的图像采集及阅片指南（2017 年》作者的商榷. 中华眼科杂志，2019，55（4）：255-256.
4. 李建军，彭晓燕，徐捷，等. 糖尿病视网膜病变远程筛查与诊断标准（征求意见稿）. 眼科，2015，24（5）：292-293.
5. 彭金娟，黄建南，陆丽娜，等. 糖尿病视网膜病变远程筛查系统的进展. 中华眼科杂志，2016，52（11）：868-871.
6. 中华医学会眼科学分会眼底病学组. 我国糖尿病视网膜病变筛查的图像采集及阅片指南（2017 年）. 中华眼科杂志，2017，53（12）：890-896.
7. AFSHAR A R，OLDENBURG C E，STEWART J M. Novel Hybrid Fixed and Mobile Ultra-Widefield Imaging Program for Diabetic Teleretinopathy Screening. Ophthalmology Retina，2019，3：576-579.
8. TING D S W，TAN G S W. Telemedicine for Diabetic Retinopathy Screening. JAMA Ophthalmology，2017，135（7）：722-723.
9. KOZAK I，PAYNE J F，SCHATZ P，et al. Teleophthalmology image-based navigated retinal laser therapy for diabetic macular edema：a concept of retinal etlephotocoagulation. Graefes Arch Clin Exp Ophthalmol，2017，255（8）：1509-1513.
10. SILVA P S，CAVALLERANO J D，TOLLS D，et al. Potential Efficiency Benefits of Nonmydriatic Ultrawide Field Retinal Imaging in an Ocular Telehealth Diabetic Retinopathy Program. Diabetic Care，2014，37（1）：50-55.

第五章 患者教育

一、定义

（一）患者教育

2000 年世界卫生组织（WHO）将治疗性患者教育定义为一种帮助患者学习及培养多种能力，以规范日常行为，从而促进健康的教育。这意味着专业的患者教育应着重于培养患者对于健康和自身疾病的认知能力，使其具备良好的健康素养，减少疾病并发症的发生。

（二）健康素养（health literacy）

是指促进患者通过各种渠道获取、理解、评价并应用相关的医疗卫生、疾病预防的信息，并以此做出判断及健康决策，从而达到维护自身健康并提升生活质量的能力。随着电子通信及影像技术在医疗上的应用，不仅提高了疾病的诊断和治疗水平，也提高了大众对健康和疾病的认知水平。患者教育已然成为疾病预防和治疗的重要组成部分[1]。

二、分类及内容

患者教育分门诊教育、住院教育及社区相关教育。

（一）门诊教育

门诊教育是指在门诊治疗过程中对患者进行的健康教育。由于门诊患者流动性、差异性大，不可能针对每个患者的需求开展健康教育。因此，门诊教育往往根据不同季节、地域，侧重于常见疾病的防治教育。门诊教育主要包括候诊教育、随诊教育、咨询教育和健康教育处方。

1. 候诊教育　指在患者等待接受诊查期间，针对候诊常规及该科的常见性疾病的防治所进行的健康教育。

2. 随诊教育　指在诊疗过程中，医护人员根据病情对患者进行的口头教育和指导。这一部分的教育主要是指导患者在离开医院后在家中需要完成的相关知识的普及。

3. 咨询教育　指医护人员对门诊患者或家属提出的有关疾病与健康的问题进行解答。

4. 健康教育处方　指在诊疗过程中，以医嘱的形式对病人的行为和生活方式给予指导。

（二）住院教育

住院教育是指在住院治疗期间对患者进行的健康教育。由于患者住院时间相对较长，医护人员对患者比较了解，可根据患者的病情、心理变化，进行有针对性的教育。住院教育主要包括入院教育、病房教育和出院教育。

1. 入院教育　指医护人员在患者入院时对患者及家属进行的教育。入院教育的主要内容是医院的有关规章制度，如生活制度、探视制度、卫生制度等，以帮助患者及家属尽快熟悉住院环境，遵守住院制度，配合治疗。

2. 病房教育　指医护人员在患者住院期间进行的健康教育。病房教育的内容应较系统、深入，主要包括患者所患疾病的病因、发病机制、症状、并发症、治疗原则、生活起居、饮食等知识，以提高患者的依从性。

3．出院教育　指医护人员在患者出院时进行的教育。出院教育的内容主要包括医疗效果、病情现状、继续用药、定期复查等注意事项，以帮助患者出院后继续巩固疗效、防止复发。

（三）社区相关教育

糖尿病患者社区相关教育主要目的在于帮助其了解糖尿病的一般知识、营养学知识、检查和治疗的依从性等，提高患者自护能力，同病人一起制定饮食运动计划，减轻或避免各种并发症，以提高患者生命质量。

三、糖尿病及眼部并发症特点

（一）糖尿病的危害

糖尿病（diabetes mellitus，DM）的慢性并发症涉及大血管、微血管以及周围神经系统。糖尿病患者心肌梗死等风险是正常人的 2～4 倍[2]。20%～40% 的糖尿病患者并发糖尿肾病，是导致肾衰的主要原因。而 70% 的糖尿病患者可发生周围神经病变。糖尿病视网膜病变所致的失明风险是正常人的 25 倍[3]。

（二）糖尿病眼部并发症

糖尿病的眼部并发症涉及眼球结构的各个部分，包括角膜、虹膜、神经、晶状体以及视网膜，引起组织损害，如糖尿病视网膜病变、角膜知觉异常、虹膜新生血管、糖尿病性虹膜炎、糖尿病性视神经病变、白内障等。糖尿病视网膜病变（DR）是糖尿病最严重的眼部并发症，是导致视力下降甚至致盲的慢性进行性疾病，DR 也是目前工作人群失明的第一大致盲眼病。

（三）糖尿病眼部并发症患者教育存在的问题及意义

近年来，随着糖尿病治疗手段的更新以及新设备及新治疗手段的出现，DR 的防治指南也在不断更新。日前，随着近年来我国糖尿病患病率的逐年升高，其严重并发症也成为工作人群致残和致死的主要原因之一。由 DR 所导致盲是可避免盲，但由于 DR 病程进展到增殖期，患者的视力很难恢复，因此致盲的风险也进一步增加。如今在我国对于此类患者的教育仍存在一定问题，特别是在医疗卫生资源有限的地区，糖尿病眼部并发症常常被忽略。二是部分患者由于受到文化程度的限制，对于 DR 认识尚不充足，故对此类患者进行健康教育以引起其重视是具有重要意义的。定期的眼科检查是降低糖尿病眼部并发症相关性盲的关键环节，并且早期发现和及时治疗可对其进行预防。

四、糖尿病相关眼病的患者教育

糖尿病治疗的目标是抑制糖尿病并发症的发生、发展，达到与正常人一样的寿命，抑制糖尿病相关眼病的发生、发展，维持患者的生存质量（QOL），也是糖尿病治疗的目的之一。

（一）糖尿病视网膜病变

1．内科教育　DR 是糖尿病导致的眼部并发症之一，因此，任何预防和治疗 DR 的手段，都离不开内科给予的基础性治疗的支持，维持接近正常的糖代谢、血压、体重、脂质代谢，是防治糖尿病并发症发生、发展的重要手段。2016 年美国 AAO 会议上提出的糖尿病视网膜病变指南中提到[4]：将糖化血红蛋白（HBAC1）水平维持在 7 左右是相对安全的。

2．眼科教育　糖尿病能够引起的眼部并发症非常多，视网膜病变最为常见。糖尿病视网膜病变主要表现为视力下降，或者眼前有黑影飘浮，严重的会引起失明。糖尿病视网膜病变的防治原则是早发现、早诊断、早治疗。

早发现、早诊断是防止糖尿病视网膜病变发生、发展的重要手段之一，2 型糖尿病一般病程较长，在临床诊断前普遍存在数年隐匿性的糖尿病时期，同时由于 DR 早期可无症状，往往容易被忽略而没有定期随访。2016 年 AAO 糖尿病视网膜病变指南中提到：在确诊糖尿病后，建议患者每 2 年复查一次，如果出现早期的 DR 临床表现，建议每年复查一次，如果有进一步的视力损害，建议 3 个月到半年复查一次。由于 DR 的进展是不可逆，因此更体现出早期发现的重要性。对于 2 型糖尿病患者，一年至少一次眼底检查可以降低失明的风险,降低 DR 致盲风险可达 94.4%。

3. 糖尿病视网膜病变需定期随访和及时治疗

(1)定期随访:早期的 DR,眼底没有或者只是轻微的点状出血或者少量视网膜微血管瘤的改变,而没有影响视力,这种情况一般只需要随访。眼科做相关的眼底检查,包括眼底照相、OCT 等无创性的检查,根据检查结果决定是否需要 FFA 和局部激光治疗。眼科医生会建议去内科监测血糖、血脂、血压等各项指标。

(2)及时治疗:DR 的及时治疗是减少其致盲性的关键。如临床医生应告知糖尿病黄斑水肿的患者,其视力会有所降低及损害,且若病程超过 1 年则会变成慢性黄斑水肿,更加难以治愈。在 DR 患者治疗的过程中,应注意强调视神经保护的重要性。如在进行全视网膜激光光凝时,可采用分次少量激光的形式。在玻璃体切除手术过程中应注意避免眼部灌注压过高,剥除增殖膜时应注意动作轻柔,注意防止医源性裂孔的形成等。并且应尽量缩短手术时间。术后注意观察眼部炎症反应及新生血管性青光眼的形成,以及时控制眼内炎症及高眼压对视神经的损伤。

(3)对低视力糖尿病视网膜病变患者的教育包括:心理上的疏导;职业、生活的指导;给予残存有部分低视力的患者以特制眼镜、放大镜、读书扩音器、遮光眼镜、视觉障碍用计算机、感觉辅助器等,尽可能帮助其日常生活。

(二)糖尿病性白内障

糖尿病引起的白内障多发生于 30 岁以下、病情严重的幼年型糖尿病患者,常双眼发病,且病情发展迅速。晶状体可在数天、数周或数月内完全混浊。主要可分为真性糖尿病性白内障和糖尿病性年龄相关性白内障。由于白内障致病原因尚未明确,目前上缺乏彻底根治该病的药物。应注意对糖尿病患者进行教育,严格控制血糖,定期随访,当视力下降严重影响生活质量且全身状态允许时,采取手术治疗。

(三)糖尿病性青光眼

糖尿病可引起前房角小梁网硬化,导致房水外流受阻,从而眼压升高导致原发性开角型青光眼。糖尿病患者血液循环障碍可导致眼部血流灌注减少,引起青光眼性视神经损伤而发生正常眼压性青光眼。高血糖状态下晶状体膨胀,可导致前房角关闭、眼压升高而引发继发性闭角型青光眼。而在糖尿病视网膜病变的中晚期,视网膜缺血可导致虹膜、眼底新生血管形成,从而诱发新生血管性青光眼。

故医生应加强糖尿病患者教育,严格控制血糖、血压及血脂等指标,并引导患者保持稳定的情绪,避免精神紧张或过度兴奋。定期到医院进行眼科常规检查,排除青光眼,应注意的是,初次检查未出现糖尿病性青光眼表现,并不代表以后也不会发生此类疾病。

(四)糖尿病性眼神经麻痹

糖尿病引起的脑神经损害主要易累及动眼神经、滑车神经和展神经,其中以动眼神经和展神经损伤多见。此病发病往往比较突然,发病机制不明。患者常有明确的糖尿病史,以突发复视症状,伴眼性眩晕来诊。也可出现上睑下垂症状及眼球活动障碍。控制高血糖、改善微循环及修复受损神经是治疗本病的主要方法。

除此之外,糖尿病相关眼病还包括波动性屈光不正、缺血性视神经病变以及虹膜睫状体炎等。这些疾病预防的关键均在于严格检测及控制高血糖、改善微循环。需向糖尿病患者强调定期眼部检查的重要性。

五、针对我国国情的患者教育

流行病学调查显示:我国的已诊断糖尿病人数约 9 200 万,占总人口的患病率达 9.7%,糖尿病患病率位居世界第一。糖尿病视网膜病变的患者,很多是中青年人,是家庭和社会的骨干劳动力。同时由于有限的医疗资源,农村患者往往得不到及时的诊断和治疗,许多患者到了 DR 的增殖期才开始就诊,造成视力不可逆的丧失。因此积极开展门诊患者教育尤为重要。

（一）基层医院的患者教育

基层医院的患者教育是非常符合我国国情的门诊教育，即医院外教育的方式，通过糖尿病患者健康教育，让患者认识到：糖尿病眼科并发症通过早发现、早诊断、早治疗，是完全可以预防和治疗的。

1. 定期社区医院就诊，监测血糖、血压等内科指标，建立糖尿病档案。

2. 定期社区专科医院如眼科专科医院就诊，预防糖尿病视网膜病变的发生发展，建立眼科系统档案。根据我国医疗保险相关政策，社区和当地医疗机构定点就医，不仅会减轻患者医疗负担，同时会建立良好的医疗档案，达到早期发现、早期治疗的目的，抗新生血管因子（anti-VEGF）这种昂贵药物也已经进入医保报销目录，复杂玻璃体切除手术费用的医保报销比例大幅度提高，这些都为糖尿病患者减轻了负担。

3. 通过互联网系统，进行糖尿病健康咨询，建立眼科专科医生便捷的随访、咨询教育体系。

（二）住院患者的教育

住院患者围手术期的健康教育，可以提前帮助患者了解病情，做好手术前的准备，包括眼科和内科的准备，以及心理准备。

1. 了解眼科疾病的发生发展的基本知识；了解手术的目的，可能达到的预期结果；可能出现的并发症及预后结果。

2. 了解眼科专科检查目的和内容；检查结果的判读。

3. 内科会诊的必要性；控制指标的情况分析；内科医生的指导意见。

4. 手术期间的配合方式；用药方法；随访和复查的具体要求等。

六、健康处方

1. 定期检查眼底　糖尿病病人在发病五年内或眼睛有任何症状时必须看眼科，以后每年追踪一次，每年应常规进行眼科检查，视力、眼压、散瞳后的眼底检查及必要时做荧光素眼底血管造影检查，发现视网膜、玻璃体有病理改变，要及时治疗，防止出血，改善微循环。

2. 注意用眼卫生　避免熬夜及长时间的近距离用眼。

3. 病人一旦出现视网膜出血时，禁激烈运动，减少头部活动，适当卧床休息。

4. 视网膜激光光凝治疗　激光对增殖期视网膜病变或黄斑水肿的效果好，所以告知患者患上糖尿病视网膜病变不要灰心，应保持良好的心态，积极配合医生治疗，行激光光凝术前向病人解释全网膜激光光凝术治疗可以减少视网膜水肿及玻璃体积血，保持中心视力，是减少失明的一种方法，术后休息1～2天，少做头部向下运动。

5. 玻璃体切除术　玻璃体切除术适用于增殖性视网膜病变晚期的玻璃体积血及牵引性视网膜脱离，并可用活血化瘀中药及改善微循环药物作为辅导治疗。术后注意控制眼部炎症及对高眼压进行管理。

参 考 文 献

1. HOVING C，VISSER A，MULLEN P D，et al. A history of patient education by health professionals in Europe and North America：from authority to shared decision making education. Patient Educ Couns，2010，78（3）：275-281.

2. 我国糖尿病性视网膜病变临床诊疗指南. 中国眼科杂志，2014，50：851-865.

3. 中国2型糖尿病防治指南. 中华糖尿病杂志，2014，6：447-498.

4. AMERICAN ACADEMY OF OPHTHALMOLOGY RETINA/VITREOUS PANEL. Preferred Practice Pattern Guidelines. Diabetic Retinopathy. San Francisco，CA：American Academy of Ophthalmology；2017.Available at：www.aao.org/ppp.

第五篇 糖尿病系统并发症的综合管理

专家导言

徐 春

糖尿病的综合管理是大量临床研究精髓的浓缩，糖尿病的综合管理已经融入糖尿病的各级预防中。2017年中华医学会糖尿病学分会（CDS）中国2型糖尿病防治指南（表5-0-0-1）提出：对于没有明显糖尿病血管并发症但具有心血管危险因素的2型糖尿病患者，应采取降糖、降压、调脂（主要是降低低密度脂蛋白胆固醇）及应用阿司匹林治疗，以预防心血管疾病和糖尿病微血管病变的发生。对于病程较长、已经发生过心血管疾病的2型糖尿病患者，应继续采取降糖、降压、调脂、阿司匹林治疗等综合管理措施，以降低心血管疾病及微血管并发症反复发生和死亡的风险。2015年美国临床内分泌医师协会（AACE）即颁布了《糖尿病综合管理临床实践指南》，强调整体管理糖尿病大血管、微血管和并发症的风险；强调减重、降糖、调脂及降压的个体化及安全性，提出安全性比有效性更需要关注。

表 5-0-0-1　中国2型糖尿病综合控制目标（2017年 CDS 中国2型糖尿病防治指南）

指标	目标值
血糖 /mmol·L^{-1a}	
空腹	4.4～7.0
非空腹	<10.0
糖化血红蛋白 /%	<7.0
血压 /mmHg	<130/80
总胆固醇 /mmol·L^{-1}	<4.5
高密度脂蛋白胆固醇 /mmol·L^{-1}	
男性	>1.0
女性	>1.3
甘油三酯 /mmol·L^{-1}	<1.7
低密度脂蛋白胆固醇 /mmol·L^{-1}	
未合并动脉粥样硬化性心血管疾病	<2.6
合并动脉粥样硬化性心血管疾病	<1.8
体重指数 /kg·m^{-2}	<24.0

注：1mmHg=0.133kPa；^{a} 毛细血管血糖

一、糖尿病慢性并发症的综合管理

（一）糖尿病肾病的综合管理

糖尿病肾病的治疗是以降糖和降压为基础的综合治疗。有效的降糖治疗可延缓糖尿病肾病的发生和进展，有研究显示，SGLT2抑制剂有降糖之外的肾脏保护作用，GLP-1受体激动剂亦可能延缓糖尿病肾病进展。合理的降压治疗可延缓糖尿病肾病的发生和进展，糖尿病伴高血压有微量以上白蛋白尿时，首选

ACE I 或 ARB 类药物治疗。糖尿病不伴高血压，但有微量白蛋白尿，使用 ACE I 或 ARB 类药物可延缓蛋白尿进展。

（二）糖尿病视网膜病变的综合管理

糖尿病视网膜病变的治疗在降糖、降压、调脂、抗血小板等综合治疗的同时，更强调眼科、内分泌科等相关科室的密切合作。良好控制血糖、血压、血脂可以预防或延缓糖尿病视网膜病变的进展。2003 年公布的 STENO-2 研究为糖尿病的综合管理提供了坚实的临床依据。该研究纳入了 160 例合并微量白蛋白尿的 2 型糖尿病患者，随机分入常规组和强化组。强化组除接受饮食和运动治疗外，还同时实施严格的降糖、降压、调脂、抗血小板治疗等。在随访 3.8 年时，两组微血管病变的发生已有差别，强化组进展为视网膜病变的风险比率（hazard ratio，HR）为 0.45，糖尿病肾病的为 0.27；至干预结束（随访 7.8 年），强化组继续保持微血管病变的获益，进展为视网膜病变的 HR 为 0.42（$P = 0.02$），肾病的 HR 为 0.39（$P = 0.003$）；在随访 13.3 年、随访 21 年时强化组微血管并发症的获益依然存在，同时显示出大血管事件发生风险的明显下降（59%）以及全因死亡风险的明显降低（45%）。

轻中度非增殖性糖尿病视网膜病变患者在内分泌科治疗，包括多种代谢异常指标的综合治疗和一些辅助治疗：抗氧化、改善微循环类药物，如羟苯磺酸钙。活血化瘀类中成药复方丹参、芪明颗粒和血栓通胶囊等，并建议患者定期随访眼底。当患者出现突发失明或视网膜脱离者、任何程度的黄斑水肿、重度非增殖性糖尿病视网膜病变或增殖性糖尿病视网膜病变，需要立即眼科专科治疗（详见有关章节）。

（三）糖尿病神经病变的综合管理

良好的血糖、血压、血脂管理等是预防糖尿病神经病变发生的重要措施。此外，辅助神经修复治疗（甲钴胺、神经生长因子）、抗氧化应激治疗（硫辛酸）、改善微循环治疗、改善代谢紊乱治疗（醛糖还原酶抑制剂依帕司他）等。痛性糖尿病神经病变常用药物：抗惊厥药普瑞巴林、加巴喷丁、丙戊酸钠和卡马西平等；抗忧郁药物度洛西汀、阿米替林、丙米嗪和西肽普兰等；阿片类药物曲马朵、羟考酮和辣椒素等，阿片类药物不作为治疗远端对称性多发性周围神经病变疼痛的一、二线药物。

（四）糖尿病性下肢血管病变的综合管理

糖尿病患者下肢动脉病变通常指下肢动脉粥样硬化性病变（LEAD），与非糖尿病患者相比，糖尿病患者发生 LEAD 的危险性增加 2 倍。LEAD 对机体的危害除了导致下肢缺血性溃疡和截肢外，更重要的是患者的心血管事件的风险性明显增加，死亡率更高。50 岁以上的糖尿病患者，伴有 LEAD 发病危险因素（合并心脑血管病变、血脂异常、高血压、吸烟或糖尿病病程 5 年以上）的糖尿病患者；足溃疡、坏疽的糖尿病患者，应进行全面的动脉病变检查及评估。

LEAD 治疗目的是预防全身动脉粥样硬化疾病的进展，预防心血管事件，预防缺血导致的溃疡和肢端坏疽，预防截肢或降低截肢平面，改善间歇性跛行患者的功能状态。纠正不良生活方式，戒烟、限酒、控制体重，严格控制血糖、血压、血脂有效预防 LEAD 的发生。对于已经发生的糖尿病性 LEAD，应在一级预防的基础上，进行运动康复锻炼以及抗血小板药物、他汀类调脂药、ACE I 及血管扩张药物治疗。针对慢性严重肢体缺血，在内科保守治疗无效时，需行各种血管重建手术。

（五）糖尿病足病的综合管理

糖尿病足病是糖尿病患者因下肢远端神经异常和不同程度的血管病变导致的足部感染、溃疡和（或）深层组织破坏。糖尿病足病强调"预防重于治疗"。所有糖尿病患者常规检查足部，是否存在糖尿病足病的危险因素：畸形、胼胝、溃疡等，足部皮肤颜色、温度、感觉、足背动脉搏动等。教育患者及其家属进行足的保护，穿着合适的鞋袜，去除和纠正容易引起溃疡的因素。

糖尿病足病的治疗：首先要评估溃疡性质，神经性溃疡需要制动减压（减压鞋垫、糖尿病足鞋），特别注意鞋袜是否合适。缺血性溃疡要重视解决下肢缺血。轻 - 中度缺血内科治疗，病变严重者，需要介入治疗或血管外科成形手术。控制足溃疡感染，处理溃疡创面是治疗的关键，多学科协作诊治有助于提高溃疡愈合率，降低截肢率和减少医疗费用。

二、糖尿病并发症的综合管理

（一）糖尿病伴阻塞性睡眠呼吸暂停低通气综合征（OSAHS）

OSAHS 是指在睡眠中因上气道阻塞引起呼吸暂停，其特征表现为口鼻腔气流停止而胸腹呼吸尚存，是一种累及多系统并造成多器官损害的睡眠呼吸疾病，是 2 型糖尿病常见的共病之一。多导睡眠图仪是目前诊断 OSAHS 的"金标准"。每夜 7 小时睡眠过程中呼吸暂停及低通气反复发作 30 次以上，或呼吸紊乱指数（AHI）≥5 次 / 小时。

糖尿病合并 OSAHS 的综合治疗：减重、戒烟酒、戒辛辣刺激食物，减少仰卧睡眠等。针对通气障碍，持续气道正压通气治疗（CPAP）是 OSAHS 患者的首选治疗，外科治疗有摘除肥大的扁桃体和腺样体、切除鼻息肉等。糖尿病合并 OSAHS 患者应避免服用镇静药物，选择不增加体重的降糖药，慎用或禁用双胍类药物。

（二）糖尿病伴抑郁焦虑障碍

心理健康是糖尿病管理中的一部分，约 1/4 的糖尿病患者存在抑郁症状或抑郁障碍，女性抑郁的发生率显著高于男性。引起糖尿病患者焦虑的常见因素是对血糖升高、未达降糖目标、胰岛素注射、并发症的担忧。焦虑、抑郁等负性情绪可加重糖尿病的病情。除抑郁、焦虑外，一些其他心理行为障碍也常见于糖尿病患者。改善糖尿病患者的抑郁、焦虑情绪，帮助患者及早摆脱不良心理、恢复自信，不但有助于提高患者的生活质量，也有助于糖尿病的控制。

治疗：包括评估心理状态和心理治疗。心理状态的评估应始终贯穿糖尿病的治疗。心理治疗尤其是认知行为疗法对抑郁、焦虑等情绪障碍有效。当出现以下表现时应转精神专科就诊：抑郁症、焦虑症、人格障碍、药物成瘾、认知功能障碍等。

（三）糖尿病伴感染

糖尿病容易并发各种感染，细菌感染最为常见，在血糖控制较差的患者中真菌感染亦较常见。糖尿病并发感染可形成一个恶性循环，感染可诱发糖尿病急性并发症，感染也是糖尿病的重要死因。

1. 糖尿病患者常见感染类型

（1）泌尿系感染：最常见，如肾盂肾炎、肾及肾周脓肿、肾乳头坏死和败血症。常见的致病菌是大肠杆菌及克雷伯菌，其次为革兰氏阳性球菌和真菌。

（2）呼吸道感染：糖尿病是肺炎球菌感染的菌血症高风险人群。毛霉菌及曲霉病等呼吸道真菌感染亦多见。糖尿病患者发生院内菌血症的风险很高，病死率高达 50%。

（3）结核：糖尿病患者结核的发生率显著高于非糖尿病患者，并且多见于非典型的影像学表现。

（4）其他常见感染：皮肤葡萄球菌感染、牙周炎、外耳炎等。

2. 糖尿病合并感染的防治

（1）预防：良好的血糖控制，加强自身卫生及必要的免疫接种在一定程度上可有效预防严重感染的发生。

（2）治疗：严格控制血糖为首要措施，胰岛素治疗为首选；进行有效的抗感染治疗，并根据药物敏感试验结果，及时调整抗生素的种类；必要时行外科手术治疗，尤其是糖尿病足病的治疗。

（四）糖尿病与肿瘤

流行病学证据显示，在肥胖和糖尿病患者中，癌症和癌症相关死亡的风险增加。对肥胖和糖尿病个体进行更频繁和更严格的肿瘤筛查，包括常见肿瘤及与这些代谢异常相关的肿瘤；同时，建议减轻体重、规律运动及健康饮食。

第一章　高血糖、高血压以及高血脂的治疗

第一节　控 制 血 糖

一、控制目标

（一）2型糖尿病的血糖控制目标

糖尿病治疗的目标是通过控制高血糖和代谢紊乱来防治急性代谢并发症和慢性并发症，提高患者生活质量和延长寿命。糖尿病视网膜病变和糖尿病肾病是糖尿病常见的微血管并发症，患病率与糖尿病病程和血糖控制水平相关。大型前瞻性随机研究[1, 2]显示通过强化降糖，将血糖控制到接近正常水平，可以预防/延迟糖尿病视网膜病变的发生和发展，改善患者视觉功能；也可以延迟糖尿病患者蛋白尿的发生和发展，改善患者评估的肾小球滤过率（estimated glomerular filtration rate，eGFR）水平。然而，强化降糖导致与低血糖相关的心血管风险增加[3, 4]，对eGFR的改善作用也需要2～10年才能显现。因此，已合并严重疾病的糖尿病患者，血糖控制标准应适当宽松。

2型糖尿病血糖的控制目标，主要参照2017年中华医学会糖尿病学分会（Chinese Diabetes Society，CDS）中国2型糖尿病防治指南及2020年美国糖尿病学会（American Diabetes Association，ADA）糖尿病诊疗标准[5, 6]，总结如下（表5-1-1-1）

表5-1-1-1　2型糖尿病的血糖控制目标（参照2017年CDS中国2型糖尿病防治指南、
2020年美国糖尿病学会（ADA）糖尿病诊疗标准）

指标	控制目标
持续葡萄糖监测	
3.9～10.0mmol/L	时间占比≥70%
<3.9mmol/L	时间占比<4%
<3.0mmol/L	时间占比<1%
>10.0mmol/L	时间占比<25%
>13.9mmol/L	时间占比<5%
糖化血红蛋白（HbA1c）	
一般控制[1]	<7%
严格控制[2]	<6.5%
宽松控制[3]	<8.0%

注：[1] 大多数非妊娠成年T2DM；[2] 病程较短、预期寿命较长、无并发症、未合并心血管疾病的T2DM患者，前提是无低血糖或其他不良反应；[3] 有严重低血糖史、预期寿命较短、有显著的微血管或大血管并发症，或有严重合并症、糖尿病病程很长，以及尽管进行了糖尿病自我管理教育、适当的血糖监测、接受有效剂量的多种降糖药物包括胰岛素治疗，仍很难达到常规治疗目标的患者。

（二）1 型糖尿病的血糖控制目标（表 5-1-1-2）

表 5-1-1-2　1 型糖尿病的血糖控制目标[7]（参照 2012 年 CDS 中国 1 型糖尿病诊治指南）

	儿童 / 青春期				成人
	正常	理想	一般	高风险	理想
治疗方案		维持	建议 / 需要调整	必须调整	维持
HbA1c/%	<6.1	<7.5	7.5～9.0	>9.0	<7.0
血糖 /mmol·L⁻¹					
空腹或餐前	3.9～5.6	5.0～8.0	>8.0	>9.0	3.9～7.2
餐后	4.5～7.0	5.0～10.0	10.0～14.0	>14.0	5.0～10.0
睡前	4.0～5.6	6.7～10.0	10.0～11.0　<6.7	>11 或　<4.4	6.7～10.0
凌晨	3.9～5.6	4.5～9.0	>9.0　<4.2	>11 或　<4.0	

血糖目标应该个体化，较低的血糖目标应评估效益－风险比；出现频繁低血糖或无症状低血糖时，应调整控制目标；餐前血糖与糖化血红蛋白（HbA1c）不相符时，应测定餐后血糖。

（三）妊娠合并糖尿病的血糖控制目标（表 5-1-1-3）

表 5-1-1-3　妊娠期间血糖控制标准[8]（参照 2014 年中华医学会妇产科学分会和
中华医学围产医学分会妊娠合并糖尿病诊治指南）

	空腹 /mmol·L⁻¹	餐后 1 小时 /mmol·L⁻¹	餐后 2 小时 /mmol·L⁻¹	HbA1c
妊娠期糖尿病	3.3～5.3	≤7.8	4.0～6.7	<5.5%
妊娠前糖尿病	3.3～5.6	5.6～7.1		<6.0%

二、糖尿病的教育和管理

糖尿病患者在诊断后，就应接受糖尿病自我管理教育。糖尿病自我管理教育和支持可改善临床结局和减少花费。

糖尿病管理团队的基本成员：医师、教育护士、营养师、运动康复师、患者及其家属。糖尿病教育应以患者为中心，尊重和响应患者的个人爱好、需求和价值观，以此指导临床决策，开展糖尿病教育的方式有个体教育、集体教育、个体和集体教育相结合、远程教育。糖尿病教育的基本内容包括：

1. 糖尿病的自然进程。

2. 糖尿病的临床表现。

3. 糖尿病的危害及如何防治急慢性并发症。

4. 个体化的治疗目标。

5. 个体化的生活方式干预措施和饮食计划。

6. 规律运动和运动处方。

7. 饮食、运动、口服药、胰岛素治疗及规范的胰岛素注射技术。

8. 自我血糖监测和尿糖监测（当血糖监测无法实施时）　具体操作技巧、血糖测定结果的意义和应采取的干预措施。

9. 口腔护理、足部护理、皮肤护理的具体技巧。

10. 特殊情况应对措施（如疾病、低血糖、应激和手术）。

11. 糖尿病妇女受孕必须做到有计划，并全程监护。

12. 糖尿病患者的社会心理适应。

13. 糖尿病自我管理的重要性。

三、血糖监测

血糖监测是糖尿病管理中的重要组成部分，其结果有助于评估糖尿病患者糖代谢紊乱的程度，制定合理的降糖方案，反映降糖治疗的效果并指导治疗方案的调整。目前临床上血糖监测方法包括利用血糖仪进行的毛细血管血糖监测、持续葡萄糖监测（continous glucosemonitoring system，CGM）、HbA1c 和糖化白蛋白（Glycated Albumin，GA）的检测等。

（一）毛细血管血糖监测

根据患者病情和治疗方案制定个体化血糖监测方案。例如：因血糖控制非常差或病情危重而住院治疗者应每天监测 4～7 次血糖，使用口服降糖药者可每周监测 2～4 次空腹或餐后 2 小时血糖。

（二）糖化血红蛋白（HbA1c）

HbA1c 在临床上已作为评估长期血糖控制状况的金标准，也是临床决定是否需要调整治疗的重要依据，在治疗之初建议每 3 个月检测 1 次，一旦达到治疗目标可每 6 个月检查一次。对于患有贫血和血红蛋白异常疾病的患者，HbA1c 的检测结果是不可靠的。

（三）糖化白蛋白（GA）

GA 能反映糖尿病患者检测前 2～3 周的平均血糖水平，其正常参考值为 11%～17%。GA 对短期内血糖变化比 HbA1c 敏感，是评价患者短期糖代谢控制情况的良好指标，尤其是对于糖尿病患者治疗方案调整后的疗效评价。对于患有肾病综合征、肝硬化等影响白蛋白更新速度的疾病的患者，GA 的检测结果是不可靠的。

（四）持续葡萄糖监测（CGM）

CGM 是指通过葡萄糖传感器监测皮下组织间液的葡萄糖浓度变化的技术，可以提供更全面的血糖信息，了解血糖波动的特点，为糖尿病个体化治疗提供依据。中国 20～69 岁人群 CGM 正常参考值范围见表 5-1-1-4。

表 5-1-1-4　中国成年人持续葡萄糖监测的正常参考值（以 24 小时计算）

参数类型	参数名称	正常参考值
葡萄糖水平	平均葡萄糖水平	<6.6mmol/L
	≥7.8mmol/L 的比例及时间	<17%（4 小时）
	≤3.9mmol/L 的比例及时间	<12%（3 小时）
葡萄糖波动	葡萄糖水平标准差（Standard Deviation，SD）	<1.4mmol/L

四、医学营养治疗

（一）医学营养治疗的目标

1. 维持合理体重　超重 / 肥胖患者减重的目标是 3～6 个月减轻体重的 5%～10%。消瘦者应通过合理的营养计划恢复并长期维持理想体重。

2. 供给营养均衡的膳食，满足患者对微量营养素的需求。

3. 达到并维持理想的血糖水平，降低 HbA1c 水平。

4. 减少心血管疾病的危险因素，包括控制血脂异常和高血压。

（二）膳食营养因素

1. 能量　糖尿病患者应当接受个体化能量平衡计划。超重或肥胖的糖尿病患者，应减轻体重，不推荐 2 型糖尿病患者长期接受极低能量（<800kcal/d）的营养治疗。

2. 脂肪　膳食中由脂肪提供的能量应占总能量的 20%～30%。饱和脂肪酸摄入量不应超过饮食总能量的 7%，尽量减少反式脂肪酸的摄入。应控制膳食中胆固醇的过多摄入。

3. 碳水化合物 膳食中碳水化合物所提供的能量应占总能量的 50%～65%。低糖指数食物有利于血糖控制，但应同时考虑血糖负荷。定时定量进餐，尽量保持碳水化合物均匀分配。

4. 蛋白质 肾功能正常的糖尿病患者，蛋白质的摄入量可占供能比的 15%～20%，保证优质蛋白质比例超过三分之一。

5. 饮酒 不推荐糖尿病患者饮酒。女性一天饮酒的乙醇量不超过 15g，男性不超过 25g。每周不超过 2 次。

6. 膳食纤维 建议糖尿病患者达到膳食纤维每日推荐摄入量，即 10～14g/1 000kcal。

7. 钠 食盐摄入量限制在每天 6g 以内，合并高血压患者更应严格限制摄入量。同时应限制摄入含钠高的调味品或食物。

8. 微量营养素 糖尿病患者容易缺乏 B 族维生素、维生素 C、维生素 D 以及铬、锌、硒、镁、铁、锰等多种微量营养素，可根据营养评估结果适量补充。

9. 膳食模式 结合患者的代谢目标和个人喜好，设计个体化的饮食治疗方案。合理膳食模式指以谷类食物为主，高膳食纤维摄入、低盐低糖低脂肪摄入的多样化膳食模式。

五、运动治疗

规律运动有助于控制血糖，减少心血管危险因素，减轻体重，提升幸福感。糖尿病患者运动时应遵循以下原则：

1. 运动治疗应在医师指导下进行，运动前要进行必要的评估，特别是心肺功能和运动功能的医学评估。

2. 成年 2 型糖尿病患者每周至少 150 分钟（如每周运动 5 天，每次 30 分钟）中等强度的有氧运动，中等强度的体育运动包括：快走、打太极拳、骑车、乒乓球、羽毛球和高尔夫球。

3. 如无禁忌证，每周最好进行 2～3 次抗阻运动（两次锻炼间隔≥48 小时），锻炼肌肉力量和耐力。

4. 运动项目要与患者的年龄、病情及身体承受能力相适应，并定期评估，适时调整运动计划。运动前后要加强血糖监测，运动量大或激烈运动时应建议患者临时调整饮食及药物治疗方案，以免发生低血糖。

5. 养成健康的生活习惯。培养活跃的生活方式，如增加日常身体活动，减少静坐时间。

6. 空腹血糖＞16.7mmol/L、反复低血糖或血糖波动较大、有糖尿病酮症酸中毒等急性代谢并发症、合并急性感染、增殖性视网膜病变、严重肾病、严重心脑血管疾病等情况下禁忌运动，病情控制稳定后方可逐步恢复运动。

六、戒烟

吸烟与肿瘤、糖尿病、糖尿病大血管病变、糖尿病微血管病变、过早死亡的风险增加相关。研究表明 2 型糖尿病患者戒烟有助于改善代谢指标、降低血压和白蛋白尿。应劝告每一位吸烟的糖尿病患者停止吸烟，减少被动吸烟，必要时加用药物等帮助戒烟。

七、高血糖的药物治疗

生活方式干预是糖尿病治疗的基础，如血糖控制不达标（HbA1c≥7.0%）则进入药物治疗，高血糖治疗简易路径见图 5-1-1-1。

（一）二甲双胍

二甲双胍主要药理作用是通过减少肝脏葡萄糖的输出和改善外周胰岛素抵抗而降低血糖。研究显示，二甲双胍与主要心血管事件的显著下降相关。二甲双胍禁用于肾功能不全（eGFR＜45mL/min）、肝功能不全、严重感染、缺氧或接受大手术的患者。造影检查如使用碘化对比剂时，应暂时停用二甲双胍。

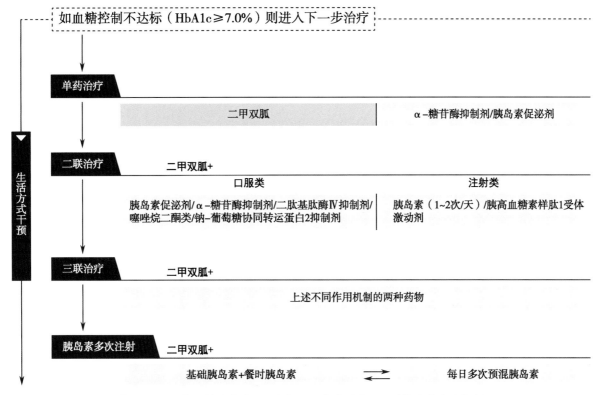

图 5-1-1-1　高血糖治疗路径（引自 2017 年中国成人 2 型糖尿病防治指南）

（二）磺脲类药物（sulfonylurea drugs，SUs）

磺脲类药物属于胰岛素促泌剂，主要药理作用是通过刺激胰岛 β 细胞分泌胰岛素而降低血糖，常用药物包括格列本脲、格列美脲、格列齐特等。磺脲类药物如果使用不当可导致低血糖，特别是在老年患者和肝、肾功能不全者；磺脲类药物还可导致体重增加。

（三）噻唑烷二酮类（thiazolidinediones，TZDs）

TZDs 主要通过增加靶细胞对胰岛素作用的敏感性而降低血糖，常用药物包括罗格列酮和吡格列酮。有心力衰竭、活动性肝病或转氨酶升高超过正常上限 2.5 倍及严重骨质疏松和有骨折病史的患者应禁用本类药物。

（四）格列奈类药物

格列奈类药物为非磺脲类胰岛素促泌剂，主要通过刺激胰岛素的早时相分泌而降低餐后血糖，常用药物包括瑞格列奈、那格列奈和米格列奈，常见不良反应是低血糖和体重增加，但低血糖的风险和程度较磺脲类药物轻。

（五）α- 糖苷酶抑制剂

α- 糖苷酶抑制剂通过抑制碳水化合物在小肠上部的吸收而降低餐后血糖，常用药物包括阿卡波糖、伏格列波糖和米格列醇，适用于以碳水化合物为主要食物成分和餐后血糖升高的患者。用 α- 糖苷酶抑制剂的患者如果出现低血糖，治疗时需使用葡萄糖或蜂蜜。

（六）DPP-4（dipeptidyl peptidases-4）抑制剂

DPP-4 抑制剂通过抑制 DPP-4 而减少 GLP-1 在体内的失活，使内源性 GLP-1 的水平升高，从而增强胰岛素分泌和抑制胰高糖素分泌，常用药物包括西格列汀、沙格列汀、利格列汀等。

（七）钠 - 葡萄糖协同转运蛋白 2（sodium-dependent glucose transporters 2，SGLT2）抑制剂

SGLT2 抑制剂通过抑制肾脏肾小管 SGLT2，降低肾糖阈，促进尿葡萄糖排泄而降低血糖，常用药物包括达格列净、恩格列净和卡格列净等。在具有心血管高危风险的 2 型糖尿病患者中应用恩格列净或卡格列净的临床研究结果显示,该药物可使主要心血管不良事件和肾脏事件复合终点发生发展的风险显著下降,心衰住院率显著下降。

(八)胰高血糖素样肽 -1(glucagon-like peptide-1,GLP-1)受体激动剂

GLP-1 受体激动剂以葡萄糖浓度依赖的方式增强胰岛素分泌,抑制胰高糖素分泌,并能延缓胃排空,通过中枢性的食欲抑制来减少进食量,常用药物包括艾塞那肽、利拉鲁肽、利司那肽等。GLP-1 受体激动剂可有效降低血糖,并有显著降低体重和改善甘油三酯、血压和体重的作用。研究报道,利拉鲁肽、利司那肽和艾塞那肽在伴有心血管病史或心血管危险因素的 2 型糖尿病患者中应用,具有有益的作用及安全性。

(九)胰岛素

1. 胰岛素的起始治疗

(1)1 型糖尿病患者在发病时就需要胰岛素治疗,且需终身胰岛素替代治疗。

(2)新发病 2 型糖尿病患者如有明显的高血糖症状、发生酮症或酮症酸中毒,可首选胰岛素治疗。待血糖得到良好控制和症状得到显著缓解后再根据病情确定后续的治疗方案。

(3)新诊断糖尿病患者分型困难,与 1 型糖尿病难以鉴别时,可首选胰岛素治疗。待血糖得到良好控制、症状得到显著缓解、确定分型后再根据分型和具体病情制定后续的治疗方案。

(4)2 型糖尿病患者在生活方式和口服降糖药治疗的基础上,若血糖仍未达到控制目标,即可开始口服降糖药和起始胰岛素的联合治疗。

(5)在糖尿病病程中(包括新诊断的 2 型糖尿病),出现无明显诱因的体重显著下降时,应该尽早使用胰岛素治疗。

(6)根据患者具体情况,可选用基础胰岛素或预混胰岛素起始胰岛素治疗。

2. 胰岛素治疗路径 胰岛素常规治疗路径和胰岛素短期强化治疗路径见图 5-1-1-2、图 5-1-1-3。

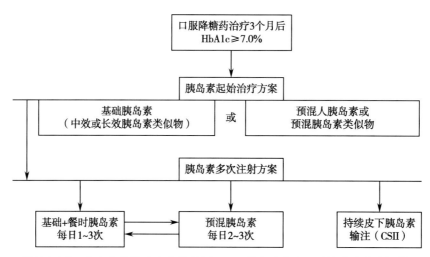

图 5-1-1-2 胰岛素常规治疗路径(引自 2017 年中国成人 2 型糖尿病防治指南)

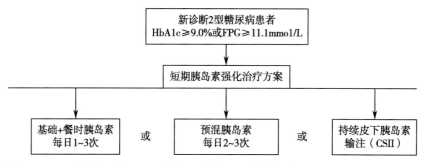

图 5-1-1-3 胰岛素短期强化治疗路径(引自 2017 年中国成人 2 型糖尿病防治指南)

八、代谢手术治疗

年龄在18~60岁，一般状况较好，手术风险较低，经生活方式干预和各种药物治疗难以控制的2型糖尿病（HbA1c>7.0%）或伴发疾病并符合以下条件的2型糖尿病患者，可考虑代谢手术治疗。代谢手术的综合管理应由内分泌科和外科医师合作完成，包括术前筛选及评估、代谢手术治疗、术后管理和术后随访。手术后患者应定期监测微量营养素和评估营养状态。代谢手术的适应证：

1. 可选适应证 BMI≥32.5kg/m²，有或无合并症的2型糖尿病。

2. 慎选适应证 27.5kg/m²≤BMI<32.5kg/m²且有2型糖尿病，尤其存在其他心血管风险因素时。

3. 暂不推荐 BMI<27.5kg/m²。

参 考 文 献

1. PETER G，PERNILLE V，NICOLAI L，et al. Multifactorial Intervention and Cardiovascular Disease in Patients with Type 2 Diabetes. N Engl J Med，2003，348（5）：383-393.

2. WILLY MV，HERMES F. How to prevent the microvascular complications of type 2 diabetes beyond glucose control. BMJ，2017，356：i6505.

3. SUDESNA C，KAMLESH K，MELANIE JD. Type 2 diabetes lancent，2017，389：2239-2251.

4. BERNARD Z，JAY SS，MATTHEW CR，et al. Diabetes Research and Care Through the Ages. Diabetes Care，2017，40：1302-1313.

5. AMERICAN DIABETES ASSOCIATION. Standards of Medical Care in Diabetes-2020. Diabetes Care，2020，43：S98-S110.

6. 中华医学会糖尿病学分会. 中国2型糖尿病防治指南（2017）. 中华糖尿病杂志，2018，10（1）：4-67.

7. 中华医学会糖尿病学分会. 中国1型糖尿病诊治指南要点摘录. 糖尿病天地临床刊，2012，6（11）：488-493.

8. 中华医学会妇产科学分会产科学组，中华医学围产医学分会妊娠合并糖尿病协作组. 妊娠合并糖尿病诊治指南. 中华妇产科杂志，2014，49（8）：561-569.

第二节 控 制 血 压

临床上常见糖尿病合并高血压患者。在糖尿病早期阶段，高血糖和高胰岛素都可以导致血管重塑。血管重塑的过程中外周动脉阻力逐渐增加导致血压升高。近年人群研究结果显示，国外40%~80%的糖尿病患者同时患有高血压。美国一项对110万例糖尿病患者的调查发现，糖尿病合并高血压患者占62.4%，以<140/90mmHg为血压控制目标的达标率为77.8%[1]。我国糖尿病患者中，高血压患病率大约为28%~40%。一项纳入中国104家医院25 817例2型糖尿病患者的调查研究显示，糖尿病合并高血压患者占59.8%，以<130/80mmHg为血压控制目标的达标率为28.4%[2]。另一项基于中国127家医院高血压专病门诊招募的32 004名高血压患者调查发现，高血压合并糖尿病患者达到70.3%，以<140/90mmHg为血压控制目标的达标率为30%[3]。总体来说，我国成人糖尿病患者人数达1.14亿，其中一半以上糖尿病患者合并高血压，而血压控制达标率不足30%。在糖尿病和高血压的双重打击下，糖尿病患者并发症风险显著增加。

高血压可引起一系列眼部并发症，除直接导致高血压视网膜病变外，还可引起视网膜静脉阻塞、视网膜动脉阻塞、缺血性视神经病变等其他眼部血管病变。在荷兰开展的Hoorn研究，通过对50岁以上居民随访9.4年，证实高血压患者发生视网膜病变的风险是无高血压者的2.36倍[4]。一项在中国人群中开展的眼部疾病危险因素队列研究证实，高血压患者视网膜病变患病风险增加90%[5]。糖尿病合并高血压时，因为血流动力学的改变和血管内皮生长因子的高表达，视网膜病变的速度进一步加快。高血压状态下，血流对血管壁的机械性压力和冲击会引起血管壁内皮细胞损伤，血浆蛋白渗入，引起玻璃样变，或因小动脉管壁纤维增生，致使动脉管壁增厚硬化。血压持续增高可加重血视网膜屏障的破坏，促进血液成分、脂蛋白等物质渗出到组织间隙，引起视网膜出血，出现棉絮斑症状。另外，血压升高或眼压下降均会导致眼灌注压升高。血压的上升使眼灌注压随之升高，且收缩压每升高 10mmHg，眼压平均升高 0.26mmHg，舒张压每升高 5mmHg，眼压平均升高 0.17mmHg[6]。血压控制不理想，眼压持续不降，损伤视网膜神经血管的自我调节功能，加重视网膜病变。

控制血压可以阻止内皮细胞、血管及周围组织损伤，降低视网膜病变的发生风险或延缓其进展。HINTS 研究（Hypertension Intervention Nurse Telemedicine Study）招募 593 名患有高血压的退伍军人接受家庭血压监测。研究对象被随机分配至常规干预组，行为干预组，服药管理组和行为干预联合服药管理组。经过 3.5 年的随访观察，常规干预组相比接受服药管理组（伴或不伴有行为干预）患者视网膜病变风险增加 1.16 倍[7]。在 2 型糖尿病患者中控制血压也有助于预防糖尿病视网膜病变以及其他微血管并发症的发生。较早开展的 UKPDS 研究（United Kingdom Prospective Diabetes Study）发现，接受强化血压管理（<150/85mmHg）的糖尿病患者，相比接受常规血压管理（<180/105mmHg）的糖尿病患者微血管病变发生风险降低 37%[8]，收缩压每降低 10mmHg，微血管病变发生风险可降低 13%[9]。另外强化降压还可预防视网膜黄斑病变发展和视力减退。然而，另一项研究却没有发现强化降压（132/78mmHg）相比常规降压（138/86mmHg）对糖尿病视网膜病变有保护作用[10]，这可能与该研究患者血压和血糖控制较差，干预时间较短等有关。ACCORD EYE 研究（Action to Control Cardiovascular Risk in Diabetes Eye）比较了强化降压治疗（收缩压目标 <120mmHg）与常规降压治疗（收缩压目标 <140mmHg）对糖尿病患者视网膜病变进展的预防效果。在干预期内，强化降压组的平均血压为 117mmHg，常规降压组的平均血压为 137mmHg[11]。强化降压组的糖尿病视网膜病变进展发生率与常规组无差异，比值比（odds ratio, OR）为 1.23，95% 置信区间（confidence interval, CI）为 0.84~1.79[11]。该研究结果提示，糖尿病合并高血压患者的降压治疗并不是越低越好，需要确定一个合适的降压目标[12]。一项荟萃研究汇总了 15 篇随机对照临床试验评价强化降压与常规降压对糖尿病视网膜病变发生或进展的影响[13]。研究结果发现，进行强化降压 1.5~2 年可以分别降低 1 型糖尿病和 2 型糖尿病患者视网膜病变发生风险达 17% 和 26%，进行强化降压 4~5 年降低风险类似[13]。虽然强化降压能够降低视网膜病变发生风险，但不能阻止视网膜病变进展。另外，因为该荟萃分析纳入的随机对照临床试验设置降压目标值并不相同，所以未能确定预防糖尿病视网膜病变发生的确切降压目标。

针对肾素 - 血管紧张素系统的降压药物除了降低血压以外，还可以发挥更有针对性的预防效果。一项随机对照临床试验招募入组血压正常且无微量白蛋白尿的 1 型糖尿病患者，随机接受赖诺普利治疗或安慰剂治疗[14]。在血糖控制稳定的情况下，赖诺普利组患者糖尿病视网膜病变发生风险降低 50%，进展为增殖性视网膜病变风险降低 80%[14]。然而，ADVANCE 研究（Action in Diabetes and Vascular disease: preterAx and diamicroN-MR Controlled Evaluation）发现，相对于安慰剂组，血管紧张素转化酶抑制剂（培哚普利）联合利尿剂（吲达帕胺）组患者糖尿病视网膜病变的发生和发展风险并未显著降低[15]。另外一项研究纳入了 35 名正常血压且患有中至重度视网膜病变的 2 型糖尿病患者，随机接受小剂量依那普利（5mg/ 天）或多种维生素治疗。研究干预 7.2 个月后进行期中分析未发现依那普利对视网膜病变进展具有保护作用，因而研究提前终止[16]。另外 2 项坎地沙坦治疗与糖尿病视网膜病变风险的研究发现，坎地沙坦可降低 1 型糖尿病患者视网膜病变发生风险达 18%[17]，但是对于已有视网膜病变的 1 型糖尿病和 2 型糖尿病患者，坎地沙坦并不能延缓视网膜病变进展[17, 18]。

2017 年美国心脏病学会 / 美国心脏协会（ACC/AHA）高血压指南取消了高血压前期的概念，将收缩压 >130mmHg 和 / 或舒张压 >80mmHg 定义为高血压 1 期。该指南建议对糖尿病合并高血压患者血压控制目标为 <130/80mmHg。2014 年发布的 JNC8（the joint national committee）推荐糖尿病合并高血压患者血压控制目标为 <140/90mmHg。中国高血压防治指南（2018 年修订版）和中国 2 型糖尿病防治指南（2017 年版）对糖尿病患者的推荐降压目标均为 <130/80mmHg。两个指南的不同点在于，中国高血压防

治指南（2018 年修订版）建议老年或伴严重冠心病患者，宜选取降压目标为 140/90mmHg；而中国 2 型糖尿病防治指南（2017 年版）建议老年患者降压目标为 150/90mmHg。实际上，因为现有的随机对照临床试验提供证据有限，且降压目标的制定主要以参考降低长期心血管发病和死亡风险为主，针对视网膜病变获益的血压控制目标一直未能达成共识。

最后，糖尿病合并高血压患者，应定期进行眼底镜检查，以便及时发现视网膜病变并积极治疗。对已确诊的视网膜病变患者，除接受治疗外，需定期随访复查，并加强控制高血压和高血糖，防止病情进展。另外，社区医生在帮助中老年高危人群积极预防高血压、糖尿病的同时，应重视眼健康教育，针对重点人群进行眼病系列讲座，提高人群预防代谢性疾病及眼部并发症的健康意识，做好糖尿病合并高血压引起视网膜病变发生和发展的预防工作。

参 考 文 献

1. REHMAN H, AKEROYD JM, RAMSEY D, et al. Facility-level variation in diabetes and blood pressure control in patients with diabetes: Findings from the Veterans Affairs national database. Clinical cardiology, 2017, 40（11）: 1055-1060.

2. JI L, HU D, PAN C, et al. Primacy of the 3B approach to control risk factors for cardiovascular disease in type 2 diabetes patients. The American journal of medicine, 2013, 126（10）: 925 e11-e22.

3. 孙宁玲, 王鸿懿, 霍勇. 代表卫生部"医疗质量万里行"活动"降压在行动"项目组. 我国高血压专病门诊患者血压控制及糖代谢调查现状分析. 中华高血压杂志, 2013, 21（12）: 1200.

4. VAN LEIDEN HA, DEKKER JM, MOLL AC, et al. Risk factors for incident retinopathy in a diabetic and nondiabetic population: the Hoorn study. Archives of ophthalmology, 2003, 121（2）: 245-251.

5. WANG S, XU L, JONAS JB, et al. Major Eye Diseases and Risk Factors Associated with Systemic Hypertension in an Adult Chinese Population. Ophthalmology, 2009, 116（12）: 2373-2380.

6. 吴仁毅, 黄昌泉. 青光眼的全身性危险因素. 眼科, 2014, 23（6）: 429-431.

7. MUIR KW, GRUBBER J, MRUTHYUNJAYA P, et al. Progression of diabetic retinopathy in the hypertension intervention nurse telemedicine study. JAMA ophthalmology, 2013, 131（7）: 957-958.

8. GROUP UPDS. Tight blood pressure control and risk of macrovascular and microvascular complications in type 2 diabetes: UKPDS 38. UK Prospective Diabetes Study Group. Bmj, 1998, 317（7160）: 703-713.

9. ADLER AI, STRATTON IM, NEIL HA, et al. Association of systolic blood pressure with macrovascular and microvascular complications of type 2 diabetes（UKPDS 36）: prospective observational study. BMJ, 2000, 321（7258）: 412-419.

10. ESTACIO RO, JEFFERS BW, GIFFORD N, et al. Effect of blood pressure control on diabetic microvascular complications in patients with hypertension and type 2 diabetes. Diabetes care, 2000, 23 Suppl 2: B54-B64.

11. GROUP AS, GROUP AES, CHEW EY, et al. Effects of medical therapies on retinopathy progression in type 2 diabetes. The New England journal of medicine, 2010, 363（3）: 233-244.

12. CHANG CH, CHUANG LM. Effects of medical therapies on retinopathy progression in type 2 diabetes: Is blood pressure control the lower the better? Journal of diabetes investigation, 2011, 2（2）: 101-103.

13. DO DV, WANG X, VEDULA SS, et al. Blood pressure control for diabetic retinopathy. The Cochrane database of systematic reviews, 2015, 1: CD006127.

14. TRIPATHI K. EUCLID STUDY. Lancet, 1997, 350（9084）: 1102-1103.

15. PATEL A. Effects of a fixed combination of perindopril and indapamide on macrovascular and microvascular outcomes in patients with type 2 diabetes mellitus（the ADVANCE trial）: a randomised controlled trial. The Lancet, 2007, 370（9590）: 829-840.

16. PRADHAN R, FONG D, MARCH C, et al. Angiotensin-converting enzyme inhibition for the treatment of moderate to severe diabetic retinopathy in normotensive Type 2 diabetic patients. A pilot study. J Diabetes Complications, 2002, 16（6）: 377-381.

17. CHATURVEDI N, PORTA M, KLEIN R, et al. Effect of candesartan on prevention（DIRECT-Prevent 1）and progression（DIRECT-Protect 1）of retinopathy in type 1 diabetes: randomised, placebo-controlled trials. Lancet, 2008, 372（9647）: 1394-1402.

18. SJOLIE AK，KLEIN R，PORTA M，et al. Effect of candesartan on progression and regression of retinopathy in type 2 diabetes（DIRECT-Protect 2）：a randomised placebo-controlled trial. Lancet，2008，372（9647）：1385-1393.

第三节　降脂治疗

血脂异常是糖尿病常见的并发病，是糖尿病患者心血管疾病发病和死亡风险增加的独立危险因素。糖尿病患者血脂异常的治疗，以生活方式干预为基础，控制血糖、采用他汀类药物降低低密度脂蛋白胆固醇能有效降低心血管疾病发病和死亡风险。良好的血脂控制能够降低糖尿病视网膜病变（DR）进展的风险[5]。

一、生活方式干预

生活方式干预包括医学营养治疗、体育运动、减轻肥胖和超重患者的体重。糖尿病患者每天胆固醇的摄入量限制在 300mg 以内，多不饱和脂肪酸的摄入量不超过摄入膳食总热量的 10%[1~3]。

二、控制血糖

良好的血糖控制能够改善糖尿病患者的血脂水平，尤其伴有甘油三酯水平增高的患者，严格控制血糖能有效降低甘油三酯的水平。

三、降脂药物的选择

（一）他汀类药物治疗

他汀类药物具有明确的降低心血管事件发生和死亡风险的作用。他汀类药物的起始治疗和治疗目标取决于患者的心血管风险。患有动脉粥样硬化性心血管疾病（ASCVD）的糖尿病患者，为 ASCVD 极高危人群，应起始他汀类药物治疗；年龄 40 岁或以上的无已知 ASCVD 的糖尿病患者，为 ASCVD 高危人群，应起始他汀类药物治疗[10]；年龄小于 40 岁的无已知 ASCVD 的糖尿病患者，如果有其他心血管危险因素，应考虑起始他汀类药物治疗。已有的临床研究显示高强度他汀类药物治疗所伴随的肌病和肝酶增高风险增加在中国人群中更为突出，因此 2016 年修订的《中国成人血脂异常防治指南》[9]建议他汀类药物起始采用中等强度剂量，综合考虑患者对药物的耐受性、药物副作用以及降脂疗效，调整他汀类药物治疗的强度（表 5-1-3-1）。

表 5-1-3-1　常用的他汀类药物治疗剂量（mg/ 日）

药物	中等强度治疗剂量	高强度治疗剂量
阿托伐他汀	10～20	40～80
瑞舒伐他汀	5～10	20～40
辛伐他汀	20～40	
普伐他汀	40～80	
氟伐他汀	80	
匹伐他汀	1～4	

在我国，综合考虑临床的实用性、治疗有效性以及尽可能降低药物治疗不良反应风险和治疗费用，低密度脂蛋白胆固醇的控制目标在 ASCVD 极高危的患者为 <1.8mmol/l（70mg/dl），在 ASCVD 高危的患者为 <2.6mmol/l（100mg/dl），对于低密度脂蛋白胆固醇难以降至目标值的患者，低密度脂蛋白胆固醇至少应降低 50%。

他汀类药物的重要副作用包括肌肉不良事件和肝损伤。在使用他汀类药物之前应检测患者的肌酶和肝功能，对于他汀类药物诱导的肌痛和肌病，除横纹肌溶解外，停用他汀类药物数月内症状缓解。对于服用他汀类药物后出现肌酶增高者，应注意除外甲状腺功能减退和高强度运动引起的肌酶增高。

（二）贝特类药物治疗

对于糖尿病心血管风险，已完成的大型临床试验结果并不支持在糖尿病患者中进行非诺贝特治疗［降低糖尿病患者事件研究（Fenofibrate Intervention and Event Lowering in Diabetes，FIELD）[7]］或者非诺贝特与他汀类药物联合治疗［控制糖尿病心血管风险行动研究（Action to Control Cardiovascular Risk in Diabetes，ACCORD）］降低心血管风险[4]。当甘油三酯水平≥5.7mmol/l（500mg/dl）时，要积极寻找引起高甘油三酯血症的潜在原因，如高脂饮食以及甲状腺功能减退，无潜在原因的甘油三酯血水平持续≥5.7mmol/l（500mg/dl）的患者，考虑贝特类药物治疗以降低胰腺炎的风险。

对于 DR 发生发展的风险，ACCORD 研究结果显示在强化血糖控制以及在他汀类药物治疗基础上加用非诺贝特进行强化降脂治疗能够降低57% DR 的进展风险。此外，在 FIELD 历时 5 年的研究中，糖尿病视网膜病变的光凝治疗为预先设定的三级终点事件之一。研究发现，非诺贝特治疗组（200mg/d）患者的首次激光治疗需求较安慰剂组减少 31%，且接受非诺贝特治疗的患者较少发生 DR 或进展为糖尿病黄斑水肿。在眼病亚组分析中，在已患 DR 的患者中，按照美国早期治疗糖尿病性视网膜病变研究（Early Treatment Diabetic Retinopathy Study，ETDRS）标准，非诺贝特治疗组患者发生至少 2 级 DR 的风险显著低于安慰剂组患者[6,8]。但目前在我国，非诺贝特尚无预防或治疗糖尿病视网膜病变的适应证。

（三）依折麦布和 PCSK9 抑制剂

患有动脉粥样硬化性心血管疾病（ASCVD）的极高危患者，在高强度治疗剂量的他汀治疗下或者最大耐受剂量的他汀治疗下，应考虑加用依折麦布或 PCSK9 抑制剂进一步降低低密度脂蛋白胆固醇。依折麦布费用更低，为口服制剂且耐受性好，往往被优先选用。PCSK9 抑制剂费用较高，为注射制剂，尚未普遍应用。

参 考 文 献

1. AMERICAN DIABETES ASSOCIATION. 11. Microvascular Complications and Foot Care: Standards of Medical Care in Diabetes-2020. Diabetes Care, 2020, 43（Suppl 1）: S135-S151.

2. SHI R, ZHAO L, WANG F, et al. Effects of lipid-lowering agents on diabetic retinopathy: a Meta-analysis and systematic review. International Journal of Ophthalmology, 2018, 11（2）: 287-295.

3. AMERICAN DIABETES ASSOCIATION. 10. Cardiovascular disease and risk management: Standards of medical care in diabetes-2020. Diabetes Care. 2020; American Diabetes A. 10. Cardiovascular Disease and Risk Management: Standards of Medical Care in Diabetes-2020. Diabetes Care, 2020, 43（Suppl 1）: S111-S134.

4. KEECH A, SIMES RJ, BARTER P, et al. Effects of long-term fenofibrate therapy on cardiovascular events in 9795 people with type 2 diabetes mellitus（the FIELD study）: randomised controlled trial. Lancet, 2005, 366（9500）: 1849-1861.

5. GROUP AS, GINSBERG HN, ELAM MB, et al. Effects of combination lipid therapy in type 2 diabetes mellitus. N Engl J Med, 2010, 362（17）: 1563-1574.

6. COLHOUN HM, BETTERIDGE DJ, DURRINGTON PN, et al. Primary prevention of cardiovascular disease with atorvastatin in type 2 diabetes in the Collaborative Atorvastatin Diabetes Study（CARDS）: multicentre randomised placebo-controlled trial. Lancet, 2004, 364（9435）: 685-696.

7. KEECH AC, MITCHELL P, SUMMANEN PA, et al. Effect of fenofibrate on the need for laser treatment for diabetic retinopathy（FIELD study）: a randomised controlled trial. Lancet, 2007, 370（9600）: 1687-1697.

8. CHEW EY, AMBROSIUS WT, DAVIS MD, et al. Effects of medical therapies on retinopathy progression in type 2 diabetes. N Engl J Med, 363（3）: 233-244.

9. 中国成人血脂异常防治指南修订联合委员会. 中国成人血脂异常防治指南（2016 年修订版）. 中华心血管病杂志, 2016, 44（10）: 833-853.

10. 中华医学会糖尿病学分会. 中国 2 型糖尿病防治指南（2017 年版）. 中华糖尿病杂志, 2018, 10（1）: 4-67.

第四节　降低心血管疾病风险

糖尿病性心血管疾病为糖尿病所导致的心血管系统的大血管和微血管病变，主要涉及糖尿病性心脏病、脑血管病及外周血管性疾病三大领域。心血管疾病累及心脑和周围大血管，表现为动脉粥样硬化改变，如冠状动脉粥样硬化导致心绞痛、心肌梗死、心衰、猝死；脑动脉硬化导致缺血性发作、脑梗死；颈动脉硬化可引起脑缺血或血栓脱落致脑梗死；下肢动脉粥样硬化可导致动脉闭塞、肢体坏疽。微血管病变指心肌内的微小血管病变，即糖尿病心肌病；此外支配并调控心脏活动的自主神经形态与功能出现异常，可以引起心律失常，即糖尿病自主神经病变。

糖尿病是心脑血管疾病的独立危险因素。与非糖尿病人群相比，糖尿病患者发生心脑血管疾病的风险增加 2～4 倍。空腹血糖和餐后血糖升高，即使未达到糖尿病诊断标准，心脑血管疾病发生风险也显著增加[1]。约 60%～70% 糖尿病患者最终死于心脑血管病，主要是缺血性的心脑血管病。糖尿病患者经常伴有高血压、血脂紊乱等心脑血管病变的重要危险因素。临床证据显示，仅严格的血糖控制对减少 2 型糖尿病患者发生心脑血管疾病及其导致的死亡风险作用有限，特别是那些病程较长、年龄偏大和已经发生过心血管疾病或伴有多个心血管风险因素的患者[2]。但是，对于多重危险因素的综合控制可显著改善糖尿病患者心脑血管病变和死亡发生的风险[3]。因此，对糖尿病血管病变的预防，需要全面评估和控制心血管疾病风险因素（高血糖、高血压和血脂紊乱），并进行适当的抗血小板治疗。

一、心血管疾病风险评估

由于糖尿病性高血糖对于心脑血管系统的毒性作用是一个缓慢而隐匿的过程，在患者出现症状之前已有一定的功能损害，因此糖尿病一旦确诊，就应着手心血管疾病的防治。至少应每年评估心血管病变的风险因素，评估的内容包括心血管病现病史及既往史、年龄、有无心血管风险因素（吸烟、高血压、血脂紊乱、肥胖特别是腹型肥胖、早发心血管疾病的家族史）、肾脏损害（尿白蛋白排泄率增高等）、心房颤动（可导致卒中）。对大血管疾病风险较高的患者还需进一步检查评估心脑血管病变情况。

二、心血管病变风险因素的控制

（一）改变生活方式

合理控制饮食，尤其超重肥胖患者应限制总摄取热量；低盐低脂饮食，优质蛋白质为主，多吃绿叶蔬菜和新鲜水果，戒烟限酒；适当运动，切忌过度疲劳。

（二）血压管理

高血压是糖尿病的常见并发症或合并症之一，其发病与糖尿病分型、年龄、体重以及人种等因素有关，发生率为 30%～80%。我国门诊就诊的 2 型糖尿病患者中约 30% 伴有高血压。糖尿病合并高血压使心血管病、卒中、肾病及视网膜病变的发生和进展风险明显增加，也增加了糖尿病患者的病死率。反之，控制高血压可显著降低糖尿病并发症发生和发展的风险。

糖尿病患者每次常规随访应测量血压，血压升高的患者（≥140/90mmHg），应该多次测量，包括择日重复测量确诊有无高血压。所有高血压患者都应该在家动态监测自己的血压。

一般糖尿病合并高血压患者的降压目标应低于 130/80mmHg；老年或伴严重心脑血管疾病的糖尿病患者，可采取相对宽松的降压目标值；糖尿病患者的血压水平如果超过 120/80mmHg，即应开始生活方式干预以预防高血压的发生；糖尿病患者的血压≥140/90mmHg 者可考虑开始药物降压治疗；血压≥160/100mmHg 或高于目标值 20/10mmHg 时应立即开始降压药物治疗，并可以采取联合治疗方案[4]。

降压药物选择时应综合考虑降压疗效、心脑肾的保护作用、安全性和依从性以及对代谢的影响等因素。

糖尿病患者降压治疗方案中应包括已被证实可降低糖尿病患者心血管事件发生风险的降压药物[包括血管紧张素转换酶抑制剂（ACEI）或血管紧张素Ⅱ受体拮抗剂（ARB）、二氢吡啶类钙离子通道阻滞剂（CCB）]或噻嗪类利尿剂，伴蛋白尿或微量白蛋白尿的糖尿病患者应优先选用最大耐受剂量的 ACEI 或 ARB，而经过包括利尿剂在内的三类降压药物充分治疗后血压仍不达标者应考虑加用盐皮质激素受体拮抗剂[4, 5]。

（三）血脂管理

糖尿病有明显血脂异常，如血清甘油三酯（TG）水平增加，高密度脂蛋白胆固醇（HDL-C）降低，小而密低密度脂蛋白（sd-LDL）增高，富含 TG 的低密度脂蛋白增高，富含 TG 的高密度脂蛋白也增高。这些血脂代谢异常是引起糖尿病血管病变的重要危险因素。循证医学研究表明，降低总胆固醇（TC）和低密度脂蛋白胆固醇（LDL-C）水平可以显著降低糖尿病患者发生大血管病变和死亡风险[6]。

保持健康生活方式，是维持合适血脂水平和控制血脂紊乱的重要措施，主要包括增加运动、减轻体重；减少饱和脂肪酸、反式脂肪酸和胆固醇的摄入，增加 n-3 脂肪酸、黏性纤维、植物固醇/甾醇的摄入以及戒烟、限酒等。糖尿病患者每年至少应检查一次血脂，根据血脂水平决定是否接受调脂药物治疗。

血脂的控制目标[4]：TG＜1.7mmol/L；LDL-C 未合并动脉粥样硬化性心血管疾病者＜2.6mmol/L，合并动脉粥样硬化性心血管疾病者＜1.8mmol/L。临床调脂首选他汀类药物，起始宜应用中等强度他汀，根据个体调脂疗效和耐受情况，适当调整剂量，若胆固醇水平不能达标，与其他调脂药物联合使用（如依折麦布），可获得安全有效的调脂效果。如果 LDL-C 基线值较高，现有调脂药物标准治疗 3 个月后，难以使 LDL-C 降至所需目标值，则可考虑将 LDL-C 至少降低 50% 作为替代目标。临床上也有部分极高危患者 LDL-C 基线值已在基本目标值以内，这时可将其 LDL-C 从基线值降低 30% 左右。LDL-C 达标后，若 TG 水平仍较高（2.3～5.6mmol/L），可在他汀治疗的基础上加用降低 TG 药物如贝特类（以非诺贝特首选）或高纯度鱼油制剂。如果空腹 TG≥5.7mmol/L，为了预防急性胰腺炎，首先使用降低 TG 的药物。

（四）抗血小板治疗

阿司匹林能够抑制血栓素 A2 的合成，可作为一级和二级预防，减少心血管事件的发生。阿司匹林对糖尿病患者心脑血管并发症有多种有益作用：抑制前列环素（COX）、核转录因子 KB（NF-KB）等炎症介质；抗血栓作用；抗氧化应激作用。

阿司匹林在有心肌梗死史和卒中史的高危患者可以有效降低动脉硬化性心血管疾病（ASCVD）的发病率和死亡率。2009 年 1 项 Meta 分析纳入了 16 项研究（6 项入选陈旧心肌梗死人群，10 项入选既往短暂性脑缺血发作或卒中人群）阿司匹林二级预防随机试验（17 000 例患者，10 年平均心血管疾病风险 81.9%，43 000 人年，3 306 例严重血管事件），结果显示阿司匹林显著降低严重血管事件风险 19% 和冠状动脉事件风险 20%，降低缺血性卒中风险 22% 和全部卒中风险 19%[7]。另外一项包含 6 个大型研究的 Meta 分析（入选 95 000 例，包括近 4 000 例糖尿病患者），总体发现阿司匹林一级预防降低了严重心血管事件 12%，其中非致命性心肌梗死下降率最高，冠心病死亡或总卒中率稍降[8]。

目前对于阿司匹林的使用推荐[4]：年龄（男性和女性）≥50 岁，并有至少另外 1 项主要危险因素（早发 ASCVD 家族史，高血压，血脂异常，吸烟，或慢性肾脏病/蛋白尿），且无出血高风险。阿司匹林不推荐在 ASCVD 低危患者（如 50 岁以下的男性和女性，糖尿病不伴有主要 ASCVD 危险因素）中应用，因为其有限获益可能会被出血风险冲淡。中危患者（非老年患者伴 1 个或多个危险因素，或老年患者不伴危险因素）是否应用需要临床具体判断。患者是否愿意长期应用阿司匹林也应当考虑。年龄≥80 岁或＜30 岁的人群和无症状的外周动脉粥样硬化（狭窄程度＜50%）人群，目前证据尚不足以作出一级预防推荐，需个体化评估。

阿司匹林的推荐合适剂量为 75～150mg/d，若患者在接受阿司匹林的过程中出现过敏或者不耐受，可选用 P2Y12 受体拮抗剂（氯吡格雷 75mg/d）替代。确诊急性冠脉综合征的糖尿病患者需应用双联抗血小板药物治疗至少一年，包括阿司匹林及一种 P2Y12 受体拮抗剂。

（五）降糖药物的合理选择

目前降糖药物包括胰岛素和口服降糖药物，口服药物有磺脲类降糖药、双胍类、格列奈类、α- 糖苷酶抑制剂、噻唑烷二酮类、二肽基肽酶4抑制剂（DPP4i），以及近年来活跃发展的基于肠促胰素类的降糖药和钠葡萄糖协同转运蛋白2（SGLT-2）抑制剂。

二甲双胍是第一个被证实具有糖尿病心血管保护作用的降糖药物。UKPDS研究显示，超重糖尿病患者使用二甲双胍组的大血管病变具有改善作用。但是在因心衰住院或心衰病情不稳定的患者，应避免使用二甲双胍。

ACE研究显示，采用α糖苷酶抑制剂——阿卡波糖在糖尿病前期人群中开展的心血管评估研究没有获得显著的心血管保护效果，但也没有显示对心血管疾病的有害作用。而STOP-NIDDM研究的亚组分析中显示阿卡波糖能改善心血管病变的危险因素和降低心血管事件。

肠促胰素治疗药物包括胰高血糖素样肽-1（GLP-1）受体激动剂和DPP-4抑制剂两大类。基于肠促胰素治疗的药物因具有独特地改善B细胞功能、减轻体重或对体重呈中性作用、葡萄糖依赖性降糖、低血糖风险减低以及可能降低心血管风险等特性，在T2DM治疗中渐受青睐，在糖尿病治疗指南中的地位也不断升高。但是应注意，有研究显示沙格列汀治疗可显著增加心力衰竭住院风险[9]。

SGLT-2抑制剂类降糖药物的心血管安全性研究有EMPA-REG OUTCOME研究（恩格列净）、CANVAS研究（坎格列净）和DECLEAR-TIMI 58研究（达格列净）。这些研究较为一致显示此类药物不仅具有心血管安全性，更重要的是证实能使心血管获益。CVD-REAL研究探究SGLT-2抑制剂在真实世界中是否可以降低2型糖尿病患者的心血管病死率和患病率，结果显示，与其他降糖药相比，SGLT-2抑制剂可显著降低心血管病死率、主要心血管不良事件以及因心衰就医的情况发生[10]。

参 考 文 献

1. XU Y，BI Y，LI M，et al. Significant coronary stenosis in asymptomatic Chinese with different glycemic status. Diabetes care，2013，36（6）：1687-1694.

2. RAY K K，SESHASAI S R K，WIJESURIYA S，et al. Effect of intensive control of glucose on cardiovascular outcomes and death in patients with diabetes mellitus：a meta-analysis of randomised controlled trials. The Lancet，2009，373（9677）：1765-1772.

3. GAEDE P，LUND-ANDERSEN H，PARVING HH，et al. Effect of a multifactorial intervention on mortality in type 2 diabetes. N Engl J Med，2008，358（6）：580-591.

4. 中华医学会糖尿病学分会. 中国2型糖尿病防治指南（2017年版）. 中华糖尿病杂志，2018，010（001）：4-67.

5. AMERICAN DIABETES ASSOCIATION. 10.Cardiovascular Disease and Risk Management：Standards of Medical Care in Diabetes—2020. Diabetes Care，2020，43（Supplement 1）：S111-S134.

6. COLHOUN H M，BETTERIDGE D J，DURRINGTON P N，et al. Primary prevention of cardiovascular disease with atorvastatin in type 2 diabetes in the Collaborative Atorvastatin Diabetes Study（CARDS）：multicentre randomised placebo-controlled trial. The Lancet，2004，364（9435）：685-696.

7. ANTITHROMBOTIC TRIALISTS'（ATT）COLLABORATION，BAIGENT C，BLACKWELL L，et al. Aspirin in the primary and secondary prevention of vascular disease：collaborative meta-analysis of individual participant data from randomised trials. Lancet，2009，373（9678）：1849-1860.

8. DE BERARDIS G，SACCO M，STRIPPOLI G F M，et al. Aspirin for primary prevention of cardiovascular events in people with diabetes：meta-analysis of randomised controlled trials. Bmj，2009，339：b4531.

9. SCIRICA B M，BHATT D L，BRAUNWALD E，et al. Saxagliptin and cardiovascular outcomes in patients with type 2 diabetes mellitus. New England Journal of Medicine，2013，369（14）：1317-1326.

10. BIRKELAND K I，JØRGENSEN M E，CARSTENSEN B，et al. Cardiovascular mortality and morbidity in patients with type 2 diabetes following initiation of sodium-glucose co-transporter-2 inhibitors versus other glucose-lowering drugs（CVD-REAL Nordic）：a multinational observational analysis. The Lancet Diabetes & Endocrinology，2017，5（9）：709-717.

第二章 糖尿病的综合管理

第一节 体育锻炼

体育锻炼是糖尿病治疗的"五驾马车"之一，是糖尿病综合治疗措施中一个不可缺少的基本组成部分。这里的体育锻炼是指除了围绕生存、生活、工作的基本活动之外而特意设计的运动而言。国外大量研究表明，体育锻炼对于 2 型糖尿病的防治，尤其是对于并发症的预防极其重要。实践证明，科学合理的体育锻炼，能够帮助身体战胜疾病，促进身心健康。

糖尿病患者如在发病初期进行合理的体育锻能够使血糖得到严格控制，就能够阻止和推迟糖尿病并发症如糖尿病视网膜病变的发生与发展，减少糖尿病导致的致残致死率，以及致盲率[1~3]，提高生活质量。

一、体育锻炼的目的

1. 预防和治疗糖尿病并发症。
2. 使糖尿病患者能量消耗和储存的失衡得到改善，与饮食治疗配合维持理想的体重。
3. 提高代谢水平，改善胰岛素敏感性和骨骼肌功能，全面纠正糖尿病的多种代谢异常。
4. 改善患者的心理状况，从而提高生活质量。

二、体育锻炼的疗效

研究显示至少 8 周有计划的体育锻炼干预已经被证实可以显著降低 2 型糖尿病病人的糖化血红蛋白（HbA1c 平均下降 0.66%）。运动强度在合理范围内越高，HbA1c 的改善就越明显[4]。

1. 减轻体重，这主要适合于体重超重尤其是腹部肥胖者。减少腹部脂肪量后，可直接减少 2 型糖尿病和冠心病的发病率，常与饮食控制联合应用。

2. 提高胰岛素受体的敏感性，减轻或消除胰岛素抵抗现象。运动 2 小时后，可见肌肉、肝脏对葡萄糖摄入增加。患者运动后，胰岛素的敏感性可明显增加，并维持达 12～17 小时之久[5]。

3. 增加糖原合成酶的活性，同时增加糖的无氧酵解，有利于血糖的控制。

4. 长期规律体育锻炼可增加对不饱和脂肪酸的摄取和氧化及脂蛋白脂酶活性，改善脂代谢，降低胆固醇，升高 HDL-C，降低 LDL-C。增加血小板数量和血小板活性，可激活凝血机制，但更重要的是体育锻炼可促进凝血酶生成和纤溶酶活性，减少血小板聚集和血栓形成。

5. 可防止妊娠糖尿病的发生。对糖尿病合并妊娠来说，适宜的活动可减轻糖尿病病情。

6. 体育锻炼可以减少增殖性糖尿病视网膜病变和糖尿病黄斑水肿的危险，有利于背景期糖尿病视网膜病变的稳定和恢复。

7. 餐后适当体育锻炼可促进胰岛素的吸收，使应用胰岛素治疗患者减少胰岛素用量。

8. 长期坚持体育锻炼可提高心肺功能以及骨骼肌力量和耐受性，增强机体对外界应激的耐受性。改善机体各系统的生理功能，增强体质，提高工作效率和生活质量。

三、体育锻炼的原则和方法

在开始运动之前，应该做心血管疾病风险评估。对于高血压、未经治疗的增殖性视网膜病变、自主神经病变、外周神经病变以及足部溃疡要进行筛查和评估。另外，病人的年龄和既往运动史也同样要考虑。并不是所有的糖尿病患者都适合体育锻炼，以下情况均不适宜：严重心脑血管疾病（严重心律失常、不稳定型心绞痛、一过性脑缺血发作）；合并急性感染；严重的糖尿病肾病；严重的眼底病变；新近发生血栓性疾病；酮症酸中毒；空腹静脉血糖在 16.7mmol/L 以上。

《中国 2 型糖尿病防治指南（2017 年版）》建议[6]，每天进行 60 分钟中等强度的有氧运动是比较合适的。这些体育项目包括：打太极拳、快步走、骑车、乒乓球、羽毛球和高尔夫球等；对于年纪较轻且无并发症发生的患者，可以参加强度较高的体育项目：慢跑、健身操、游泳、足球、篮球等。糖尿病患者还要增加每周 3 天的一些肌肉力量的训练，重点锻炼腿部、上肢和躯干的主肌肉群。肌肉组织对胰岛素最敏感，而脂肪组织对胰岛素最迟钝，锻炼肌肉力量对增加胰岛素敏感性非常有帮助。强大的临床证据显示抗阻力训练可以降低糖尿病病人 HbA1c 的水平。如果合并有氧和抗阻力训练，控糖效果更佳。如果身体条件允许，鼓励 2 型糖尿病病人每周做至少两次抗阻力训练（无器械或器械训练都可以）。每次训练至少包括 5 组大肌群重复动作。尽量避免静坐生活方式。如果坐着学习或办公，每 30 分钟起来活动一下对血糖控制很有好处。对于老年糖尿病患者，推荐每周 2~3 次灵活性和平衡度训练。美国卫生部运动指南指出，大于 65 岁的老年人尽自己最大努力保持活动量。

1. 体育锻炼的原则是要注意方案的个体化　可根据年龄、性别、有无并发症等不同情况，循序渐进和长期坚持。运动时要注意安全，推荐高危人群尝试运动的时候从短时间、低强度的训练开始，逐渐加大运动量。

2. 体育锻炼的时机应以进餐 1 小时后为好　餐前锻炼身体有可能引起血糖波动，可能因延迟进餐造成低血糖，也有可能因为没有服药而使血糖过高，所以应该避免。而餐后立刻进行运动容易影响消化系统的功能，尤其提倡晚餐后进行锻炼，但可灵活掌握。运动时间可自 10 分钟开始，逐步延长至 30~40 分钟，其中可穿插。必要的间歇时间，但达到靶心率的累计时间一般以 30 分钟为宜。

3. 运动量是体育锻炼的核心内容，包括运动强度、运动时间及频率　原则上对体重正常的人运动所消耗的热量应与其摄入的热量保持平衡，但对肥胖和超重的人则要求其运动消耗热量大于摄入热量，才可达到减轻体重的目的。糖尿病患者的运动强度建议控制在最大强度的 70% 左右为宜。其中老年、体弱以及合并轻度并发症者以轻度运动为主，控制在最大强度的 50%~60% 为宜；年轻、身体较好者以中度运动为主，控制在最大强度的 70%~80% 为宜。在运动强度相同的情况下，运动的时间越长，运动量也就越大，因此糖尿病患者可以采取延长运动时间的方法，来达到增大运动量的目的；另外，患者的体重越重，消耗的能量也就越多，运动量也会越大。运动量是否适宜有很多衡量方法。

（1）计算法：VO_{2max}% 脉率：安静时脉率 +（运动中最大脉率 − 安静时脉率）× 强度。运动中最大脉率 = 210 − 年龄，如 59 岁的病人，安静时脉率为 73 次 / 分，其 60% 中等强度运动时脉率：73 +（210 − 59 − 73）× 60% = 120 次 / 分。

（2）简易法：能获得较好运动效果，又确保安全的心率，称为靶心率，即运动中最高心率的 70%~80% 作为靶心率。一般人，运动中最高心率（次 / 分）= 220 − 年龄（岁），故运动时理想的心率（次 / 分）应为 170 − 年龄（岁）。

（3）查表法：见表 5-2-1-1 和表 5-2-1-2。

不同运动项目的运动强度见表 5-2-1-3。

推荐既往患有 2 型糖尿病或者有妊娠糖尿病的怀孕妈妈在备孕和孕中都进行自己可以耐受的常规中等强度运动。

表 5-2-1-1　运动强度的分级及判定

	最大强度	高强度	中强度	轻强度	微强度
VO$_{2max}$ 的脉率/次·分$^{-1}$	100	80	60	40	20
自感强度	非常吃力，受不了	相当吃力，可坚持	有运动的感觉	轻微运动感觉	无运动感觉
强度选择	极限值	中老年健康者	持续此范围运动	刚开始运动	不能称运动

注：VO$_{2max}$：最大氧摄取量。

表 5-2-1-2　不同年龄组不同运动强度 VO$_{2max}$ 的脉率　　　　　　　单位：次/分

	100%	80%	60%	40%	20%
≥10 岁 <20 岁	193	166	140	113	87
≥20 岁 <30 岁	186	161	136	110	85
≥30 岁 <40 岁	179	155	131	108	84
≥40 岁 <50 岁	172	150	127	105	82
≥50 岁 <60 岁	165	144	123	102	81
≥60 岁 <70 岁	158	138	119	99	80
≥70 岁	151	133	115	96	78

注：VO$_{2max}$：最大氧摄取量。

表 5-2-1-3　运动强度的分级及判定

	项目
轻/中强度	在平地上快步行走、慢跑、修枝、植树、跳舞、拖地板、排球、擦窗、羽毛球、钓鱼、高尔夫球、平地骑车
中强度	骑车上坡、搬重物、轻快跑步、游泳、足球、篮球
重/极重强度	劈柴、擦地板、搬重家具、花园锄地

由于 1 型糖尿病以儿童和青少年为主，这部分人群的管理具有一定挑战性，涉及多种生理和行为管理。定期锻炼对于 1 型糖尿病患者尤为重要，不仅有利于病情的控制，对生长发育也有重要作用。研究表明，与不运动的 1 型糖尿病学生相比，经常运动的学生在 10～30 年后的并发症发生率和死亡率明显降低。同时糖尿病儿童参加活动，增强自信心和社会适应力，有利于患儿的生长和社会参与。对于 1 型糖尿病患者来说，每个人对于运动的血糖反应都不太相同。所以训练的强度和时长应该做出个性化的调整。建议选择相对来说强度比较小的运动，1 型糖尿病病人伴有肾病、眼底病变以及合并高血压、缺血性心脏病者，不适于进行有风险的运动治疗。

综上所述，必须强调的是糖尿病患者的体育锻炼，一定要因人而异。选择适合自己的运动，持之以恒，坚持运动，使自己的血糖得到更好的控制。

参 考 文 献

1. 秦耀荣，王胜利. 糖尿病视网膜病变患者的视力预后分析. 中国中医眼科杂志，2003，13（3）：137-139.
2. 冯启芳，陈震谦，郭露萍，等. 糖尿病视网膜病变与糖化血红蛋白关系. 广州以学院学报，2004，32（1）：19-21.
3. 田丽伟，郑庆华，刘素英. 糖尿病视网膜病变患者的护理. 护理研究，2003，17：943.
4. HOLMES BF，KURTH-KRACZEK EJ，WINDER WW. Chronic activation of 5'-AMP-activated protein kinase increases GLUT4hexokinase and glycogen in muscle. J Appl Physiol，1999，87：1990.
5. YAM ANONCHIK，KUNIO J，BRANDEN BENG S L，et al. Daily walking combiner with diet therapy is a useful means for Obese NID-DM patients not only to reduce body weight but also to improveinsulin sensitivity. Diabetes care，1995，（18）：775-778.
6. 中华医学会糖尿病学分会. 中国 2 型糖尿病防治指南（2017 年版）. 中华糖尿病杂志，2018，10（1）：4-67.

第二节　体　重　管　理

肥胖是指由于多种原因导致机体脂肪组织过量堆积造成的体重异常增加,是可损害健康的异常或过量脂肪积累。引起肥胖的原因多种多样,目前认为是由遗传因素、环境因素等多种因素相互作用引起的。根据 WHO 的定义:BMI 指数≥25kg/m^2 时为超重,BMI 指数≥30kg/m^2 时为肥胖。

糖尿病常与肥胖并存,美国第三次全国健康查体调查(NHANES Ⅲ)的数据提供了明确的证据,超重个体的糖尿病患病率几乎是非超重个体的三倍[1]。2002 年到 2013 年 10 年间,中国成人糖尿病患病率由 6.3% 增长到 10.4%,超重肥胖患者由 22.8% 增长到 30.1%。肥胖与糖尿病多种并发症尤其是心血管疾病等大血管并发症以及糖尿病视网膜病变、糖尿病肾脏病变等密切相关[2]。在中国的一项交叉性研究中,超重或肥胖组冠心病、中风、高血压等疾病的发生率分别是非肥胖组的 2.14～2.78 倍、1.48～1.85 倍、1.53～1.90 倍[3]。此外,病态肥胖与眼内压升高,以及视网膜病变多种病变相关[4]。

肥胖人群中胰岛素抵抗很常见,胰岛素抵抗是 2 型糖尿病高危个体发病明确的易感因素。肥胖症中观察到过量的游离脂肪酸会激活 β 细胞中的内质网应激反应,最终导致细胞凋亡。除了游离脂肪酸的无序释放,炎症、内质网应激、缺氧和纤维化在肥胖症中均发挥病理作用[5]。

肥胖管理可以延缓从糖尿病前期到 2 型糖尿病的进展,并有利于治疗 2 型糖尿病。合并超重或肥胖的 T2DM 患者,适度或持续体重下降,证明有助于改善血糖控制,并减少对降糖药物的需要。

一、肥胖与糖尿病视网膜病变

近年来,一些大型临床研究表明肥胖与一些眼部退行性疾病如年龄相关性黄斑变性、白内障、青光眼、糖尿病视网膜病变等密切相关。

糖尿病长期高血糖,引起代谢通路如多元醇和氨基己糖途径激活,蛋白激酶 C 促进二酰甘油合成,以及自由基和糖基化产物的产生构成了糖尿病视网膜病变发展的核心。此外,肥胖症患者由于脂肪细胞无法存储过量的甘油三酯,导致促炎症因子的释放以及循环中脂质的上升,并在非脂肪细胞中积蓄达到毒性水平,即脂毒性[6]。糖毒性和脂毒性并非相互独立的过程,甘油三酯会使糖毒性过程中的二酰甘油起存储作用,而胰岛素抵抗也会造成血液中游离脂肪酸的增加。因此,脂毒性和糖毒性相互作用,共同促使慢性炎症的发生,造成线粒体异常反应产生大量活性氧以及内质网应激,内质网蛋白折叠功能障碍,最终导致了糖尿病视网膜病变的发生[7]。除此之外,脂代谢紊乱使得抗氧化酶如超氧化物歧化酶、过氧化氢酶等活性显著降低,氧化与抗氧化失衡[8]。

二、糖尿病合并肥胖的治疗

首先应对糖尿病患者进行肥胖程度等相关代谢风险的全面评估:在收集病史,生活方式及家族史资料的同时完善 BMI、体脂含量及分布的测定。鼓励多团队合作的中心化管理,提倡营养师、运动治疗师及糖尿病医师共同制定个体化治疗方案。

针对 T2DM 患者的不同的体重,ADA 和 IDF 提出了分级治疗的方案(表 5-2-2-1)[9]:

(1) 对于合并超重和肥胖的 T2DM 患者,应行生活方式治疗,以减轻体重的 5% 以上;

(2) 对于 BMI≥27kg/m^2 的 T2DM 患者,可在生活方式治疗的基础上应用减轻体重药物;

(3) 对于 BMI>40kg/m^2 的成人 T2DM 患者,无论其血糖水平及降糖药物如何,以及 BMI 35.0～39.9kg/m^2 通过生活方式和药物治疗血糖仍控制不佳者,应建议代谢手术治疗。此外,代谢手术作为 BMI 30.0～34.5kg/m^2 患者治疗的最终考虑手段。

与 ADA 强调以 BMI 作为指标不同,美国临床内分泌医师协会(AACE)强调以并发症为中心的评估模型。根据有无并发症以及并发症的严重程度将患者分为三个级别：0级：BMI升高但无肥胖相关并发症；1级：1至2个轻到中度的肥胖并发症；2级：两个以上的轻到中度并发症或1个及以上的严重并发症。强调临床医生注重评估患者的风险、存在的并发症及其严重程度，根据评估结果制定不同方式及强度的治疗计划[10]（图5-2-2-1）。

表5-2-2-1　2型糖尿病合并超重和肥胖的治疗方案

治疗方法	BMI/kg·m⁻²		
	25 ~ 26.9	27 ~ 29.9	≥30
生活方式治疗	+	+	+
药物治疗		+	+
代谢手术			+

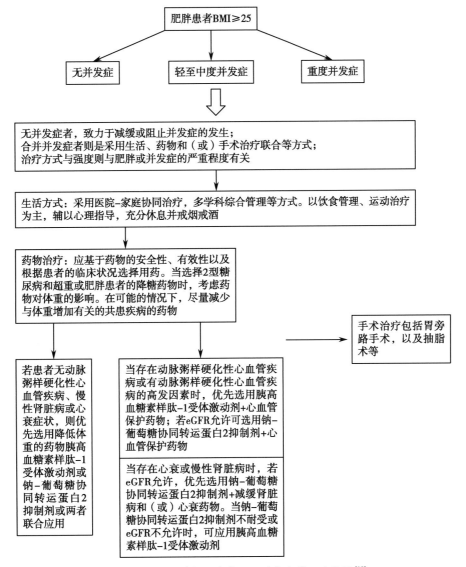

图5-2-2-1　以并发症为中心肥胖患者管理流程图[10]

（一）生活方式治疗

生活方式优化对所有糖尿病患者来说都是必不可少的。生活方式疗法的关键组成部分包括医学营养疗法、有规律的体育活动、充足的睡眠、行为治疗以及戒烟，避免一切烟草产品。

1. 生活方式治疗　首先从营养咨询和教育开始，所有的病人都应该努力通过一个主要以植物多不饱和脂肪酸为基础的膳食计划来达到并保持最佳体重,限制饱和脂肪酸以及避免反式脂肪酸的摄入。但应注意饮食计划的个性化,在满足患者的蛋白质、脂肪和碳水化合物等营养物质需求的同时,促进体重减轻。一般而言,碳水化合物类能供应占摄入总能量的 50%~60%,蛋白质摄入量占供能比 10%~15%,成人每日每公斤理想体重 0.8~1,2g,脂肪供能不超过 30%。体重下降 3%~5% 是临床获益所必需的最低标准,这意味着每天通过饮食、运动等方式达到 500~750kcal 的能量赤字,即女性平均每天摄入约 1 200~1 500kcal,男性为 1 500~1 800kcal[11]。

2. 运动治疗 是减肥和维持计划的主要组成部分,有规律的体育活动、有氧运动和力量训练可改善葡萄糖控制、血脂水平和血压,降低跌倒和骨折的风险。患者应从中等强度的体育活动方案开始,包括每周≥150 分钟的中等强度活动,如快步走(15 至 20 分钟)和力量训练。若患者可耐受,可逐渐增加强度和持续时间。值得注意的是,糖尿病和 / 或严重肥胖或并发症的患者应评估是否有禁忌证或增加体力活动的限制。

3. 充分的休息对于保持能量水平很重要,AACE 建议所有患者每晚均应保持每晚大约 7 小时的睡眠,有证据证明每晚睡眠 6 至 9 小时,有助于减少心脏代谢危险因素,而睡眠不足则会加重胰岛素抵抗、高血压、高血糖、血脂异常以及增加炎性细胞因子水平。

4. 除注重减重治疗外,关注患者心理健康也是治疗重要的一环,肥胖与焦虑和抑郁的高发生率有关,保健专业人员应评估患者的情绪和心理健康,并将情绪障碍患者转介给心理保健专业人员。

5. 戒烟是生活方式治疗的最终,也许也是最重要的组成部分,应避免所有烟草产品,戒烟困难患者应考虑尼古丁替代疗法。对于预防糖尿病微血管以及神经病变尤为重要。

在患有 2 型糖尿病合并超重或肥胖的患者中,血糖、血压、血脂控制不佳和 / 或其他与肥胖相关的医疗条件不足的患者,生活方式的改变,适度或持续体重减轻会产生有临床意义的血糖、糖化血红蛋白和甘油三酯的降低。更佳的减肥效果会带来更佳的临床改善,包括降低血压,改善低密度脂蛋白和高密度脂蛋白胆固醇,减少控制血糖的药物需求,并可能促使停用降糖药物目标的实现。

（二）药物治疗

在为 T2DM 合并超重或肥胖患者选择降血糖药物时,应考虑药物对体重的影响,尽量选用可以降低体重或不增加体重的降糖药,表 5-2-2-2 列举了常见降糖药物对糖化血红蛋白和体重的影响,胰岛素类、噻唑烷二酮类、磺脲类以及格列奈类均会导致体重不同程度的增长,而胰高血糖素样肽 -1 受体激动剂、钠 - 葡萄糖协同转运蛋白 2 受体抑制剂、二肽基肽酶 4 抑制剂以及二甲双胍可不同程度的降低体重。此外,美国食品和药物管理局(FDA)已经批准了 8 种减肥药用于短期和长期体重管理的药物,作为生活方式治疗的辅助药物。几乎所有 FDA 批准了的减肥药物已被证明可以改善 2 型糖尿病患者的血糖控制,并延缓风险患者进展为 2 型糖尿病。但使用时应注意减肥药物所带来的副作用。

表 5-2-2-2 常见降糖药物对糖化血红蛋白、体重的影响

分类	HbA1c	体重
胰岛素	↓↓↓	↑↑
噻唑烷二酮类	↓	↑
磺脲类	↓↓	↑
格列奈类	↓↓	↑
胰高血糖素样肽 -1 受体激动剂	↓↓	↓↓
二甲双胍	↓↓	↓
α- 糖苷酶抑制剂	↓	一或↓
二肽基肽酶 4 抑制剂	↓	↓
钠 - 葡萄糖协同转运蛋白 2 抑制剂	↓	↓↓

（三）代谢手术

已有大量临床证据表明，与各种生活以及医疗干预方式相比，代谢性手术有更好的临床获益，能够促进持久的减重和 2 型糖尿病的改善。大部分接受手术的病人在最少 5 年至 15 年期间，血糖控制水平均有显著改善。

尽管代谢手术的获益远高于生活管理和药物治疗，但其风险也相对较高，尽管在过去的几十年里，微创手术的不断完善，代谢手术的安全性有了显著提高，但死亡率仍有 0.1%～0.5%。其主要并发症，如静脉血栓栓塞、再手术干预发生率为 2%～6%，其他轻微并发症高达 15%。此外，糖尿病患者进行代谢手术也增加了抑郁症和其他主要精神疾病的发生率。因此，在考虑手术之前，应首先由具有肥胖管理专门知识的心理健康专业人员评估其他心理健康状况[12]。

参 考 文 献

1. HARRIS MI, FLEGAL KM, COWIE CC, et al. Prevalence of diabetes, impaired fasting glucose, and impaired glucose tolerance in U.S. adults. The Third National Health and Nutrition Examination Survey, 1988-1994. Diabetes Care, 1998, 21（4）: 518-524.

2. HASLAM DW, JAMES WP. Obesity. Lancet, 2005, 366（9492）: 1197-1209.

3. ZHANG P, SUN X, JIN H, et al. Association Between Obesity Type and Common Vascular and Metabolic Diseases: A Cross-Sectional Study. Front Endocrinol（Lausanne）, 2020, 10: 900.

4. KUDDUSI TEBERIK, M TAHIR ESKI, SAMI DOĞAN, et al. Ocular abnormalities in morbid obesity. Arquivos brasileiros de oftalmologia, 2019, 82（1）: 6-11.

5. LAYBUTT DR, PRESTON AM, AKERFELDT MC, et al. Endoplasmic reticulum stress contributes to beta cell apoptosis in type 2 diabetes. Diabetologia, 2007, 50（4）: 752-763.

6. ENGIN AB. What Is Lipotoxicity? Adv Exp Med Biol, 2017, 960: 197-220.

7. CHEUNG N, MITCHELL P, WONG TY. Diabetic retinopathy. Lancet, 2010, 376（9735）: 124-36.

8. FERNÁNDEZ-SÁNCHEZ A, MADRIGAL-SANTILLÁN E, BAUTISTA M, et al. Inflammation, oxidative stress, and obesity. Int J Mol Sci, 2011, 12（5）: 3117-32.

9. AMERICAN DIABETES ASSOCIATION. Addendum. 8. Obesity Management for the Treatment of Type 2 Diabetes: Standards of Medical Care in Diabetes-2020. Diabetes Care, 2020, 43（Suppl. 1）: S89-S97.

10. GARBER AJ, ABRAHAMSON MJ, BARZILAY JI, et al. Consensus statement by the american association of clinical endocrinologists and american college of endocrinology on the comprehensive type 2 diabetes management algorithm - 2019 executive summary. Endocr Pract, 2019, 25（1）: 69-100.

11. FRANZ MJ, BOUCHER JL, RUTTEN-RAMOS S, et al. Lifestyle weight-loss intervention outcomes in overweight and obese adults with type 2 diabetes: a systematic review and meta-analysis of randomized clinical trials. J Acad Nutr Diet, 2015, 115（9）: 1447-63.

12. GREENBERG I, SOGG S, M PERNA F. Behavioral and psychological care in weight loss surgery: best practice update. Obesity（Silver Spring）, 2009, 17（5）: 880-884.

第三节　住院糖尿病患者围手术期血糖管理解读

全球随糖尿病患病率逐年增高，大血管、微血管等并发症也相应增加，而因高血糖导致并发症需要手术的患者也在增长。文献报道 50% 糖尿病患者一生接受过 1 次手术[1]；Shumann 报道急诊和择期手术病人 23% 合并糖尿病。除极少数血糖控制满意、接受微小手术的患者可门诊进行，大部分患者均需住院。手术本身与围手术期的血糖控制相互影响，术前血糖欠佳增加手术风险，而麻醉、手术创伤、应激、代谢率升高等因素,又使患者血糖控制更困难[2],致糖尿病患者围手术期并发症(感染、缺血、组织修复差)发生率、死亡率明显增高[2,3],住院时间延长,影响预后。因此糖尿病患者围手术期血糖管理,是手术成功与否及预后影响的重要环节。本节重点介绍住院糖尿病患者眼科围手术期血糖管理。

一、住院高血糖定义及住院患者围手术期血糖控制目标分层[4]

住院期间发现患者血糖升高,可能既往已明确合并糖尿病(包括 1 型、2 型糖尿病及特殊类型糖尿病),也可能为应激因素导致一过性血糖升高,或既往存在血糖异常但未明确诊断,需加以区分:

1. 住院高血糖定义 院内高血糖指血糖 >7.8mmol/L 状态。通过检测糖化血红蛋白(HbA1c)可明确患者住院前是否合并糖尿病。院内高血糖有以下几种情况:患者有明确糖尿病病史,入院前已接受治疗;既往无糖尿病病史,入院后发现血糖升高并诊断糖尿病,此类患者多 HbA1c≥6.5%;围手术期出现应激性高血糖及新发 1 型糖尿病患者,HbA1c 一般不高。

2. 住院患者围手术期血糖控制目标分层[4] 按不同手术要求及患者情况分三层:

(1)严格控制:空腹 / 餐前血糖 4.4~6.1mmol/L;餐后 2 小时或随机血糖 6.1~7.8mmol/L。

(2)一般控制:空腹 / 餐前血糖 6.1~7.8mmol/L;餐后 2 小时或随机血糖 7.8~10.0mmol/L。

(3)宽松控制:空腹 / 餐前血糖 7.8~10.0mmol/L;餐后 2 小时或随机血糖 7.8~ 13.9mmol/L。

二、不同病情住院患者血糖控制目标[4]

不同病情住院患者,针对病史长短、年龄、低血糖风险、既往躯体合并症情况及手术精细程度、麻醉方式、围手术期风险等因素综合评估,参照住院患者血糖控制目标分层,制定不同控制标准,见表 5-2-3-1。

表 5-2-3-1　住院患者血糖控制目标分层

病情分类			血糖控制目标		
			宽松	一般	严格
内分泌科或其他内科	新诊断、非老年、无并发症及伴发疾病,降糖治疗无低血糖风险				√
	低血糖高危人群 *		√		
	心脑血管疾病高危人群 ** 同时伴有稳定心脑血管病			√	
	因心脑血管疾病入院		√		
	特殊群体	糖皮质激素治疗		√	
		中重度肝肾功能不全	√		
		75 岁以上老年人	√		
		预期寿命 <5 年(如癌症等)	√		
		精神或智力障碍	√		
外科手术	择期手术(术前、术中、术后)	大、中、小手术		√	
		器官移植手术		√	
		精细手术(如整形)			√
	急诊手术(术前、术中、术后)	大、中、小手术	√		
		器官移植手术		√	
		精细手术(如整形)			√
重症监护(ICU)	胃肠内或外营养		√		
	外科 ICU			√	
	内科 ICU		√		

* 低血糖高危人群:糖尿病病程 >15 年、无感知性低血糖史、严重伴发病如肝肾功能不全或血糖波动大并反复低血糖患者。

** 心脑血管疾病高危人群:有高危心脑血管疾病风险(10 年心血管风险 >10%)者,包括大部分 >50 岁男性或 >60 岁女性合并一项危险因素者(心血管疾病家族史、高血压、吸烟、血脂紊乱或蛋白尿)。

三、非内分泌科（眼科）住院糖尿病或高血糖患者的血糖管理

1. 眼科住院糖尿病或高血糖患者,需在入院前/时进行病情评估

（1）既往无糖尿病史,入院后血糖持续升高大于 7.8mmol/L,需重新评估,如 HbA1c 大于 6.5%,提示院前已存在高血糖状态。

（2）既往有糖尿病,三个月内未测 HbA1c,入院前/时需检测。

（3）血糖管理目标:相对普通外科手术,眼科手术更精细。在参考表 5-2-3-2 血糖控制目标分层的基础上,应综合评估患者基础疾病、低血糖风险、手术类型、麻醉方式、术中风险及术后饮食调整等情况,予更精细分层管理,见表 5-2-3-2。

表 5-2-3-2　眼科有创操作及手术血糖控制目标分层

病情分类		血糖控制标准		
		宽松	一般	严格
门诊有创检查及操作	常规人群*		√	
	特殊人群**	√		
门诊或住院小型手术	常规人群*		√	
	特殊人群**	√		
住院眼科择期或限期手术	大、中型手术		√	
	精细手术			√
急诊手术	大、中型手术		√	
	小型手术	√		
	精细手术			√

* 常规人群:大多数糖尿病患者,无特殊人群相关临床情况。

** 特殊人群:高龄（年龄大于 75 岁）、心脑血管高危人群、中重度肝肾功能不全、低血糖风险高、预期寿命短（小于 5 年）、合并其他严重躯体及精神疾病者。

眼科择期大中型手术,术前及术后第 1～2 日血糖与术后并发症、病死率相关,控制应相对严格,围手术期血糖控制目标 6.0～10.0mmol/L,如随机血糖大于 12mmol/L 或 HbAlc 大于 9%,建议推迟手术时间。达到围手术期血糖控制要求者,为防止低血糖,术中血糖可适当放宽至 12.0mmol/L[5]。如血糖在目标范围内,术中每 1～2 小时监测血糖 1 次,术后 2～4 小时监测血糖 1 次;如不在目标范围,酌情增加血糖监测。精细手术患者应执行更严格血糖控制标准,对 1 型或脆性糖尿病血糖控制困难者,空腹血糖目标可放宽至 8.3mmol/L 以下[6]。麻醉方式对患者术中血糖亦有影响,研究显示全麻及硬膜外麻醉,因麻醉药物影响激素分泌,可对血糖造成影响,故更应注意术中血糖监测,避免出现较大的血糖波动及低血糖[7, 8]。

特别应注意院前血糖、HbA1c 评估,如不能达到相应手术要求,除非急症,建议内分泌专科控制后择期手术,尽量减少因血糖调整所延长的眼科住院时间。

2. 血糖管理措施

（1）对血糖未达标的高血糖患者,如存在急性并发症（糖尿病酮症、高渗状态、严重低血糖发作等）,或急危重症患者,请内分泌专科会诊协同诊治。

（2）对非急危重症但血糖控制差患者,推荐使用胰岛素[4]。胰岛素注射剂量根据睡眠及进餐时间决定:

1）未进食但有持续肠内或肠外营养,每 4～6 小时皮下注射短效或速效胰岛素;

2）对于进食差或无法正常进食患者,以基础胰岛素为主,辅以临时短效或速效胰岛素;

3）对于营养摄入充足者,推荐使用胰岛素强化治疗,包括基础-餐时胰岛素、胰岛素泵、预混胰岛素类似物每日三次皮下注射,优选前二种治疗方案。

胰岛素强化治疗方案。胰岛素剂量选择按实际体重 0.4～0.5U/(kg·d)，低血糖风险较高患者，可按计算剂量 70%～80% 起始。基础及餐时胰岛素剂量按 1:1 分配，三餐前胰岛素剂量按 1:1:1 分配。对使用每日一次基础胰岛素或预混胰岛素联合口服药患者，胰岛素起始剂量 0.2U/(kg·d)；低血糖风险较高患者，可按计算剂量的 80% 起始。每日二次预混胰岛素起始剂量 0.2～0.4U/(kg·d)，按 1:1 分配至早晚餐前。院外已使用胰岛素治疗，血糖较高且无低血糖者，可继续原剂量并加强生活方式干预；对院外已使用胰岛素血糖接近达标或有低血糖者，可减至原剂量 70%～80% 维持。每日监测 5～7 次血糖(三餐前后、睡前)，必要时加测夜间 0 点及 3 点血糖。根据血糖监测调整胰岛素剂量，每次 1～4U，使血糖逐渐达标。预混胰岛素每日二次以上注射原则上不联用胰岛素促泌剂(磺脲类或格列奈类)。

胰岛素制剂选择：长效胰岛素类似物联合速效胰岛素类似物的基础 - 餐时胰岛素治疗方案，能使血糖更好控制、更短达标时间，低血糖风险更小[9]。

4) 此外需关注患者肝肾功能，对合并慢性肾脏病患者，需评估 eGFR，调整口服治疗药物。简易流程见图 5-2-3-1。

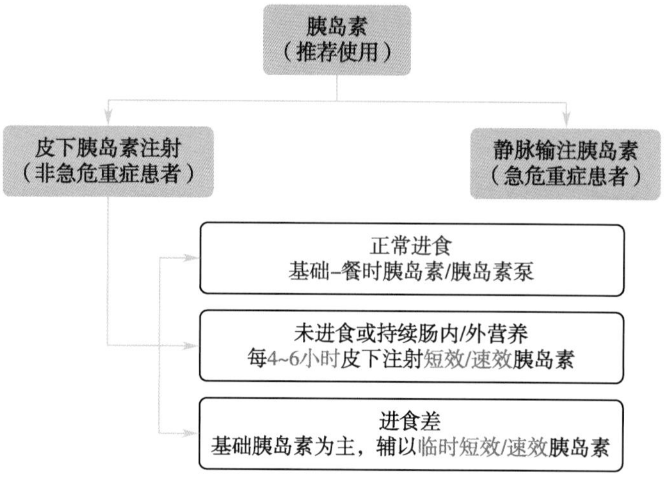

图 5-2-3-1　非内分泌科(眼科)住院患者胰岛素治疗建议

3. 围手术期胰岛素使用需关注的问题

(1) 围手术期高血糖：无论既往已明确或新诊断的糖尿病，患者在围手术期均可因应激反应[10]致体内儿茶酚胺、糖皮质激素等水平增高，引起胰岛素抵抗，使血糖控制更困难[2, 11]。高血糖危害包括高糖致伤口愈合困难、感染风险增加(白细胞趋化作用与功能障碍)；高糖利尿脱水(血糖大于 10mmol/L)，尿路感染易发；血液高渗状态致血液黏滞性增高、缺血(加重中枢神经和脊髓损害)、血栓风险增加等。高血糖也是酮症酸中毒(DKA)或非酮症性高渗状态(NKHS)表现。成人糖尿病患者，短效胰岛素静脉使用可较迅速控制血糖，1 单位短效胰岛素可降低血糖 25～30mg(1.5mmol)。对急危重者推荐持续静脉短效胰岛素治疗，根据血糖波动调整胰岛素剂量；非危重者可皮下注射胰岛素。

(2) 围手术期低血糖：低血糖定义为成人血糖小于 50mg/dL(2.8mmol/L)，儿童小于 40mg/dL(2.2mmol/L)[4]。糖尿病患者血糖低于 70mg/dL(3.9mmol/L)即可出现低血糖症状。文献报道围手术期低血糖发生率 1.29%[12]。糖尿病患者因术前长效降糖药物(长效口服药及中长效胰岛素)残余效应、肝肾功能减退、麻醉、禁食等影响，术中术后均有低血糖风险；糖尿病自主神经损害使肾上腺能神经对低血糖反应迟钝；麻醉、镇痛、镇静药及抗交感药可掩盖低血糖诊断。低血糖三联征(Whipple)包括低血糖症状(以交感神经兴奋和中枢神经系统功能障碍为表现，初期意识错乱、易激惹、乏力、头痛及嗜睡，进一步发展出现抽搐、局灶性神经功能缺损表现，严重导致昏迷、死亡)，发作时血糖≤2.8mmol/L，服糖后症状迅速缓解。长时间低血糖会致不可逆神经功能障碍，因此术后对任何新出现的神经症状进行鉴别应首先排除低血糖[13](图 5-2-3-2)。成人低血糖治疗，轻症可进食者选择口服高糖或进餐，口服糖苷酶抑制剂患者，需服葡萄糖纠正低血糖；禁食者予 50% 葡萄糖 50ml 静脉推注。如体重 70kg 成人，每 1ml 50% 葡萄糖静注可提高血糖 2mg/dl(0.11mmol/L)[1]。严重低血糖患者需重复静推 50% 葡萄糖或维持 5%～10% 葡萄糖静脉输入以防止低血糖复发。在密切监测血糖同时，寻找低血糖原因并治疗。

(3) 需禁食的手术：手术当日晨时，停口服降糖药物，予半剂量中性低精蛋白锌胰岛素(NPH，中效胰岛素)，或全剂量长效胰岛素类似物，或全剂量胰岛素泵基础量(如患者低血糖风险高，可酌情较少剂量)。禁食期间每 4～6 小时检测血糖，超过血糖控制目标时予短效或速效胰岛素。

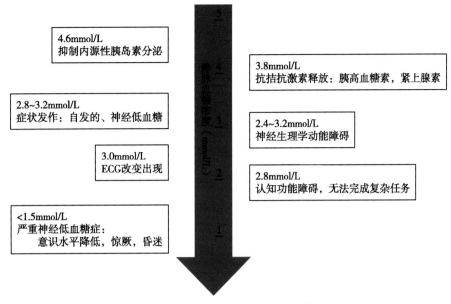

图 5-2-3-2 低血糖的反馈机制[9]

4．出院随访

（1）所有糖尿病或高血糖患者，出院 1 个月内应接受内分泌专科医生对血糖评估。

（2）据出院后血糖水平，由内分泌专科医生对糖尿病患者进行降糖方案调整并制定长期随访方案。

（3）对住院新发现高血糖患者，在出院后病情稳定时重新进行糖代谢评估。

四、内分泌科住院糖尿病患者血糖管理

多数围手术期患者，以眼科术前为例，症状短时间内进展较快，部分甚至需急诊手术。这些患者既往大多血糖控制较差，多种并发症进展严重，为内分泌科住院患者较常见情况。本部分我们关注的是血糖控制差且非急危重症患者的术前血糖管理（图 5-2-3-3）。

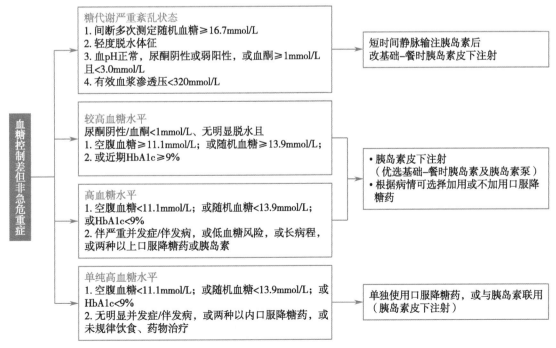

图 5-2-3-3 内分泌科住院患者血糖分层管理建议

五、特殊人群的围手术期血糖管理

1. 老年人群 截至 2015 年统计数据，我国 60 岁及以上老年人占总人口 16.1%。文献报道 65 岁以上危重症患者 70% 血糖大于 7.8mmol/L，严重低血糖（血糖 <2.22mmol/L）发生率 5%～18.7%[14]，高血糖和低血糖使不良临床结局（插管时间延长、严重感染、总体不良事件发生率和死亡率）风险增加。控制血糖在 7.8～9.5mmol/L 不良结局发生最少[15]。住院老年患者异质性大，合并症多、合并用药多[16]。对住院老年患者，应制定个体化血糖控制目标。

（1）2017 版 ADA 指南[17]：推荐危重症和非危重症患者急诊手术血糖控制目标 7.8～10.0mmol/L，择期手术患者，可实行更严格目标（<7.8mmol/L）。

（2）2017 年中国住院患者血糖管理专家共识[4]：对患者疾病状况进行血糖分层管理，空腹或餐前血糖严格目标为 4.4～6.1mmol/L，一般目标为 6.1～7.8mmol/L，宽松目标为 7.8～10.0mmol/L。

（3）2009 年 Joslin 糖尿病中心[18]：血糖控制目标，危重症患者 7.8～10mmol/L，非危重症患者 5.6～10mmol/L[17, 18]。

2. 糖尿病妊娠或妊娠糖尿病患者血糖控制目标[4] 糖尿病妊娠或妊娠糖尿病患者：国家市场监督管理总局未批准任何口服降糖药用于治疗妊娠期间高血糖；糖尿病患者妊娠期间血糖波动较大、较难控制，如生活方式干预不能达标，推荐应用胰岛素以达到血糖控制（表 5-2-3-3）。

表 5-2-3-3 糖尿病妊娠及妊娠糖尿病的血糖控制目标

	糖尿病妊娠		妊娠糖尿病 GDM
	孕前	妊娠期间	
空腹、餐前及夜间血糖 /mmol·L⁻¹	餐前 3.9～6.5	3.3～5.6	餐前 ≤5.3 夜间不低于 3.3
餐后血糖 /mmol·L⁻¹	餐后 <8.5	餐后峰值 5.6～7.1	餐后 1 小时 ≤7.8 餐后 2 小时 ≤6.7
HbA1c/%	避免低血糖的情况下尽量 <6.5 胰岛素治疗者 <7.0	<6.0	<5.5

最符合生理要求的胰岛素方案为基础 - 餐时胰岛素和胰岛素泵治疗；妊娠中、晚期患者对胰岛素需要量增加：妊娠 32～36 周胰岛素需要量达高峰，妊娠 36 周后胰岛素用量稍下降。临床应根据上述特点监测调整。

3. 门诊会诊管理模式（多见于门诊内科团队会诊，以荧光素眼底血管造影为例） 眼底荧光血管造影术是常用眼科检查方法，可检出检眼镜眼底立体照片不能发现的早期糖尿病视网膜病变[19]。存在眼底病变的患者常合并内科疾病，正确术前评估和内科处理，可提高诊治安全性，减少不良事件的发生。

（1）术前全面采集患者病史，包括既往疾病特别是慢性病病史，治疗用药，药物及食物过敏史等。

（2）术前应进行基本体格检查及实验室检查，评估有无禁忌证及检查风险。包括血压、心肺查体、血糖、生化（肝肾功能、心肌酶、血钾）、血常规、凝血功能、心电图、眼压等。如合并糖尿病，加测 HbA1c，并对检查结果做记录。

（3）出现以下情况，需术前请内科相关科室会诊，待稳定后行荧光素眼底血管造影检查。

1）血压高于 140/90mmHg，或低于 90/60mmHg。

2）空腹血糖大于 8mmol/L，或随机血糖大于 10mmol/L，或 HbA1c 大于 7.5%。

3）肝功异常 ALT、AST 大于 80U/L，胆红素高于正常 1.5 倍；肌酐水平高于正常值，或 eGFR 小于 60mL/min；高钾、低钾血症等。

4）心电图异常：如心律失常、心肌缺血等。

5）白细胞及中性粒细胞等计数异常，血红蛋白及血小板计数明显异常。

6）有慢性心功能不全，支气管哮喘病史及慢性肺功能不全病史的患者。

六、糖尿病围手术期治疗总结

糖尿病常伴多种急慢性并发症，与非糖尿病患者相比需要更精细的围手术期管理。术前：充分准备，保证患者身体状况及血糖水平达到手术要求。术中：对全麻、手术创伤较大患者，术中建议每1～2小时监测血糖，调整胰岛素泵入剂量和输入液体种类，并进行重要生命体征监护。术后：全麻患者术后未能进食，需密切监测血糖，予静脉补液联合泵入胰岛素治疗。保证每日出入量平衡。局麻患者、全麻患者恢复饮食后按术前降糖治疗方案继续治疗。

特别强调术后激素治疗：内眼手术或眼外伤，术后一般给予激素治疗。激素引起血糖控制困难，应给予多次胰岛素强化治疗。临床经验用药：泼尼松5mg（5mg泼尼松＝0.75mg地塞米松＝25mg可的松＝20mg氢化可的松）需短效胰岛素5U对抗作用[2]。激素需按生理节律上午使用（少数上午、下午分次），此后血糖高峰一般在上午到晚上10点出现，控制高血糖同时应注意夜间低血糖风险[2]。

此外注意术后抗感染治疗：术后感染影响血糖控制，血糖控制差加重感染风险，眼科临床经验术后常规应用抗生素3～5天[2]。

综上所述，成功的眼科围手术期管理取决于正确的诊断、严密的监测、合理的药物以及对于病程发展的深入了解。对重症、全麻、精细手术患者，更安全严格地控制血糖，有利于提高手术成功率，减少围手术期并发症的发生。

参 考 文 献

1. 李强，潘红艳. 非急诊手术糖尿病患者围手术期的血糖管理. 中国实用内科杂志，2010，30：782-784.

2. 杨华，王保君，孔德兰. 糖尿病人眼科手术的围手术期处理. 中国实用眼科杂志，2005，23（5）：540-541.

3. UMPIERREZ GE, ISAACS SD, BAZARGAN N, et al. Hyperglycemia: an independent marker of in- hospital mortality in patients with undiagnosed diabetes. J Clin Endocrinol Metab，2002，87：978-982.

4. 中国医师协会内分泌代谢科医师分会. 中国住院患者血糖管理专家共识. 中华内分泌代谢杂志，2017，33（1）：1-9.

5. GROUP TJBDSIC. Management of adults with diabetes undergoing surgery and elective procedures: improving standards. 2011.

6. 裴育，李春霖. 糖尿病患者骨科手术围手术期血糖控制. 药品评价，2008，5（6）：256-257.

7. 揭仙容，曾英，肖翔. 不同麻醉方式对糖尿病患者手术期间血糖和血流动力学的影响. 赣南医学院学报，2015，35（4）.

8. 围术期指南系统评价课题组. 糖尿病患者手术麻醉方式对术中血糖影响的系统评价和Meta分析. 2016.

9. 黄武，刘幼硕，王艳娇，等. 门冬胰岛素盒人胰岛素强化治疗内科危重症高血糖比较. 中华糖尿病杂志，2009，1（5）：341-345.

10. GANAI S, LEE KF, MERRILL A, et al. Adverse outcomes of geriatric patients undergoing abdominal surgery who are at high risk for delirium. Arch Surg，2007，142（11）：1072-1078.

11. MAHID SS, POLK HC JR, LEWIS JN, et al. Opportunities for improved performance in surgical specialty practice. Ann Surg，2008，247（2）：380-388.

12. 杨存美，马燕兰，亢君，等. 糖尿病住院患者低血糖发生时间段的调查及分析. 中华护理杂志，2015，49（1）：303-307.

13. ZAMMITT NN, FRIER BM. Hypoglycemia in type 2 diabetes: pathophysiology, frequency, and effects of different treatment modalities. Diabetes Care，2005，28（12）：2948-2961.

14. UMPIERREZ GE, PASQUEL FJ. Management of Inpatient Hyperglycemia and Diabetes in Older Adults. Diabetes Care，2017，40（4）：509-517.

15. DUNCAN AE. Hyperglycemia and perioperative glucose management. Curr Pharm Des，2012，18（38）：6195-6203.

16. TRIMECHE A, BEN SLAMA F, BEN AMARA H, et al. Multiple medication use in diabetic patients aged. Tunis Med，2013，91（1）：50-53.

17. ERRATUM. Diabetes Care in the Hospital. Sec.14. In Standards of Medical Care in Diabetes-2017. Diabetes Care，2017，40（Suppl. 1）：S120-S127.

18. HSU WC. Consequences of delaying progression to optimal therapy in patients with type 2 diabetes not achieving glycemic goals. South Med J，2009，102（1）：67-76.

19. 赵堪兴，杨培增. 眼科学. 8 版. 北京：人民卫生出版社，2016，57.